Robin N. Kamal, MD
Assistant Professor
Chase Hand and Upper Limb Center
Department of Orthopaedic Surgery
Stanford University
Palo Alto, California

Arnold-Peter Weiss, MD
R. Scot Sellers Scholar of Hand Surgery
Vice Chairman and Professor of Orthopaedics
Warren Alpert Medical School of Brown University
Rhode Island Hospital
Providence, Rhode Island

Comprehensive Board Review in Orthopaedic Surgery

骨科手术要点精编

以临床为基础的综合解析

主　编　〔美〕　罗宾·N. 卡摩
　　　　　　　　阿诺德-彼得·韦斯
主　译　盛　伟　刘　波　康　皓

天 津 出 版 传 媒 集 团
天津科技翻译出版有限公司

著作权合同登记号:图字:02-2017-102

图书在版编目(CIP)数据

　　骨科手术要点精编:以临床为基础的综合解析/(美)罗宾·N.卡摩(Robin N. Kamal),(美)阿诺德-彼得·韦斯(Arnold-Peter Weiss)主编;盛伟,刘波,康皓主译.—天津:天津科技翻译出版有限公司,2020.9
　　书名原文:Comprehensive Board Review in Orthopaedic Surgery
　　ISBN 978-7-5433-3978-1

　　Ⅰ.①骨… Ⅱ.①罗… ②阿… ③盛… ④刘… ⑤康… Ⅲ.①骨科学 Ⅳ.①R68

中国版本图书馆 CIP 数据核字(2019)第 229607 号

中文简体字版权属天津科技翻译出版有限公司。

授权单位:Thieme Medical Publishers, Inc.
出　　版:天津科技翻译出版有限公司
出 版 人:刘子媛
地　　址:天津市南开区白堤路 244 号
邮政编码:300192
电　　话:(022)87894896
传　　真:(022)87895650
网　　址:www.tsttpc.com
印　　刷:天津海顺印业包装有限公司分公司
发　　行:全国新华书店
版本记录:889 mm×1194mm　16 开本　27.5 印张　600 千字
　　　　　2020 年 9 月第 1 版　2020 年 9 月第 1 次印刷
　　　　　定价:248.00 元

(如发现印装问题,可与出版社调换)

主译简介

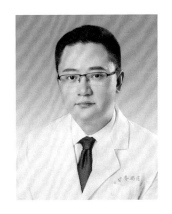

盛伟,主任医师,教授,硕士研究生导师。2017年荣获"西塞名医"称号。现任国家安监总局矿山医疗救护中心黄石分中心主任,武汉科技大学附属汉阳医院骨外科副主任兼腕关节镜治疗中心主任,湖北省黄石市矿务局医院副院长兼大骨科主任,九三学社黄石市西塞山区委副主任委员,黄石市西塞山区政协委员。

学会任职:国际创伤与矫形外科学会(SICOT)中国部创伤学会委员,中华医学会创伤学分会委员,中华医学会手外科分会中南地区委员,中国医师协会美容与整形医师分会手整形专业委员会委员,中国研究型医院学会骨科创新与转化专业委员会周围神经损伤修复学组委员,亚太腕关节医学会(AP-WA)会员,中国煤矿创伤学会常委,中国医学救援协会矿山灾害救援分会常务理事,国家安监总局矿山医疗救护中心学术委员会常委,中国矿山骨科联盟副主席,中国煤炭创伤学会湖北煤炭矿山创伤研究中心主任,湖北省黄石市创伤外科学会副主任委员,湖北省黄石市烧伤整形学会常委,湖北省黄石市骨外科学会委员。

研究方向:创伤骨科、手足显微、创面修复、腕关节镜。

发表SCI及在国家级核心期刊论文20余篇,并应邀多次在国家级会议做专题发言。主译出版《头颈区局部皮瓣应用解剖与临床》《近指间关节骨折与脱位临床治疗手册》《骨科与运动损伤检查手册》《腕和肘关节镜:临床技巧操作指南》,参译《骨与关节创伤》等专著。曾赴中国香港、日本、新加坡和韩国等多家医院研修学习。

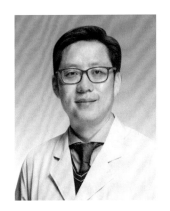

刘波,北京积水潭医院手外科主任医师,行政主任助理,北京大学副教授。师从我国手外科创始人、中国工程院院士王澍寰,从事手外科临床工作多年。目前为中国香港骨科学院(FHKCOS)院士及注册高级骨科培训教官,中国香港外科学院(CSHK)院员考试考官,亚太腕关节医学会(APWA)教育委员会主席,英国爱丁堡皇家外科学院骨科院士(FRCS),世界骨科学会(SICOT)手外科委员会国际委员,世界腕关节镜学会(IWAS)会员及国际讲师,国际ISAKOS运动医学会手腕肘委员会委员及国际讲师,国际手部运动损伤学会会员,国际腕关节研究会(IWIW)会员,中国整形美容学会手整形委员会副主任委员,中国医师协会显微外科医师分会肢体畸形修复委员会秘书长。*Journal of Hand Surgery: Europe Volume*, *Journal of Orthopaedic Surgery*, *Journal of Wrist Surgery*, *Orthopaedic Surgery*, *PRS Global Open*和*Journal of ISAKOS*等国际杂志的审稿专家,《中华手外科杂志》编委,《中华骨科杂志》及《骨科临床与研究杂志》通信编委。

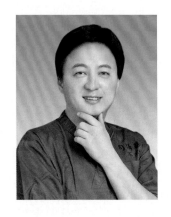

康皓，华中科技大学同济医学院附属同济医院主任医师，教授，医学博士，博士生导师。1992年毕业于同济医科大学，1995—2000年在华中科技大学同济医学院攻读临床医学硕士及博士学位，导师为洪光祥教授。2000年、2004年作为访问学者分别赴德国海德堡大学骨科医院及埃森大学学习访问。从事手外科骨科临床及基础研究工作20余年。现任中华医学会骨科学会显微修复学组委员，中华医学会手外科分会周围神经学组委员，中国医师协会手外科分会常务委员，中国医师协会显微外科分会委员。

擅长领域为骨科创伤显微修复，包括断指再植，断肢再植，四肢骨折合并血管、神经、肌腱损伤及皮肤软组织缺损骨外露的显微外科修复；各种手部先天性畸形、肢体肿瘤性占位病变的显微切除及重建；肢体骨缺损、皮肤缺损的显微外科修复；足趾移植，手指再造。

研究方向为同种异体肢体移植的实验研究，周围神经损伤的显微外科修复与功能重建，周围神经的损伤与靶器官肌肉组织失神经营养的保护。曾参加"自体静脉套接修复周围神经缺损的实验研究与临床应用研究""骨间背侧动脉蒂尺骨瓣的解剖与临床应用研究"。获得湖北省政府科技进步二等奖及武汉市科技进步三等奖。

承担课题：细胞ATP及其受体对周围神经再生的研究(湖北省科委基金项目)，炎症在周围神经损伤与修复作用机制的研究(湖北省科委基金项目)；同种异体肢体移植的实验研究(华中科技大学基金项目)；TLR在骨骼肌纤维化中的作用及机制探讨(湖北省科技厅资助)；不同预处理对含内皮细胞的皮肤组织支架中血管新生的影响机制研究(国家自然科学基金，在研课题)。

译者名单

主　　译　盛　伟　湖北省黄石市矿务局医院

　　　　　刘　波　北京积水潭医院

　　　　　康　皓　华中科技大学同济医学院附属同济医院

副 主 译　刘建湘　华中科技大学同济医学院附属协和医院

　　　　　段德宇　华中科技大学同济医学院附属协和医院

　　　　　赵治伟　河南省洛阳正骨医院(河南省骨科医院)

主　　审　孙宇庆　北京积水潭医院

参译人员　(按姓氏汉语拼音排序)

　　　　　鲍　远　华中科技大学同济医学院附属同济医院

　　　　　杜　辉　北京积水潭医院

　　　　　顾建明　北京积水潭医院

　　　　　胡　成　湖北省黄石市矿务局医院

　　　　　华　桦　湖北省黄石市矿务局医院

　　　　　蒋继乐　北京积水潭医院

　　　　　雷　璇　湖北省黄石市矿务局医院

　　　　　李　惠　湖北省黄石市矿务局医院

　　　　　李　旭　北京积水潭医院

　　　　　李文翠　深圳市第二人民医院

　　　　　刘　畅　北京积水潭医院

　　　　　欧阳柳　华中科技大学同济医学院附属协和医院

　　　　　施　佳　华中科技大学同济医学院附属同济医院

　　　　　徐　雷　北京积水潭医院

　　　　　姚　群　无锡市第九人民医院

　　　　　余　央　湖北省黄石市矿务局医院

　　　　　赵　喆　深圳市第二人民医院

　　　　　赵经纬　北京积水潭医院

主编简介

Robin N. Kamal, MD
Assistant Professor
Chase Hand and Upper Limb Center
Department of Orthopaedic Surgery
Stanford University
Palo Alto, California

Arnold-Peter Weiss, MD
R. Scot Sellers Scholar of Hand Surgery
Vice Chairman and Professor of Orthopaedics
Warren Alpert Medical School of Brown University
Rhode Island Hospital
Providence, Rhode Island

编者名单

Jason T. Bariteau, MD
Assistant Professor
Department of Orthopedics
Emory University School of Medicine
Atlanta Georgia

Todd Borenstein, MD
Department of Orthopedics
Warren Alpert Medical School of Brown University
Providence, Rhode Island

Melissa A. Christino, MD
Children's Orthopedics of Atlanta
Atlanta. Georgia

Eric Cohen, MD
Department of Orthopaedics
Warren Alpert Medical School of Brown University
Providence, Rhode Istand

Alan H. Daniels, MD
Assistant Professor
Department of Orthopaedics
Warren Alpert Medical School of Brown University
Providence, Rhode Istand

Matthew E. Deren, MD
Department of Orthopaedics
Warren Alpert Medical School of Brown University
Providence, Rhode Istand

Christopher W. DiGiovanni, MD
Visiting Professor of Orthopaedics
Harvard Medical School
Massachusetts General Hospital
Boston, Massachusetts

Craig Eberson, MD
Associate Professor and Division Chief
Pediatric Orthopedics and Scoliosis
Hasbro Children's Hospital
Program Director, Orthopedic Residency
Warren Alpert Medical School of Brown University
Providence, Rhode Island

Paul Fadale, MD
Professor and Chief of Sports Medicine
Department of Orthopaedic Surgery
Warren Alpert Medical School of Brown University
Rhode Island Hospital
Providence, Rhode Island

Amanda Fantry, MD
Department of Orthopaedics
Warren Alpert Medical School of Brown University
Providence, Rhode Island

John Froehlich, MD, MBA
Associate Clinical Professor
Director
Joint Replacement Center
Miriam Hospital
Warren Alpert Medical School of Brown University
Providence, Rhode Island

Stacey Elisa Gallacher, MD
St. Luke's University Health Network
East Strouddsburg, Pennsylvania

Andrew Green, MD
Associate Professor
Chief
Division of Shoulder and Elbow Surgery
Warren Alpert Medical School of Brown University
Providence, Rhode Island

Roman Hayda, MD
Co-Director, Division of Orthopedic Trauma
Associate Professor
Warren Alpert Medical School of Brown University
Providence, Rhode Island

Raymond Hsu, MD
Department of Orthopaedics
Warren Alpert Medical School of Brown University
Providence, Rhode Island

Robin N. Kamal, MD
Assistant Professor
Chase Hand and Upper Limb Center
Department of Orthopaedic Surgery
Stanford University
Palo Alto, California

Stephen Klinge, MD
Orthopedic Surgery
Farmington, Connecticut

Craig R. Lareau, MD
New England Orthopedic Surgeons
Springfield, Massachusetts

Byung J.Lee, MD
Irving Orthopedics and Sports Medicine
Irving, Texas

Peter Kaveh Mansuripur, MD
Department of Orthopaedics
Warren Alpert Medical School of Brown University
Providence, Rhode Island

Philip McClure, MD
Texas Scottish Rite Hospital for Children
Department of Orthopedic Surgery
Dallas, Texas

Matthew McDonnell, MD
Clinical Assistant Professor
Department of LorthopaedicSurgery
Rutgers University–Robert Wood Johnson Medical School
Somerset, New Jersey

Matthew Miller, MD
Clinical Assistant Professor
Orthopaedic Surgery
Stanford School of Medicine
Los Gatos. California

Mark A. Palumbo, MD
Associate Professor
Department of Orthopaedic Surgery
Chief, Division of Spine Surgery
Warren Alpert Medical School of Brown University
Providence, Rhode Island

Michael J. Rainbow, PhD
Assistant Professor
Mechanical & Materials Engineering
Queen's University
Kingston, Ontario
Canada

Scott Ritterman, MD
Department of Orthopaedics
Warren Alpert Medical School of Brown University
Providence, Rhode Island

Gregory A. Sawyer, MD
Orthopaedic Surgery
Falmouth, Maine

Alan Schiller, MD
Chairman and Professor, Department of Pathology
John A. Burns School of Medicine
University of Hawaii
Honolulu, Hawaii

Richard M. Terek, MD
Associate Professor
Department of Orthopaedics
Warren Alpert Medical School of Brown University
Rhode Island Hospital
Providence, Rhode Island

Josh Vaughn, MD
Department of Orthopedic Surgery
Brown University/Rhode Island Hospital
Providence, Rhode Island

Gregory R. Waryasz, MD
Department of Orthopaedics
Warren Alpert Medical School of Brown University
Providence. Rhode Island

Arnold–Peter Weiss, MD
R. Scot Sellers Scholar of Hand Surgery
Vice Chairman and Professor of Orthopaedics
Warren Alpert Medical School of Brown University
Rhode Island Hospital
Providence. Rhode Island

中文版前言

骨科学又称为矫形外科学。与其他外科学相比,骨科临床治疗十分复杂,涉及骨骼、关节、肌肉、肌腱、血管、神经等多种组织。随着对骨科学基础理论的深入研究,学科分类日益细化、专业化,临床治疗新方法层出不穷。无论是治疗所需还是考试的学生所需,只有严格掌握每项新技术的理论基础、适应证、操作方法及优缺点,才能获得满意的临床疗效,取得良好的考试成绩。

近年来,随着我国医学事业的飞速发展,国内骨科学也取得了惊人的进展。尤其是不断引进国外的先进技术,包括一些概念的不断更新,治疗方法、技术、设备的不断改进与完善,将其中实用性或有发展前景的部分进行推广。同时,骨科领域中一些创伤和疾病的发生规律随着社会的进步也有了显著的变化。为此,加强继续教育是发展骨科学的当务之急。

《骨科手术要点精编:以临床为基础的综合解析》一书突出了考试内容的框架,包括从多年的经验中收集的临床见解,以及专门帮助读者理解困难概念的数据。本书提供了准备参加美国骨科培训考试(OITE)、美国骨科委员会(ABOS)第一阶段或认证考试的骨科住院医师或外科医师所需的资料。理论紧密结合临床实际是本书的特点,每个章节都有独特的解剖学说明和描述,可以使读者更好地记住正常的和病态的肌肉骨骼系统的结构和功能,并更好地应用于考试或临床问题。同时介绍了国外先进经验。随着各种伤病分类的不断完善,治疗方法的不断改进,有的手术适应证现已趋向非手术治疗;有的手术适应证随着设备的改进而有所扩大。为了引导读者分析问题、启迪思维,本书特别注重基本知识、基本技能的科学性、实用性,强调解剖基础知识和临床技能的衔接,旨在为准备进行考试和认证的骨科医生提供帮助。

承蒙天津科技翻译出版有限公司的委托,翻译本书深感荣幸。本书译者均工作在临床一线,日常担负着繁重的医疗工作,时间紧迫,加之本书的专业性极强,译稿中难免有欠妥之处,欢迎广大读者和专家批评指正。

盛伟 刘波 康皓

前　言

　　准备骨科培训考试(OITE)并通过美国骨科委员会(ABOS)的第一阶段测试仍然相当具有挑战性,未通过率近年来呈上升趋势,达20%。同样,骨科对医学生来说仍然是最具竞争力的领域之一。虽然骨科手术的范围每天都在不断扩大,但通过骨科选修课程或骨科考试(如 OITE 或 ABOS 认证资格考试)所需的基础知识大致上保持不变。我们为医学生、骨科住院医师或执业医师编写了这本书,全面而简洁地总结了骨科手术的要点。本书的内容涵盖骨科考试中多次出现的知识点、经常在手术室中被问到的问题,以及被认为值得测试的重要信息。我们侧重于强调那些经常在手术室中被测试或询问的要点。本书中一半的素材和概念来自以前的骨科考试,另一半则是有关骨科手术的关键知识。

　　全书各章节按亚专科分别论述,知识点以易于阅读的项目符号格式编排,方便读者组织、综合和记忆信息。阴影用于突出考试重点和临床要点,有关数据专门用于帮助了解和记忆困难的概念。在每个亚专科章节中,相关的解剖结构已用图示说明和描述,使读者更好地记忆正常以及病理肌肉骨骼系统的结构和功能。因其拥有足够的背景信息,医学生可使用本书准备骨科选修课,本书含金量极高的知识要点还可帮助骨科住院医师及执业医师准备 OITE、ABOS 第一部分的笔试以及执业资格认证考试。

　　我们要感谢所有编者,他们都有非常丰富的考前辅导经验,并且非常熟悉考点内容的要点和关键点。

Robin N. Kamal, MD

Arnold-Peter Weiss, MD

致 谢

本书体现了布朗大学骨科学系对骨科学教育的奉献精神和承诺。如果没有我的导师和朋友 Peter Weiss 的支持,这是不可能完成的。谢谢我的父母和兄弟姐妹 Arif,Afrin,Jennifer,Sana,Nimah 和 Daanish 的鼓励和指导。最后,永远感谢我妻子 Fahmeedah 的坚定品格和对我每一天无条件的支持。

Robin N. Kamal, MD

编写书籍是一份很艰难的工作。对我来说幸运的是,Robin Kamal 是我这个项目的合作伙伴。他付出了很大的努力,花费了无数的时间与心血完成了这本实用且速查的图书。虽然他比我年轻 20 多岁,但他的综合能力和执行能力都很出色。谢谢你,Robin。

感谢 Thieme 编辑团队的不懈努力,并有远见地出版这本书。这并不是一件容易的事情。没有他们,本书是不可能出版的。

最后,致我的妻子和五个孩子。他们陪伴我经历了无数的出版项目而不求回报,他们知道只有这样才能让我开心地教学。我不胜感激。

Arnold-Peter Weiss, MD

目　录

第1章

基础科学

Roymond Hsu, Matthew E. Deren, Richord M. Terek

I.骨关节生理学

1. 细胞类型(表1.1,图1.1)

◎ 成骨细胞

a. 起源于间充质细胞;产生 I 型胶原蛋白;产生碱性磷酸盐

b. Wnt/β–蛋白信号通路:Wnt蛋白结合并在细胞表面激活脂蛋白相关受体蛋白(LRP)5/6,然后促使大量细胞内β蛋白进入细胞核,促使控制成骨细胞分化的基因移位

c. Runx2(Cbfa1)和Osx:间充质干细胞分化为成骨细胞需要的转录因子

d. 分泌核因子kB受体活化因子配体(RANKL)和巨噬细胞集落刺激因子(MCSF)激活破骨细胞

e. 能被雌激素和1,25-(OH)$_2$-维生素D激活;产生骨钙蛋白

f. 能被糖皮质激素、前列腺素、瘦素和甲状旁腺激素(PTH)抑制

◎ 破骨细胞

a. 起源于单核细胞或巨核细胞系

b. 利用组织蛋白酶K、基质金属蛋白酶、碳酸酐酶等溶酶体酶重吸收骨

c. 碳酸酐酸产生的氢离子被泵入皱褶缘能被降钙素直接抑制

d. 多发性骨髓瘤和骨转移性肿瘤中,破骨细胞负责病理性骨吸收

e. 白介素1(IL–1)和核因子kB受体活化因子配体激活破骨细胞

◎ 骨细胞

a. 起源于骨基质中的成骨细胞

b. 90%在成熟骨骼中

c. 骨细胞间的联系靠小管样的缝隙连接

d. 降钙素促进骨细胞,甲状旁腺激素抑制骨细胞

2. 骨基质

◎ 60%~70%的无机物:骨强度成分;25%~30%的有机物:骨的韧性成分(90%胶原蛋白);5%~8%的水分

◎ 骨钙蛋白:由成熟的成骨细胞合成,是成骨细胞表型和分化的特异性标志物,参与钙稳态。当治疗骨质疏松时,随着骨矿物质密度增加,骨钙蛋白增加

◎ 骨粘连蛋白:由血小板和成骨细胞分泌的钙粘连糖蛋白组成

◎ 当晶体在胶原纤维的孔区形成晶格时,骨矿化发生。这个过程的重要步骤形成需要最多的能量

3. 骨的组织结构(图1.2)

◎ 层状:正常,成熟,皮质骨或松质骨

a. 骨皮质

主要骨架

高扬横管

中央管连接

水泥线=骨外边界

◆ 间质片层连接骨单位

b. 松质骨

高转换

低密度

沿应力线塑造

表1.1   骨细胞类型

细胞类型	起源	作用	重要激素
骨祖细胞	间充质干细胞	↓张力/↑O_2→造骨细胞 中等张力/↓O_2→软骨 ↑张力→纤维组织	
成骨细胞	间充质干细胞	构成骨:合成骨盐 合成 RANKL	Runx2 调控间充质干细胞分化为成骨细胞（Cbfa1/Runx2 是关键转化因子） 甲状旁腺激素:激活腺苷酸环酶后,再由第二信使刺激破骨细胞 雌激素:↑骨再生,↓骨吸收 前列腺素:激活腺苷酸环化酶 糖皮质激素:抑制蛋白、DNA 和胶原纤维合成 $1,25(OH)_2$维生素 D_3:促使基质、碱性磷酸酶、骨蛋白生成 骨钙蛋白由成熟成骨细胞表达合成
破骨细胞	巨噬细胞系造血细胞	皱褶缘;吸收骨基质(组织蛋白酶 K、碳酸酐酶)	RANKL:刺激成熟成骨细胞,继而促进骨重吸收 降钙素:抑制骨吸收 骨保护素(OPG):结合 RANKL,抑制骨吸收 白介素 1:↑骨吸收 白介素 10:↓骨吸收 玻连蛋白:受体帮助破骨细胞附着骨
骨细胞	间充质干细胞（成骨细胞前体）	维持骨形态 数量占优势的细胞 调控细胞外钙和磷平衡	降钙素:促进作用 甲状旁腺激素:抑制作用

RANKL,核因子 kB 受体活化因子配体

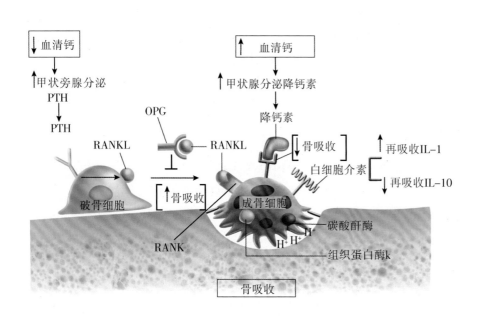

图1.1   成骨细胞和破骨细胞的活化剂和抑制剂。IL,白细胞介素;OPG,骨保护素;PTH,甲状旁腺激素;RANK,核因子 kB 受体活化因子;RANKL,核因子kB受体活化因子配体。

◆ 沃尔夫定律:骨的形成与其功能相适应,通过增强骨形成来应对压力

◎ 编织:随性的;病态的或者不成熟的

◎ 因为骨折愈合组织活组织检查与骨肉瘤均为编织骨,前者比后者更为复杂

4. 骨的血供(两条血供途径)

◎ 营养动脉:来源大的动脉,通过滋养孔穿过皮质,营养内部2/3皮质;高压系统

◎ 骨外膜:毛细血管网供应外部1/3皮质;低压系统

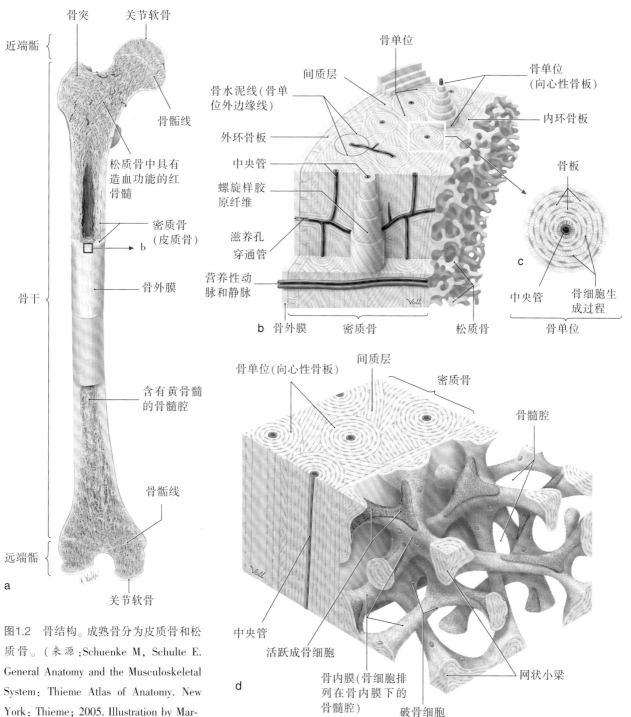

图1.2　骨结构。成熟骨分为皮质骨和松质骨。(来源:Schuenke M, Schulte E. General Anatomy and the Musculoskeletal System: Thieme Atlas of Anatomy. New York: Thieme; 2005. Illustration by Marcus Voll.)

◎ 干骺端血供

a. 生长板由软骨膜动脉(营养素)和骨骺动脉(提供生长增生区)营养供给

5. 骨发生(三种方式)

◎ 软骨内骨形成:软骨被替换成骨

a. 发生在刚骨折断端,骺板和长骨形成
与 X 型胶原蛋白有关联
Sox-9:软骨形成关键调控基因,在软骨化骨早期表达

◎ 膜内骨形成:间叶干细胞分化为成骨细胞并形成骨

a. 发生在扁骨(颅骨、锁骨)形成时,愈合骨折修复需要半刚性的稳定(电镀),牵引成骨

◎ 附加性生长:骨重塑和骨膜扩张(厚度增加)时,成骨细胞形成的新骨覆盖在骨上

6. 生长(图1.3)

◎ 区域生长

a. 储备区/休息区:协调软骨细胞组织结构与成长,该区有丰富的基质以及功能静止的细胞

b. 增生区:细胞纵向生长,高氧张力和高游离钙,进行有氧代谢的粗大内质网

c. 肥厚区:细胞扩大,基质钙化,呈嗜碱性和大量 X 型胶原纤维

d. 成熟区:去除钙化软骨和初级松质骨

◎ 槽/郎飞结区:生长区外围负责三个生长区的同位骨形成,2岁前提供结构性稳定

◎ La Croix软骨膜环:厚的周边带提供生长稳定

◎ 软骨发育不全:影响增殖区

◎ 巨人症:通过生长激素影响增殖区

◎ 骨骺骨折发生在肥厚区临时钙化带

7. 骨折修复

◎ 修复类型(依赖刚性/应变)

a. 原始("锥切",中央重建)
需要接触和完全稳定(加压钢板)

b. 膜内修复(直接骨形成,无须媒介)
半刚性固定(锁定板,髓内钉)

c. 软骨内修复(软骨起媒介作用,然后骨形成)
非刚性固定(石膏,外固定)
髓内钉:软骨和膜内的联系基于稳定性和骨连接

d. 总体来说,较小的刚性固定,形成更多骨痂

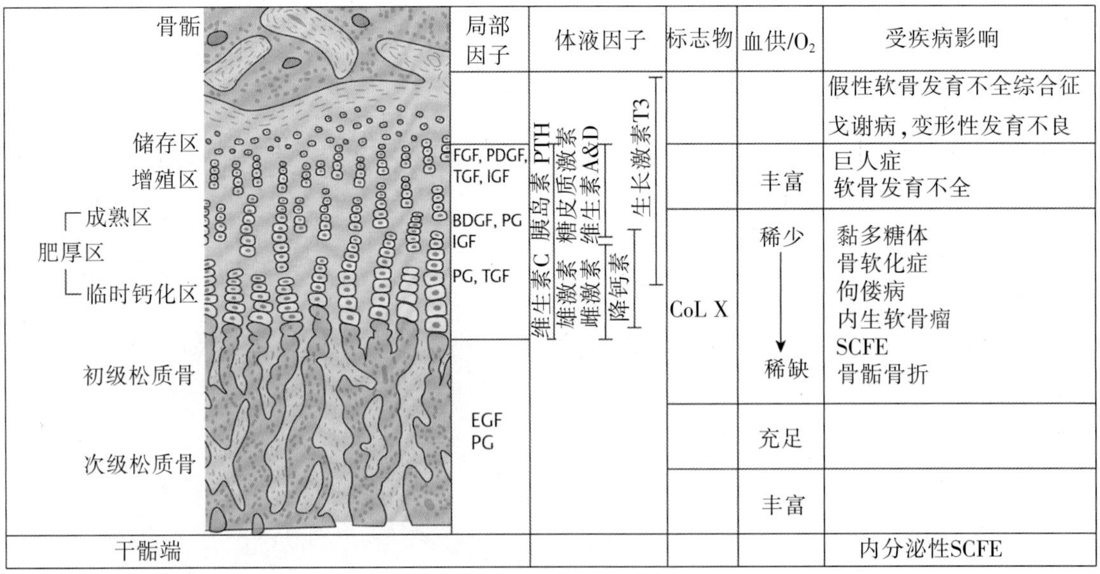

	局部因子	体液因子	标志物	血供/O$_2$	受疾病影响
骨骺					
储存区	FGF, PDGF, TGF, IGF	胰岛素 糖皮质激素 维生素 A&D 生长激素T3			假性软骨发育不全综合征 戈谢病,变形性发育不良
增殖区		PTH		丰富	巨人症 软骨发育不全
成熟区	BDGF, PG IGF	维生素C 雄激素 雌激素 降钙素		稀少	黏多糖体 骨软化症 佝偻病 内生软骨瘤 SCFE 骨骺骨折
肥厚区 临时钙化区	PG, TGF		CoL X	↓ 稀缺	
初级松质骨				充足	
次级松质骨	EGF PG			丰富	
干骺端					内分泌性SCFE

图1.3　生长区。BDGF,骨起源生长因子;CoL X,X型胶原蛋白;EGF,表皮生长因子;FGF,成纤维细胞生长因子;IGF,胰岛素样生长因子;PDGF,血小板起源生长因子;PG,前列腺素;SCFE,股骨头脱位;TGF,转化生长因子(来源:Schuenke M, Schulte E. General Anatomy and the Musculoskeletal System: Thieme Atlas of Anatomy. New York: Thieme; 2005. Illustration by Marcus Voll.)。

◎ 阶段性骨折愈合

a. 反应/炎症期(24~72h)

血肿提供源生长因子和成纤维细胞及成骨细胞的前体间叶细胞

抑制鼠和兔的环氧化酶-2(COX-2),增加骨折愈合时间

b. 修复期(2周)

痂的形成,类型和数量取决于制动程度

非刚性固定:最初软的骨痂形成于成纤维细胞,接着就是成软骨细胞(Ⅱ型胶原纤维,然后是Ⅰ型胶原纤维)。由肥厚区成软骨细胞表达的X型胶原纤维作为基质,经历软骨内钙化

刚性固定:最小的骨痂,实际上是骨单位重建

不给大鼠蛋白质饮食,限制骨痂形成

c. 重塑期(7年)

沃尔夫定律:骨的机械强度取决于骨重建

压电机制

◆ 受压侧呈负电荷,刺激成骨细胞活性

◆ 力侧呈正电荷,刺激破骨细胞活性("t"上部=+)

8. 骨折生物疗法

◎ 骨形成蛋白(BMP)

a. 细胞外蛋白属于转化生长因子-β (TGF-β)家族,它能结合丝氨酸—苏氨酸激酶表面受体,激活细胞内信号分子SMAD

BMP-2:用来治疗急性开放性胫骨骨折

BMP-7:用来治疗胫骨骨折不愈合

吸烟/尼古丁降低血流速度及骨痂硬度,同时增加骨折愈合时间和不愈合风险

低强度脉冲超声波(LIPUS)刺激骨膜细胞向成骨细胞分化以促使骨形成

a. 30mW/cm²脉冲波,频率为1.0kHz

b. 增加细胞内钙,增加蛋白多糖合成

c. 减少桡骨干、桡骨远端、舟状骨及胫骨非手术治疗愈合时间

d. 髓内钉固定胫骨干无明显益处

◎ 电容性耦合(CC)刺激使用电极和交流电来创造电磁场以刺激骨形成

a. 通过电压门控钙通道刺激钙离子跨膜转运

b. 钙激活钙调素和上调细胞因子,促使骨形成

◎ 直流电刺激降低局部氧浓度,升高局部组织pH值,降低破骨细胞活动,增加成骨细胞活性

◎ 骨折不愈合治疗

a. 肥厚区:生物细胞充足,不固定

治疗:增加机械稳定性(例如,骨折加压钢板断裂)

b. 萎缩区:生物细胞不充足

治疗:处理骨折不愈合、固定及骨移植/骨形成蛋白

9. 骨移植

◎ 特点

a. 骨传导:提供骨生长的结构框架

b. 骨诱导:含有的生长因子刺激骨生长

c. 骨起源:包含产生骨的细胞(成骨细胞或间充质干细胞)

◎ 自身移植物:骨传导、骨诱导及骨起源

a. 金标准

b. 松质骨:更少的结构完整性,更多的骨传导,通过爬行替代快速融合

c. 皮质骨: 更多的支撑结构通过重塑骨单位(骨折区)缓慢融合

d. 髂嵴植骨:前入路并发症发生率高于后入路(在松质骨与皮质骨均可发生)

e. 股骨扩髓含量相当于自体髂骨松质骨移植

f. 骨髓穿刺:唯一的骨源

◎ 同种异体移植物:骨诱导(骨诱导取决于变化进程)

a. 抗原性取决于细胞表面糖蛋白和基质大分子

b. 新鲜的同种异体骨用于骨软骨缺损

c. 冻存异体移植物在骨肿瘤切除后重建和髋关节置换中应用

某些骨诱导

高免疫原性和疾病传播的风险

d. 冻干很常见

不是骨诱导而是骨传导降低免疫原性疾病

与新鲜冰冻相比,不影响最大硬度,因此可能有更大的机械效率

e. 常规筛查HIV、乙型肝炎、丙型肝炎和梅毒

f. 疾病传播风险(从血液评估疾病传播风险)

HIV:1:(1 000 000~1 500 000)

丙型肝炎:1:(100 000)

乙型肝炎:1:(50 000~60 000)

g. 大量皮质骨结构移植

通过缓慢替换,仅两端融合(骨折部位呈锥形)

或许移植物最终被骨痂包裹,但大部分还是无血管

压缩性骨折发生率为25%左右(无重塑)

h. 软骨移植

开始2~3年,软骨结构仍保持完整

软骨移植物仍完全为非细胞移植

宿主纤维软骨血管翳可形成交通支

除去骨有机成分,暴露更多骨诱导蛋白,但是骨诱导蛋白生物学效应在处理过程中也部分丧失

◎ 骨合成物:仅有骨传导

a. 磷酸钙和硫酸钙

抗压强度高

低抗拉伸/低透明度/低抗扭转性能

钙磷酸盐:重吸收十分缓慢(1年),可用作骨水泥,骨折软骨下支撑应用广泛

硫酸钙:重吸收快(4~12周),实质是熟石膏,可导致外科切口浆液流失增加

b. 亚磷酸盐

磷酸钙

◆ 吸收十分迅速,抗压强度低,比羟基磷酸灰石易碎

◆ 部分可转化为羟基磷酸灰石

羟基磷灰石:$Ca_{10}(PO_4)_6(OH)_2$

◆ 陶瓷制剂十分抗吸收

◆ 可由碳酸钙(海洋珊瑚)转化而来

◆ 多孔准备可有利于新生血管和同位移植新骨生长

◆ 异物巨细胞吸收

10. 骨代谢

◎ 钙稳态(图1.4)

a. 钙摄入量的需求(表1.2)

b. 降钙素:直接抑制破骨细胞,降低血清钙

◎ 激素影响和相互作用

a. 雌激素

女性骨量高峰最重要的激素

抑制骨吸收及增加骨形成

与降低患者心脏疾病风险及增加子宫内膜和乳腺癌风险相关

b. 皮质内固醇激素

降低肠吸收钙,增加骨质流失(通过抑制成骨胶原纤维合成而降低骨形成)

c. 甲状腺激素

甲状腺激素:高剂量可导致骨质疏松

通过增加软骨细胞生长,胶原X合成碱性磷酸酶影响骨骺生长;增加生长板的增殖和肥大

d. 生长激素

胰岛素类似物生长因子-Ⅰ(IGF-Ⅰ)通过生长区的增生区产生,从而诱导线性生长

◎ 生长因子信号类型

a. 自分泌:影响分泌生长因子的同一个细胞

b. 旁分泌:影响邻近细胞

c. 内分泌:影响远距离细胞

11. 代谢性骨疾病(表1.3)

◎ 恶性肿瘤/转移

肿瘤细胞分泌甲状腺激素相关蛋白(PTHrP)、白介素巨噬细胞炎症反应蛋白(MIP),肿瘤坏死因子-α(TNF-α)、前列腺素E_2(PGE$_2$)激活成骨细胞产生RANKL或直接分泌RANKL。增加RANKL或骨保护素(OPG)比例以激活破骨细胞

骨吸收是通过骨基质中破骨释放生长转化因子-β,然后反馈给肿瘤细胞释放更多甲状旁腺激素相关蛋白(导致骨溶解)

◎ 甲状腺功能亢进症

a. 血钙过多的原因是甲状腺滤泡旁透明细胞分泌降钙素增加,继而降钙素降低破骨细胞活性和数目,结果血钙增加

◎ 维生素D毒性

a. 过量维生素D摄入会导致25-羟维生素D增加,随后增加肠道吸收钙,产生高钙血症

b. 治疗:正确摄入维生素D

◎ 甲状旁腺功能减退症

a. 甲状旁腺主细胞生成PTH降低,导致血清钙降低,磷酸盐增加,降低1,25-2羟维生素D

b. 治疗:钙及维生素D补充

◎ 假性甲状旁腺功能减退症

a. 甲状旁腺激素受体失效,导致甲状腺激素由正常变为升高,从而引起遗传性疾病

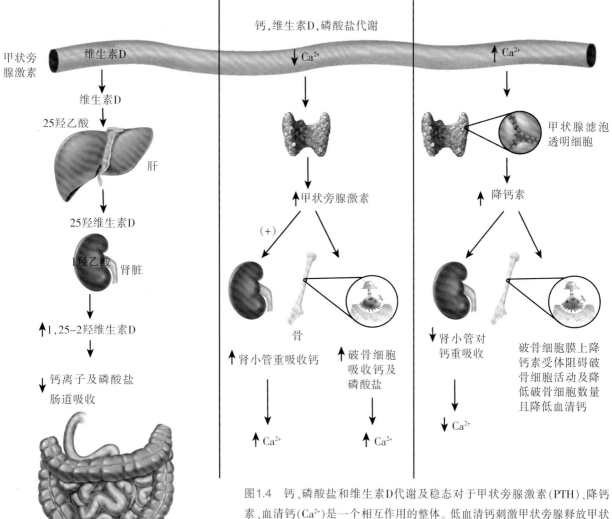

图1.4 钙、磷酸盐和维生素D代谢及稳态对于甲状旁腺激素(PTH)、降钙素、血清钙(Ca²⁺)是一个相互作用的整体。低血清钙刺激甲状旁腺释放甲状旁腺激素,此刺激可提高肾脏对钙的重吸收。通过核因子kB受体活化因子配体(RANKL)受体活化促使成骨细胞刺激破骨细胞,同时增加肾脏产生1,25-2羟维生素D,结果引起小肠对钙吸收增加。25-羟维生素D由肝细胞25-羟化酶催化维生素D产生,然而它在肾脏中由1α-羟化酶活化进一步转化为1,25-2羟维生素D。

◎ 奥尔布赖特遗传性骨营养不良

a. 是假性甲状旁腺功能减退症的一种形式,是由于母亲遗传*GNAS1*基因缺失导致外生骨疣,第4、第5掌骨和趾短,指过短,肥胖,智力低,身材矮小

◎ 维生素D缺乏性佝偻病/软骨病

a. 佝偻病:生长板开放的儿童
  积累非钙化类骨质和软骨扩大生长板
  造成前乳罩骨串珠样增宽

b. 软骨病:生长板闭合的成人

c. 机制:维生素摄入降低导致肠道钙吸收下降

d. 导致PTH升高,骨吸收增加(碱性磷酸酶)

e. 低至正常血清钙,低磷酸盐,低维生素D

f. 治疗:每日5000单位维生素D

◎ 原发性甲状旁腺功能亢进症

a. 主要病理变化是甲状旁腺激素升高,如甲状旁腺腺瘤

b. 干骺端纤维组织积累可以模仿扩大佝偻病生长板

c. 生长板周围受到侵蚀

d. 甲状旁腺功能亢进:布朗肿瘤

表1.2 每日钙摄入需求推荐表

年龄	男性	女性	孕妇
0~6个月	200mg	200mg	
7~12个月	260mg	200mg	
1~3岁	700mg	700mg	
4~8岁	1000mg	1000mg	
9~13岁	1300mg	1300mg	
14~18岁	1300mg	1300mg	1300mg
19~50岁	1000mg	1000mg	1000mg
51~70岁	1000mg	1200mg	
71岁以上	1200mg	1200mg	

资料:引用美国国立卫生院研究所(NIH)的膳食情况

○ 继发性甲状旁腺功能亢进症(肾性骨病)

a. 原发病理变化为肾衰竭

不能将维生素D_3转化为活性骨化三醇,导致低钙血症及骨软化症

不能充分排泄磷酸盐导致磷酸盐潴留性尿毒症

b. 不溶性磷酸钙,将钙从循环中去除

c. 低血清钙或高血清磷造成继发性甲状旁腺功能亢进

d. 两种类型

高转化性骨病:PTH增加导致囊性骨炎,发生在肾性疾病关联之后

低转化性骨病:常见于透析,低PTH,骨形成降低(前额突出,膝内翻,干骺端膨大)

e. "夹心椎体":在X线上看到椎体两端硬化

○ 成骨不全症

a. Ⅰ型胶原纤维基因突变 (COL1A1基因或COL1A2基因)

b. 听力障碍,蓝色巩膜,骨折,脊柱侧凸,牙列不佳

c. 尺骨鹰嘴突骨折较常见

d. 双磷酸盐药物能减轻骨痛和骨折发生率,增加骨密度和骨整体功能

○ 遗传性维生素D依赖性佝偻病

a. 遗传学:常染色体隐性遗传

b. Ⅰ型:25-羟维生素D羟化酶基因突变,功能

表1.3 代谢性骨疾病

疾病	血清钙	血清磷	25-羟维生素 D	1,25-2 羟维生素 D	尿钙	PTH	碱性磷酸酶
原发性甲状腺功能亢进症	↑	=或↓	=	=或↑	↑	↑	=或↑
恶性肿瘤/转移	↑	=或↑	=	=或↓	↑	=或↓	=或↑
佝偻病/骨软化病							
维生素 D 缺乏	↓或=	↓	↓	↓	↓	↑	↑
钙缺乏症	↓或=	↓	=	=或↑	↓	↑	↑
磷缺乏症	=	↓	=	↑↑	=	=	=
遗传性维生素 D 依赖性佝偻病	↓	↓	=或↑	↓↓(类型 1) ↑↑(类型 2)			
低磷酸酯酶症	↑	↑↑	=	=		=	↓↓
肾性骨病							
高转化性骨病	=或↓	↑↑	=	↓		↑↑	↑
低转化性骨病	=或↑	=或↑		↓		或↓	
骨质缺乏/骨质疏松	=	=	=或↓	=或↓	=或↑		
甲状腺功能亢进	↑						
维生素 D 毒性	↑	=或↑	↑↑	=	↓	=或↓	=或↑
甲状旁腺功能减退症	↓	↑	=	↓	↓	↓	=
假性甲状旁腺功能减退症	↓	↑	=	↓	↓	=或↑	=
奥尔布赖特遗传性骨营养不良	=	↓↓	=	=		=或↑	=
甲状腺功能亢进	↑						=或↓

PTH,甲状旁腺激素

丧失(降低1,25-2羟维生素D水平)

c. Ⅱ型:1,25-2羟维生素D₃胞内受体缺陷(1,25-2羟维生素D₃水平增加)

d. 降低血清钙和磷,增加PTH,增加碱性磷酸酶

○ X基因连锁低磷酸盐(维生素D抵抗)佝偻病

a. 遗传学:X基因连锁显性遗传

b. 机制:PHEX基因突变(X染色体上)造成肾近曲小管不能吸收磷酸盐(磷酸盐性多尿症)

c. 低血磷,碱性磷酸酶升高,PTH正常,血清钙正常或者降低

d. 治疗:高剂量维生素D₃

○ 致癌软骨病

a. 间质肿瘤分泌成纤维细胞生长因子-23(FGF-23)或者调磷因子,它可抑制磷吸收及增加近端肾小管磷分泌

○ 低磷酸酯酶症

a. 遗传学:常染色体隐性遗传

b. 机制:碱性磷酸酶的非特异性同工酶导致碱性磷酸酶水平下降和钙化过少

c. 通过高尿磷酰诊断

○ 骨质疏松症

a. 慢性进展性疾病会引起骨密度和骨强度下降

b. 遗传学:多样性涉及基因多态性,包括降钙素受体、雌激素受体-1、维生素D受体、Ⅰ型胶原α-链、白介素-1、白介素-10、胰岛素样生长因子-Ⅱ、转化生长因子-β、转化生长因子-α和肿瘤坏死因子受体-2

c. 骨结构随着年龄变化

皮质骨和松质骨两者密度均可下降,但松质骨密度下降更多(骨小梁变薄,连接变少)

长骨皮质厚度减少,髓管腔直径扩大

骨量峰值最重要的激素是雌激素,通常发生在16~25岁

d. 骨矿物质密度(BMD)

双能X线吸收法(DEXA)测试:确定髋关节和腰椎骨密度(定义为标准差)

推荐所有65岁以上女性及70岁以上男性进行此测试

同一性别和同一种族的25岁健康人进行T值比较(骨量峰值年龄)

◆ 骨质缺失:T值为-2.5~-1

◆ 骨质疏松:T值≤-2.5

同一年龄、性别及种族Z值比较

◆ 代谢性骨病诊断

骨关节炎可以引起脊柱BMD值假性升高

e. 病理性骨折后的病情检查

双能X线吸收法测试25-羟维生素D水平、钙水平

代谢性检查,及安排骨质疏松的临床随诊

f. 任何病理性骨折病史(脊柱、髋关节或膝关节)

最能预测未来骨折(除了维生素D水平,还有T值、家族史或其他危险因素)

椎体骨折

◆ 很大程度能预测未来椎体骨折(与髋关节和膝关节骨折相比)

◆ 比以前公认的整体死亡率高

◆ 总死亡率是对照组的两倍

◆ 男性死亡率风险高于女性,且年龄也较小

g. FRAX(骨折风险评估工具)评分

由世界卫生组织(WHO)制定

使用股骨颈骨密度、体重指数(BMI)、当前吸烟情况、父母髋部骨折史和50岁以后个人骨折史来计算并评估骨折临床风险

不用于脊柱骨密度测定

h. 增加骨质疏松风险药物

口服糖皮质激素

雄激素剥夺治疗,芳香化酶抑制剂

蛋白酶抑制剂

选择性5-羟色胺再摄取抑制剂,促进催乳素分泌的抗癫痫药物(卡马西平,苯妥英钠,丙戊酸)

i. 饮食治疗

治疗和预防骨质疏松,每日钙摄取量:1000~1500mg(从9岁开始,只有哺乳期妇女需要更多,每日2000mg)

50岁以上成人每日维生素D摄取量:1000单位

◆ 随着年龄增长,饮食摄入量减少,皮肤转化率下降,肾脏转化率下降

丰富蛋白饮食

j. 药物治疗

双磷酸盐(见下面相关部分)

特立帕肽(重建甲状腺激素N-端第1~34氨基酸序列)

◆ 激活成骨细胞,并释放RANKL和IL-6激活破骨细胞

◆ 间歇给药:增加成骨细胞活性耦联破骨细胞吸收,净骨形成(最长治疗2年)

◆ 持续给药:净骨吸收

降钙素:直接抑制破骨细胞

地诺单抗:抗-RANKL单克隆抗体

◎ 铅毒性

a. 储存在骨骼里,慢性释放完全需要几十年以上

b. 抗甲状腺相关肽(PTHrP)导致骨矿物密度下降

◎ 石骨症:破骨细胞数量和功能异常

a. 降低骨转化和骨重构(骨折,三角烧瓶畸形)

b. *CLCN7*和*TC1RG1*基因

◎ 维生素C缺乏病(坏血病):维生素C缺乏,在胶原蛋白的合成过程跨连接时需要

a. 脆弱毛细血管出血

b. 初级松质骨生长板受到影响

c. X线片显示致密带在干骺端(生长板交界处):Frankel白线

◎ 进行性骨化性纤维发育不良(FOP):特点是大量自发异位骨形成

a. 改变BMP-4信号传导

b. 临床诊断:活组织切片显示恶化过程

12. 异位骨化

◎ 骨组织外骨形成

◎ 危险因素:长时间机械通气,脑损伤,脊髓损伤,神经并发症,烧伤,冲击伤,以及截肢伤口

◎ 预防措施:700cG放射;连续6周,每日口服吲哚美辛25mg

13. 双磷酸盐类药物

◎ 焦磷酸类似物,能抑制破骨细胞对骨的吸收作用

◎ 由于骨磷灰石具有亲和力,故在骨中积累浓度最高,然后由破骨细胞吸收

◎ 含氮

a. 阿仑磷酸钠/福善美,帕米磷酸二钠/阿司达,利塞磷酸/Actonel,唑来磷酸/择泰

b. 在胆固醇合成疗法中,抑制蛋白质的异戊二烯化,从而抑制鸟苷三磷酸酶合成

也抑制香叶基二磷酸合成酶(GGPPS)及十一萜醇二磷酸(UPPS)合成

◎ 不含氮

a. 依替磷酸钠(依替鲁磷酸钠),氯磷酸盐,替鲁磷酸钠

b. 代谢产物取代腺苷三磷酸(ATP)的终极产物焦磷酸,即会形成一种类似物竞争ATP且造成破骨细胞死亡

◎ 适应证:骨质疏松,病理骨折史,成骨不全,Paget病,转移性骨病,特发性高磷酸酯酶,缺血性坏死

◎ 骨质疏松后果

a. 脊柱骨折:复位1年后脊柱骨折发生率为65%,复位3年后骨折发生率为40%

b. 非脊椎骨折:复位3年后骨折发生率为40%

◎ 代谢

a. 建议最小肠道(GI)吸收(推荐:餐前1h摄入)

b. 肾脏排泄

◎ 并发症

a. 股骨转子下应力改变及骨折

症状:大腿外侧疼痛

影像学表现:皮质增厚,鸟嘴征,"黑色可怕的线"(应力性骨折)

治疗:停用双磷酸盐,侧面成影,行髓内固定来预防骨折

b. 下颌骨坏死

c. 脊柱融合手术融合率下降

d. 儿童服用此类药物,发生石骨症样骨

14. 关节

◎ 关节软骨(图1.5)

a. 深层区:蛋白多糖含量最高,水分含量最低

b. 整体含量:水>胶原>糖蛋白>非胶原蛋白>软骨细胞

c. 胶原蛋白平行排列于表浅区、垂直钙化区

d. 65%~80%的水分

有效的水压力使基质免于压迫

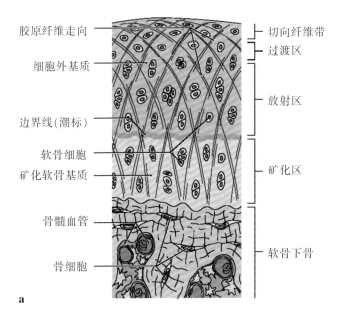

图中标注：
胶原纤维走向 — 切向纤维带
细胞外基质 — 过渡区
— 放射区
边界线(潮标)
软骨细胞 — 矿化区
矿化软骨基质
骨髓血管 — 软骨下骨
骨细胞

a

关节软骨层

	区域	走向	主要成分	特性	治疗术
	表层	切向	Ⅱ型胶原蛋白 胶原纤维	关节软骨祖细胞胶原纤维转化率最高	因为关节受到限制
	移行层	倾斜		应变	
	辐射区	垂直		应变	
	潮标	切向		软骨细胞营养源划分	
	钙化层(钙化)		肥厚区软骨细胞+X型胶原蛋白	支柱	纤维软骨由间充质干细胞修饰而来
	软骨下骨				

图1.5　关节软骨层。

b

e. 骨性关节炎的变化是软骨老化(表1.4)

f. 蛋白多糖：湿重10%~15%，双层刷状结构黏弹性分子(图1.6)

透明质酸：一种复合糖，构成核心

蛋白多聚糖：软骨中重要的蛋白多糖，使透明质酸与蛋白质聚集在一起

糖胺聚糖链：连接核心蛋白多聚糖

◆ 硫酸软骨素和硫酸角质素

◆ 葡萄糖胺作为形成硫酸软骨素的基质

◆ 提高膝关节中度运动

◉ 关节软骨老化的影响

a. 蛋白多糖合成和水分减少

b. 软骨细胞数量减少

c. 30岁时硫酸角质素停止增加

d. 硫酸软骨素减少

◉ 全身胶原类型

a. Ⅰ型：肌腱、骨和半月板的主要形成物

b. Ⅱ型：关节软骨主要胶原

非常稳定，半衰期为25年

成年人和青少年相比，关节软骨的合成率仅为5%

表1.4　关节软骨成分变化

	老化	骨关节炎
水分	↓	↑
蛋白多糖成分	↓	↓
胶原成分	=	由严重关节炎、蛋白多糖丢失导致相对浓度下降(↓)
蛋白多糖合成	=	↑
蛋白多糖降解	↓	↑↑
硫酸软骨素	↓	↑
硫酸角质素	↑	↓
软骨细胞密度	↓	瞬时增加比下降

c. Ⅲ型:早期肌腱愈合(也存在于皮肤和血管)

d. Ⅳ型:基底膜

e. Ⅹ型:肥厚区软骨细胞:膜内成骨,异位骨化,早期骨关节炎,钙化软骨肿瘤

f. 关节软骨也包含Ⅴ型、Ⅵ型、Ⅸ型

◉ 软骨细胞

a. 位于软骨基质陷窝

b. 占成人关节软骨总量的2%

c. SOX-9:软骨细胞分化中关键的转录因子

◉ 润滑液类型

a. 弹性动力润滑液:既有液体功能,也作为受压面

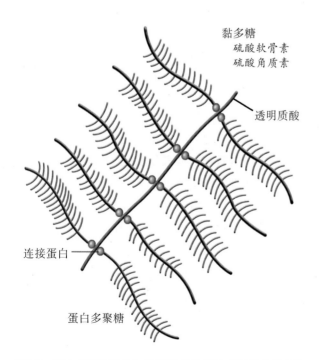

图1.6　蛋白多糖的结构包括透明质酸、蛋白多聚糖和黏多糖。

运动过程中关节面弹性变形和一层薄的薄膜液体分离表面

在运动关节占主导

b. 边界润滑液:主要是表面功能

承受面很大程度上不变形,没有连续液体薄膜(部分表面直接接触)

休息或缓慢运动起作用

润滑素存在于软骨区,起重要作用

表区蛋白:与润滑素的一级结构相似,但翻译修饰后结构不同

c. 其他类型

流体动力润滑液:当运动时,很薄的一层液体完全与表面分隔,但(不同于弹性动力润滑液)表面没有弹性变形

漏液:与弹性动力润滑液相似,但由于加载和分离表面静水压力,液体漏到表面外(软骨)

挤压油膜:液体层缓慢在表面间受到挤压

◉ 软骨愈合

a. 潮标以上:无血液供应的软骨受到限制

b. 潮标以下:当软骨下骨裂伤时,骨髓间叶干细胞产生纤维软骨基质——裂缝与磨损软骨成形术理论

◉ 滑膜

a. 无基底膜的血管转为结缔组织,其功能允许关节营养交换

b. 滑膜液

结合血浆超滤液和滑膜细胞分泌液体

包含透明质酸、润滑素、蛋白酶及胶原酶

通过扩散提供营养

非牛顿流体:黏度不是常数,它随剪切速率下降而增加

c. A型滑膜细胞:起吞噬细胞的作用

d. B型滑膜细胞:分泌滑膜液的成纤维样细胞

15. 炎症性与非炎症性关节炎比较(表1.5)

◉ 非炎症

a. 骨性关节炎(OA)

蛋白多糖降低,水分含量高,低抗压模量,高渗透

OA早期,深区Ⅹ型胶原蛋白增加

某些分子中发现基因连锁,包括Ⅸ型胶原蛋白和蛋白聚糖酶ADAMTS-5(一种去整合素和拥有

表1.5 炎症性和非炎症性关节炎

	白细胞计数	葡糖糖	颜色	黏度	革兰染色
非炎症性	200/mm³,25%中性粒细胞	血浆	清亮,透明	高	阴性
炎症性	2000~75 000/mm³,50%中性粒细胞	比血浆低	黄绿,模糊	低	阴性
脓毒血症	>80 000/mm³,75%中性粒细胞	很低	混浊	低	阳性

PMN,中性粒细胞;WBC,白细胞

血小板反应蛋白图案的金属蛋白酶)

随着时间推移被动糖化的关节软骨变得僵硬及降解胶原纤维,在OA发病机制中发挥作用

b. 神经性(夏洛特关节病)

病因:糖尿病,脊髓空洞,麻风病,神经梅毒,脊髓脊膜膨出

复发性创伤造成本体感觉和感觉缺失

糖尿病:最常见原因

脊髓空洞症:上肢最常发生病变

c. 血友病

血友病A(Ⅷ因子缺失)和血友病B(Ⅸ因子缺失)

X连锁阴性遗传

反复积血造成滑膜炎,软骨破坏,致密滑膜瘢痕

治疗:因子治疗,滑膜切除,人工关节置换术

⊙ 炎症性

a. 类风湿性关节炎

类风湿关节因子:自身免疫性球蛋白IgM(IgM)的抗体IgG形成复合物,在组织中沉积,无特异性,其他自身免疫疾病也可能增加

与人类白细胞抗原(HLA)-DR4和人类白细胞抗原-DW4有关

由于削弱控制感染能力,导致EB病毒数量增加

影像学表现为关节侵蚀和骨质疏松

病理学表现为滑膜增生、血管增多、淋巴细胞丰富、中性粒细胞稀少、血管翳里面无淋巴细胞

治疗

◆ 一线治疗:低剂量糖皮质激素

◆ 二线治疗:改变病情抗风湿药(DMARD)(表1.6)

◆ 在计划手术前,抗TNF药物(依那西普,阿达木单抗)应间断给药4周,因为有感染风险

◆ 氨甲蝶呤联合四环素比单用氨甲蝶呤更有效

b. 系统性红斑狼疮

慢性炎症性疾病:常见HLA-DR3和抗核抗体(ANA)阳性

在美国黑人女性中最常见

症状:颊部蝴蝶皮疹,关节炎,肾炎,全白细胞减少

治疗:糖皮质激素,或者DMARD

c. 风湿性多肌病

炎症引起肩和骨盆带变硬和疼痛

细胞沉降率上升(ESR),贫血

与颞动脉炎相关,如果不治疗会导致失明,需要治疗

治疗:糖皮质激素

d. 血清阴性脊柱关节病

类风湿因子高度阳性,HLA-B27阳性

包括强直性脊柱炎、银屑病关节炎、Reiter综合征(反应性关节炎)、肠病性关节炎(隆恩病,溃疡性结肠炎)

e. 强直性脊柱炎

HLA-B27阳性

双侧骶髂关节炎,髋关节疼痛,脊柱僵硬后突,葡萄膜炎

影像学表现:骶髂关节硬化、脊椎和脊椎韧带骨赘

治疗:非甾体消炎药(NSAID)、物理治疗、全髋关节置换术(THA)和脊柱畸形矫正术

f. 银屑病

50%的患者HLA-B27阳性

银屑病斑块,附着点,指炎(香肠指),肌腱炎,足底筋膜炎,咬甲癣

表1.6 改变病情的抗风湿药物(DMARD)

氨甲蝶呤	叶酸类似物	联合四环素,抗炎抗新生血管形成药物(抗胶原酶活性)
柳氮磺胺吡啶		机制不明
羟化氯喹		阻断 TOll 样受体活性
来氟米特		抑制嘧啶合成
依那西普	TNF 拮抗剂(饵受体)	
阿达木抗体	TNF 抗体(受体抗体)	
英夫利昔抗体	TNF 抗体(受体抗体)	
戈利抗体	TNF 抗体(受体抗体)	
赛妥珠抗体	TNF 抗体(受体抗体)	
利妥抗体	CD20 抗体	抑制 B 细胞
阿巴西普	绑定 CD80 和 CD86	抑制 B 细胞
抗珠单抗	IL-6 受体抑制剂(受体的抗体)	
阿那白阻滞素	IL-1 受体拮抗剂	

IL,白介素;TNF,肿瘤细胞坏死因子

治疗:改变病情的抗风湿药物,如果内科治疗失败,尽可能手术治疗,包括骨融合术、关节置换术及截骨术

g. Reiter综合征(反应性关节炎)

少关节型关节炎,结膜炎,尿道炎

80%~90%的患者HLA-B27阳性

治疗:非甾体消炎药,物理疗法

h. 晶体沉积

痛风

◆ 尿酸钠晶体:负双折射,针状晶体

◆ 沉积关节引起炎症和疼痛,第一跖趾关节最常见

◆ 影像学表现:由于边缘硬化,边缘游离骨及痛风造成不对称病变及明显侵蚀

◆ 治疗:口服非甾体消炎药(吲哚美辛),别嘌呤醇,或用于慢性治疗的秋水仙碱

◆ 清创手术适应证:非手术治疗失败

假性痛风

◆ 焦磷酸钙沉积(CPPD):正双折射的菱形晶体

◆ 与软骨钙质沉着有关

◆ 钙化半月板和三角形纤维软骨复合体(TFCC)

褐黄病:由尿黑酸症引起,苯基氨酸和酪氨酸代谢紊乱引起尿黑酸增加

◆ 尿黑酸沉积于关节和脊柱,造成软骨黑色涂层和关节炎

◆ 尿黑酸排泄引起尿呈黑色

Ⅱ. 软组织生理学

1. 骨骼肌

◎ 人体肌肉结构

a. 肌外膜包裹整块肌肉

b. 肌束膜包裹肌束

c. 肌内膜包裹单个肌纤维

◎ 人体肌肉>肌束>肌纤维 (肌肉细胞)>肌原纤维>肌小节

◎ 肌小节：基本收缩单位，两条Z线之间（图1.7)

a. 肌球蛋白,能收缩的粗肌丝

b. 肌动蛋白,由细肌丝组成的肌球蛋白对接点

c. H带:只有粗肌丝(肌球蛋白)

d. M线:粗肌丝附着点

e. I带:只有细肌丝(肌动蛋白)

f. Z线:细肌丝附着处

g. A带:粗肌丝全部长度和两端重叠的细肌丝

◎ 收缩顺序从运动神经元到肌肉收缩

a. 动作电位沿轴突向下传播,并使运动神经元的运动极去极化

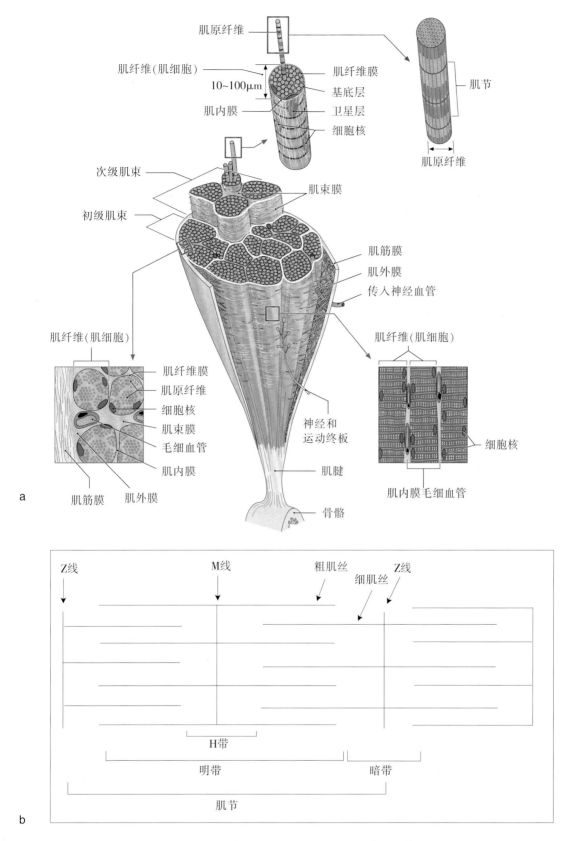

肌原纤维

肌纤维 (肌细胞)

10~100μm

肌内膜

肌纤维膜

基底层

卫星层

细胞核

肌节

肌原纤维

次级肌束

初级肌束

肌束膜

肌筋膜

肌外膜

传入神经血管

肌纤维 (肌细胞)

肌纤维膜

肌原纤维

细胞核

肌束膜

毛细血管

肌内膜

a

肌筋膜　肌外膜

肌纤维 (肌细胞)

细胞核

肌内膜毛细血管

神经和运动终板

肌腱

骨骼

b

Z线　　　　　　M线　　　　　粗肌丝　　　细肌丝　　　Z线

H带

明带　　　　　　　暗带

肌节

图1.7　肌肉结构。肌肉由基本单位肌节组合形成肌原纤维、肌纤维、肌束和人体肌肉。肌内膜包绕单根肌纤维,肌束膜包绕肌束,肌外膜包绕肌肉束。(来源:Schuenke M, Schulte E. General Anatomy and the Musculoskeletal System: Thieme Atlas of Anatomy. New York: Thieme; 2005. Illustration by Marcus Voll.)

b. 去极化导致乙酰胆碱从突触小泡释放到突触间隙

注射筒箭毒碱A能阻断突触前乙酰胆碱释放

c. 乙酰胆碱接触肌肉细胞膜上的受体,导致肌细胞及肌浆网去极化

重症肌无力由阻断乙酰胆碱受体的抗体引起

去极化肌松(如琥珀胆碱)结合乙酰胆碱受体导致暂时去极化

非去极化肌松(如箭毒)竞争性抑制乙酰胆碱受体

d. 去极化引起肌质网钙释放,包括纵管或横管,进入细胞质

e. 钙通过与细肌丝上的肌钙蛋白结合而使原肌球蛋白发生移位,从而暴露肌动蛋白上的结合位点

f. 肌球蛋白结合肌动蛋白上的结合位点,导致肌肉收缩

尸僵是由ATP缺乏引起的,每个站点需释放ATP

过度拉伸的肌肉无法产生最大张力,是因为肌动蛋白和肌球蛋白结合重叠过少

- 肌肉收缩形式
a. 等张收缩:恒定肌肉张力
b. 等长收缩:恒定肌肉长度
c. 等速收缩:恒定速度
d. 向心收缩:肌肉缩短
e. 离心收缩:肌肉拉长
离心收缩是强化肌肉最有效的方式,同时肌肉损伤的风险也最高
f. 增强式收缩:快速收缩
- 肌纤维类型
a. 1型(红色,慢肌,慢氧化型)
缓慢收缩,低强度,抗疲劳,有氧氧化
运动单元小,毛细血管密度高
进行耐力活动,姿态/平衡:首先要失去康复
b. 2A型(白色,快肌,快氧化酵解型)
快速收缩,高强度,易疲乏,有氧或无氧氧化混合
运动单元中等,毛细血管密度高

c. 2B型(快酵解型)
快速收缩,高强度,最易疲乏,无氧氧化
运动单元大,毛细血管密度低
d. 2型(一般):高强度,短时间的活动,冲刺
- 能源化工系统
a. 有氧:三羧酸循环和氧化磷酸化
活动的持续时间更长
b. 厌氧:乳酸系统
20~120秒的活动
c. ATP:磷酸肌酸系统(磷酸原系统)
少于20秒的活动
磷酸肌酸补充的基础
- 内分泌
a. 胰岛素:同化作用
b. 胰高血糖素:异化作用
- 肌肉收缩力量

a. 主要取决于肌肉的横截面面积

b. 肌肉长度(拉伸量)通过长度-张力关系曲线影响收缩力
c. 肌纤维类型主要影响收缩的持续时间和速度,而非力量
- 运动和训练类型
a. 速度和力量训练:运动单元募集,增生,2B型肌纤维肥大
b. 耐力训练:肌肉中毛细血管密度增加和1型肌纤维肥大
- 肌肉损伤
a. 挫伤和疼痛:原位单核细胞释放信号引起大量中性粒细胞聚集,中性粒细胞释放炎症因子和自由基,巨噬细胞随之吞噬碎片
b. 拉力伤:常发生于有偏心负载的肌腱连接处
2. 中枢神经系统(参见第9章)
- 神经结构(图1.8)
a. 神经外膜:包裹神经
b. 神经束膜:覆盖神经束,提供拉伸强度,并通过限制水肿扩散来防止神经损伤
c. 神经内膜:包裹每根神经纤维(神经轴突、施万细胞和髓鞘)
- 腓骨肌萎缩症(CMT):渐进式的运动感觉性神经病
a. 从胫前肌到腓骨短肌无力,致足不能内翻

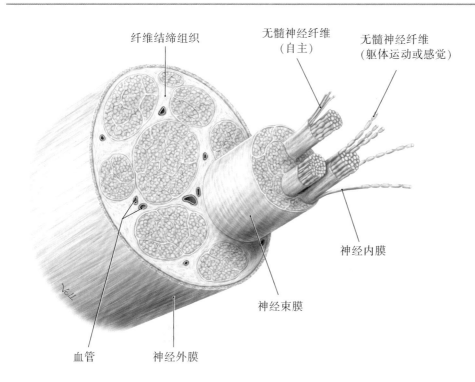

纤维结缔组织

无髓神经纤维（自主）

无髓神经纤维（躯体运动或感觉）

图1.8　神经结构。（来源：Schuenke M，Schulte E. General Anatomy and the Musculoskeletal System：Thieme Atlas of Anatomy. New York：Thieme；2005. Illustration by Marcus Voll.）

神经内膜

神经束膜

血管　神经外膜

b. Ⅰ型：脱髓鞘，诊断通过测量神经传导速度

c. Ⅱ型：轴突病变，神经传导速度变化最小

◎ 感受器类型

a. 梅克尔小盘（梅克尔触盘）：皮内慢适应感受器，通过静态双点辨别接受恒定压力、质地和低频振动刺激

b. 触觉（梅氏小体）：皮内快适应感受器，对触觉高度敏感

c. 鲁菲尼终末（小体）：皮下慢适应感受器，接受皮肤牵张刺激

d. 环层小体：皮下呈大卵圆形的感受器，接受高频振动和快速压觉刺激

e. 游离神经末梢：痛觉

◎ 神经损伤（Seddon分类）

a. 神经震荡（一度）：可逆性传导阻滞，无轴突中断，预后良好

b. 轴突中断（二度）：轴突和髓鞘中断，但神经外膜结构是完整的，预后尚可

c. 神经断裂（三度）：神经完全中断，包括神经外膜，预后差，需手术修复

◎ 瓦勒（Wallerian）变性：神经二度或三度损伤后远端神经纤维退行性病变

◎ 慢性卡压综合征

a. 以施万细胞增殖和凋亡为特征

b. 并非原发性轴突病变和瓦勒变性

◎ 神经修复与再生

a. 在神经移植修复运动功能恢复后，神经再生潜力取决于其长度

桡神经、肌皮神经和股神经预后优

正中神经、尺神经和胫神经预后良

腓神经预后差

◎ 维生素B_{12}缺乏导致周围神经病

◎ 神经传导速度（NCV）：检测冲动沿轴突传导速度

◎ 肌电图（EMG）：检测激活肌细胞中的电位

a. 测定纤颤电位、锐波、运动募集和肌肉插入活动

3. 肌腱/韧带

◎ 主要由Ⅰ型胶原构成

◎ 在肌腱/韧带早期愈合过程中发现Ⅲ型胶原

◎ 直接插入四个区域

a. 1区：韧带/肌腱（Ⅰ型胶原）

b. 2区：纤维软骨（主要是Ⅱ型和Ⅲ型胶原）

c. 3区：钙化纤维软骨（Ⅱ型和Ⅹ型胶原）

d. 4区：骨骼（Ⅰ型胶原）

◎ 间接插入(更常见):浅层纤维插入骨膜,而深层纤维通过Sharpey纤维直接插入骨骼

◎ 力学性质随着力方向的变化而变化

◎ 制动降低肌腱重量、韧性及强度

◎ 富含血小板的血浆:疗效尚未达成共识

a. 氯化钙用来激活血小板并释放生长因子

Ⅲ. 基础生物学

1. 细胞

◎ 脱氧核糖核酸(DNA):碱基为ATGC,双链结构,位于细胞核中

◎ 核糖核酸(RNA):碱基AUGC,单链或双链结构,位于细胞核和细胞质中

◎ 细胞周期的四个阶段

a. G1期:初始生长、间歇相,二倍体细胞

b. S期:DNA复制与合成,四倍体细胞

c. G2期:第二间歇相,四倍体细胞

d. M期:有丝分裂

2. 分子生物学工具

◎ 细胞遗传学分析:检测染色体数量、易位和重排

◎ Southern印迹：检测特定DNA基因的存在和数量

◎ Northern印迹:检测mRNA的存在和数量

◎ Western印迹:检测蛋白和磷酸化状态

◎ 酶联免疫吸附试验(ELISA):用抗体检测蛋白的存在,比Western印迹更敏感

◎ 流式细胞术:分类细胞基于细胞表面标志物或细胞周期

◎ 聚合酶链反应 (PCR):通过特异性引物和DNA聚合酶扩增基因序列,检测DNA序列存在与否

◎ 逆转录PCR(RT-PCR):以mRNA逆转录合成cDNA,再以cDNA为模板通过PCR反应扩增目的基因

a. 实时PCR:更敏感,可以定量测量相对于管家基因的基因表达(mRNA)

◎ 质粒:圆形,染色体外DNA可独立复制,也可将基因导入细胞内

3. 肿瘤

◎ 癌基因

a. 促进蛋白质合成的基因

b. 原癌基因是癌基因的野生型正常版本,除非突变或过度表达,否则不会导致癌症

◎ 肿瘤抑制基因

a. 通过调节细胞周期抑制细胞增殖(如p53、Rb)

◎ 重要肿瘤分子

a. E-钙黏蛋白,细胞黏附分子(CAM):减少肿瘤细胞扩散,进入血液

b. 整合素,也属于CAM:在肿瘤细胞上,允许附着于基质

c. 基质金属蛋白酶(MMP):侵袭基底膜

d. CD44糖蛋白:细胞表面的细胞因子,可与内皮下基底膜结合

e. 血管内皮生长因子(VEGF):促进新生血管生成

f. 趋化因子配体12(CXCL12):由骨髓基质细胞分泌,作为某些肿瘤细胞优先转移到骨

g. 多药耐药基因1(MDR1):编码p-糖蛋白,与耐疏水性化疗药物相关的外排泵

h. 肿瘤坏死因子-α:由肿瘤细胞分泌,诱导成骨细胞分泌RANKL

i. RANKL:由肿瘤细胞直接分泌或成骨细胞分泌,活化破骨细胞

j. TGF-β:当破骨细胞从骨基质释放时,通过正反馈调控,进一步激活肿瘤细胞

4. 免疫学

◎ 先天性免疫反应

a. 补体系统

b. 涉及骨折、损伤和异物反应,以抗炎药物为靶向

c. 初步防御感染

◎ 细胞介导的免疫应答

a. 抗原提呈细胞通过主要组织相容受体向T细胞呈递抗原,进而活化T细胞

◎ 体液抗体介导的免疫应答

a. IgG最丰富(多发性骨髓瘤最常见)

b. IgM抗原暴露后最先出现在血清中

c. IgA多见于黏液、泪液、唾液等分泌物中

d. IgE在过敏反应和寄生虫反应中功能比较突出

e. IgD的作用尚不清楚

○ 超敏反应

a. Ⅰ型(速发型)由IgE介导

b. Ⅱ型(抗体依赖性细胞毒型)由IgM和IgG介导

c. Ⅲ型(免疫复合物型)由IgG和IgM抗体介导，抗原抗体结合并沉积于宿主组织中

d. Ⅳ型(延迟型)发生于2~3天后，可以引起急性移植排斥反应

5. 遗传学

○ 孟德尔遗传(图1.9)

○ 常染色体显性遗传(AD)：一个等位基因突变或缺失的表现型，男女发病机会均等，代代相传

○ 常染色体隐性遗传(AR)：一对等位基因均突变或缺失的表现型，男女发病机会均等，可隔代遗传，无疾病的父母可生出患病的后代

○ X-连锁遗传：如母亲是疾病的携带者，影响男性，不隔代遗传(除非子代无男性)

○ 预期：发生在遗传性疾病中，疾病表现相比他们的父母，受影响的后代出现更早、更严重

a. 例如，亨廷顿病：第4号染色体上的CAG序列重复

○ 基因组印记：由父母提供的基因导致的疾病

a. 安格尔曼基因组：母系基因缺陷(微笑面容，震颤，癫痫)

b. 普拉德-威利基因组：父系基因缺陷(肌张力减退，肥胖，智力低下，性腺功能减退)

○ 产前检查通过染色体细胞遗传学分析评估基因数量和质量

○ 常见的遗传性疾病(表1.7)

a. 软骨发育不全[AD，成纤维细胞生长因子受体(FGFR-3)，软骨细胞抑制]

酪氨酸激酶活性抑制增殖区软骨细胞分化的功能增益增加

近侧肢体(近端)侏儒症，膝内翻，枕骨大孔狭窄、畸形、椎管狭窄

b. 骨畸形发育不良[AR，SLC26A2基因，软骨发育不良畸形硫蛋白(DTDST)]

减少硫酸基团对软骨中蛋白多糖造成的缺陷

菜花耳，气管软骨软化，手指僵硬，颈椎后凸畸形

c. 锁骨颅骨发育不全(AD，CBFAI/Runx2基因，

常染色体显性遗传

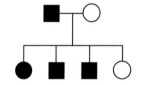

男女均可患病，遗传性疾病仅需一个等位基因突变或缺失

X-连锁遗传

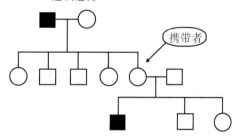

常染色体隐性遗传

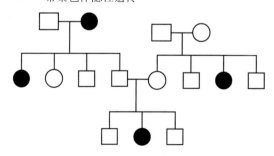

● 有一对致病基因即患病，但只有一个致病基因为携带者

● 可隔代遗传

图1.9　不同遗传模式的系谱例子。

表1.7　常见骨科遗传性疾病

常染色体隐性遗传	常染色体显性遗传	X-连锁显性遗传	X-连锁隐性遗传
成骨不全症（Ⅰ型和Ⅲ型）	并指（趾）	低磷性佝偻病	杜氏肌营养不良症
镰状细胞	马方综合征	软骨发育不全	贝克尔肌营养不良症
戈谢病	软骨发育不全		亨特综合征
弗里德赖希共济失调	先天性结缔组织异常		血友病
弯曲变形性发育不良	成骨不全症（Ⅰ型和Ⅳ型）		迟发性脊椎骨骺发育不良（SED）
脊髓性肌肉萎缩症	颅骨锁骨发育不良		
磷酸酯酶缺乏症	遗传性多发性骨软骨瘤		
恶性婴儿型骨质石化症	多发性骨骺发育不良症		
	施密德及詹森干骺端软骨发育异常		
	发育不全		
	恶性高热		
	骨软骨瘤病		
	温和的迟发性硬化		

成骨细胞分化）

　　由膜内骨化形成中轴骨发育不良，如颅骨、锁骨

　　d. 施密特干骺端软骨发育不良（X型胶原，软骨内骨化）

　　短肢且步行会加重腿曲度

　　e. 阿佩尔综合征（AD，FGFR-2，增加成骨细胞活性）

　　颅骨缝早闭、畸形

　　f. 多发性骨骺发育不良［AD，软骨低聚基质蛋白（COMP）］

　　身材矮小，不规则的骨骺骨化，早发性骨关节炎

　　g. 假性软骨发育不全（AD，COMP）

　　身材矮小，不规则的骨骺骨化，早发性关节炎

　　h. 黏多糖贮积症（溶酶体贮积）

　　亨特综合征（X-连锁隐性遗传，硫酸皮肤素、硫酸乙酰肝素尿排泄）

　　赫尔勒综合征［AR，α-L-艾杜糖苷酶，硫酸皮肤素（硫酸乙酰肝素）尿排泄］

　　离心性骨软骨发育不全（AR，溶酶体贮积，硫酸角质素尿排泄）

　　i. 戈谢病（AR，β-葡萄糖脑苷脂酶，溶酶体贮积，脂质沉积）

　　脑苷脂酶在细胞中堆积

　　骨痛，肝（脾）大

　　骨质疏松，"虫噬样"骨小梁

　　股骨头缺血性坏死

　　股骨远端烧瓶样畸形

　　j. 神经纤维瘤病［NF；AD，NF1（17号染色体）编码神经纤维瘤蛋白，抑癌基因；NF2（22号染色体）］

　　咖啡牛奶疹，神经纤维瘤，腋窝或腹股沟雀斑，视神经胶质瘤，Lisch结节（虹膜错构瘤）

　　脊柱侧凸，胫骨前外侧弯曲及假关节，骨肿瘤

　　NF1有5%~13%的风险恶变为恶性周围神经鞘膜瘤

　　k. 遗传性多发性骨软骨瘤［AD，外生骨疣1（EXT1）和EXT2、EXT3］

　　EXT1有巨大的疾病负担和恶性肿瘤风险

　　l. 1型腓骨肌萎缩症（CMT1）（AD，1号或17号染色体，脱髓鞘）

　　进行性运动感觉神经病

　　腓神经支配的肌肉（胫骨前肌和腓骨短肌）无力导致足内翻

　　6. 胚胎学

　　◉ 肢体发育

　　a. 顶外胚层脊（AER）

　　引导其下方的中胚层沿近远轴发育

直接性指间细胞凋亡

先天性血管损伤导致肢体完全缺如

b. 极化活动区(ZPA):部分中胚层

Shh基因引导前后轴和尺桡轴(更高的活动径向)

c. 其他基因

存在于中胚层的同源异型盒(Hox)基因引导前后轴分化

存在于非顶外胚层脊中的Wnt基因背腹轴(更高的活性背)

◉ 脊柱发育

a. 体节:52对中胚层结构在脊索和神经管自上至下发育

b. 体节板

骨节:形成椎体和纤维环(髓核由脊索分化而来)

肌节:形成肌肉

皮节:形成皮肤

c. 基因活性

Hox基因直接躯体化

Shh基因由脊索分泌，促进周围组织和更活跃的腹侧发育

更活跃的背侧(与肢体相同)

Ⅳ. 传染性疾病

1.化脓性关节炎

◉ 小儿

a. 由于干骺端处血流缓慢，菌栓易沉积于此处繁殖,是小儿易感原因

b. 以金黄色葡萄球菌最常见,可见于不同年龄组

c. 3个月以内的婴儿

金黄色葡萄球菌、B组链球菌、淋病奈瑟菌和肠杆菌科

治疗:萘夫西林、苯唑西林或万古霉素［如涉及耐甲氧西林金黄色葡萄球菌(MRSA)］和第三代头孢菌素

血培养常为阳性

d. 儿童

金黄色葡萄球菌、肺炎链球菌、A组链球菌和流感嗜血杆菌

治疗:万古霉素和第三代头孢菌素

◉ 青少年/成人

a. 有类风湿性关节炎、静脉吸毒者的人更易患病

b. 金黄色葡萄球菌、链球菌、球菌(如果性行为活跃)、革兰阴性杆菌

c. 治疗:万古霉素与第三代头孢菌素

如果革兰染色显示只有革兰阳性球菌,用头孢菌类替换氟喹诺酮类

◉ 治疗

a. 根据(血或滑膜)培养结果选择合适的抗生素

b. 外科清创(开放式或关节镜下)或每日引流

2.急性血源性骨髓炎:血行播散

◉ 小儿

a. 3个月以内的婴儿

致病菌同化脓性关节炎,但不包括淋球菌

治疗:用药选择同化脓性关节炎,血培养常为阳性

b. 儿童

金黄色葡萄球菌和A组链球菌

治疗:萘夫西林、苯唑西林或万古霉素(如怀疑为革兰阴性杆菌感染,使用第三代头孢菌素)

◉ 成人

a. 金黄色葡萄球菌更常见

b. 治疗:萘夫西林、苯唑西林或万古霉素

◉ 死骨:股骨头缺血性坏死骨

◉ 包壳:来源于骨膜产生的新生骨

◉ 治疗

a. 根据血培养或深层培养（穿刺液或引流液）结果选择合适的抗生素

b. 如果经抗生素治疗脓肿无明显改善,则行清创治疗

3. 急性创伤性骨髓炎:经开放性创伤、骨折、手术部位

◉ 金黄色葡萄球菌、铜绿假单胞菌、革兰阴性杆菌,多见于免疫功能低下的患者

◉ 治疗:经验性治疗万古霉素和第三代头孢菌素,直到培养结果回报

4. 亚急性骨髓炎

⦿ 与急性骨髓炎不同,亚急性骨髓炎无明显全身症状,局部体征不明显,且白细胞计数(WBC)与血培养结果往往正常

⦾ 布劳德脓肿:通常发生于股骨或胫骨干骺端

⦾ 治疗:外科引流及抗生素治疗(通常为金黄色葡萄球菌)

5. 慢性骨髓炎

⦾ 因急性骨髓炎错过或不当处理而病情进展,常表现为隐匿性感染伴急性发作

⦾ Cierny分类

a. 解剖类型

阶段1:髓内型

阶段2:表浅型

阶段3:局限型

阶段4:弥散型

b. 生理类型

A:正常宿主

B:全身疾病(Bs),局部受损宿主(Bl)

C:治疗的预后比宿主感染更差

⦾ 金黄色葡萄球菌、铜绿假单胞菌、肠杆菌科

⦾ 治疗:需深层清创,且根据病原学培养结果静脉注射抗生素(在培养结果未报告前,不需要经验性治疗)

6. 特异性感染(表1.8)

⦾ 镰状细胞骨髓炎与化脓性关节炎

a. 沙门菌最具特异性

b. 葡萄球菌最常见

⦾ 坏死性筋膜炎

a. 肿胀,疼痛与体征不相符,捻发音,水疱,"洗碗水样脓液",脓毒症

b. 糖尿病是最常见的危险因素,但半数病例发生于健康患者

c. 最常见的微生物

d. 在其他健康患者中,以A组乙型溶血性链球菌最常见

e. 治疗:清创、抗生素、复苏

⦾ 咬伤

a. 人咬伤与艾肯菌有关

b. 猫咬伤与多杀性巴氏杆菌有关

猫抓病是汉氏巴尔通体引起的,伴滑车上淋巴结肿大

c. (鹿蜱或硬蜱)蜱虫叮咬与伯氏疏螺旋体有关,可引起莱姆病

⦿ 狂犬病:患狂犬病动物的唾液

a. 治疗:伤口周围渗润免疫球蛋白,剩余部分肌内注射(IM),并肌内注射疫苗(5针超过4周)

b. 健康的狗或猫咬伤:观察动物10天,如果出现症状,开始治疗

c. 疑似患有狂犬病的狗或猫咬伤:开始治疗

d. 与狂犬病(蝙蝠、浣熊、狐狸)有关联的野生动物咬伤:开始治疗

⦾ 脚刺伤(穿过鞋底):铜绿假单胞菌

⦾ 静脉注射吸毒:MRSA,铜绿假单胞菌

⦾ 肾透析:金黄色葡萄球菌

⦾ 海洋曝光:咸水和贝类中含有创伤弧菌,可用第三代头孢菌素治疗;咸水和贝类还包含海洋分枝杆菌

⦾ 肠道和血液系统恶性肿瘤:与腐败梭菌感染有关

⦾ 受污染针头的卫生保健相关暴露

a. HIV:0.3%风险

b. 丙型病毒性肝炎:3%风险

c. 乙型病毒性肝炎:30%风险

7. 预防性抗生素

⦾ 围术期预防(有争议)

a. 在有植入物、植骨或较大手术切口的患者中,给予抗生素24h覆盖的一般做法

表1.8 不同的细菌培养基要求

组织	培养基
葡萄球菌	血液
链球菌	血液
金氏杆菌	血液
结核分枝杆菌	罗氏
鸟分枝杆菌	罗氏或米德布鲁克
奈瑟菌属	T-M
大肠埃希菌	LB
嗜血杆菌属	血液
放线杆菌属	血液
心杆菌属	血液
艾肯菌属	血液
痤疮杆菌	血液(延长,14~21天)

b. 没有证据支持用量超过第一次术前剂量

◎ 人工关节置换术后的牙病预防(也有争议)

a. 以前的建议

阿莫西林或头孢氨苄2g,术前1h使用

对青霉素过敏者,用克林霉素600mg

所有患者术后前两年

如果免疫功能低下或易受感染,包括炎性关节病、糖尿病和既往关节将感染一生

b. 目前美国骨科医师学会/美国牙科协会(AAOS/ADA)的建议

考虑从牙病预防开始的改变 (证据等级:有限)

保持良好的口腔卫生(证据等级:共识)

◎ 开放性骨折

a. 治疗:立即应用抗生素预防和早期适当外科清创(无规定的时间期限)

b. Gustilo-Anderson分类

Ⅰ型和Ⅱ型:第一代头孢菌素

Ⅲ型:加用氨基糖苷类(虽然没有文献指出/描述过)

农场或粪便污染:加用青霉素

c. 破伤风疫苗3次或以上(系列完成),但最后一次超过3年。破伤风疫苗和免疫球蛋白疫苗如果少于三种(不完整)

d. 没有证据支持:在冲洗液或高压脉冲灌洗液中添加抗生素

◎ 脾切除术后

a. 疫苗:肺炎球菌,C群脑膜炎球菌,H型流感嗜血杆菌

b. 终身抗生素预防(有争议)

8. 各类抗生素(作用机制、抗菌谱、并发症)

◎ 青霉素类抗生素(青霉素、氨苄西林、萘夫西林、哌拉西林)

a. 杀菌,抑制转肽酶参与细胞壁合成/交联

b. 治疗:革兰阳性细菌(哌拉西林适用于革兰染色阴性菌)

c. 并发症:超敏反应、溶血性贫血

d. 耐药性:mecA基因,存在于MRSA中,耐β-内酰胺类抗生素

◎ 头孢霉菌素

a. 作用机制和过敏反应与青霉素类相同

b. 第一代(头孢唑啉、头孢氨苄):革兰阳性细菌

c. 第二代(头孢西丁):多数革兰阴性细菌

d. 第三代(头孢曲松、头孢吡肟):革兰阴性细菌、少数革兰阳性细菌

◎ 万古霉素

e. 杀菌/抑菌,抑制细胞壁的合成(交联)

f. 治疗:革兰阳性细菌,MRSA,难辨梭状芽孢杆菌

g. 并发症:红人综合征,耳毒性,肾毒性

h. 当与聚甲基丙烯酸甲酯混合时,最大量为体重的5%或每40g骨水泥加入2g万古霉素,否则影响机械强度

◎ 氨基糖苷类抗生素(庆大霉素、妥布霉素)

i. 杀菌,不可逆地结合核糖体(30s亚基)

j. 治疗:革兰染色阴性细菌和多种微生物

k. 并发症:耳毒性(听觉和前庭),肾毒性

◎ 四环素类抗生素(四环素、多西环素、米诺环素)

l. 抑菌、与核糖体(30s亚基)结合,从而阻断转运RNA(tRNA)

m. 治疗:支原体、立克次体、莱姆螺旋体

n. 并发症:肝毒性,影响生长,牙齿变色

◎ 大环内酯类抗生素(红霉素、阿奇霉素、克拉霉素)

a. 抑菌,可逆地结合核糖体(50s亚基)

b. 治疗:革兰阳性细菌

c. 并发症:耳毒性

◎ 克林霉素

a. 抑菌,结合核糖体(50s亚基)

b. 治疗:革兰阳性细菌

c. 区别于大环内酯类,但与其存在部分交叉耐药,取决于D试验(阳性表示耐红霉素和诱导型克林霉素耐药)

◎ 利奈唑胺

a. 杀菌/抑菌、结合核糖体[50s亚基的23s亚基]

b. 治疗:抗革兰阳性细菌

c. 并发症:利奈唑胺是一种单胺氧化酶抑制剂(MAOI),可诱发五羟色胺综合征,治疗用苯二氮䓬类

◎ 氟喹诺酮类药物(环丙沙星、左氧氟沙星)

a. 杀菌,抑制DNA回旋酶,抑制DNA解环,从而干扰复制

b. 治疗:革兰阴性细菌,部分革兰阳性细菌

c. 静脉和口服剂量相同

d. 并发症:肌腱断裂,小儿软骨损害,动物模型中的软骨毒性

◎ 利福平

a. 杀菌,抑制RNA聚合酶,RNA转录

b. 治疗:葡萄球菌和肺结核

c. 并发症:肝毒性

d. 亲脂性结构允许高细胞渗透,与其他抗生素联合应用疗效更显著

e. 单独使用时,易发生快速耐药性

f. 存在植入物时,通常联合应用另一种抗生素治疗金黄色葡萄球菌感染

◎ 甲氧苄啶/磺胺甲基异恶唑

a. 抑菌,抑制叶酸代谢

b. 治疗:泌尿系菌群,革兰阴性细菌,MRSA

c. 并发症:贫血、血小板减少症

◎ 杆菌肽

a. 杀菌

b. 治疗:革兰阳性细菌,尤其是金黄色葡萄球菌

c. 仅局部使用,全身使用有毒性

9. 抗生素耐药机制

◎ β-内酰胺酶水解β-内酰胺(耐青霉素、氨苄西林)

◎ mecA基因突变改变青霉素结合蛋白(PBPA)靶位,使细菌与青霉素结合的亲和力低(MRSA对所有青霉素类均耐药)

◎ 改变细胞壁的通透性(四环素类、喹诺酮类、甲氧苄啶、青霉素类)

◎ 外排泵(红霉素和四环素)

◎ 改变的肽聚糖亚基(万古霉素)

Ⅴ. 围术期并发症

1. 深静脉血栓形成(DVT)和肺栓塞(PE)

◎ 机制

a. 血栓形成三要素——血液高凝状态、静脉瘀滞、血管内皮损伤,血栓栓塞事件的风险增加

b. 血管内皮壁损伤后释放的凝血酶:激活外源性凝血途径,Ⅶ因子,最终导致纤维蛋白原转化为纤维蛋白及血栓形成

c. 危险因素:DVT/PE病史,高凝状态[Fv莱顿因子,凝血酶原基因突变,蛋白C/S缺乏,抗凝血酶Ⅲ(ATⅢ)缺乏,磷脂抗体:狼疮抗凝物、癌症、同型半胱氨酸水平升高]

◎ 预防

a. 2013年AAOS全关节置换术的建议

不推荐术后深静脉血栓的超声筛查

术前停用抗血小板药物

应经常使用药物或机械加压装置

没有具体的建议反对或赞成使用某种药物

有血栓栓塞病史的患者应该接受药物和机械预防

有出血性疾病或活动性肝病的患者应尽早进行机械预防

早期活动

没有明确的证据证明有下腔静脉(IVC)滤器的患者严禁药物预防

b. 2012年美国胸科医师学会建议

全关节置换术:肝素,低分子肝素(LMWH),磺达肝素,阿哌沙班,达比加群,利伐沙班,香豆素,阿司匹林,或机械加压装置

髋部骨折手术:肝素,LMWH,磺达肝素,香豆素,阿司匹林,或机械加压装置

LMWH应在术前12h停用,术后12h开始使用

低分子肝素是首选药物

术后35天预防

住院患者:建议使用药物和机械装置

有高出血风险的患者:建议单独使用机械装置或不进行药物预防

膝关节和膝关节的远端损伤患者:建议不进行药物预防

同AAOS相似,即便存在药物预防的禁忌证,常规行DVT筛查和下腔静脉滤器也没有作用

c. 所有药物预防:如果近期发生过胃肠道出血、出血性脑卒中或出血性疾病,则存在大出血的风险

◉ 具体的抗凝药(图1.10)

a. 华法林

不直接抑制作为凝血因子羧化辅酶的维生素K

通过抑制维生素K2,3-环氧还原酶,该酶可将用过的维生素K环氧化物氧化为有活性的维生素K对苯二酚

影响维生素K依赖性凝血因子(Ⅱ、Ⅶ、Ⅸ、Ⅹ,蛋白C和S)。记忆:2(Ⅱ)+7(Ⅶ)=9(Ⅸ)再加一个=10(Ⅹ)

如果蛋白C或S缺乏,随着治疗开始会出现短暂的高凝状态

华法林引起的皮肤坏死:蛋白C急剧减少会导致高凝状态,在皮肤血管内形成纤维素血栓

维生素K与香豆素的作用相反

b. 肝素

增加抗凝血酶Ⅲ的活性,从而抑制Ⅹa因子(主要)和Ⅱa

LMWH(依诺肝素):与阿司匹林、氯吡格雷或机械加压装置相比,LMWH会增加术后血肿、腹膜后血肿、伤口并发症的风险(类似香豆素)

鱼精蛋白:中和肝素(低分子肝素)形成稳定的化合物

c. 磺达肝素(戊聚糖钠):机制与肝素相似,但与抗凝血酶Ⅲ结合并作用于Ⅹa

d. 利伐沙班(拜瑞妥):直接抑制Ⅹa因子,不可逆

e. 阿司匹林

不可逆地抑制血栓素A₂形成,导致血小板聚集减少

f. 银杏和人参可抑制血小板,增加出血及术后血肿风险

g. 水蛭素:抑制凝血酶

◉ 肺栓塞的诊断

a. 症状:小腿疼痛,发热,呼吸急促,心动过速(最常见症状)

b. 体征:缺氧(PaO₂<80mmHg。备注:1mmHg=0.133kPa),低碳酸(PaCO₂<35mmHg),高肺泡气-动脉氧分压差(20mmHg)。与动脉血气值相比脉搏血氧饱和度并不可信,因为过度通气使脉搏血氧饱和度维持在正常范围内

c. 双下肢静脉超声:为DVT最敏感和特异的检查

d. 胸部螺旋计算机断层扫描(CT):确诊PE的一线影像学检查

◉ 气动加压装置

a. 增加静脉血流量,降低静脉顺应性

b. 提高内皮源性纤维蛋白溶解

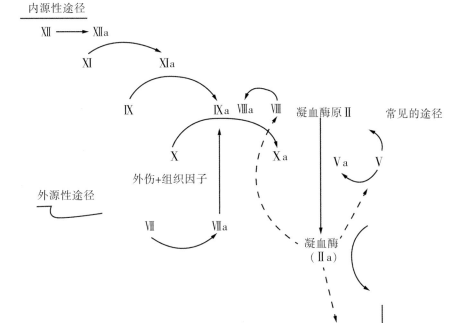

图1.10 内源性和外源性途径的正常凝血级联反应。

2. 脂肪栓塞

◎ 骨髓脂肪栓塞损害肺毛细血管床内皮层

◎ 高危因素:长骨骨折,髓内钉,髋膝关节置换术,髓内切开关节置换术,股骨干骨水泥加压

◎ 体征:心动过速,呼吸急促,低氧血症,精神状态改变,腋窝及结膜瘀斑,呼吸衰竭,急性呼吸窘迫综合征(ARDS)

◎ 影像:CT血管造影正常

◎ 治疗:支持治疗

◎ 预防:早期骨折固定

3. 伤口愈合(参见第10章)

◎ 糖尿病足溃疡瓦格纳分级系统

a. 0级:完整皮肤

b. 1级:浅表溃疡

c. 2级:深部溃疡伴韧带、腱、包膜或深筋膜暴露,无脓肿或骨髓炎

d. 3级:深部溃疡伴脓肿或骨髓炎

e. 4级:局限性坏疽

f. 5级:广泛性坏疽

◎ 延迟愈合预测因素

a. 经皮氧<30~40mmHg

b. 踝臂指数<0.5

c. 白蛋白<3.0g/dL

d. 淋巴细胞计数<1500/mm³

◎ 高压氧疗法

a. 增加氧的扩散

b. 对气性坏疽、挤压伤、骨筋膜室综合征、坏死性筋膜炎、慢性骨髓炎、烧伤和皮瓣的辅助治疗

c. 禁忌证:气胸,正在进行化疗或放疗,博莱霉素,慢性阻塞性肺疾病和压力敏感的植入医疗装置(例如,胰岛素泵、起搏器)

Ⅵ. 麻醉/镇痛

1. 麻醉问题/并发症

◎ 氧化亚氮作为一种麻醉诱导药,经血液弥散入肠腔并引发气腹

a. 低位脊柱及骨盆需透视时应避免使用

2. 局部麻醉药:作用于神经元动作电位的去极化阶段

a. 酰胺类(利多卡因,丁哌卡因)

b. 酯类(普鲁卡因,苯佐卡因)

◎ 据文献记载,关节腔内注射利多卡因可造成软骨溶解,特别是肩关节

◎ 肌间沟阻滞:阻滞前、中斜角肌之间的臂丛神经

a. 最常见的并发症是感觉神经病

◎ 锁骨上阻滞:阻滞锁骨上方的臂丛神经

a. 并发症包括气胸

3. 麻醉药

◎ 肥胖患者使用静脉麻醉药时应根据标准体重而非实际体重确定安全和适当的剂量

4. 非甾体消炎药(NSAID)(图1.11)

◎ 持续性抑制COX-1和诱导型COX-2表达

a. COX-1和COX-2均可将花生四烯酸转化成前列腺素

b. COX-1在机体内由"管家"基因编码表达为管家基因

　　胃黏膜保护

　　舒张肾传入小动脉

　　血小板聚集

c. COX-2在大多数细胞中不表达,但在炎症部位急剧升高

◎ 适应证:疼痛,发热,异位骨化

◎ 禁忌证:肾疾病,胃溃疡,充血性心力衰竭

◎ 类型

a. COX抑制剂(布洛芬,萘普生)

　　可逆地抑制COX-1和-COX2

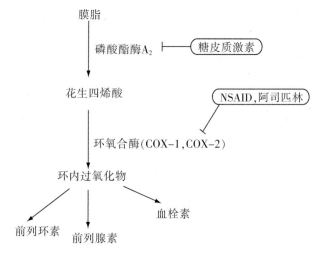

图1.11　糖皮质激素和非甾体消炎药物于花生四烯酸代谢途径的作用部位。NSAID,非甾体消炎药。

b. 阿司匹林

不可逆地抑制COX(血栓素A_2上游)

c. 选择性COX-2抑制剂(塞来昔布/西乐葆)

分离出COX-1对胃、肾脏和血小板的作用

心脏毒性特异性关注

⊙ 并发症

a. 肾衰竭,胃溃疡,血小板抑制,充血性心力衰竭

b. 由于胃溃疡和血小板活性降低两者并存,胃出血是一个棘手的问题

c. 小鼠中COX-2受体下调显示软骨骨折延迟愈合,但尚无相关人体研究

d. 增加脊柱后路融合术后骨不连的风险

5. 对乙酰氨基酚(图1.10)

⊙ 通过IL-1β抑制前列腺素E_2的产生,对环氧酶无影响

6. 糖皮质激素(图1.10)

⊙ 抑制磷脂酶A_2从而抑制花生四烯酸(非甾体消炎药)

⊙ 通过抑制成骨细胞、激活破骨细胞,并导致继发性甲状旁腺功能亢进症的机制,引起骨质疏松症

⊙ 静脉使用并发症:疼痛、出血、局部潮红、皮肤色素沉着、脂肪萎缩、面部潮红、血糖升高

7. 离子导入技术:利用直流电流将离子和药物导入深部组织

VII. 影像学检查

1. 核医学

⊙ 锝-99m(^{99m}Tc)磷酸盐骨扫描:最初在血液中,然后沉积到骨

a. 第一阶段:立刻出现在动脉血中

b. 第二阶段:30分钟血管内的血液分布

c. 第三阶段:4h,聚集于骨中

d. 检测感染、隐匿性骨折、肿瘤、关节松动、股骨头缺血性坏死

⊙ 白细胞标记骨扫描(^{111}In或^{99m}Tc)

a. 检测感染

2. 磁共振成像(MRI)

⊙ T1加权

a. 脂肪呈高信号

b. 高信噪比,解剖结构清晰

⊙ T2加权

a. 液体呈高信号(脑脊液、血液、软组织肿瘤)

b. 对比病灶敏感(水肿)

⊙ 造影剂

a. 在T1加权图像增强水肿显影

⊙ 磁场强度

a. 3.0T设备比1.5T磁场强9倍

b. 较高的磁场强度导致较高的信噪比

c. 对于半月板或前交叉韧带(ACL)损伤显影,3.0T和1.5T设备的敏感性或特异性无差异

VIII. 临床试验

1. 试验类型

⊙ 随机对照试验(RCT):对象随机分为对照组和试验组;减少选择性偏倚,减少混杂因素,行盲法研究

a. 双盲RCT:患者和医生/资料分析者均不了解分组情况;对于外科双盲试验需实施假手术

⊙ 病例对照研究:属于回顾性研究,根据有无疾病或者危险因素分为实验组和对照组;得出比率(OR)数据

⊙ 队列研究:在特定事件之后进行研究(前瞻性或回顾性),得出相对风险度(RR)数据

⊙ 病例系列:回顾性分析一系列患者患特定疾病的原因

2. 偏倚的种类

⊙ 交叉偏倚:患者从一个治疗组改变到另一个正在测试的治疗

⊙ 洗脱期:指在交叉研究的两阶段疗法之间的时间,允许第一阶段的"清洗"

⊙ 回忆偏倚:研究对象回忆暴露能力的差异

⊙ 检出偏倚:与其他治疗组相比,一组患者更关注结果

⊙ 选择偏倚:治疗组的受试者选择不当,通过RCT可避免

3. 证据等级

⊙ 1级:高质量的RCT,Meta分析

⊙ 2级:低质量的RCT,非随机且非盲的RCT,少于80%的随访的前瞻性队列研究（在研究开始后暴

露或治疗)

> 3级:回顾性队列和病例对照研究

> 4级:病例系列

> 5级:病例报告、专家意见、零星证据

4. 其他因素

◎ 功率:重要的一项研究与有足够的临床患者相关,并且检测结果有统计学显著差异

◎ 影响:确保研究有足够多的患者有临床相关性,且检测结果差异有统计学意义

◎ 治疗目的:基于原始随机化或分配结果分析,消除交叉偏倚但更难证明群组之间的差异

◎ 纳入与排除标准

a. 严格的标准:更均匀,但不适用

b. 不严格的标准:不均匀,但更普及

第2章

肌肉骨骼系统肿瘤和病理

Amanda Fantry，Alan Schiller，Robin N.Kamal，Richard M. Terek

Ⅰ.处理流程及分期

A.骨破坏的处理流程(图2.1)

1.活检应该由肉瘤中心的外科医生实施

2.转诊到骨肿瘤医生最常见的原因是对一个性质不明的肿瘤不完整切除。应当将可疑的病变转诊给肉瘤中心的外科医生

3.无论是已知的病变，还是无先前诊断为转移性骨病的新发病变，都应当进行活检

B.软组织肉瘤的处理流程

见下面的软组织肿瘤章节

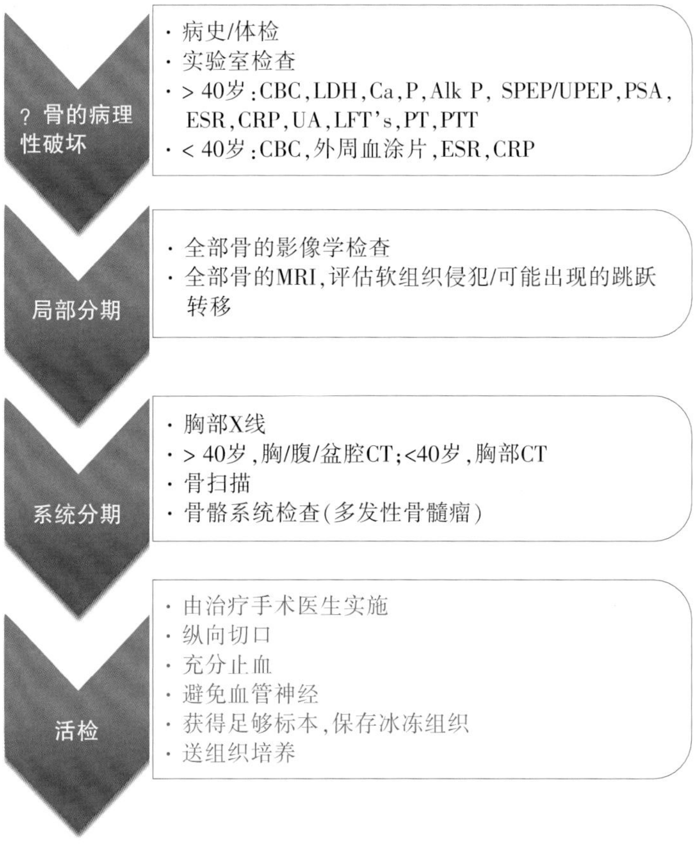

```
? 骨的病理
性破坏
    · 病史/体检
    · 实验室检查
    · > 40岁:CBC,LDH,Ca,P,Alk P, SPEP/UPEP,PSA,
      ESR,CRP,UA,LFT's,PT,PTT
    · < 40岁:CBC,外周血涂片,ESR,CRP

局部分期
    · 全部骨的影像学检查
    · 全部骨的MRI,评估软组织侵犯/可能出现的跳跃
      转移

系统分期
    · 胸部X线
    · > 40岁,胸/腹/盆腔CT;<40岁,胸部CT
    · 骨扫描
    · 骨骼系统检查(多发性骨髓瘤)

活检
    · 由治疗手术医生实施
    · 纵向切口
    · 充分止血
    · 避免血管神经
    · 获得足够标本,保存冰冻组织
    · 送组织培养
```

图2.1 骨破坏的处理流程。(Abd, 腹部；Alk P,碱性磷酸酶；Ca,钙；CBC,全血计数；CRP,C反应蛋白；CT, 计算机成像；ESR,血沉；LDH,乳酸脱氢酶；LFT,肝功能；MRI,磁共振；P,磷；PSA,前列腺特异抗原；PT,凝血酶原时间；PTT, 部分凝血酶原时间；SPEP,血清蛋白电泳；UA,尿液分析；UPEP,尿蛋白电泳)

C. 分期

分期是影响生存率的最重要的预后因素

1. Enneking恶性骨肿瘤分期(表2.1)

2. Enneking良性骨肿瘤分期

◎ 1期:静止[非骨化性纤维瘤(NOF),内生软骨瘤]

◎ 2期:活跃[动脉瘤样骨囊肿(ABC)/孤立性骨囊肿(UBC),软骨母细胞瘤]

◎ 3期:侵蚀性(骨巨细胞瘤)

3. 美国癌症联合委员会(AJCC)恶性骨肿瘤分期(表2.2)

◎ 分期是影响生存率最重要的预后因素

◎ 对一个原发的骨肉瘤来说,有或者没有转移对长期生存有重要影响

4. AJCC软组织肉瘤分期(表2.3)

D. 治疗

1. 目的是去除病变,将复发风险降到最低

◎ 局部控制与截肢:后果必须相同,保留的肢体必须是有功能的

◎ 截肢指针

a. 不能获得足够的手术边界

b. 不可接受的高死亡率

c. 保留的肢体无功能

d. 肿瘤的持续增长

e. 肿瘤侵犯主要血管神经束(相对)

坐骨神经侵犯并不一定需要截肢,因为通过矫形器可以达到平衡性麻痹

表2.1 恶性骨肿瘤Enneking分期

分期	描述
ⅠA	低度,间室内(无软组织受累)
ⅠB	低度,间室外(穿破骨皮质)
ⅡA	高度,间室内
ⅡB	高度,间室外
ⅢA	转移,间室内
ⅢB	转移,间室外

低级别:分化良好或中等。高级别:分化差

表2.2 AJCC恶性骨肿瘤分期

分期	描述
ⅠA	低度,<8cm
ⅠB	低度,>8cm
ⅡA	高度,<8cm
ⅡB	高度,>8cm
Ⅲ	不连续的肿瘤,跳跃性病损(任何级别)
ⅣA	肺转移(任何级别)
ⅣB	淋巴转移或其他远处转移(任何级别)

低级别:分化良好或中等。高级别:分化差

2. 手术边界(图2.2)

◎ 病损内:在肿瘤内

◎ 边缘:经过肿瘤周边的反应区

◎ 广泛:切除周边的正常组织

◎ 根治:切除整个间室

3. 辅助治疗

◎ 化疗:对成骨肉瘤和尤文肉瘤多药联用化疗可提高生存率和保肢率

a. 化疗的机制:诱导凋亡

b. 对骨肉瘤和尤文肉瘤可术前化疗、分期、手术、术后化疗

c. 对软组织肉瘤进行化疗存在争议

d. 常用化疗药(表2.4)

◎ 放疗:用于尤文肉瘤、淋巴瘤、骨髓瘤、骨转移瘤、软组织肉瘤

a. 对肉瘤术前、术后放疗的风险和益处

术前放疗

◆ 益处:比术后放疗所需剂量更小(50Gy),可减少周边水肿,在肿瘤周边形成包膜

表2.3 AJCC软组织肉瘤分期

分期	描述
ⅠA	低度,<5cm
ⅠB	低度,>5cm
ⅡA	高度,<5cm
ⅡB	高度,>5cm
Ⅲ	局部淋巴结转移(任何级别)
Ⅳ	远处转移(任何级别)

肿瘤分级:T1(最大径<5cm)和T2(最大径>5cm)。肿瘤可进一步分级为T1a/T2a(表层肿瘤)或T1b/T2b(深层肿瘤)

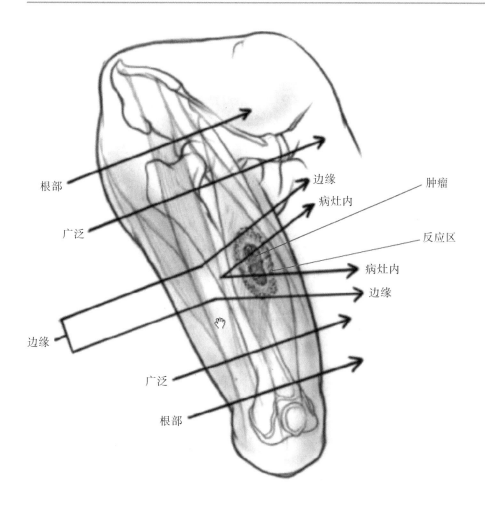

根部

广泛

边缘

边缘

病灶内

肿瘤

反应区

病灶内

边缘

广泛

根部

◆ 风险：伤口愈合延迟，伤口并发症（30%），感染

术后放疗

◆ 风险：纤维化，骨折，关节僵硬，伤口愈合相关并发症，需要更大的剂量（60Gy）来扩大照射野

b. 术后放疗引起病理性骨折的危险因素：女性，大剂量（>60Gy），年龄>60岁，肿瘤切除过程中的骨膜剥离

c. 放疗相关肉瘤通常在治疗5年后发生于放射治疗区，与原发病变的组织结构类型不同

表2.4　常用化疗药物

药物	作用机制	毒性	肿瘤
阿霉素/多柔吡星	通过抑制拓扑异构酶Ⅱ阻断 DNA/RNA 合成	心脏毒性	成骨性肿瘤
顺铂	DNA 交联，干扰共价连接	肾毒性，耳毒性，神经毒性	成骨性肿瘤
甲氨蝶呤	抑制二氢叶酸还原酶	溃疡性口炎，白细胞减少，膀胱炎	成骨性肿瘤
异环磷酰胺	DNA 烷基化药物	肾毒性，脑病	成骨性肿瘤和尤文肉瘤
长春新碱	长春花生物碱，破坏微管装配	外周神经病	尤文肉瘤
依托泊苷	拓扑异构酶Ⅱ抑制剂	骨髓抑制	尤文肉瘤
环磷酰胺	DNA 烷基化	骨髓抑制，出血性膀胱炎	尤文肉瘤
放线菌素	转录抑制	骨髓抑制	尤文肉瘤

E.染色体异位(表2.5)

表2.5　常见肿瘤染色体异位

肿瘤	异位/基因
尤文肉瘤	t(11;22).EWS,FLI1
透明细胞肉瘤	t(12;22).EWS,ATF1
黏液样脂肪肉瘤	t(12;16).CHOP,TLS
腺泡状横纹肌肉瘤	t(2;13).PAX3
滑膜肉瘤	t(X;18)SYT,SSX
动脉瘤样骨囊肿	USP6

II. 骨

A. 良性成骨性肿瘤

1. 骨样骨瘤(图2.3至图2.5)

◎ 流行病学:年轻患者(年龄为5~30岁),男女比例为2:1

◎ 临床表现:逐渐加重的疼痛,夜间加重

◎ 非甾体消炎药(NSAID)/阿司匹林可缓解疼痛

◎ 肿瘤释放前列腺素,因此NSAID可缓解疼痛

◎ 好发部位:近端股骨,胫骨骨干,脊柱后柱

a. 曲线凹面中心的病变可以引起侧弯

◎ 影像学检查:CT优于磁共振,反应骨包绕瘤巢

a. 骨扫描显示为热区

b. 瘤巢通常<1~1.5cm

◎ 组织结构:薄的类骨质,不成熟的板层骨,纤维环包绕瘤巢

◎ 治疗:射频消融(RFA),观察/NSAID或者开放手术

a. 射频消融的禁忌证:位于指/趾端的肿瘤,易继发于发热烧伤损害血管神经束

◎ 预后:通常3~5年可自限

2. 骨母细胞瘤(图2.6至图2.9)

◎ 流行病学:年轻患者(年龄10~30岁),男女比例为2:1

◎ >2cm

◎ 骨样骨瘤的"大兄弟"

◎ 临床表现:隐痛,不被NSAID药物缓解

◎ 病变部位:脊柱后方附件,肱骨近端,股骨,胫骨,髋部,下颌骨

a. 可以是成骨性,也可以是溶骨性

◎ 椎体肿瘤:多发性骨髓瘤,脊索瘤,软骨肉瘤,骨巨细胞瘤(骶骨),嗜酸性肉芽肿,血管瘤,尤文肉瘤

◎ 后方附件肿瘤:骨样骨瘤,骨母细胞瘤,动脉瘤样骨囊肿

◎ 影像学检查:透亮性的病变,大于2cm,通常2/3起于皮质,边界清楚,骨扫描显示为热区

◎ 鉴别诊断:骨肉瘤,动脉瘤样骨囊肿,骨样骨瘤,骨髓炎

◎ 组织结构:与骨样骨瘤相似但更不规则,不规则骨样组织伴有纤维基质和巨细胞

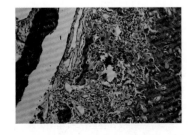

图2.3　高倍镜下显示成骨活跃的瘤巢,偶有血管和巨细胞。(来源:Conrad EU. Orthopaedic Oncology: Diagnosis and Treatment. New York: Thieme: 2008. Reprinted with permission.)

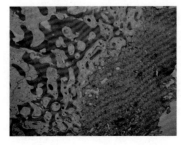

图2.4　骨样骨瘤,低倍镜下显示瘤巢(右侧),反应骨和残留皮质(左侧)。

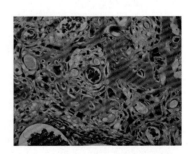

图2.5　高倍镜下显示瘤巢,编织骨排列不规则,明显的成骨性边缘或栅栏,以及良性的纤维血管基质。可见数个破骨细胞。

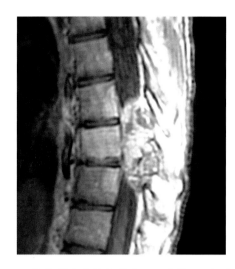

图2.6　T10椎弓根病变的矢状位MRI成像。（来源：Conrad EU. Orthopaedic Oncology：Diagnosis and Treatment. New York：Thieme：2008. Reprinted with permission.）

◎　与骨肉瘤鉴别：骨母细胞瘤是正常的成骨细胞产生骨样组织，骨肉瘤是恶性细胞产生骨样组织

◎　治疗：刮除植骨

3. 骨化性肌炎（图2.10至图2.12）

◎　为创伤引起的典型反应，特征为肌肉内有增生的成纤维细胞、软骨和骨

◎　流行病学：年龄为15~30岁，男性多于女性

◎　临床表现：疼痛，肿胀，活动范围减少，数月内增大

◎　好发部位：包绕长骨骨干的肌肉（股四头肌、肱肌、臀肌）

◎　影像学检查：中央透亮性周边矿化，与骨不相连，最初可能只是骨膜反应

　　a. 鉴别诊断：骨外骨肉瘤或骨旁骨肉瘤

◎　骨化性肌炎：矿化从外向内，伴常熟骨起源于病损外周，骨肉瘤相反，矿化从内向外

◎　骨化性肌炎（MO）：从外向内成熟

◎　组织结构：带状编织骨，周边为成熟骨，中央为不成熟纤维组织；可能与骨肉瘤混淆

◎　治疗：观察，复查X线，病变成熟后（通常为6~12个月）可以切除

4. 蜡泪样骨病（图2.13）

◎　罕见的多骨表面新的骨膜骨形成

◎　流行病学：小于40岁

◎　临床表现：明显疼痛，活动范围缩小

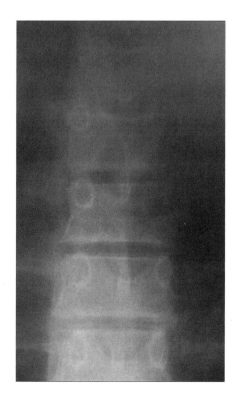

图2.7　12岁女孩，椎弓根消失。（来源：Conrad EU. Orthopaedic Oncology：Diagnosis and Treatment. New York：Thieme：2008. Reprinted with permission.）

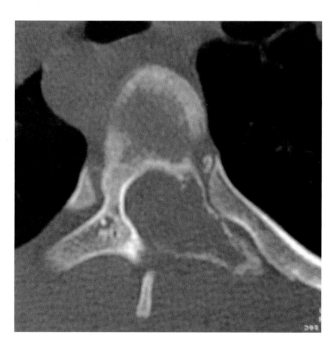

图2.8　12岁，T10椎弓根溶骨性破坏。（来源：Conrad EU. Orthopaedic Oncology：Diagnosis and Treatment. New York：Thieme：2008. Reprinted with permission.）

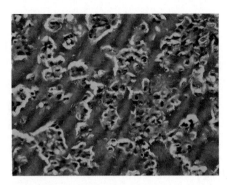

图2.9 成骨细胞瘤,编织骨排列紊乱,明显的成骨细胞以及无分裂的扁平细胞。

- 好发部位:长骨,足
- 影像学检查:像滴蜡烛的蜡,呈波浪样外观,可侵犯关节
- 治疗:可切除骨增生区以增加活动度,无症状可观察

B. 良性活跃骨病损

1. 动脉瘤样骨囊肿(表2.6,图2.14至图2.16)
- 良性,局部侵袭性骨病损
- 可能来源于或伴发于其他肿瘤[骨巨细胞瘤(GCT),软骨母细胞瘤,软骨黏液样纤维瘤,纤维结

构不良]
- 基因异常:泛素特异蛋白酶6(USP-6)上调
- 流行病学:小于20岁
- 临床表现:疼痛,肿胀
- 好发部位:股骨远端,胫骨近端,骨盆,脊柱后方附件(25%)
- 影像学检查:发生于干骺端,溶骨性和扩张性病变,典型表现为新骨环绕病损的边缘
  a. 扩张范围超出生长板
  b. MRI:可见液平
  c. 鉴别诊断:单房性骨囊肿,毛细血管扩张型骨肉瘤
- 组织结构:充满血液的海绵样血窦腔,无内皮细胞,可见巨细胞分隔
- 必须仔细分析病理,以鉴别于毛细血管扩张型骨肉瘤
- 治疗:刮除,植骨
- 有复发的风险
- 增加复发的危险因素:年轻,生长板未闭,高分级,切除时边界阳性

2. 单房性骨囊肿(表2.6,图2.17和图2.18)
- 流行病学:小于20岁
- 临床表现:疼痛,通常在轻微创伤引起骨折

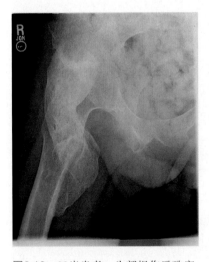

图2.10 22岁患者,头部损伤后致密的骨化性肌炎。(来源:Conrad EU. Orthopaedic Oncology:Diagnosis and Treatment. New York:Thieme:2008. Reprinted with permission.)

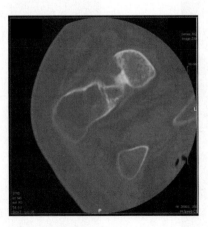

图2.11 22岁男性患者,大腿近端的CT扫描。(来源:Conrad EU. Orthopaedic Oncology:Diagnosis and Treatment. New York:Thieme:2008. Reprinted with permission.)

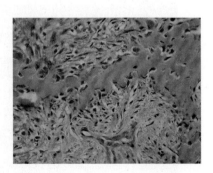

图2.12 骨化性肌炎,可见中心编织骨和丰富的纤维血管组织。这种排列(中央编织骨排列差,周围骨排列良好)是骨化性肌炎的特征。

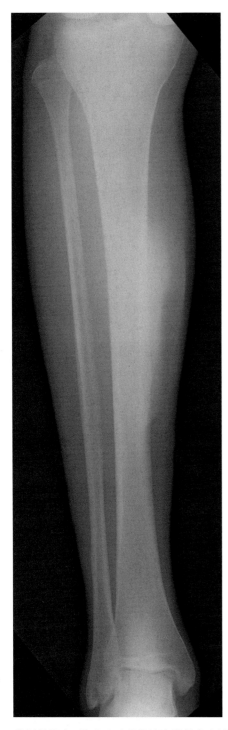

图2.13　蜡泪样骨病X线片显示薄的波浪样骨含有蜡泪样改变。

后

　　◎ 单房性骨囊肿通常在摔倒引起肱骨骨折后被发现

　　◎ 好发部位：最常见于肱骨近端，其次是股骨远端、胫骨近端、足跗骨

　　◎ 影像学检查：溶骨性破坏，对称的囊性扩张，皮质变薄，病变不超过生长板

　　　a. 落叶征：单房性骨囊肿的特殊表现（囊性空腔内散在的水平的骨片）

　　　b. 活动性（囊腔毗邻生长板），静止性（正常骨干）

　　◎ 组织结构：薄的纤维细胞成分（纤维组织、巨细胞和含铁血黄素）

　　◎ 治疗：观察，刮除/植骨，阿司匹林和注射：醋酸甲基泼尼松龙，骨髓，人工骨。只有病理性骨折愈合后才可使用阿司匹林和注射。任何治疗都有复发的风险

C. 恶性成骨性肿瘤

　　1. 高度髓内骨肉瘤（图2.19至图2.25）

　　◎ 高度、中间型、低度变异

　　　a. 高度变异：成骨细胞型，成纤维细胞型［鉴别于恶性纤维组织细胞瘤（MHF）］，成软骨细胞型（鉴别于软骨肉瘤），毛细血管扩张型（鉴别于动脉瘤样骨囊肿），小细胞型（鉴别于尤文肉瘤），巨细胞丰富型（鉴别于骨巨细胞瘤）

　　　b. 高度变异各型预后无区别

　　　c. 所有级别病变可在髓腔内，也可在表面

　　◎ 最常见的骨原发性肉瘤

　　◎ 流行病学：呈双峰。青少年（10~20岁），老年（畸形性骨炎骨肉瘤）。男女比例为1.5:1

　　◎ 基因变异：伴有视网膜母细胞瘤（Rb）和p53突变（利–弗劳梅尼综合征）

　　◎ 危险因素：之前的辐射，畸形性骨炎

表2.6　动脉瘤样骨囊肿对比单房性骨囊肿

	动脉瘤样骨囊肿	单房性骨囊肿
表现	疼痛，肿胀	病理性骨折
发病部位	股骨远端，胫骨近端骨盆，脊柱后柱	肱骨近端，股骨近端
影像表现	干骺端溶骨性破坏，宽度超出生长板	干骺端，溶骨性，比生长板窄
	MRI：液平	落叶征
治疗	刮除，植骨	甲基泼尼松龙刮除/植骨（近端肱骨）

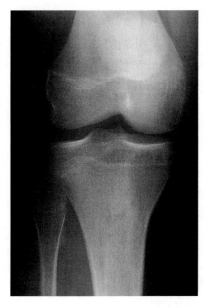

图2.14 16岁男孩,不明显的胫骨皮质破坏。(来源:Conrad EU. Orthopaedic Oncology; Diagnosis and Treatment. New York: Thieme; 2008. Reprinted with permission.)

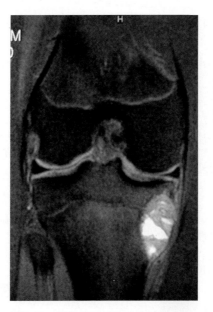

图2.15 冠状位MRI显示分隔和液平。(来源:Conrad EU. Orthopaedic Oncology: Diagnosis and Treatment. New York: Thieme; 2008. Reprinted with permission.)

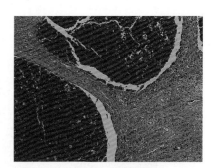

图2.16 动脉瘤样骨囊肿(ABC)含有大的充满血液的空腔,周围是纤维组织,为常见骨片。空腔内不是内皮样细胞,内皮细胞常见于血管结构。

○ 临床表现:疼痛,包块

○ 好发部位:股骨远端>胫骨近端>肱骨近端

○ 分期:最多见级别为ⅡB(75%),高级别,间室外

　　a. 10%~20%转移(Ⅲ期)

○ 影像学检查:髓腔内的混合表现(同时有成骨和溶骨)、典型的放射性日光征或Codman三角

　　a. MRI:向软组织扩展,跳跃转移(2%~3%)

　　b. 鉴别诊断:骨髓炎,尤文肉瘤

○ 组织结构:骨小梁中恶性梭形细胞形成类骨质,伴有丝分裂和多形性,可能出现巨细胞和软骨

○ 处理流程:线片(溶骨或成骨),胸部CT,全骨MRI(排除跳跃转移),实验室检查

○ 治疗:新辅助化疗(阿霉素/多柔吡星、氨甲蝶呤、顺铂、异环磷酰胺),广泛切除,辅助化疗

○ 化疗在细胞周期G1和S期之间诱导凋亡

○ 生存率:60%~70%

　　a. 预后不佳因素:小于14岁,碱性磷酸酶高,肿瘤体积大于200mL,两组化疗药物,边界不完全,放疗后组织结构反应欠佳,p-糖蛋白阳性

　　b. 转移:肺转移最常见,其次是骨

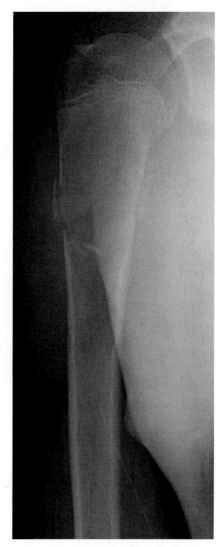

图2.17 近端肱骨病理性骨折,边界清晰,干骺端透亮囊肿。

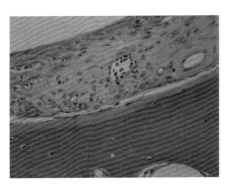

图2.18 单房性骨囊肿，薄层的纤维组织和一些血管。和ABC一样，无反应骨。

c. 骨的远处转移预后不佳，等同于肺转移

2. 毛细血管扩张型骨肉瘤(图2.26和图2.27)

◎ 骨肉瘤少见类型含有海绵样血窦腔

◎ 流行病学：10~30岁

◎ 好发部位：膝关节，近端股骨，近端肱骨(类似于动脉瘤样骨囊肿)

◎ 影像学检查：骨破坏，溶骨性，MRI显示液平

a. 鉴别诊断：动脉瘤样骨囊肿

鉴别于动脉瘤样骨囊肿

◎ 组织结构：细胞成分少，充满血液("血袋")，区别高级别肉瘤、多形性、有丝分裂多见

◎ 治疗：新辅助化疗，广泛切除，化疗

3. 骨旁骨肉瘤

◎ 低度表面骨肉瘤；少见情况下可去分化转化为高级别

◎ 基因变异：可能有编外环染色体

◎ 流行病学：20~30岁，多见于女性

◎ 临床表现：无痛或隐痛，慢性痛和肿胀

◎ 好发部位：远端骨折后侧的干骺端(80%)，近端胫骨，近端肱骨

◎ 影像学检查：骨化，分叶状肿块，无皮质或髓腔侵犯(75%)，深度致密，均匀，25%有髓腔侵犯

◎ 在影像学上，骨旁骨肉瘤表现为粘贴在股骨上的一团骨头

a. 线样征：部分肿瘤和皮质骨之间的分裂面

b. 骨扫描显示为热区

c. 鉴别诊断：骨化性肌炎，骨软骨瘤

◎ 组织结构：规则排列的小梁骨伴不典型梭形细胞，在肿瘤外周温和的基质侵及骨骼肌

a. 去分化的高级别皮质旁骨肉瘤可见到富含梭形细胞的区域

◎ 治疗：广泛切除，如果为低级别不需化疗(低级别骨旁骨肉瘤没有必要化疗)

a. 如果是高级别，则新辅助化疗、广泛切除、术后化疗

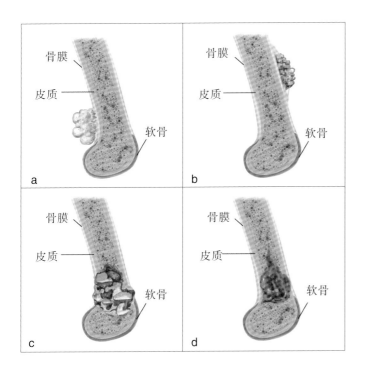

图2.19　(a) 骨旁骨肉瘤起源于骨表面(通常是股骨后侧)。(b)骨膜骨肉瘤起源于骨表面伴有矿化和日光放射征。(c)毛细血管扩张型骨肉瘤起源于干骺端的溶骨性病损，有出血区，在影像检查上产生气液平面。(d)高度恶性髓内骨肉瘤是最常见的类型，起源于骨髓腔的溶骨性或成骨性病损，伴有皮质破坏和软组织肿块。

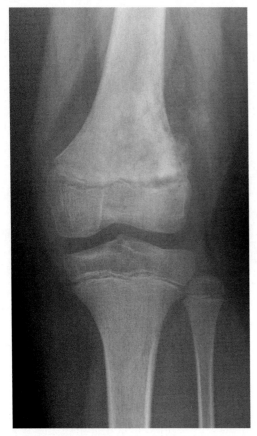

图2.20　髓内骨肉瘤。前后位X线片显示股骨远端的溶骨性和成骨性病损,可见软组织包块。

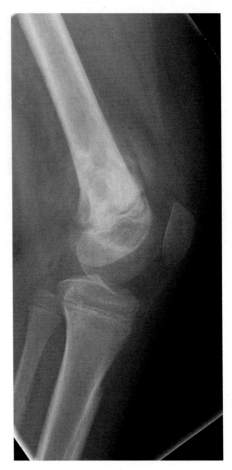

图2.21　图2.20的侧位X线片。

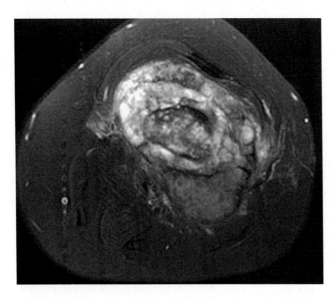

图2.22　图2.20的轴位MRI(T2)显示向软组织扩展的髓内病变。

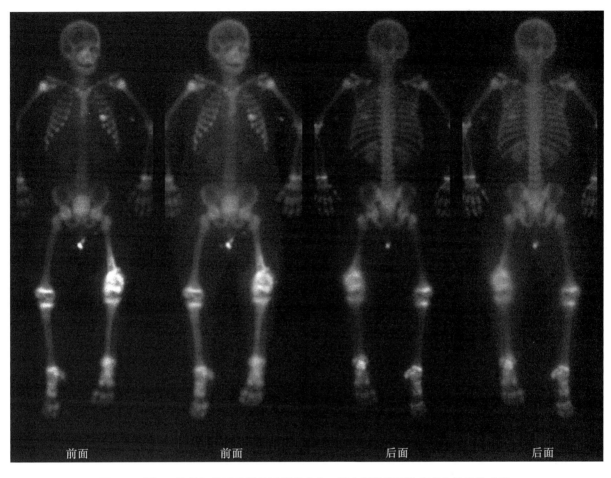

前面 　　　　前面 　　　　后面 　　　　后面

图2.23 图2.20的骨扫描显示股骨远端的病变。用来评估跳跃性病变和转移性疾病。

4. 骨膜骨肉瘤(图2.28至图2.30)

○ 流行病学:10~20岁

○ 临床表现:疼痛

○ 好发部位:长骨骨干(股骨/胫骨)

○ 影像学检查:覆盖在皮质上,皮质凹陷,日光反射征

○ 组织结构:典型高级别,成软骨细胞机制,肿瘤骨

○ 治疗:术前化疗,广泛切除,术后化疗

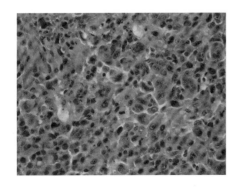

图2.24 高度恶性骨肉瘤,由能产生散在的编织骨小梁的多形性细胞组成,核深染。

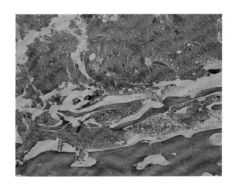

图2.25 骨肉瘤,低倍镜下肿瘤组织替代髓腔进入皮质血管空隙。肿瘤内可见残存的骨髓板层骨小梁。

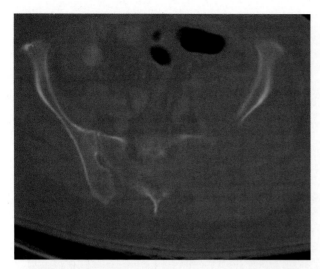

图2.26　毛细血管扩张型骨肉瘤,轴位CT显示溶骨性破坏性病变。

D. 良性软骨性肿瘤

1. 骨膜软骨瘤
- 骨表面的良性软骨肿瘤
- 好发部位:50%近端肱骨,股骨
- 影像学检查:起于皮质偏心性病变侵蚀下方的皮质,形成蝶形缺损
  a. 鉴别诊断:骨软骨瘤(骨膜软骨瘤没有茎)或者骨化性肌炎
- 组织结构:软骨基质及许多软骨细胞裂隙
- 治疗:边缘切除,切除范围包括下方皮质

2. 内生软骨瘤(图2.31至图2.34)
- 髓腔内的良性软骨病损
- 流行病学:>20岁
- 临床表现:偶发疼痛或无痛,在掌骨或跖骨可能表现为病理性骨折
- 好发部位:手的骨干或干骺端,近端肱骨干骺端,股骨
- 发生于手的最常见良性肿瘤
- 影像学检查:边界清楚,透亮的髓腔内病损,点状或斑片状钙化表现,爆米花样钙化
  a. 可出现扩张引起皮质变薄(常见)
  b. 鉴别诊断:低级别软骨肉瘤,骨梗死("烟囱冒烟")
  c. 膝关节MRI 3%的检出率
- 组织结构:被正常骨髓分开的成熟的透明软骨小叶,细胞少
- 治疗:观察,定期拍片(常见治疗方案)
  a. 只有病理性骨折愈合后或者在X线上发生骨折前才刮除植骨(手)
  b. 手的内生软骨瘤通常在骨折后手术治疗以防再次骨折(图2.35)
- 综合征
  a. Ollier综合征:多发内生软骨瘤,特别是同侧肢体,30%恶变风险
  b. Maffucci综合征:多发内生软骨瘤,多发内生软骨瘤伴软组织血管瘤,增加内脏恶性肿瘤风险,100%恶变为软骨肉瘤

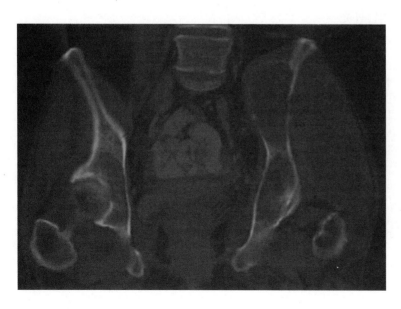

图2.27　图2.26的冠状位CT。

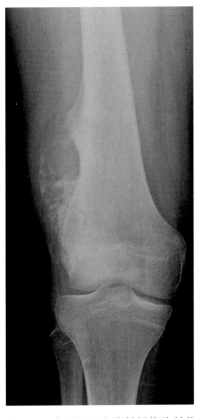

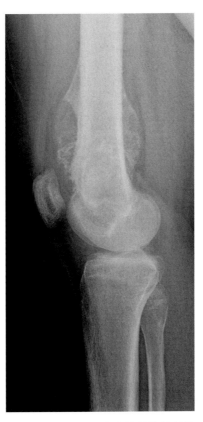

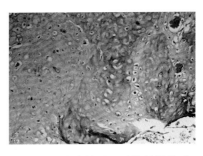

图2.30　骨肉瘤镜下显示软骨样基质。(来源：Conrad EU. Orthopaedic Oncology：Diagnosis and Treatment. New York：Thieme：2008. Reprinted with permission.)

图2.28　典型的日光放射征伴放射状骨针形成。

图2.29　典型的日光放射征伴放射状骨针形成。

3. 骨软骨瘤(图2.36至图2.38)

　◎ 良性表面病变(35%良性)，通常有周围肌腱等组织插入

　◎ 可能单发或多发(多发性遗传性外生骨疣)

　◎ 好发年龄：10~30岁

　◎ 临床表现：偶感疼痛(如果表面覆有滑囊、肌或关节囊)

　◎ 好发部位：干骺端(膝关节处、股骨上端、肱骨上端)

　◎ 影像学检查：表皮病变与皮质相连，下层皮质与髓腔呈连续性

　a. 无柄或有柄

　b. 软骨帽在离骺板较远的地方生长

　c. 骨性成熟后停止生长

　d. 当成人病变扩大怀疑恶变为软骨肉瘤时，应用CT或MRI的结果来评估软骨帽厚度和软组织肿块以确诊

　　　CT检查将证明病变与髓腔连续

　◎ 组织结构：与内生软骨瘤类似

　a. 如果软骨帽大于2cm，应考虑是否恶变为软骨肉瘤

　b. 透明软骨帽含皮质和骨小梁，由茎和软骨内骨化构成

　◎ 治疗：若无症状则继续观察，若有软组织插入则应切除

　a. 若患者出现新疼痛病变，应考虑是否恶变(须行MRI检查以辅助诊断)

　◎ 综合征

　a. 多发性遗传性外生骨疣(图2.39)

　　基因：EXT1、EXT2、EXT3，常染色体显性遗传

　◆ 突变影响生长板肥大前的软骨细胞

　5%~10%发展为内生软骨瘤，EXT1大于EXT2

　原发无柄的大的病变

　可造成进行性骨骼畸形：身材矮小、肢体长短不一或膝踝外翻，胸骨和骨盆腰带不对称，桡骨弯曲，与尺骨偏离，桡腕关节半脱位

　干骺端变宽

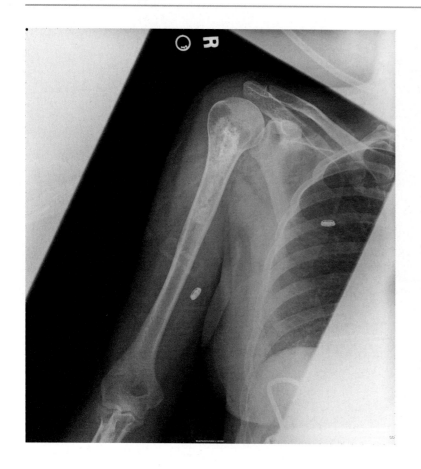

图2.31 肱骨近端的致密钙化。(来源：Conrad EU. Orthopaedic Oncology：Diagnosis and Treatment. New York：Thieme：2008. Reprinted with permission.)

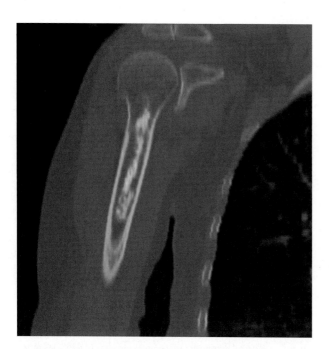

图2.32 冠状位CT扫面显示钙化（内生软骨瘤）。(来源：Conrad EU. Orthopaedic Oncology：Diagnosis and Treatment. New York：Thieme：2008. Reprinted with permission.)

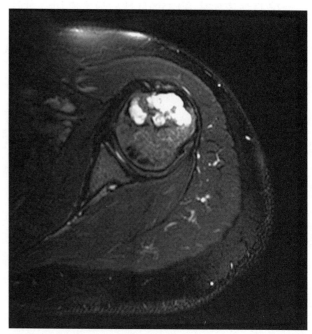

图2.33 轴位MRI上显示异质性钙化。(来源：Conrad EU. Orthopaedic Oncology：Diagnosis and Treatment. New York：Thieme：2008. Reprinted with permission.)

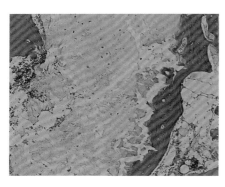

图2.34　内生软骨瘤邻近骨皮质,没有侵及骨质,但与骨之间产生挤压边界[组织结构4.2(100×)]。

4. 异常骨膜软骨瘤增生(BPOP)(Nara瘤)
- 反应性异位骨化
- 好发人群:>20岁,性别无差异
- 好发部位:手或足
- 影像学检查:具有清晰的边界,可能有蒂
- 组织结构:软骨,异常成纤维细胞,无规则排列的骨
- 治疗:广泛切除,可能原位复发

5. 成软骨细胞瘤(图2.40至图2.42)
- 良性,侵袭性,软骨肿瘤
- 基因学:组蛋白3.3基因突变(巨细胞瘤亦然)

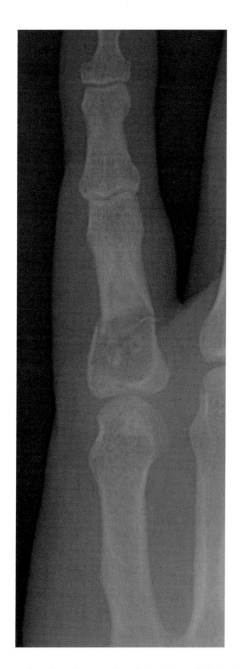

图2.35　(内生软骨瘤)通过内生软骨瘤的近节指骨骨折。

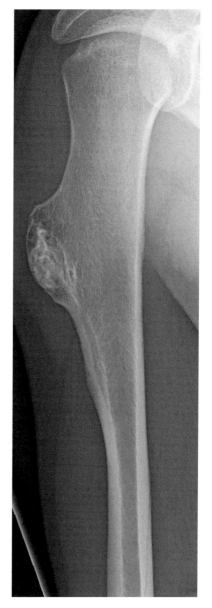

图2.36　肱骨近端从髓腔长出的骨软骨瘤,表面良性。

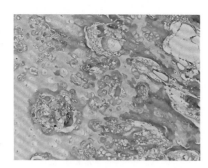

图2.37　骨软骨瘤软骨帽深层的软骨内骨化,在软骨核的表面沉积成编织骨。这可以与正常的生长板相鉴别,因为软骨帽是异位生长。

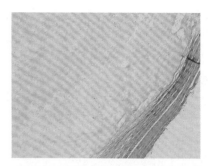

图2.38　骨软骨瘤软骨帽的表面是致密的胶原性软骨膜。组织结构上的两个特征,一是软骨膜覆盖透明软骨帽,二是外生骨的髓腔与正常骨的髓腔相通[组织结构80.11(40×)]。

可能在5号和8号染色体出现异常

　● 好发人群:20岁左右,男女比例为2:1

　● 临床表现:疼痛随瘤体增大而加重

　● 好发部位:股骨远端、胫骨近端、肱骨近端、股骨头等部位

　● 影像学:中央区域的骨质破坏与周边的骨硬化及水肿

　a. 主要在骺部,也可能延伸至干骺端

　b. 鉴别诊断:巨细胞瘤、骨髓炎、透明细胞软骨肉瘤

　● 组织结构:多边形软骨细胞与分散的多核巨细胞,铁丝网钙化,"鹅卵石样改变",咖啡豆样核

　a. 单核细胞S100+着色

　● 治疗:刮除,植骨;有2%肺转移的风险

　6. 软骨黏液样纤维瘤(图2.43和图2.44)

　● 少见的良性软骨肿瘤(包含软骨样、纤维样、黏液状)

　● 好发年龄:20~30岁

　● 临床表现:疼痛和(或)肿胀

　● 好发部位:长骨(胫骨),骨盆,股骨远端,足部

　● 影像学检查:透明度降低,骨破坏,干骺端偏心病变

　a. 带扇贝形边缘的皮质变薄和膨胀

　b. 鉴别诊断:ABC

　● 组织结构:星状细胞与小叶中的多色细胞核,有软骨类、纤维类、黏液样小叶

　● 治疗:刮除,植骨;10%~25%的复发率

E. 恶性软骨病变

1. 软骨肉瘤(图2.45至图2.47)

对于40岁以上患者的病变,应考虑转移性病变,如多发性骨髓瘤、淋巴瘤、软骨肉瘤和恶性纤维组织细胞瘤/去分化多形性肉瘤

　● 成软骨性骨肿瘤:原发或继发性肿瘤

　● 好发人群:老年患者(>50岁),好发于男性

　● 临床表现:疼痛或局部肿块;疼痛较内生软骨瘤轻微

　● 继发软骨肉瘤的风险:多发性遗传性软骨肉瘤,奥斯勒病(30%),Maffucci综合征(100%)

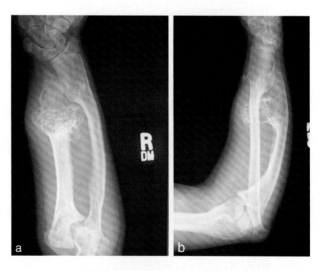

图2.39　(a)前臂前后位X线显示外生性病变伴有尺骨短缩和继发性桡骨弯曲。(b)侧位X线显示巨大的外生物突入前臂掌侧屈肌间室。(来源:Conrad EU. Orthopaedic Oncology: Diagnosis and Treatment. New York: Thieme: 2008. Reprinted with permission.)

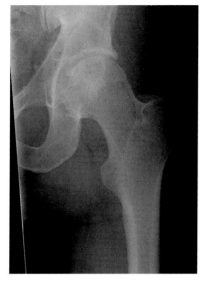

图2.40 骨骺病变,周围环绕硬化骨。

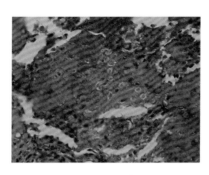

图2.41 软骨母细胞瘤伴个别细胞钙化,形成旋风围栏或鸡线样图案。

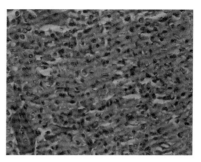

图2.42 软骨母细胞瘤,椭圆形或圆形细胞,细胞质边界良好。

⊙ 好发部位:骨盆,股骨上端,脊柱,肩胛骨

a. 透明骨软骨肉瘤:好发于长骨骺部,最常见于股骨上端、肱骨上端(图2.48)

⊙ 影像学检查:溶骨性病变,加厚并扩张的皮质,皮质厚度的2/3以上。矿化与软骨一致。低度软骨肉瘤有环弧形表现,高度恶性有逐渐增加的皮质破坏和在MRI上可见的软组织包块,在STIR影像中有骨水肿

a. 透明骨软骨肉瘤:圆形,常与软骨母细胞瘤混淆,易发生于年轻患者中

b. 透明骨软骨肉瘤和软骨母细胞瘤都是骺部病变

⊙ 组织结构:伴有增加的细胞数量及有丝分裂相的增大的多形性软骨细胞,每个软骨陷窝内多个细胞,黏液样变化

a. 透明细胞软骨肉瘤:软骨基质中的软骨细胞具有清晰的空泡胞质

⊙ 治疗:1级四肢——刮除;2/3级——不建议化疗或放疗,广泛切除

a. 所有骨盆病变,包括低级别的,需要切除

b. 复发率与增加的端粒酶活性及阳性切缘有关

2. 去分化的软骨肉瘤(图2.49和图2.50)

⊙ 5年生存率:5%~10%

⊙ 恶性最高的软骨病变

⊙ 50%合并病理性骨折

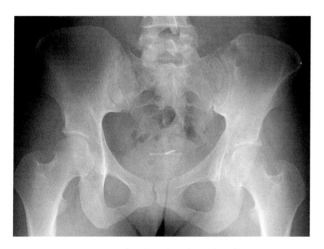

图2.43 髂骨的破坏,扇贝样边缘。

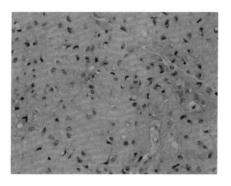

图2.44 软骨黏液样纤维瘤,星状细胞,每个都有小单核,嵌入透明的微泡状基质,缺乏血管,未见透明软骨。

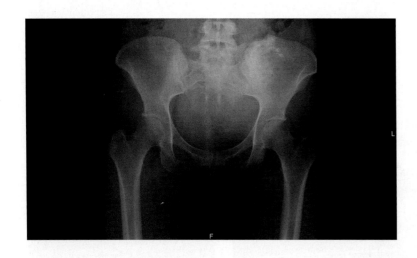

图2.45　X线显示大的骨盆钙化性病变。（来源：Conrad EU. Orthopaedic Oncology：Diagnosis and Treatment. New York：Thieme；2008. Reprinted with permission.）

◎ 临床表现：疼痛

◎ 好发部位：肢端，股骨上段，肱骨近端

◎ 组织结构：临近低级别或良性软骨病变的高级别肉瘤（未分化多形性肉瘤，纤维肉瘤，骨肉瘤）

◎ 治疗：化疗，切除，化疗，虽然仍有争议

F. 骨的纤维组织细胞病变

1. 干骺端的纤维缺损或非骨化性纤维瘤（NOF）（图2.51和图2.52）

◎ 与异常钙化有关的常见骨科病变干骺端的纤维缺损或NOF经常在发生与病变无关的损伤后进行放射学检查时偶然被发现

◎ 流行病学：年轻的患者（5~15岁）

◎ 好发部位：股骨远端，胫骨远端，胫骨近端

◎ 临床表现：偶发性骨折

◎ 影像学检查：干骺端的透亮偏心样病变，硬化的扇形边缘。皮质可能扩张变薄

◎ 组织结构：旋涡状细胞束，巨大细胞，含铁血黄素

◎ 治疗：观察或刮除/植骨（如果有病理性骨折的风险）

a. 病变在骨骼成熟时钙化或退化

2. 韧带样性纤维瘤

◎ 少见，低级别，侵袭性（与硬纤维瘤相当）；可能源自肌成纤维细胞

◎ 流行病学：10~30岁

◎ 遗传学检查：丢失5q21~22，丢失4p，12q12~13重排，8号染色体三体，20号染色体三体也被报道过

◎ 影像学检查：位于干骺端中心的溶骨性病变

◎ 组织结构：丰富的胶原，成熟的成纤维细胞，没有细胞的不典型增生

◎ 治疗：广泛切除，扩大刮除，高风险局部复发率

3. 恶性纤维组织细胞瘤/纤维肉瘤

◎ 增殖细胞含有组织细胞性质的恶性肿瘤，没有骨样组织产生

◎ 恶性纤维组织细胞瘤和纤维肉瘤现在被认为是同一种肿瘤

◎ 流行病学：20~80岁，男性更常见

◎ 临床表现：疼痛，肿胀，跛行，可能发热，白细胞增多，低血糖

◎ 好发部位：干骺端，股骨远端，胫骨近端，股骨近端，髂骨，肱骨近端

◎ 影像学检查：溶骨性或溶骨、成骨混合

a. 鉴别诊断：转移瘤，所有恶性骨肿瘤

◎ 组织结构：含有皱缩核的组织细胞性质的增殖细胞，胞浆丰富，核仁大，细胞巨大，席纹状外观，人字形图形

◎ 治疗：与骨肉瘤相同；广泛切除与放疗，行或不行化疗（高级别）

◎ 转移：肺和骨

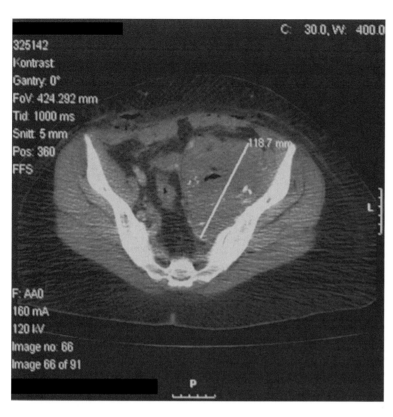

图2.46　左骨盆肿瘤伴大范围骨盆内软组织侵犯。（来源：Conrad EU. Orthopaedic Oncology: Diagnosis and Treatment. New York: Thieme; 2008. Reprinted with permission.）

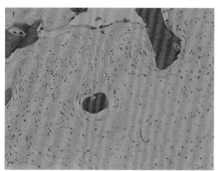

图2.47　透明软骨包绕并有坏死板状骨小梁的软骨肉瘤，这种浸润模式是软骨肉瘤的特征。

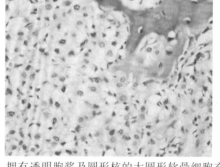

图2.48　拥有透明胞浆及圆形核的大圆形软骨细胞充满了骨髓的透明细胞软骨肉瘤。大的、薄壁的血管也被呈现。肿瘤的其他部分通常含有传统的低级别软骨肉瘤，但是具有诊断意义的是聚集的有透明胞浆的软骨细胞，其中包含了糖原且S100蛋白染色阳性的软骨细胞。通常编织骨混合有包含透明细胞的区域。

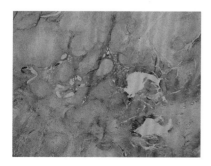

图2.49　去分化的软骨肉瘤含有界限清楚的软骨小叶及高级别的肿瘤细胞，没有可识别的软骨分化。

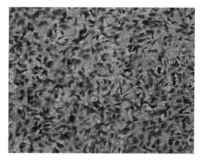

图2.50　去分化型软骨肉瘤含有聚集的多形性梭形及圆形细胞，没有软骨的分化。

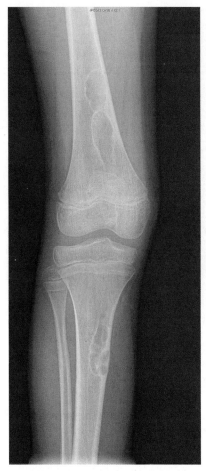

G. 骨的肿瘤样病变

1. 朗格汉斯细胞组织细胞增生症（图2.53至图2.55）

◎ 当发生在骨时称为嗜酸细胞肉芽肿

◎ 朗格汉斯细胞在树状系统内增殖

◎ 流行病学：小于30岁，男女比例为2:1

◎ 临床表现：疼痛，肿胀

◎ 好发部位：最常发生于长骨、颅骨、肋骨、锁骨、肩胛骨、椎体，通常造成扁平椎(2~6岁)

　a. 单个扁平椎：EG，尤文肉瘤，ABC，骨髓炎

　b. 多发性扁平椎：黏多糖病，戈谢病，成骨不全症(OI)，淋巴瘤，转移性疾病

◎ 影像学检查：有清晰边界的溶骨性病变，皮质变薄且伴有骨膜反应

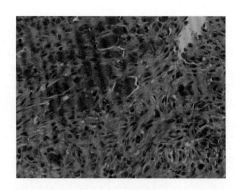

图2.52　含有破骨细胞样巨大细胞聚集的非骨化性纤维瘤，出血区域有一些淋巴细胞。

　a. 鉴别诊断：骨髓炎，尤文肉瘤，淋巴瘤

◎ 组织结构：有咖啡豆样皱缩核的增殖朗格汉斯细胞，通常大部分细胞嗜酸性，细胞巨大

　a. 电子显微镜：伯贝克颗粒(网球拍状)

　b. CD1A及S100染色阳性

◎ 治疗：典型病例为自限性，但是可以用甲基泼尼松龙醋酸盐注射，刮除/植骨；扁平椎可以支撑；脊髓压迫/神经症状可以放疗

◎ 可以使用糖皮质激素治疗UBC和EG

◎ 综合征(EG继续发展)

　a. Hand-Schuller-Christian病
　　多发性骨骼病变累及内脏
　　典型三联征：尿崩症(累及垂体)，眼球突出，溶骨性病变(通常发生于颅骨)

　b. Letterer-Siwe：致死性暴发性组织细胞增多症

2. Paget病（图2.56）

◎ 由破骨细胞功能紊乱导致的以不正常的骨重塑为特征的疾病

◎ 遗传学：常染色体显性(40%)

◎ 流行病学：>50岁

◎ 临床表现：疼痛，高心输出量(很少)

◎ 好发部位：单发骨的或多发骨的股骨、骨盆、胫骨、颅骨、脊柱

◎ 实验室检查：高羟脯胺酸，高尿N-和C-端肽链，高碱性磷酸酶

◎ 影像学检查：骨小梁粗糙紊乱(骨形态学改变)，骨皮质变薄，骨骼增生变大，股骨中段手杖样改变，胫骨变弯

　a. 疾病发展的三个阶段的影像学检查：溶解型，

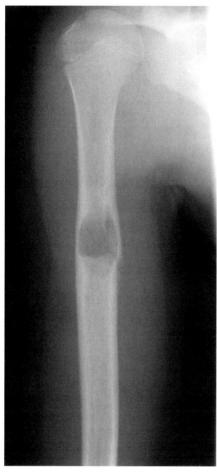

图2.53　10岁患者的骨干囊性病变。（来源：Conrad EU. Orthopaedic Oncology: Diagnosis and Treatment. New York: Thieme；2008. Reprinted with permission.）

混合型,硬化型

　　b. 骨扫描：核素吸收增加

　　c. MRI：骨小梁增粗紊乱,骨髓信号正常

　　◎ 组织结构：不规则的、宽大的骨小梁,突出的联合带,破骨细胞,纤维血管组织

　　◎ 治疗：二磷酸盐(减少破骨细胞活动),降钙素

　　◎ 在Paget病中,恶变为骨肉瘤的风险为1%

　　a. 突然发生的新位置的疼痛和肿大。软组织包块新发生的疼痛需要进行检查,因为提示可能发生恶性转移

　　b. 治疗：外科治疗+化疗或姑息性手术

　　c. 5年生存率：<5%

　　3. 肿瘤样钙质沉着症

　　◎ 极其复杂的、不确定的病因包括磷酸化代谢

功能障碍

　　◎ 流行病学：南美洲,女性高发

　　◎ 与代谢缺陷相关,胶原血管紊乱,损伤

　　◎ 临床表现：缓慢生长的包块

　　◎ 好发部位：从大关节表面生长的分界清晰的软组织病变,典型的包括髋关节、肘关节、肩关节、踝关节和腕关节

　　◎ 组织结构：纤维基质内的包裹性钙碎片染色

　　◎ 治疗：有症状的进行外科切除,有复发风险

H. 骨纤维异常增殖症，骨纤维结构不良,造釉细胞瘤

　　1. 骨纤维异常增殖症(图2.57至图2.59)

　　◎ 发育不正常,单发或多发

　　◎ 正常板层骨的生成失败

　　◎ 基因检测：激活的GSα表面蛋白突变,cAMP增加

　　a. 成纤维生长因子23(FGF-23)高表达

　　◎ 流行病学：30岁以下,女性多发

　　◎ 临床表现：无症状,偶然发现,偶尔疼痛

　　◎ 好发部位：任何骨,股骨最多见

　　◎ 影像学检查：骨干或干骺端的中心性溶骨,玻璃样改变

　　a. 在股骨近端可以引起手杖样改变

　　b. 纤维异常增殖症表现与低度的骨肉瘤和骨髓炎相似,但是有明显不同的组织结构表现

　　◎ 组织结构：丰富的成纤维细胞,在纤维基质内有骨样组织和骨小梁,没有成骨的边缘(与骨纤维结构不良相鉴别)

　　a. 紊乱的骨结构,"字母形花片汤"

　　◎ 治疗：对于疼痛性、病理性或者急性的骨折和畸形,可以观察或者内固定

　　a. 二磷酸盐类药物可以减轻骨骼病变相关的疼痛

　　b. 因为自体骨会向骨纤维结构不良转化,所以必须使用异体的骨皮质或者松质骨移植固定

　　◎ 二磷酸盐类药物被用于治疗纤维性结构不良、肿瘤骨转移、多发性骨髓瘤和Paget病

　　◎ <1%的恶变率

　　◎ 综合征

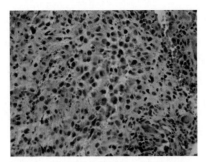

图2.54　朗格汉斯细胞组织细胞增生症(LCH)是一种细胞性病变,背景细胞由大肾形的组织细胞组成,含有处于聚集的嗜酸性细胞、白细胞和淋巴细胞。组织细胞是具有诊断意义的细胞。

图2.55　具有显著嗜酸性及组织细胞背景的朗格汉斯细胞组织细胞增生症(LCH)。

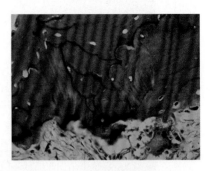

图2.56　由沿着显著的黏合线固定在一起的层状单元的异常排列引起的板层骨的马赛克图案的Paget病。

a. Albright综合征:浅咖啡色的斑点沉着(类似于Maine边界的锯齿状海岸线),多骨型骨纤维结构不良,内分泌系统紊乱(性早熟)

b. Mazabraud综合征:多骨型骨纤维异常增殖伴肌肉内黏液瘤

2. 骨纤维结构不良(图2.60和图2.61)

◎ 流行病学:年龄小于10岁,男性多于女性

◎ 临床表现(症状):胫骨前的无痛性肿块

◎ 好发部位:胫骨前皮质

◎ 影像学检查:偏心的,边界清楚的,胫骨前方溶骨性骨质破坏,通常伴有皮质膨胀样改变

a. 通常引起弯曲,可以引起病理性骨折

◎ 组织结构:纤维组织基质,类骨质,巨细胞,成骨细胞边缘

◎ 治疗:通常采用保守治疗,可能需要支架;在骨骼发育成熟前清除病灶有可能会复发

3. 造釉细胞瘤(图2.62和图2.63)

◎ 发病率低,低度恶性肿瘤

◎ 流行病学:青年人(大于20岁)

◎ 临床表现:渐进性疼痛(数月至数年)

◎ 部位:大部分发生于胫骨前方,可以影响其他长骨

a. 鉴别诊断:骨纤维结构性不良;发病部位和影像学相似,鉴别靠病理

◎ 影像学检查:多发,边界锐利的透亮缺损,骨质硬化,"肥皂泡"样表现

◎ 组织结构:在良性基质中的上皮细胞巢呈栅栏样或腺样结构

a. 上皮细胞膜抗体和角蛋白阳性

◎ 治疗:广泛切除,转移风险为2%~3%;对化疗和放疗不敏感

Ⅰ. 造血系统肿瘤

1. 淋巴瘤(图2.64至图2.66)

◎ B型或者T型淋巴瘤的增生大部分表现为不明肿物,可有骨转移;骨的原发性淋巴瘤少见

◎ 原发,转移灶,或者伴随其他骨骼

◎ 大多是B细胞非霍奇金淋巴瘤

◎ 流行病学:任何年龄均可发病,但大多发生于35~55岁,男性发病率高于女性

◎ 临床表现:疼痛,软组织肿块,病理性骨折。B型症状:发热,体重减轻,盗汗。通过脊柱的转移可能会有神经系统的症状

◎ 处理流程:骨髓活检,胸部、腹部、骨盆的CT检查,骨质破坏灶的骨活检

◎ 好发部位:股骨远端,胫骨近段,骨盆,股骨近段,椎骨,肩胛骨

◎ 影像学检查:骨质破坏,斑块影,反应骨形成,骨皮质增厚,骨扫描显示为热区

a. 鉴别诊断:其他部位肿瘤骨转移,骨髓瘤,骨髓炎

◎ 组织结构:混合细胞伴形状和大小不一的蓝色圆形细胞浸润

a. 免疫组化:CD20+,CD45+,CD99−,白细胞共同抗原(LCA)

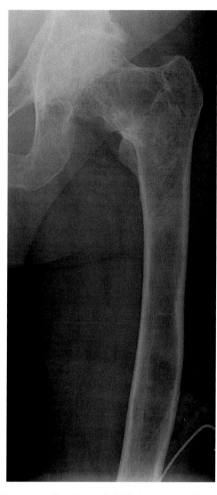

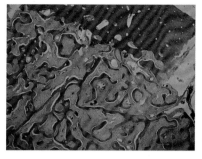

图2.58 异常增生的纤维组织替代了内部的骨髓腔,但还没有突破皮质,可见不规则的曲线样的骨小梁。

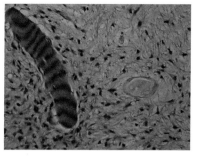

图2.59 骨小梁的纤维异常增生,缺乏明显的成骨特性,被纤维血管组织替代。

图2.57 典型的呈玻璃样改变的胫骨前溶骨性改变,骨内翻样畸形重塑导致了"牧羊手杖"样畸形。

◎ 治疗:化疗(环磷酰胺,多柔比星,泼尼松,长春新碱),使用或不使用放疗

◎ 预后:骨的原发性淋巴瘤的预后比其他部位肿瘤骨转移的预后好

2. 多发性骨髓瘤(图2.67、图2.68)

◎ 产生免疫球蛋白的恶性浆细胞紊乱

◎ 大多数常见的原发恶性骨肿瘤

◎ 流行病学:年龄50~80岁,男性多于女性,黑人:白人=2:1

◎ 临床表现:骨痛(脊椎和肋骨),病理性骨折,疲劳

◎ 实验室检查:血清蛋白电泳(SPEP)/尿蛋白电泳(UPEP),高钙血症(33%),肌酸酐升高(Cr)(50%),色素正常的正常细胞性贫血,红细胞沉降率升高(ESR)

a. 尿:本周氏蛋白

本周氏蛋白主要反应尿液中免疫球蛋白轻链的含量

b. UPEP:单克隆轻链免疫球蛋白

◎ 影像学检查:穿凿样破坏最常见于包含浆细胞的颅骨、脊柱和长骨

a. 当成骨细胞反应最小时,骨扫描阴性(30%)

◎ 组织结构:具有偏心核("钟面")和核周清晰区的浆细胞片

a. CD38+

◎ 治疗:双磷酸盐控制破骨细胞活性,减轻疼痛,降低骨折风险;化疗,放疗(用于神经系统症状和疼痛缓解)

◎ 生存:10年生存率为10%

3. 孤立性浆细胞瘤

◎ 必须与多发性骨髓瘤相区分(因为孤立性有更好的预后)

◎ 影像学检查:孤立性的穿凿样破坏

a. 与多发性骨髓瘤中发现的多发性病变相反,孤立性浆细胞瘤表现为单独的穿凿样病变

◎ 实验室检查:骨髓浆细胞计数10%以下,SPEP/UPEP表现为阴性

◎ 50%~75%将进展到多发性骨髓瘤

◎ 治疗:放疗

4. 骨硬化性骨髓瘤

◎ 与慢性炎症脱髓鞘多发性神经病相关的骨损伤(CIDP)

◎ 首先是感觉症状,然后是运动症状,由远端向近端扩张

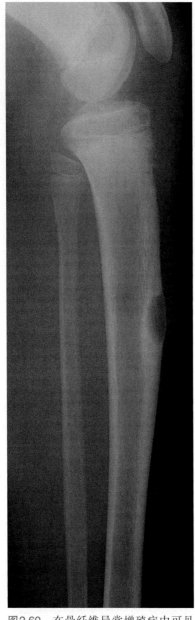

图2.60　在骨纤维异常增殖症中可见异常的、溶骨性的胫骨前骨皮质缺损。

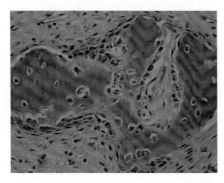

骨2.61　骨纤维异常增殖症中可见不规则的波浪样骨小梁或不规则的突出的成骨细胞。

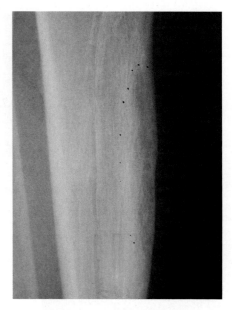

图2.62　近端胫前皮质的细微病变。（来源：Conrad EU. Orthopaedic Oncology：Diagnosis and Treatment. New York：Thieme；2008.Reprinted with permission.）

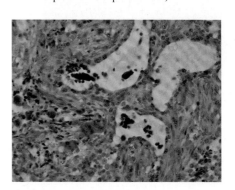

图2.63　长骨釉质细胞瘤的上皮细胞巢（岛）。

◉ 无痛

◉ POEMS综合征：多发性神经病，器官肿大，内分泌失调，M-spike(M-增高)，皮肤改变

◉ 治疗：化疗，放疗，血浆置换术。神经系统症状可能无法改善

J. 血管肿瘤

1. 血管瘤(图2.69)

◉ 骨的良性血管肿瘤

◉ 好发部位：椎体和颅面骨

◉ 影像学检查

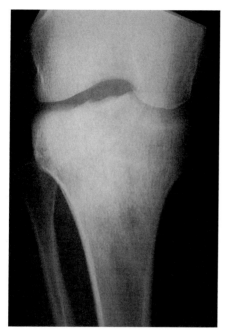

图2.64　46岁患者胫骨前成骨样病变。(来源：Conrad EU. Orthopaedic Oncology：Diagnosis and Treatment. New York：Thieme；2008.Reprinted with permission.)

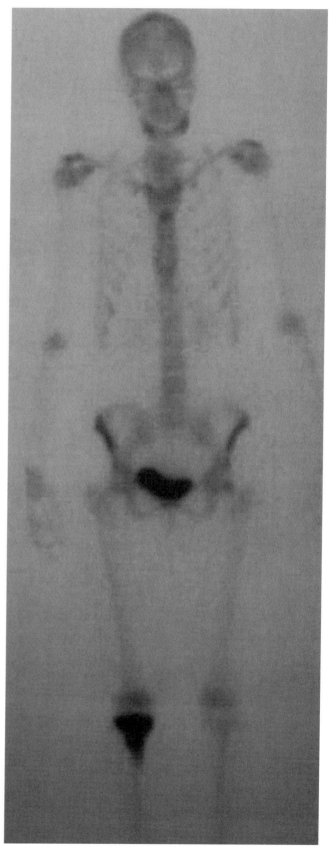

图2.65　骨扫描。(来源：Conrad EU. Orthopaedic Oncology：Diagnosis and Treatment. New York；Thieme；2008，Reprinted with permission.)

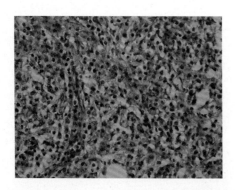

图2.66　霍奇金淋巴瘤由不典型的温和的组织细胞混合淋巴细胞、浆细胞和称为Reed-Sternberg细胞的双叶核的大细胞混合组成。

　　a. 脊柱:溶骨破坏,垂直条纹或蜂窝状外观;"栅栏"样椎骨

　　b. MRI:具有多个血管和脂肪浸润的异质性病变;"蠕虫袋";T1上增加的信号表明病变中有脂肪

　　◎ 组织结构:海绵状,薄壁血管病变

　　◎ 治疗:观察,刮除和骨移植(如果病变可及),如果不易触及病变则低剂量辐射

　　2. 血管内皮瘤和血管肉瘤(图2.70)

　　◎ 骨骼恶性血管瘤罕见

　　◎ 流行病学:所有年龄组别

　　◎ 临床表现:疼痛

　　◎ 好发部位:同一肢体的多灶性病变(30%)

　　◎ 影像学检查:椭圆形溶骨性破坏,无反应性骨形成

　　◎ 组织结构:血管间隙,分化不同

　　◎ 治疗:辐射(低等级)与广泛切除,放疗(高级别)

K. 骨的脊索病变

　　1. 脊索瘤(图2.71~2.73)

　　◎ 源自在脊柱脊索中发生的恶性骨肿瘤

　　◎ 流行病学:年龄>40岁,男女比例为3:1

　　◎ 临床表现:下腰痛或骶部痛,典型无神经功能缺损,但具有肠和(或)膀胱症状

　　◎ 好发部位:50%骶尾部,30%蝶窦;50%可在直肠检查中确诊

　　◎ 影像学检查:MRI可见中线前软组织块,骶骨

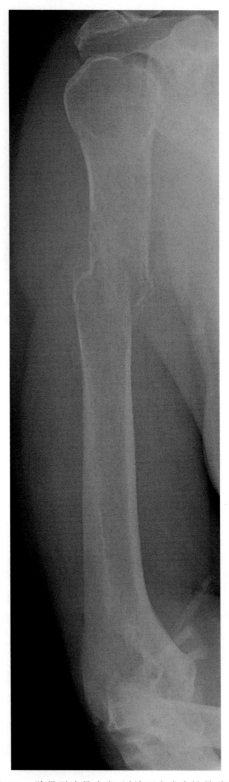

图2.67　肱骨干溶骨病变,活检证实多发性骨髓瘤。

受累

　　a. 鉴别诊断:软骨肉瘤,多发性骨髓瘤,转移性疾病,巨细胞瘤,淋巴瘤

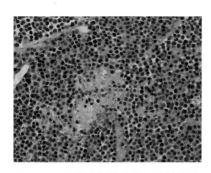

图 2.68 骨髓瘤与肿瘤浆细胞片替代骨髓腔。一些浆细胞有双核。

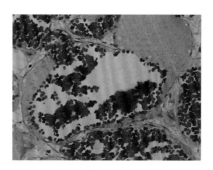

图 2.69 具有薄壁血管的骨血管瘤和血管壁中缺乏肌肉包被的内皮衬里的空间。

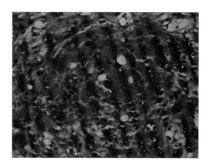

图 2.70 血管肉瘤具有广泛的内皮细胞多形性。

○ 组织结构:空泡细胞(病理特征),胞浆含有空泡、气泡

○ 识别空泡细胞的组织结构表现,因为它们对于脊索瘤具有病理学意义

a. S100+

○ 治疗:广泛切除,用或不用放射治疗局部复发,阳性边缘,无法手术的肿瘤;局部复发率非常高

○ 转移:30%~50%转移到肺

○ 存活率:25%~50%

L. 未知来源的肿瘤

1. 转移性骨病(图2.74和图2.75)

○ 溶骨性破坏多见于40岁以上

○ 乳腺癌、肺癌、甲状腺癌、肾癌、前列腺癌有骨转移倾向、记忆。BLT三明治和犹太泡菜

○ 肾细胞转移在术前行动脉栓塞

○ 高钙血症见于乳腺癌、多发性骨髓瘤、淋巴瘤

○ 流行病学:年龄>40岁

○ 临床表现:进行性疼痛,原发体征,已知的原发肿瘤

○ 实验室检查(图2.1):全血细胞计数,基本生化,乳酸脱氢酶、碱性磷酸酶、尿液分析;可能的特异性肿瘤标志物,如PSA(前列腺癌)、CEA(胰腺癌)、CA125(卵巢癌)

○ 好发部位:骨盆,椎体,肋骨,近端肢体

a. 最常见的病理性骨折:股骨近端

b. 最常见的转移部位:脊柱、多位于胸椎,不波及椎间盘

c. 转移至肘关节与膝关节远端:主要来源于肺

d. 小转子撕脱骨折提示股骨颈即将骨折

○ 转移到肺部:MFH、滑膜肉瘤、GCT、软骨母细胞瘤

○ 病理机制

a. Batson静脉丛

来自乳腺、肺、前列腺、肾、甲状腺的静脉血汇入椎静脉丛

b. 甲状旁腺相关蛋白(PTHrP):由肿瘤细胞分泌,活化NFκB配体的激活受体,上调破骨活动

TGF-β的释放以及骨破坏时钙(Ca)的释放进一步促进肿瘤细胞分泌PTHrP

○ 影像学检查:骨溶解,伴随骨形成、骨坏死

a. 骨溶解:肾、甲状腺、胃肠道

b. 骨形成:前列腺、膀胱

c. 成骨溶骨混合型:乳腺

d. 鉴别诊断:多发性骨髓瘤、淋巴瘤、Paget肉瘤、甲状旁腺功能亢进、原发性骨肿瘤

e. 骨扫描与胸腹盆CT扫描未能明确来源的溶骨性破坏,可能存在未知来源的隐匿性肺癌或腺癌

○ 组织结构:纤维间质内的上皮细胞

○ 治疗

a. 如果考虑病理性破坏,首先活检。在明确诊断前不要刮除或固定病损。如果已知的原发肿瘤伴随溶骨性破坏,必须活检证实转移,除非患者已经明确骨转移的发生

b. 二磷酸盐(氨羟二磷酸二钠,唑来磷酸)镇痛,减轻肢体事件发生

c. 骨的孤立性转移:考虑广泛切除加或不加辅助放疗,尤其是肾细胞癌和股骨近端病损

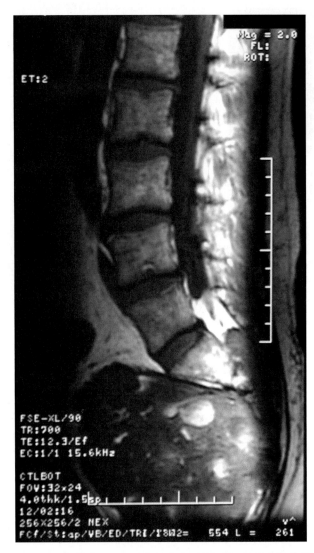

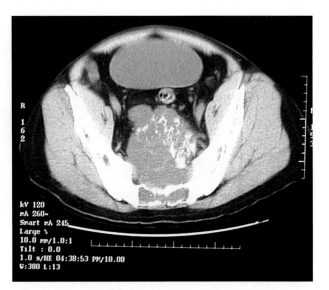

图2.72　CT显示骶1中央巨大肿瘤。(来源:Conrad EU. Orthopaedic Oncology:Diagnosis and Treatment. New York:Thieme;2008.Reprinted with permission.)

图2.71　矢状位MRI显示大的病变,延伸到S1并进入硬膜外腔。(来源:Conrad EU. Orthopaedic Oncology:Diagnosis and Treatment, New York;Thieme;2008. Reprinted with permission.)

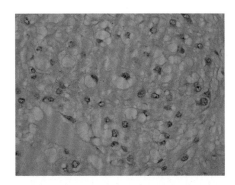

图2.73　具有特征性大细胞的脊索瘤,胞浆(生理脂质细胞)泡沫样的巨大细胞嵌在清晰的粉红色基质中。

　　d. 多发性骨转移性破坏:如果有骨折风险,予以固定,可以考虑放疗

　　e. 临界骨折标准

　　超过50%的骨皮质破坏,病变位于转子下,超过50%~75%的干骺端破坏,放疗后疼痛,负重疼痛

　　Mirel标准(表2.7):考虑预防性固定术

　　f. 预防性固定术的目标:限制性疼痛,缩短住院时间,提高生活质量

　　◎ 预后:肺癌转移预期寿命最差,即肺<肾<乳腺<前列腺<甲状腺

　　2. 巨细胞瘤(GCT)(图2.76至图2.78)

　　◎ 良性,但是有侵袭性的单个核细胞的骨肿瘤

　　◎ 流行病学:30~50岁(罕见于生长期),女性多于男性

　　◎ 临床表现:疼痛,肿胀

　　◎ 好发部位:骨骺与长骨干骺端,膝关节周围(50%),椎体,骶骨,桡骨远端

　　◎ 桡骨远端的桡侧考虑为GCT。若发生在尺侧,考虑为毛细血管扩张性骨肉瘤(OS)

　　◎ 影像学检查:由干骺端向骨端扩增的偏心,溶骨性破坏,界线清楚,无硬化

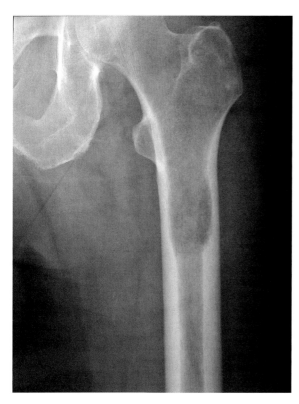

图2.74　股骨近端的中央溶骨性病损。（来源：Conrad EU. Orthopaedic Oncology：Diagnosis and Treatment. New York：Thieme；2008.Reprinteed with permission.）

　　a. 骨扫描为热区
　　b. MRI有时显示皮质破坏，软组织包块
　　◉ 组织结构：巨细胞和增生的圆形、椭圆形、梭形细胞
　　a. 基质细胞是新生细胞
　　◉ 机制：肿瘤细胞激活破骨细胞
　　◉ 治疗：刮除植骨［甲基丙烯酸甲酯（MMA）或骨］，行或不行辅助治疗（乙醇、液氮、过氧化氢、无菌

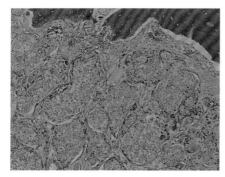

图2.75　转移性肉瘤，排列成巢，周围为一缕一缕的纤维血管组织。

水）；10%的复发率
　　◉ 2%~5%肺转移发生率
　　a. 转移的危险因素：局部复发，位于桡骨远端、股骨近端、骶骨，免疫功能低下
　　◉ 恶性：原发（GCT中存在肉瘤），继发（GCT放疗后，治疗后3~50年发生）
　　◉ 转移到肺的良性肿瘤：软骨母细胞瘤和巨细胞瘤
　　3. 尤文肉瘤（图2.79和图2.80）
　　◉ 原始神经外胚层肿瘤（PNET）含有小的蓝细胞
　　◉ 流行病学：5~25岁，男性多于女性
　　◉ 第二常见肉瘤
　　◉ 如果年龄<5岁，疑患白血病，巨细胞肿瘤；如果年龄>30岁，疑患淋巴瘤与转移骨
　　◉ 基因检测：染色体异位t（11；22）。融合蛋白：EWS-FLI1
　　◉ 临床表现：疼痛，发热
　　◉ 好发部位：骨盆/肩胛扁平骨；长骨干骺端或骨干
　　◉ 实验室检查：血沉增快，LDH升高，白细胞增多，贫血
　　◉ 影像学检查：干骺端骨质破坏伴骨溶解或变异骨的形成
　　◉ 可出现由多层骨膜掀起而产生的葱皮样改变
　　a. MRI：可见软组织肿块
　　◉ 组织结构：蓝色的圆形小细胞片，假菊形团（真菊形团：神经母细胞瘤）
　　a. 免疫组化：CD99阳性，Vimentin染色阳性，PAS阳性，网状蛋白阴性，MIC-2阳性
　　◉ 淋巴瘤组织结构类似于尤文肉瘤；淋巴瘤CD34+（LCA）和CD99-，尤文瘤CD99+和CD34-（LCA）
　　◉ 影像学检查：需要骨髓活检来评价预后情况，此外还有胸部CT和骨扫描
　　◉ 治疗：化疗（长春新碱，阿霉素，环磷酰胺、新霉素）±放疗±切除术（降低放射量，以防再次肉瘤发生）
　　a. 不能手术切除的肿瘤或者切缘阳性可以考虑放疗
　　◉ 预后不良因素：脊柱或骨盆位置>100cm³，对化疗反应不佳（<90%坏死），LDH升高，肺外转移，

表2.7 预防性固定的Mirel标准

分值	1	2	3
区域	下肢	上肢	转子周围
疼痛	轻	中	重
病损	成骨	混合型	溶骨
皮质受损程度	<1/3	1/3~2/3	>2/3

p53基因突变

◎ 生存率:65%~70%单纯下肢受累,发生转移者5年生存率<20%

M.其他

1.骨髓炎(图2.81和图2.82)

◎ 骨髓炎可以被误诊成任何肿瘤,因此,临床医生在鉴别诊断时必须牢记

◎ 症状:疼痛、发热、窦道

◎ 包膜(反应骨包绕坏死形成)和死骨(坏死形成)

◎ 有慢性感染和窦道转变成鳞状细胞癌的风险

◎ 实验室检查:血沉增快,C反应蛋白增高

◎ 组织结构:中性粒细胞和浆细胞

◎ Marjolin溃疡:有烧伤瘢痕或慢性骨髓炎窦道的患者形成鳞状细胞癌

2.多灶性培养阴性骨髓炎

◎ 被认为是炎症性骨病

◎ 病因:未知

◎ 检查:培养阴性

◎ 治疗:抗炎药物

3.石骨症

◎ 石骨症由于破骨细胞对皮质骨的再吸收障碍和髓核腔松质骨的缺失引起

◎ 基因检测:常染色体隐性遗传(在生命最初几年或致命)或常染色体显性遗传(AD)

a.常染色体显性遗传:与碳酸酐酶Ⅱ缺陷相关,α3亚基、氯离子通道7缺失

◎ 症状:骨折,贫血,听力损失

◎ 影像学检查:对称的骨增厚、骨髓腔缺失和干骺端增宽(锥形瓶畸形)

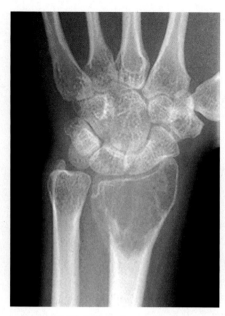

图2.76 39岁患者的囊性病变。(来源:Conrad EU. Orthopaedic Oncology: Diagnosis and Treatment. New York: Thieme; 2008.Reprinted with permission.)

◎ 组织结构:不活跃的破骨细胞

◎ 治疗:干扰素–1β(染色体显性遗传),骨髓移植,大剂量骨化三醇(常染色体隐性遗传)

Ⅲ.软组织肿瘤

A.介绍:良性与恶性

1.肉瘤:间质来源恶性肿瘤

◎ 流行病学:<15岁,约占15%;15~55岁,约占45%;>55年,约占40%的。多见于男性

◎ 临床表现:逐渐长大的无痛或疼痛的软组织肿块

◎ 检查:X线片、MRI可确定解剖及转移灶,胸/腹部/骨盆CT可确定脂肪肉瘤

a.任何在MRI中显示四肢部位大的、深的异质性肿块必须活检,也可以穿刺或开放活检

◎ 分期:AJCC软组织肉瘤分期(表2.3)

◎ 影像学检查:MRI:T1信号低,T2信号高,异质性

◎ 治疗

a.手术:广泛切除

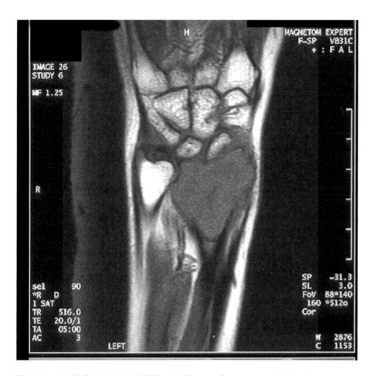

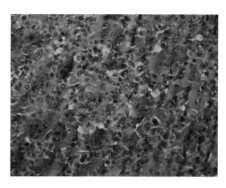

图2.78　骨巨细胞瘤的三个特征：椭圆或圆形单核细胞，随机分布的巨细胞，单核细胞核与巨细胞核。

图2.77　冠状位MRI显示骨样"污染"。（来源：Conrad EU. Orthopaedic Oncology：Diagnosis and Treatment. New York：Thieme；2008.Reprinted with permission.）

　　b. 高等级的放疗（手术前、围术期、近距治疗）能降低局部复发的风险，但不提高总生存率

　　　　近距离放疗：柔性导管直接放置在瘤床上，照射48~96h

　　c. 任何低级别或低度恶性肉瘤均可进行广泛切除的浅表肿瘤不需要辐射

　　◎ 结果依赖于最初的肿瘤分期

　　◎ 预后不良因素：转移、高等级、>5cm（增加复发）、位于深筋膜下

　　◎ 转移

　　a. 肺转移最常见，其次是淋巴结，需要时应进行肺转移瘤切除

　　b. 透明细胞肉瘤、横纹肌肉瘤、滑膜肉瘤、上皮样血管肉瘤，可能需要前哨淋巴结活检

　　c. 有淋巴结转移的肉瘤：滑膜肉瘤、透明细胞肉瘤、血管肉瘤、横纹肌肉瘤、上皮样血管肉瘤

B. 纤维起源的软组织肿瘤

　　1. 钙化性腱膜纤维瘤

　　◎ 流行病学：3~30岁

　　◎ 临床表现：生长缓慢，无痛

　　◎ 好发部位：手和足

　　◎ 影像学检查：点状模糊影

　　◎ 组织结构：纤维瘤，中央钙化和软骨形成

　　◎ 治疗：局部切除术（50%复发风险）。随成熟缓解

　　2. 纤维瘤（图2.83）

　　◎ 良性侵袭性纤维性病变

　　◎ 流行病学：从青春期到40岁，女性多于男性

　　◎ 好发部位：四肢近端或躯干（除外腹部硬纤维瘤）

　　◎ 临床表现：包块，深在，坚硬，可造成轻微疼痛

　　◎ 影像学检查：MRI表现为等信号或低信号，钆

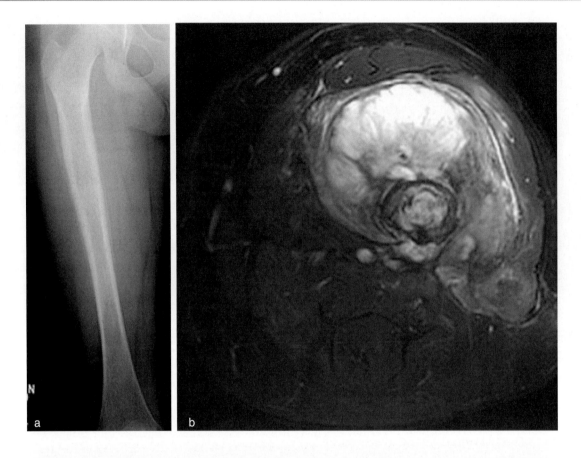

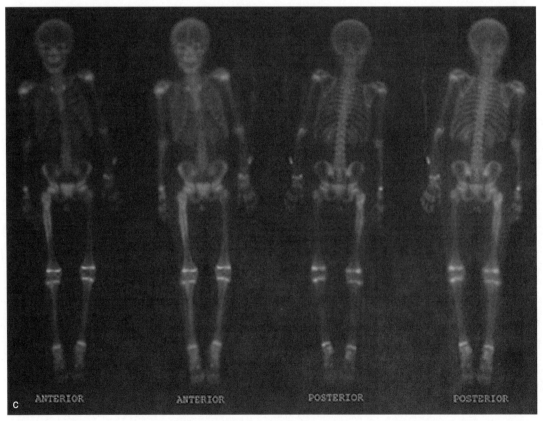

图2.79 (a)X线显示股骨骨干的弥漫性病变。骨膜反应显示为葱皮样外观,这是尤文肉瘤的特征样表现。(b)MRI T2轴位相显示巨大的软组织包块。(c)骨扫描显示股骨的摄取。

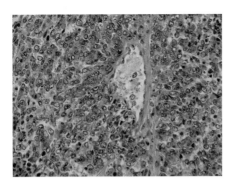

图2.80　尤文肉瘤含有小的椭圆形蓝色细胞,少量或者无胞浆(裸核),包绕中央血管。有丝分裂相不明显。

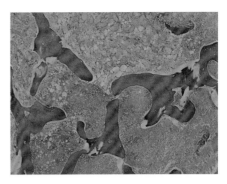

图2.81　骨髓炎,骨髓由感染细胞替代,大面积坏死(上半部,粉色),可见坏死板层骨。

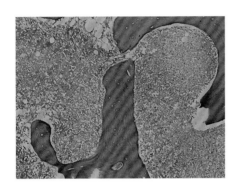

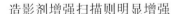

图2.82　骨髓炎伴死板层骨(空的骨陷窝),被脓包绕。

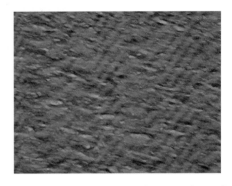

图2.83　纤维瘤病有波浪形的扁平纺锤形细胞。无有丝分裂或多形性。

造影剂增强扫描则明显增强

　　◎ 组织结构:浸润正常组织,表现为被丰富胶原包绕的纺锤形的细胞,细胞间无直接接触

　　◎ 治疗:广泛切除;复发率高;边缘切除术时,辅助放疗可以防止复发

　　3. 腹外硬纤维瘤(图2.84)

　　◎ 大多为具有局部侵袭性的良性软组织肿瘤;纤维性肿瘤

　　◎ 流行病学:15~40岁,女性多于男性

　　◎ 硬纤维瘤常发生于含有纤维瘤病家庭史的家族中,包括掌挛缩病和Ledderhose病(表现为手掌和跖腱膜收缩)

　　◎ 临床表现:触摸感受到“石头样”硬度,在同一肢体可能多发

　　◎ 好发部位:50%位于腹部,50%位于腹部以外

　　◎ 影像学检查:向肌肉浸润,低T1信号,中等T2信号,增强扫描表现为增强

　　◎ 组织结构:分化良好的纤维组织母细胞,丰富的胶原,向周围组织浸润

　　a. 免疫组化:雌激素受体β阳性

　　◎ 治疗:扩大切除(如果可以的话),放疗防止复发。可选择观察治疗,因为其复发率较高。对于肿瘤无法手术切除或者复发的患者可以进行化疗(使用NSAIDS或三苯氧胺)

　　a. Gardner综合征:家族腺瘤性息肉病患者发生硬纤维瘤的危险性将增加1000倍

　　4. 结节性筋膜炎

　　◎ 最常见的反应性损伤,自限性,通常会被误诊为恶性纤维性肿瘤

　　◎ 流行病学:20~40岁,发病率男性=女性

　　◎ 临床表现:疼痛,迅速增大的包块(通常1~2cm)

　　◎ 好发部位:50%发生于上肢

　　◎ 影像学检查:通常为表浅、结节状的肿块沿着筋膜平面延伸,钆造影剂增强扫描明显增强

　　◎ 组织结构:短、不规则成束或密集网状排列的饱满成纤维细胞

　　◎ 治疗:边缘切除

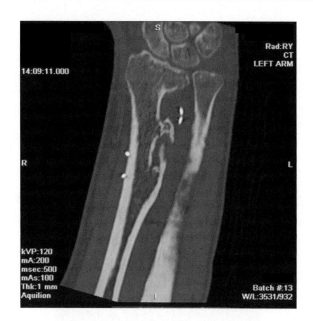

图2.84　前臂远端和手腕部侵袭进入邻近尺桡骨的软组织硬纤维瘤的CT影像。(来源:Conrad EU. Orthopaedic Oncology: Diagnosis and Treatment. New York: Thieme; 2008. Reprinted with permission.)

5. 弹力纤维瘤
　◉　若MRI提示肩胛部病变,则在鉴别中应考虑弹力纤维瘤
　◉　不常见,肿瘤样反应性过程
　◉　流行病学:60~80岁,女性多于男性
　◉　临床表现:典型表现为无症状,可出现肩胛弹响
　◉　好发部位:位于肩胛骨和胸壁之间,位于肩胛骨下壁深面,10%为双侧发生
　◉　影像学检查:T1和T2均为混合信号
　◉　组织结构:串珠样改变的弹性纤维
　a. 弹性蛋白染色阳性
　◉　治疗:观察,若有症状则切除
　6. 恶性纤维组织细胞瘤 (MFH)/未分化多形性肉瘤(UPS)(图2.85)
　◉　软组织恶性纤维组织细胞瘤与未分化多形性肉瘤的疾病本质被视为是相同的
　◉　成纤维细胞的软组织肉瘤
　◉　流行病学:30~80岁,男性多于女性
　◉　临床表现:增长缓慢,无痛性包块
　◉　好发部位:任何地方

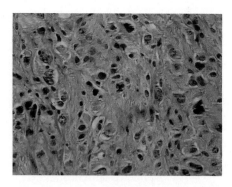

图2.85　骨的高级别,未分化的多形性肉瘤(UPS)。原发软组织可以有特异性组织结构。肿瘤由漩涡排列的多形性纺锤形及散在的巨细胞组成,核深染,有丝分裂丰富,胶原生成。

　◉　影像学检查:溶骨性的干骺端病变。MRI:T1低信号,T2高信号
　a. 鉴别诊断:未分化多形性肉瘤
　◉　组织结构:梭形细胞丛集生长,与胶原纤维交织,人字形鱼骨样
　◉　治疗:广泛边缘切除,放疗(当肿瘤>5cm时)
　◉　转移:50%的高级别病变会发生转移
　7. 隆突性皮肤纤维肉瘤
　◉　少见,结节状,皮肤肿瘤
　◉　流行病学:年轻成年男性至中年男性,发病高峰年龄为30多岁,男性多于女性
　◉　临床表现:缓慢生长的进展性包块,早期有毛细血管扩张的皮肤包绕的粉红色或紫红色斑块,可能进展为溃疡
　◉　好发部位:足部,上下肢
　◉　影像学检查:MRI有助于判断病变的深度
　◉　组织结构:席纹状均匀排布的成纤维细胞,围绕在显眼的血管周围
　◉　治疗:广泛边缘切除,易于局部复发

C. 脂肪来源的软组织肿瘤

　1. 脂肪瘤 (图2.86)
　◉　脂肪瘤占软组织肿瘤的50%
　◉　含有成熟脂肪组织的常见的良性肿瘤,发生于皮下、肌肉里或肌间
　◉　流行病学:40~60岁,男性多于女性
　◉　临床表现:有痛性包块,长时间持续,可有多处病变,有膨胀感

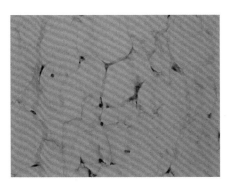

图2.86　脂肪瘤由成熟的脂肪细胞组成,每个细胞核被推向外周,形成印戒样。

○ 好发部位

a. 浅表脂肪瘤:上背部,肩膀,手臂,臀部,大腿近端

b. 深部脂肪瘤:通常较大,固定的,肌肉里;见于大腿、臀部、小腿

○ 影像学检查:可透射线的软组织肿瘤

a. MRI:边界清楚的病变,与脂肪等信号(T1亮信号,T2中等信号);压脂序列下为低信号;如果可见分隔,则可能为非典型脂肪瘤或脂肪肉瘤

压脂序列下低信号无分隔可以鉴别脂肪瘤与脂肪肉瘤

○ 组织结构:成熟脂肪细胞,中度血管分布,通常伴一个囊

○ 治疗:如果无症状则观察。如果有疼痛症状或有体积增大,则边缘切除。如果MRI上可见增多的分隔则需考虑病理活检

○ 变异

a. 梭形细胞脂肪瘤

　　流行病学:45~65岁男性

　　临床表现:单个,有痛性,硬结节

　　组织结构:脂肪细胞和梭形细胞与黏液样基质混合

　　治疗:边缘切除

b. 多形性脂肪瘤

　　流行病学:中年患者

　　临床表现:缓慢增长的包块

　　组织结构:可见脂肪细胞、梭形细胞和奇异的巨细胞

可能与脂肪肉瘤混淆

治疗:边缘切除

c. 血管脂肪瘤

　　临床表现:上肢小结节,触摸时非常疼痛

　　是唯一触摸时会出现疼痛的脂肪瘤

　　影像学检查:小的,脂肪结节或正常外观

　　组织结构:成熟脂肪细胞,树枝状血管

　　治疗:边缘切除

d. 非典型脂肪瘤

　　成熟脂肪细胞局灶性增生的低度恶性肿瘤

　　流行病学:40~60岁

　　好发部位:通常在下肢

　　影像学检查:与脂肪瘤表现相似,分隔数量可能较多

　　组织结构:细胞学非典型成脂细胞

　　治疗:边缘切除

2. 脂肪肉瘤(图2.87至图2.89)

○ 流行病学:50~80岁,男性多于女性

○ 好发部位:通常是深部肿瘤

○ 临床表现:缓慢增长的肿块,下肢>上肢

○ 低级别(分化良好),中级别(黏液样的),高级别(未分化的,圆形细胞,多形性)

a. 不同肿瘤级别的转移发生率

　　低级别:<10%

　　中级别:10%~30%

　　高级别:>50%

○ 最常见类型:黏液样(50%)

a. 染色体异位:t(12;16)

b. 年龄:>40岁

c. 可能转移至腹部;需要胸腹部盆腔CT扫描

○ 影像学检查:X线表现为软组织肿块,如果分化良好,可有钙化灶

a. MRI:成分混杂的肿块,T1上信号较暗,T2上较亮,压脂序列下仍然较亮

b. 对于黏液样脂肪肉瘤必须进行腹部盆腔CT扫描以监测是否发生腹部转移

○ 组织结构

a. 黏液样:增殖性成脂细胞,黏液样基质和交织小血管网,鉴别于黏液瘤

b. 圆形细胞:低分化,小圆形细胞

c. 多形性:高级别,多形性外观,巨大成脂细胞

d. 去分化型:脂肪瘤旁的高级别肉瘤

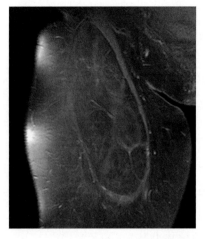

图2.87 MRI T1显示大的深部的脂质包块,有分隔。

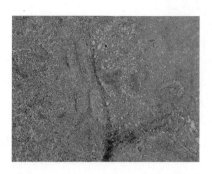

图2.88 脂肪肉瘤显示大面积坏死(粉色),散在空泡细胞分布在活的和坏死区。

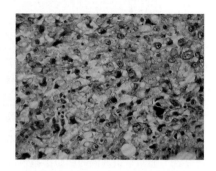

图2.89 脂肪肉瘤,大的空泡或气泡细胞变形,核边缘呈扇贝样(成脂细胞)。这种细胞是脂肪肉瘤的特征细胞。许多细胞有多形性。

◉ 治疗:广泛手术切除,放疗

◉ 转移:肿瘤级别越高(恶性程度越高),肺部转移越常见

D. 神经性来源的软组织肿瘤

这些肿瘤可能表现为神经症状

1. 神经鞘瘤 (良性雪旺细胞瘤)(图2.90和图2.91)

◉ 良性神经鞘肿瘤,由神经膜细胞组成,含有神经外膜包绕的真囊

◉ 流行病学:20~50岁,男性=女性

◉ 临床表现:无症状性肿块,肿块可变大或变小,可能导致Tinel征(+)

◉ 好发部位:肢体屈面,头颈部,骨盆

◉ 影像学检查:MRI显示外周神经来源的偏心性肿块或模糊的软组织肿块;低T1信号,高T2信号,增强扫描时强化表现

a. 线样征:肿瘤上或下的神经纤维信号减弱

b. 鉴别诊断:神经纤维瘤

◉ 组织结构

a. Antoni A型:含有栅栏样细胞核的致密梭形细胞,贝罗凯小体

b. Antoni B型:较无序一些,蜂窝样,杂乱排列,大血管不规则排布

c. S100+

◉ 治疗:观察或边缘切除,保存神经完整

2. 神经纤维瘤(图2.92)

◉ 流行病学:年龄为20~40岁,男性=女性

◉ 临床表现:浅表,缓慢生长,可单个或多个存在,可能Tinel征(+),可能剧烈疼痛,可能导致感觉

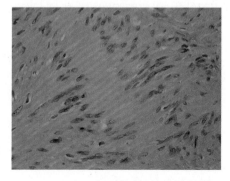

图2.90 低倍镜下神经鞘瘤有Antoni A(右)和B(左)区。Antoni A灶有致密的纺锤形细胞,栅栏状(维罗凯体),而Antoni B灶是疏松排列的纺锤形细胞,有丰富的组织细胞和薄壁血管。

图2.91 神经鞘瘤、维罗凯体和栅栏样纺锤形细胞。

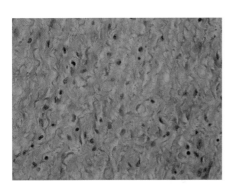

图2.92　神经纤维瘤具有细小、弯曲、伸长的细胞,一些呈逗号形状,周围多为胶原,观察不到有丝分裂。

异常

◎ 影像学检查:低T1信号,高T2信号,呈哑铃状病变,可扩大神经孔

◎ 组织结构:在蜡质胶原束里,相互交织的成束细长细胞

a. 可能为S100+

◎ 治疗:切除瘤体边缘或行神经束保留的减瘤手术

◎ 综合征:神经纤维瘤(NF)-多发神经纤维瘤

a. 常染色体显性遗传,NF1(17号染色体)

b. 咖啡牛奶色斑

c. 立舍瘤

d. 视神经胶质瘤

e. 腋窝斑

f. 多种骨骼畸形(非骨化性纤维瘤,脊柱侧弯,胫骨前外侧弯)

g. 5%~30%患有恶性外周神经鞘瘤:疼痛,瘤体增大

3. 神经纤维瘤/恶性外周神经鞘瘤(图2.93和图2.94)

◎ 周围神经或神经纤维瘤恶变形成肉瘤

◎ 流行病学统计:起源于周围神经的多为30~55岁,起源于神经纤维瘤的多为20~40岁

◎ 50%的病例与NF1相关

◎ 临床表现:软组织肿块缓慢或快速增大,可伴或不伴疼痛

◎ 好发部位:典型的多起源于大神经(坐骨神经,臂丛)

◎ 影像学检查:神经纤维呈梭形,T1上呈低信号,T2上呈高信号

◎ 组织结构:类似神经纤维瘤,细胞呈纺锤状,细胞核波浪形,S100阳性,角蛋白阳性

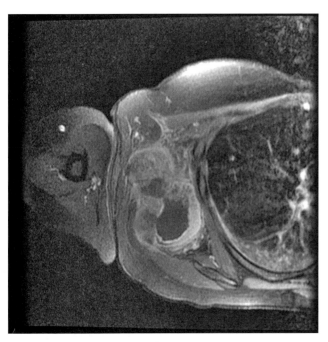

图2.93　MRI示腋窝部位巨大软组织肿瘤伴中心部位坏死。(来源:Conrad EU. Orthopaedic Oncology: Diagnosis and Treatment. New York: Thieme; 2008. Reprinted with permission.)

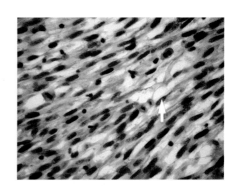

图2.94　恶性外周神经鞘瘤,表现为具有致密核分裂的Antoni细胞(箭头指示)。(来源:Conrad EU. Orthopaedid Oncology: Diagnosis and Treatment. New York: Thieme; 2008. Reprinted with permission.)

◎ 治疗:广泛手术切除(包括神经),放疗

4. 血管球瘤(图2.95)

◎ 具有血管球体的良性肿瘤

◎ 流行病学统计:多见于20~40岁,男女比例相等

◎ 表现较小(<1cm)肿块,典型者多位于甲板末端,可造成甲畸形,典型疼痛(甲板或手指固定点疼痛,对冷刺激敏感;10%为多发;甲板部位肿瘤可发蓝)

若患者指尖具有发蓝的病变且伴有压痛,多认为是血管球瘤

◎ 影像学检查:MRI为最佳选择(非必需)

◎ 组织结构:病理学上为小型蓝色结节,具有偏蓝色的血管和血管球细胞或黏液间质,PAS染色阳性

◎ 治疗:边缘性切除

E. 肌肉软组织肿瘤

1. 平滑肌肉瘤(图2.96)

◎ 表现:小结节或巨大肿块

◎ 低或高级别

◎ 组织结构:波形蛋白、肌动蛋白、肌间线蛋白阳性

◎ 治疗:化疗,手术切除

2. 横纹肌肉瘤(图2.97)

◎ 间叶组织来源的肉瘤

◎ 儿童(10岁以下)最常见的软组织肉瘤

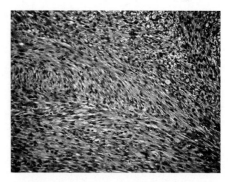

图2.96 黏液间质和嗜伊红梭形细胞排布为束状,典型的平滑肌肉瘤。(来源:Conrad EU. Orthopaedic Oncology:Diagnosis and Treatment. New York:Thieme;2008. Reprinted with permission.)

◎ 幼儿和儿童:胚胎横纹肌肉瘤

◎ 成人和青年人:腺泡状横纹肌肉瘤

◎ 横纹肌肉瘤是最常见的软组织肉瘤,骨肉瘤是最常见的儿童骨肿瘤

◎ 亚型:胚胎性,腺泡状,葡萄状,多形性(成人)

a. 最常见亚型:胚胎型

b. 基因学:腺泡状横纹肌肉瘤$t(2;13)$

◎ 流行病学:多见于20岁以前,男性患者居多

◎ 表现:15%发生于四肢,典型表现为无痛性快速增大

◎ 影像学检查:影像上表现模糊,T1上低信号,T2上高信号

◎ 组织结构:排列成束状的梭形细胞、巨细胞和球拍状细胞, 横纹母细胞与横纹肌肉瘤细胞呈条索状交错

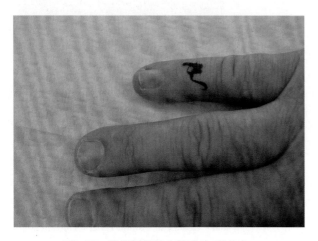

图2.95 指甲深部的血管瘤球,呈蓝色。

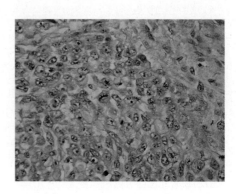

图2.97 横纹肌肉瘤具有梭形和圆形的多形性肿瘤细胞,有丝分裂散乱。

a. 肌间线蛋白和肌红蛋白染色阳性

◎ 治疗:化疗,切除,放疗(用于无法完整或肿瘤边界阳性切除的肿瘤),成人多形性横纹肌肉瘤对化疗不敏感

◎ 横纹肌肉瘤是少数化疗有效的肉瘤之一

◎ 转移:区域淋巴结和骨髓转移,肿瘤分期需前哨淋巴结活检

F. 滑膜软组织肿瘤

1. 腱鞘囊肿

◎ 邻近关节内面的滑膜外翻

◎ 好发部位:腕,足,膝;在手指末端指间关节患病率仅次于骨关节炎(也称为黏液囊肿)

◎ 充满类黏蛋白和胶状物

◎ 影像学检查:T1低信号,T2稍高信号,无强化

◎ 治疗:保守治疗无效则行边缘性切除,手指末端指间关节处病变需切除黏液囊肿并且清除骨赘

2. 色素沉着绒毛结节性滑膜炎 (PVNS)(图 2.98)

◎ 滑膜绒毛和结节的旺盛增长

a. 分为局限型和弥漫型

◎ 流行病学:多见于30~50岁,男性=女性

◎ 临床表现:疼痛,肿胀,反复发作性无创伤关节血肿

◎ 好发部位:膝(最常见),髋,肩,踝;局限型最常见于膝前部

◎ 影像学检查:膝前部和后部(囊内或囊外)均可观察到结节

a. MRI:由于含铁血黄素沉积,T1、T2均为低信号

◎ 关节镜:深红色滑膜,含铁血黄素沉积

◎ 组织结构:丰富的血管性绒毛,高度增生肥大的滑膜细胞,含铁血黄素染色阳性的巨细胞,慢性炎性细胞

a. 组织结构表现类似于关节外部的腱鞘巨细胞肿瘤

◎ 治疗

a. 局限型:切除

b. 弥漫型:完全性滑膜切除术(关节镜下或开放手术)

c. 易复发

3. 腱鞘巨细胞肿瘤(图2.99)

◎ 腱鞘部位黄(棕)色的结节

◎ 手部最常见的实性软组织肿块

◎ 临床表现:无痛包块,坚硬,常发生于手指中线外

◎ 好发部位:手和足部

◎ 组织结构:病理学上表现为呈分叶状的中等程度的细胞区(多角细胞片层),少细胞区,多核巨细胞,染色含有大量含铁血黄素

◎ 治疗:边缘性切除,易复发

4. 滑膜软骨瘤病(图2.100和图2.101)

◎ 发生在关节和黏液囊的滑膜增生异常

◎ 统计学提示:30~50岁,男女比例为2:1

◎ 临床表现:关节疼痛、僵硬、肿胀

◎ 好发部位:膝(最常见),臀部,肩部,肘部,踝部

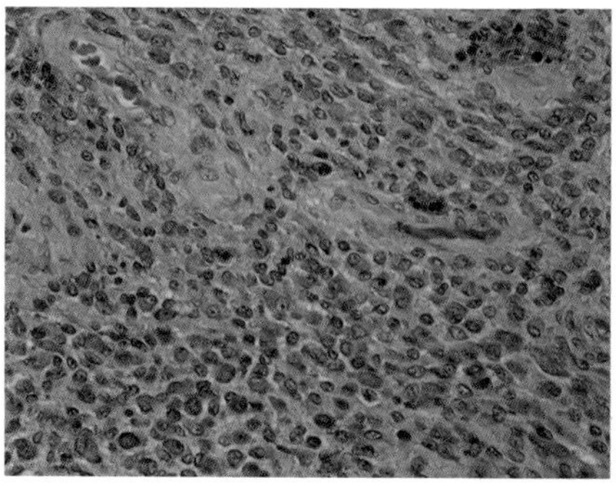

图2.98 色素绒毛结节性滑膜炎(PVNS),肿瘤细胞含有显著的含铁血黄素,圆形或卵圆形新生滑膜内层细胞具有诊断意义。

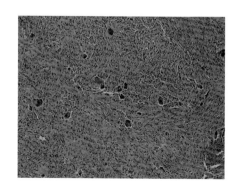

图2.99 局限性的、含有显著的胶原带和多核破骨状巨细胞的滑膜或腱鞘部位的巨细胞肿瘤,常聚集在出血灶和背景肿瘤滑膜细胞的周围。

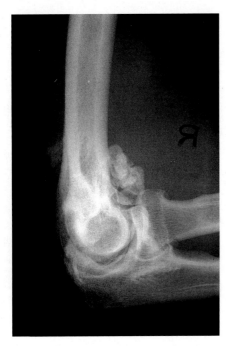

图2.100　伴有软组织钙化的滑膜软骨瘤病。(来源:Conrad EU. Orthopaedic Oncology: Diagnosis and Treatment. New York: Thieme; 2008. Reprinted with permission.)

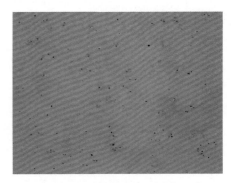

图2.101　伴有良性透明软骨形成的滑膜软骨瘤病。每个软骨细胞包含一个典型的点状核,无典型性。

◉ 组织结构:双相细胞成分,包含上皮(腺体/细胞巢)和伴随着腺体样分化的纺锤形细胞成分;或者仅含单相细胞成分

　　a. 角蛋白、上皮细胞膜抗原、波形蛋白阳性

◉ 治疗:扩大切除,放疗;伴或不伴化疗

◉ 肿瘤大小和患者生存率

　　a. <5cm:100%的生存率

　　b. 5~10cm:75%的生存率

　　c. 10cm:20%的生存率

◉ 转移:30%~60%的患者,肿瘤大于5~10cm时会增加转移风险;淋巴结转移

◉ 影像学检查:细小点状钙化灶或钙化的游离体

　　a. CT提示多发性游离体

　　b. 可以导致关节破坏

◉ 组织结构:不连续的化生的透明软骨结节,正在向骨化方向发展;由周边向中央的骨化

◉ 治疗:对症治疗,移除游离体,滑膜切除术

5. 滑膜肉瘤(图2.102至图2.104)

◉ 高度恶性、高级别肿瘤

◉ 并不来源于滑膜,通常来源于关节外

◉ 多见于足部滑膜

◉ 基因检测:$t(X;18)$。基因融合产物SYT-SSX1和SYT-SSX2

◉ 流行病学:15~40岁

◉ 临床表现:缓慢增长或迅速扩大;疼痛

◉ 好发部位:膝部(最常见),足部,肩部,手臂,肘部

◉ 影像学检查:钙化或病变内骨化(25%),异常轮廓

　　a. MRI:典型的肉瘤表现(T1低信号,T2高信号),局部囊肿形成

G. 血管来源的软组织肿瘤

1. 血管瘤(图2.105和图2.106)

◉ 发生于深部组织的良性肿瘤

◉ 统计学:好发于儿童和年龄小于30岁的成年人

◉ 临床表现:疼痛,沉重,肿瘤较大会引起肿胀,因肿瘤大小和部位不同而表现不同症状

◉ 好发部位:表皮、皮下或肌肉内

◉ 影像学检查:软组织静脉石(平片)。骨内:溶骨性病变伴骨小梁增粗,常见于椎体

◉ 组织结构:多腔或血管,无细胞异型性

◉ 治疗:NSAID,弹力袜,适度活动;血管圈或栓塞

2. 血管肉瘤(图2.107)

◉ 高度恶性,浸润型

◉ 临床表现:疼痛,肿瘤上覆盖的皮肤发生改

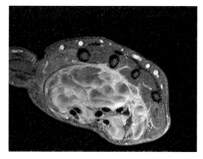

图2.102　手中部MRI横断面显示一个巨大占位。（来源：Conrad EU. Orthopaedic Oncology: Diagnosis and Treatment. New York：Thieme；2008. Reprinted with permission.）

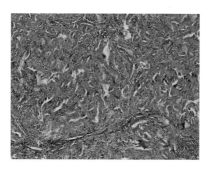

图2.103　双向型滑膜肉瘤：腺样和纺锤样。

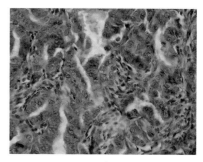

图2.104　腺样和纺锤样双向型的滑膜肉瘤。视野中的所有细胞都是恶性的。

变

- 组织结构：类似血管内皮,CD31(+)
- 影像学检查：干骺端和骨干异常的单纯的溶骨性病变伴钙化；MRI推荐用于软组织侵犯的评估
- 治疗：广泛手术切除,高复发风险的需要截肢
- 转移：肺转移常见
- 伴有钙化的病变：血管肉瘤,血管瘤,滑膜肉瘤,上皮样肉瘤,肿瘤性钙盐沉着症

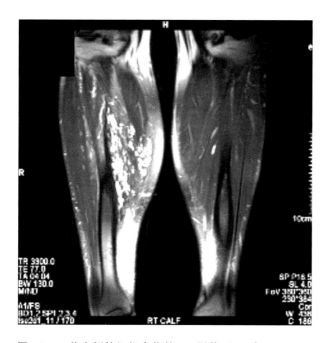

图2.105　前内侧软组织占位的MRI冠状面。（来源：Conrad EU. Orthopaedic Oncology: Diagnosis and Treatment. New York：Thieme；2008. Reprinted with permission.）

H. 其他软组织病变

1. 上皮样肉瘤

- 经常误诊为良性肉芽肿性病变
- 流行病学：青壮年(10~35岁),男性多于女性
- 临床表现：生长缓慢的小肿物；无痛,有时会出现表浅的溃疡

a. 鉴别诊断：类风湿结节,肉芽肿

- 好发部位：上肢(手,前臂,手指),臀部或大腿,膝盖,足；多结节肿物
- 手部的肉瘤最常见
- 影像学检查：可有钙化性病变

a. MRI：结节沿着腱鞘；T1低信号,T2高信号

- 组织结构：卵圆形和多边形细胞,嗜酸性胞浆,中心坏死伴肉芽肿性改变

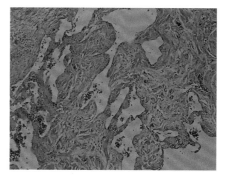

图2.106　血管瘤显示内皮腔隙结构,已形成的无序血管。

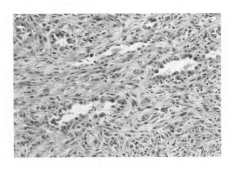

图2.107 嗜酸性胞浆中可见卵圆形细胞。（来源：Conrad EU. Orthopaedic Oncology：Diagnosis and Treatment. New York：Thieme；2008. Reprinted with permission.）

a. 角蛋白、波形蛋白和CD34染色阳性

◎ 治疗：大部切除，放疗；可行前哨淋巴结活检；误诊的切除范围通常不充分

◎ 转移：向淋巴结转移

◎ 预后：差

2. 透明细胞肉瘤

◎ 可以特异性产生黑色素的软组织肉瘤

◎ 遗传学：12:22染色体易位

◎ 统计学：青壮年（20~40岁），女性多于男性

◎ 临床表现：与肌腱或腱膜关联的缓慢生长的肿物

◎ 好发部位：足和踝关节，其次是膝盖、大腿、手

◎ 影像学检查：非特异性，在MRI上可以显示为结节

◎ 组织结构：呈巢状或束状紧密聚集，细胞呈圆形或梭形，胞质透明，细胞体积较大

a. 波形蛋白、S-100、HMB45染色阳性

◎ 治疗：大部切除，放疗

◎ 转移：肺

◎ 预后：肺转移预后差

3. 腺泡状软组织肉瘤

◎ 流行病学：15~35岁

◎ 临床表现：缓慢生长的无痛肿物

◎ 好发部位：大腿前部

◎ 组织结构：浓密的纤维状的骨小梁将肿瘤分隔为巢样结构；细胞较大，存在一个或多个泡状核

a. 易位：$t(X;17)$

◎ 治疗：广泛切除，放疗

第3章

创伤

Melissa A. Chritino，Peter Kaneh Mansuripur，Roman Hayda

Ⅰ. 创伤处理的一般原则

1. 首要检查：气道，呼吸，循环(ABC)

2. 休克

◎ 失血性休克的分级Ⅰ~Ⅳ(表3.1)

◎ 休克代偿期患者虽然全身血液灌注不足，但是其脑、心脏等重要器官血液灌注量减少不明显；这些患者心率、血压以及尿量可表现正常，但全身炎性反应风险增加

◎ 神经源性反应

a. 主要表现：血压降低，心动过缓

◎ 败血症：病因是感染所致的炎性反应导致的全身血管阻力下降

a. 主要表现：血压降低、心动过缓和发热

3. 复苏

◎ 输入的液体量应为总失血量的3~4倍；假如患者反应还是不明显，按1:1:1比例输入血浆、血小板和浓缩红细胞(PRBC)

◎ 白细胞介素-6(IL-6)不仅与全身创伤或骨骼肌损伤后的全身炎性反应密切相关，也和创伤的严重程度以及预后相关

表3.1 失血性休克分级

等级	失血	MS	UOP	心脏	其他
Ⅰ	<15%	焦虑	正常	正常	
Ⅱ	15%~30%	混乱	下降	心搏过速	↑RR IPP
Ⅲ	30%~40%	兴奋	下降	低血压	
Ⅳ	>40%	昏迷	最低值	低血压	

MS，心理状态；PP，脉压；RR，呼吸频率；UOP，尿排出量

◎ 评估：碱缺失(正常值:-2~2)、乳酸值(正常值<2.5)、胃黏膜的pH值(正常值>7.3，提示全身组织的氧化作用)是预测复苏状态、死亡风险和多器官功能衰竭的最好指标；及时纠正这些参数可以提高患者的生存率

◎ 碱缺失是预测复苏第一个6h损害的最佳指标

◎ 体温低于95℉(35℃)与创伤性患者死亡率的上升密切相关

4. 创伤评分系统

◎ 创伤严重度评分(ISS)：取全身6个区域的简明损伤程度评分(AIS)中最高的3个评分并计算他们的平方和，大于18分可认为是多发伤，患者死亡率与年龄和高评分相关

◎ 修正创伤评价法(RTS)：通过收缩压(SBP)、呼吸频率(RR)和格拉斯哥昏迷评分(GCS)三项评分来计算

◎ 创伤和损伤严重度评分(TRISS)：是一种存活概率的评分系统，结合了以上2种评分和年龄评分(<55岁存活概率大，>55岁存活概率小)，以及损伤机制(钝性创伤存活概率低，穿透性创伤存活概率高)

5. 骨科损伤控制学(DCO)

◎ 外固定技术在多发性创伤骨损伤患者中的应用

◎ 多发伤患者在创伤后2~5天炎症会出现一个峰值；在这个窗口期行手术会出现"二次损伤"现象，增加患者急性呼吸窘迫综合征(ARDS)的发生率；假如患者在创伤后12~24h内没有得到足够的复苏治疗，DCO限制手术为保命和保肢体手术

◎ 假如ISS>40分，或者ISS>20分合并任何下面

一项者:胸部创伤、严重的骨盆多发伤、腹部创伤、失血性休克、双侧股骨骨折、有影像学提示的肺挫伤、低体温<35℃和头部损伤,手术应慎重考虑

◎ 对长骨急性不稳定骨折,行外固定治疗比不治疗可以减轻患者全身炎症反应,降低多系统器官衰竭和急性呼吸窘迫综合征的发病率

◎ 头部损伤:与长骨骨折行急性髓内钉治疗没有冲突;只要患者术中没有出现低血压或者缺氧,行早期螺钉固定对于格拉斯哥昏迷评分没有影响

6. 骨筋膜室综合征

◎ 谨记5"P"症状:与损伤严重程度不匹配的疼痛,感觉异常,皮肤苍白,由拉伸骨筋膜室时产生的疼痛,无脉搏

◎ 临床上需要使用客观的方法来辅助诊断,在疾病发生6h后会成为肌肉神经的永久性损害

◎ 发生机制:与骨折尤其是下肢骨折(胫骨)相关的严重的软组织钝性损伤

◎ 临床表现:最可靠的症状是与损伤严重程度不匹配的疼痛,最可靠的体征是由拉伸骨筋膜室时产生的疼痛,皮肤压力增高以及血管损伤

◎ 诊断:临床诊断;筋膜室压力检测探针可以辅助诊断;其可客观地测量骨筋膜室内的压力,具备以下两者之一为阳性

a. 舒张压和筋膜室压之差(Delta P)<30mmHg,其可推断出组织灌注压

b. 筋膜室绝对压力>30mmHg

◎ 压力监测作为辅助手段;间隔综合征是一种临床诊断

◎ 治疗:筋膜切开术降低筋膜室内压力以改善灌注,延迟闭合

7. 开放性骨折

◎ 开放性骨折(AO/OTA)分类:根据5个损伤区域的严重程度来分类

a. 皮肤

皮肤近似完整

皮肤缺损明显,不完整

皮肤广泛脱套伤

b. 肌肉

肌肉无明显坏死

部分肌肉丢失

肌肉横断或者肌肉坏死致肌肉单元功能丧失

c. 动脉

无主要血管损伤

无缺血症状的血管损伤

有缺血症状的血管损伤

d. 污染

清洁伤口,几乎无明显污染

浅表的污染

污染累及肌肉或者骨组织

e. 骨缺损

无骨缺损

骨折断端能相互连接的骨缺损

节段性骨缺损

◎ Gustilo-Anderson分型:比起伤口的大小,该分型更注重损伤的能量机制,同时也更难量化。比如,粉碎性股骨干骨折无论伤口大小都是Ⅲ型损伤

a. Ⅰ型:伤口长度<1cm

b. Ⅱ型:伤口长度为1~10cm

c. ⅢA型:伤口长度>10cm,或者有明显的粉碎性骨折或骨膜剥离,有足够的软组织覆盖

d. ⅢB型:骨折处无足够的软组织覆盖,需行软组织移植(早期行软组织覆盖可以有效控制感染并改善预后最佳时机<7天)

胫骨骨折皮瓣覆盖方式

◆ 近端1/3骨折:选择腓肠肌皮瓣或者游离组织瓣

◆ 中段1/3骨折:选择比目鱼肌皮瓣或者游离组织瓣

◆ 远端1/3骨折:选择筋膜瓣或者游离组织瓣

◆ ⅢB型开放性胫骨骨折:感染风险与及时的软组织覆盖相关

e. ⅢC型:伴有需要修复的血管,而无论伤口大小

◎ 治疗方法

a. 清创:清除污染和无活力的组织

开放性伤口最佳冲洗方式:盐水,低速冲洗

b. 抗生素使用:在预测可能的感染前及时使用抗生素非常重要

◆ 对于Ⅰ型和Ⅱ型开放性骨折,使用第一代头孢菌素。对于Ⅲ型开放性骨折,应加用氨基糖苷类抗生素。对于重度感染或者农业相关的损伤,应

用大剂量青霉素。所有患者均需行破抗注射

◉ 保肢与截肢:影响开放性胫骨骨折患者保肢术成功的最关键因素是局部软组织损伤的严重程度,而截肢平面的选择也由软组织覆盖面决定

◉ 下肢评估项目(LEAP)研究:将截肢和保肢进行比较;是患者伤后2年满意度最重要的预测方法,主要包括患者重返工作的能力、无抑郁、更快的行走步伐和越来越轻的疼痛

◉ 截肢和保肢二者的理论比较(2年),疾病影响程度量表(SIP)评分和患者重返工作比例没有明显区别;自我效能感理论(指个体对自己是否有能力)为完成某一行为所进行的推测与判断,是SIP的一部分,社会支持理论是比较截肢和保肢两组患者最重要的预测理论

8. 骨折常见并发症

◉ 深静脉血栓:5%发展为肺栓塞

◉ 脂肪栓:在骨折、骨折复位或者髓内装置植入的任何时间均可发生;最常发生于创伤后48~72h

a. 临床表现:缺氧(PaO$_2$<60mmHg)、心动过速和瘀斑皮疹

b. 治疗:肺部支持治疗

◉ 骨折不愈合

a. 定义

骨折延时愈合:在常规时间范围内骨折没有完全愈合(具体时间随着骨折类型和位置而异)

骨折不愈合:超过骨折愈合预期3个月且无影像学愈合证据者,6个月内愈合没有进展,没有愈合者

b. 分类(图3.1)

肥大型:较好的生物学反应,稳定不够

营养不良型:较好的生物学反应,骨折移位(即:植入螺钉时过度牵拉)

萎缩型:生物学反应较差(血供不足),骨折稳定

感染型

c. 治疗方法

肥大型:提高骨折端稳定性(管型石膏/支具 vs手术)

营养不良型:缩小骨折移位,介入治疗

萎缩型:提高生物学反应[骨移植、骨形态发生蛋白(BMP)、成骨刺激、血管化移植等]

◆ 骨移植材料(见第1章)

感染型:控制感染,取出或不取出内固定,或者骨折愈合后取出内固定

◉ 节段性骨缺损

a. 治疗方法:骨段滑移(Ilizarov技术,使用外固定架),带血管的骨移植(骨缺损>10cm),不带血管的骨移植

Masquelet技术:适用于大块骨缺损,骨水泥填充骨缺损4~6周后,骨水泥周围有诱导膜形成,然后取出骨水泥同时填充自体松质骨

b. 骨膜周围生长因子峰值出现在4周左右

◉ 异位骨化(最常见于髋臼和肘关节)

a. 危险因素:广泛肌肉损伤;头部外伤

b. 预防应在术后72h内进行

消炎痛:75mg/天,4~6周

放射治疗:单次强度为700cGy

◉ 感染/骨髓炎

a. 临床表现:局部疼痛,高热,伤口流脓,红斑,水肿,行走困难

b. 诊断:可表现为血沉(ESR)加快、C反应蛋白(CRP)增高,X线片可见骨溶解区域周围出现骨硬化、骨缺损

死骨:坏死的骨块是感染灶

包膜:死骨周围区域出现新生骨

CRP在6h内开始升高,2~3天达到峰值,5~12天恢复正常;ESR在4~11天达到峰值,在无感染的病例中可以很长一段时间保持较高水平(最多长达90天);两者都是非特异性感染(炎症)标志物

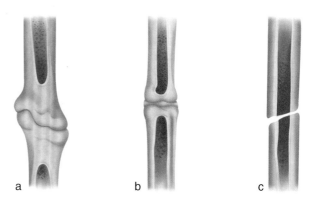

图3.1 骨不连的分类。(a)肥大型(蹄状外观)。(b)营养不良型。(c)萎缩型。

c. 治疗方法：橄榄皂液冲洗（无菌的液体肥皂添加剂）在术后感染和骨折愈合方面效果相同，且不引起伤口愈合问题

长期静注抗生素；反复病灶清除；感染不受控制后选择截肢

9. 枪击伤

◎ 高能量创伤：猎枪枪击伤、攻击性武器伤和散弹枪伤，按开放性骨折处理

◎ 低能量创伤：手枪伤按闭合性骨折处理，使用抗生素并处理伤口，出现畸形不稳情况时考虑手术治疗

10. 骨折的生物力学

◎ 骨折类型与受力方向有关（图3.2）

◎ 张力值：骨折移位/骨折线全长

◎ 稳定性骨折（张力值<2%）：增强内固定，加压钢板，拉力螺钉

a. 骨折端无活动；骨折一期愈合；无骨痂形成

◎ 相对稳定骨折（2%<张力值<10%）：髓内钉，桥接钢板

a. 骨折端微小活动，骨折二期愈合，有骨痂形成

◎ 固定后张力值为11%~20%使纤维愈合

◎ 固定后张力值>20%导致骨折不愈合和假关节形成

11. 固定的生物力学（图3.3）

◎ 外固定：影响结构刚度最重要的因素是钢针的直径。其他增加刚度的因素有：钢针的分散度（近-近-远-远），外固定棒和骨之间的距离，外固定棒数量，钢针的非同一平面分布；环形的架子比同一平面的架子更稳定，钢丝在扭转90°时可以提供最强的成角和扭转稳定性

◎ 拉力螺钉

a. 骨块间加压，绝对稳定；中和连接板可保证螺钉不扭转

◎ 加压接骨板

a. 将钢板预弯成弧形凸起，可消除对侧骨皮质的骨折间隙

b. 螺钉植入顺序：中性螺钉，压力螺钉，拉力螺钉；钢板拉力螺钉是最强的稳定装置

c. 绝对稳定

◎ 桥接接骨板

a. 粉碎性骨折，肥大性骨不连

b. 相对稳定

c. 在肌肉下植入：考虑骨折和软组织的生物学特征

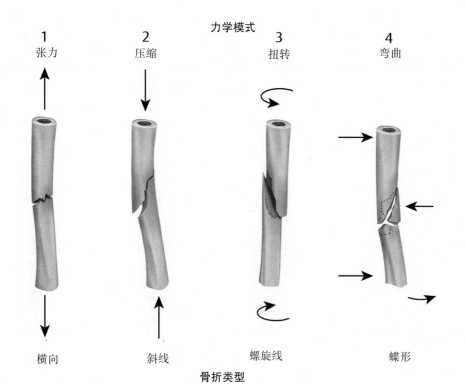

力学模式

1	2	3	4
张力	压缩	扭转	弯曲
横向	斜线	螺旋线	蝶形

骨折类型

图3.2 骨折类型是由应力方向决定的。1,无法维持牵张力而发生横向骨折（如髌骨骨折）。2,在挤压力作用下骨折，在轴向应力下造成与轴成45°角的骨折。3,因为骨质抗压强度大于抗拉强度，所以当有横向负荷（箭头所指）或者弯曲负荷时，骨首先不能维持抗拉力，而且不能维持抗压力；在骨折的压力一侧会有1个蝶形骨块。4,扭转或扭曲应力会造成与长轴成45°角的旋转骨折。

⊙ 锁定接骨板

a. 角度固定装置;绝对稳定

b. 短的干骺端骨折,骨质疏松患者

c. 在骨质疏松骨折中可混合置入锁定和非锁定螺钉,为了提供更强的生物应力构造,在骨折两端至少各植入3枚锁定螺钉。假如锁定螺钉置于骨折线和非锁定螺钉之间,锁定螺钉可以保护非锁定螺钉(一般在最靠近骨折线的骨折端各植入1枚锁定螺钉)

d. 锁定板完全使用锁定模式,没有支撑作用

⊙ 髓内钉

a. 相对稳定

b. 髓内钉抗弯刚度与其横截面半径三次方成正比,抗扭刚度与其横截面半径四次方成正比

c. 曲率半径:应比解剖学半径小,利于置入

不匹配可能引起骨折

在股骨骨折中使用曲率半径过大髓内钉会破坏前方的骨皮质

d. 曲率半径大的髓内钉比曲率半径小的髓内钉要直,因此弓度更小,会破坏其前方的骨皮质,比如在股骨中

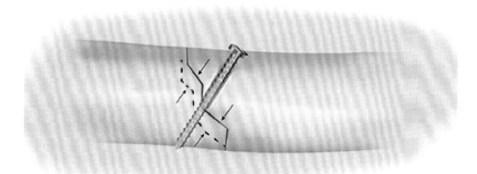

a

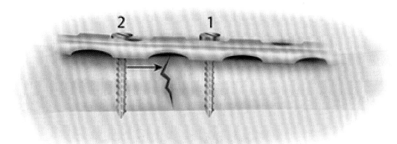

b

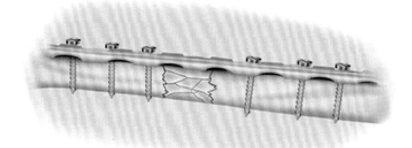

c

图3.3 内固定技术。(a)拉力螺钉,注意要在骨皮质附近和螺钉头部分过钻,螺钉的角度应在骨折线和正常骨折面成角之中。(b)加压钢板,先上一颗中轴螺钉1在钢板和骨折近端形成一个小窝,然后在骨折远端的钢板远端孔放置一颗加压螺钉2。(c)桥接钢板覆盖整个粉碎骨折区域,为了保护血运,固定应远离骨折端。

Ⅱ. 上肢

1. 肩部

● 胸锁关节(SC)脱位

a. 临床表现：胸锁关节部位的疼痛、肿胀；后方的脱位可表现为呼吸急促、吞咽困难以及哮鸣音

b. 并发伤：30%的后方脱位患者有胸部的挤压伤

c. 影像学检查：向头侧倾斜40°X线检查可以评价脱位(偶然)，需要典型的轴位CT来鉴别血管或气管压缩

　　X线机球头从中立位倾斜到侧位：40°检测肩锁关节，30°检测锁骨，10°检测肩锁关节(Zanca位)

d. 病理学表现：胸骨上的锁骨向前或者向后脱位

e. 治疗方法

保守治疗：前脱位，可以尝试闭合复位；韧带松弛和慢性脱位(>3周)

手术治疗：后脱位，应在胸外科医生陪同下手术室内行闭合或者开放性复位

● 锁骨骨折

a. 机制：上肢摔伤，或者直接的肩部损伤

b. 并发伤：肋骨骨折，少见的臂丛神经损伤

开放性锁骨骨折是一种高能量损伤，经常伴随闭合性头部损伤、肺部损伤和脊柱骨折

c. 影像学检查：正位或者头侧30°斜位片

d. 根据骨折部位分类：内段骨折，中段骨折(最常见)，外段骨折

e. 治疗方法(以中段骨折为例)

保守治疗：肩关节吊带固定和"8"字绷带固定骨折愈合效果类似，"8"字绷带固定对侧的神经压迫发生率更高；中段移位骨折的保守治疗会导致患肢的力量和耐力下降(20%)，骨不连的发生率也较高

手术治疗：开放性骨折，血管损伤，由骨折移位造成的皮肤损伤，完全移位的中段粉碎性或者缩短>2cm的骨折

f. 预后：锁骨骨折一年后，内固定治疗和保守治疗相比，锁骨骨折内固定可以降低骨折不愈合/延时愈合的发生率，能获得更好的患肢功能

g. 锁骨远端骨折(图3.4)

Ⅰ型骨折：非移位，骨折线位于喙锁韧带和肩锁韧带之间

ⅡA型骨折：移位；锥状韧带和斜方韧带均附着于远端骨折端；骨折不愈合概率高

ⅡB型骨折：移位；锥状韧带撕裂，斜方韧带附着于远端骨折端；骨折不愈合概率高

Ⅲ型骨折：累及肩锁关节的骨折

治疗原则：和锁骨中段骨折治疗原则类似；开放性的、移位明显的或者累及肩锁关节的骨折需要手术治疗

预后：内固定手术可以减少骨折不愈合(延时愈合)的发生率；然而有些骨折不愈合可能没有临床症状且也不影响功能

● 肩锁关节脱位

a. 分类根据骨折移位的范围以及方向，主要由

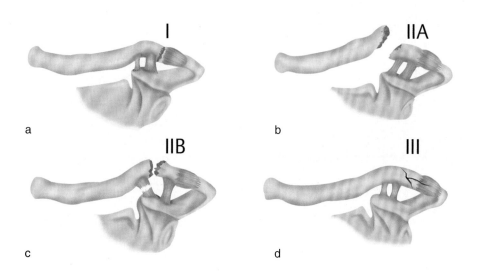

图3.4　锁骨远端骨折。(a) Ⅰ型骨折：骨折线位于喙锁韧带和肩锁韧带之间，无移位。(b) ⅡA型骨折：骨折线位于喙锁韧带近端，移位。(c) ⅡB型骨折：骨折线在锥状韧带或者斜方韧带之间，伴锥状韧带撕裂，移位。(d) Ⅲ型骨折：骨折线累及肩锁关节。

受累的喙锁韧带和肩锁韧带决定

　　b. Ⅰ~Ⅳ型(图3.5)

　　c. 影像学:X线的Zanca位(X线机球头向头侧倾斜10°,放射计量为肩关节的一半)

　　d. 治疗原则

Ⅰ、Ⅱ和Ⅲ型骨折保守治疗

　　Ⅰ和Ⅱ型骨折:绷带悬吊治疗

　　Ⅲ型骨折:绷带悬吊治疗是一个选择;一些学者(Wcaver-Dunn)建议对运动员和体力劳动者行手术治疗

　　Ⅳ和Ⅴ型骨折:手术治疗

　　◉ 肩胛骨骨折

　　a. 损伤机制:主要由高能量伤、坠落伤、车祸伤、摩托车摔伤引起

　　b. 相关损伤:多发创伤,如头部损伤、血气胸、肋骨胸骨骨折、臂丛神经损伤

　　c. 影像学检查:胸部正位片,肩部正侧位片,CT,Stryker notch位(主要用来显示喙突)

　　d. Zdravkovic和Damholt解剖骨折分型

　　Ⅰ型骨折:肩胛骨体部骨折

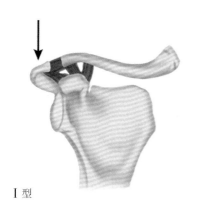

Ⅰ 型

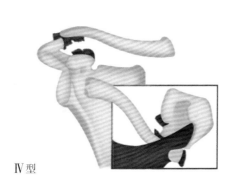

Ⅳ 型

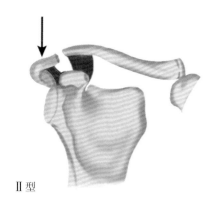

Ⅱ 型

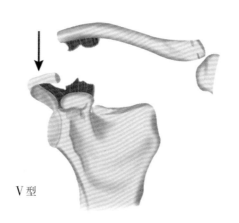

Ⅴ 型

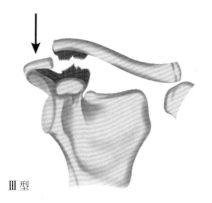

Ⅲ 型

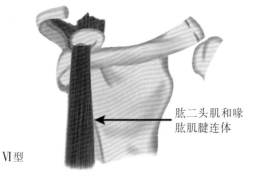

Ⅵ 型

肱二头肌和喙肱肌腱连体

图3.5 肩锁关节韧带复合体损伤,Ⅰ~Ⅵ型。Ⅰ型:肩锁韧带扭伤。Ⅱ型:肩锁关节撕裂伴喙锁韧带扭伤。Ⅲ型:肩锁韧带、喙锁韧带均撕裂。Ⅳ型:锁骨向后移位,有时候累及斜方肌连接部。Ⅴ型:锁骨向上移位>100%。Ⅵ型:在肱二头肌和喙肱肌联合作用下,锁骨向下移位。记忆办法:斜方肌四个方位(Ⅰ~Ⅳ型),高Ⅴ,低Ⅵ。

Ⅱ型骨折：肩胛骨喙突和肩峰骨折

Ⅲ型骨折：肩胛骨颈部和关节窝骨折

e. 治疗原则

非手术治疗：主要适用于孤立的体部骨折和微小移位的关节窝颈部骨折；悬吊加上早期功能锻炼（ROM）

手术指针：肱骨头不稳，关节窝边缘骨折累及软骨面范围>25%，累及关节窝处的骨折，移位>3~5mm，关节窝前中部骨折伴肩胛颈明显移位（>1cm）或者成角>40°；一些学者建议对肩胛骨和锁骨都损伤的患者行手术（肩关节上方悬吊复合体两部分损伤）治疗

治疗方法：穿过冈下肌和小圆肌间隔，行后路手术内固定；Judet入路抬起整个冈下肌，是一种冈下肌下的入路（图3.6）

f. 并发症：冈下肌神经血管损伤，后路有旋肩胛动脉损伤的可能

● 肩胛胸的分离：胸部正位片上肩胛骨和棘突对比侧方移位>1cm（也可以在CT轴位上看到）

a. 常累及臂丛神经和血管

b. 死亡率为10%，神经损伤率为90%

c. 处理办法视血管损伤修复成功率而定

d. 严重病例需要行上肢截肢术

2. 肱骨近端骨折

● 机制：多见于上肢的直接摔伤

● 影像学检查：伤肢的肩部一系列检查（X线片：正位片、腋窝外侧位片和肩胛Y位片）

● Neer分型（图3.7）

a. 1~4部分骨折块；分离骨块数按移位定义——成角达到45°或者移位达到1cm（在大结节处移位达到5mm）

b. 骨折块：有肱骨头、肱骨上端、大转子小转子4部分

● 治疗方法

a. 1部分骨折：未移位的骨折

治疗：悬吊加上早期功能锻炼

年龄可以作为该部分移位骨折保守治疗的预后指标

b. 2部分骨折：1部分移位

治疗：经皮克氏针或者切开复位内固定手术（ORIF）

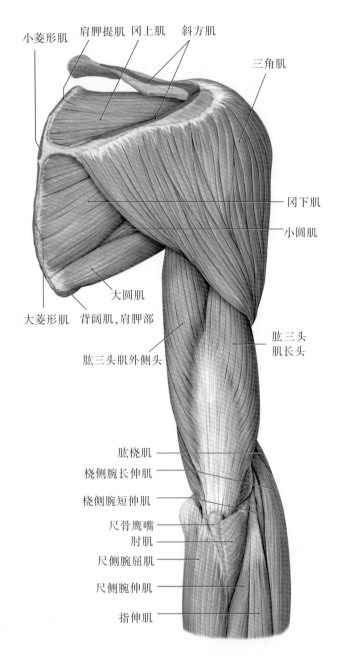

图3.6　肩部及臂部后方肌肉。移除三角肌和前臂肌肉的右侧肩部及臂部后面观。（来源：Schuenke M,Schulte E. General Anatomy and the Musculoskeletal System；Thieme Atlas of Anatomy. New York；Thieme；2005. Illustration by Karl Wesker.）

c. 3部分骨折：2部分移位

治疗：切开复位内固定手术（年轻患者），半关节成形术或反向肩关节置换术（老年患者）；外翻嵌入骨块在ORIF中发生缺血性坏死（AVN）概率更低

d. 无论合不合并肱骨头撕裂的4部分骨折：3部分分离

治疗原则：切开复位内固定手术（年轻患者），

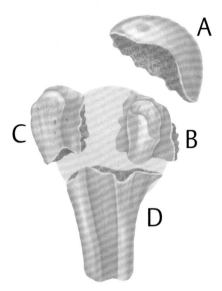

图3.7 Neer分型中肱骨近端4部分骨块:A,肱骨头;B,大结节;C,小结节;D,肱骨体。

半关节成形术或反向肩关节置换术(老年患者)

半关节成形术中,胸大肌肌腱的嵌入是评价假体高度和旋转度的最好指标;肌腱上方末梢距离肱骨头顶端约为5.6cm

　◎ 并发症

　a. 螺钉损害关节面是切开复位内固定手术最常见的并发症(15%~30%)

　◎ 半关节成形术或反向肩关节置换术(老年患者)是一种抢救手术;如果关节盂损伤应该行全肩关节置换术(TSA)

　在中下部粗隆使用螺钉可以减少螺钉嵌出概率

　b. 肱骨头缺血性坏死

　缺血性坏死预测指标:内侧交锁的4部分骨折,成角移位>45°,结节移位>10mm,盂肱关节脱位,肱骨头劈裂组分

　附着于关节段的内后方结节能达到8mm是一个肱骨头血供良好的预后指标(通过旋肱后动脉)

　c. 并发症:腋神经、肌皮神经、头静脉均有损伤风险;前外侧入路比起三角肌入路腋神经损伤风险更大(腋神经在肩峰侧方远端5cm处穿出)

　3. 盂肱关节脱位(参见第7章)

　◎ 机制:直接/间接的创伤,癫痫发作/电击伤(盂肱关节后脱位)

　◎ 并发伤:腋神经损伤,肩袖损伤(老年患者),关节盂唇损伤,多发骨损伤(Hill-Sachs,Bankart),肩关节不稳

　a. 在盂肱关节前脱位病例中,患者年龄在40岁以上容易并发肩袖损伤,患者年龄在20岁以下容易并发关节盂唇损伤

　◎ 肩关节旋转困难是后脱位的常见临床表现

　◎ 影像学检查:肩部创伤系列影像学检查均可(腋窝侧位灵敏度最高)

　◎ 治疗方法

　a. 保守治疗:闭合复位,患肢悬吊,早期功能锻炼

　b. 手术治疗:无法闭合复位的脱位;多发脱位需要修复盂唇,难以治愈的关节不稳,年轻的架空运动员(网球、棒球、垒球等运动员)

　4. 肱骨干骨折

　◎ 治疗方法

　a. 保守治疗:能够接受前后位20°成角、内外翻30°成角、3cm的肢体短缩,可选择骨折支具或者夹板固定

　b. 手术治疗:开放性骨折,浮肘,多发创伤,多发骨折,累及的关节损伤,活动多的个体的短横向骨折(视情况而定)

　切开复位内固定:手术概率较低,无肩袖损伤,无肩关节撞击痛,术后即可以负重

　髓内钉:适用于多节段骨折或者病理性骨折和多发伤的患者

　切开复位内固定和髓内钉两种方法在感染、骨不连和桡神经损伤方面的并发症无显著差别

　◎ 并发症

　a. 髓内钉的锁钉末端相关并发症:从外向内的螺钉可能损伤桡神经,前后向的螺钉可能损伤肌皮神经;肩关节疼痛

　b. 桡神经麻痹:在肱骨远端1/3的螺旋骨折最为常见(Holstein-Lewis损伤),92%的患者需要观察;闭合骨折或切开复位内固定患者,等待3个月后应行肌电图检查。开放骨折应行探查,或者神经功能缺失3个月后检查(横行骨折更为常见)。假如不能恢复,考虑行手腕部肌腱转移术

　c. 萎缩性骨不连:骨移植/加压钢板

　5. 肱骨远端骨折

　◎ 单柱骨折(外侧柱或内侧柱)

a. 保守治疗:旋前、旋后稳定无移位的骨折

b. 手术治疗:移位骨折选择切开复位内固定手术

c. 并发症:关节活动度减少(最常见的并发症),肘外翻或肘内翻和尺神经损伤

d. 桡神经在肱桡关节上方约10cm处从后方穿至前方,该区域有神经损伤风险。因此,肱桡关节上方7.5cm之内的范围被认为是肱骨远端后入路的"安全区"

◉ 双柱骨折

a. Juoiter分型:描述粉碎性骨折常用分型(图3.8)

b. 治疗:年龄>65岁患者选择双柱接骨板固定,或者全肘关节置换术

对于老年或活动要求不高的肱骨远端粉碎性骨折患者,特别是骨质疏松的患者、服用类固醇药物的患者和类风湿关节炎的患者,首先考虑全肘关节置换术

肱骨远端关节内骨折的切开复位内固定术;患肢恢复全部的活动度很少见,患者可期待的活动度是正常的75%水平

c. 并发症

关节僵硬最为常见(静态夹板固定多见),肌力减弱,关节炎,尺神经损伤(假如和内固定直接接触应调整神经位置)

6. 尺骨鹰嘴骨折

◉ 分型:根据骨折线方向和骨折粉碎程度分型

◉ 治疗方法

a. 保守治疗:移位不超过1~2mm的骨折,移位更大的老年或体弱患者;固定加早期功能锻炼

b. 手术治疗

张力带固定:简单无移位的横行骨折;前方突出的克氏针减少前臂的旋转,这可能会损伤前方的肌间神经

钢板固定:累及冠突的骨折,斜型骨折,粉碎性骨折,或者引起肘关节脱位的骨折

对于要求低或者老年患者可以考虑切除肱三头肌(假如关节前部结构完整,可以提高后关节面50%~70%的稳定性)

◉ 并发症:症状性障碍

7. 尺骨骨折

◉ 分型:Ⅰ~Ⅲ型(图3.9)

a. 提示肘关节不稳;肱骨远端对尺骨的剪切伤

◉ 并发伤

a. 后内侧旋转不稳;尺骨前内侧面骨折合并后内侧旋转导致的外侧副韧带损伤(LCL);假如不处理继发的内翻应力,会导致内翻不稳

b. 后外侧旋转不稳,尺骨骨折合并外侧副韧带损伤和桡骨小头骨折;假如不处理,会导致旋后外翻不稳

c. 肘关节恐怖三联征(见9.肘关节脱位)

◉ 手术指征:必须处理的肘关节不稳,或必须处理导致肘关节不稳的损伤

◉ 治疗方法:套索缝合技术使用通过尺骨鹰嘴骨隧道的缝线固定尺骨,或者选择切开复位固定术

◉ 并发症:肘关节不稳,迟发性退行性病变

8. 桡骨小头骨折

◉ 分型:Mason Ⅰ~Ⅳ型(图3.10)

◉ 并发伤

a. Essex-Lopresti损伤-桡骨小头骨折合并骨间膜撕裂;必须检查腕关节以排除桡骨小头骨折;切除

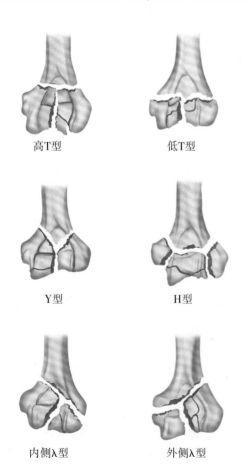

高T型　　　　低T型

Y型　　　　H型

内侧λ型　　　　外侧λ型

图3.8　肱骨远端骨折的Juoiter分型。

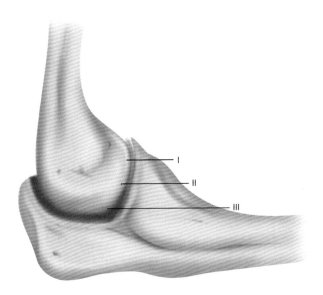

图3.9 尺骨骨折分类。Ⅰ型,尺骨尖端骨折。Ⅱ型,骨折累及尺骨高度<50%。Ⅲ型,骨折累及尺骨高度>50%。有用的标志,尺骨和尺骨鹰嘴在侧位片上高度基本一致。

桡骨小头会导致桡骨小头半径缩短,尺桡关节(DRUJ)损伤/腕关节慢性疼痛

    b. 后外侧旋转不稳(见7.尺骨骨折)

    c. 肘关节恐怖三联征(见9.肘关节脱位)

◎ 治疗方法

    a. Ⅰ型:早期功能锻炼

    不影响关节活动的微小移位骨折,建议立即行可以忍受的肘关节活动

    b. Ⅱ型:不存在骨折块阻挡的情况下行早期功能锻炼,有阻挡则行切开复位内固定术

    c. Ⅲ型:切开复位内固定术或者桡骨小头置换术;如果多于3块,桡骨小头置换术的近期效果比切开复位内固定术好(远期效果比较还不确切)

    d. Ⅳ型:切开复位内固定术或者桡骨小头置换术;桡骨小头切除术是禁忌的,因为关节脱位会引起明显的韧带损伤

    e. 在桡骨茎突和Lister结节之间1/4的桡骨小头被定义为直角弧,该区域不与尺骨连接,也是放置内固定的安全区域

    f. Kocher手术入路 (通过肘肌/尺侧腕伸肌间隙到达桡骨小头;前臂掌心向下以保护骨间后神经)

◎ 并发症:关节僵硬,骨间后神经损伤(掌心向下转动将神经移出手术区域),肢体缩短 (尤其在Essex-Lopresti损伤时切除桡骨头)

9. 肘关节脱位(图3.11)

◎ 分型:通过脱位方向(侧后方脱位,后脱位,

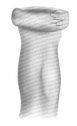
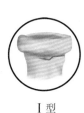
Ⅰ 型

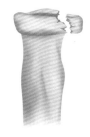
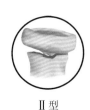
Ⅱ 型

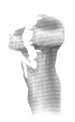

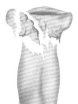

Ⅲ 型

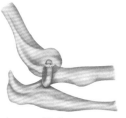
Ⅳ 型

图3.10 桡骨小头骨折Masion分型。Ⅰ型,无移位的骨折。Ⅱ型,部分移位,关节受累。Ⅲ型,累及整个桡骨小头粉碎性骨折。Ⅳ型,关节脱位。

前脱位,内侧脱位,外侧脱位,爆裂型脱位)、有或没有骨折(简单骨折或复杂骨折)分型

◎ 病理表现

a. 肘部主要平衡结构有:关节,外侧尺侧副韧带(LUCL),内侧副韧带(MCL)前带

b. 次要的平衡结构:桡骨小头,关节囊,桡侧肌群和关节周围肌肉系统

c. 韧带损伤是从外侧向内侧的;只有外侧尺侧副韧带损伤才会导致脱位

◎ 治疗方法

a. 保守治疗:简单的脱位;短暂固定(1~2周),早期功能锻炼

b. 手术治疗:复杂性脱位;需要切开复位固定处理的骨折

c. 肘关节恐怖三联征:肘关节脱位,尺骨冠突骨折(尖端),桡骨小头骨折

机制:外翻和旋后压力所致

治疗方法:尺骨冠突骨折手术治疗,桡骨小头骨折需要内固定或者置换,外侧尺侧副韧带修复到肱骨肌腱起点处

◆ 假如经过上述治疗后,肘关节仍然不稳定,则行内侧副韧带修复术

◆ 假如行内侧韧带修复术后,肘关节仍然不稳定,需要外固定支架来保证肘关节的稳定

◆ 外侧尺侧副韧带从肱骨上撕裂是手术失败的最常见原因

◎ 并发症

a. 关节僵硬(最常见),创伤后关节炎

b. 异位骨化:待骨化成熟后可行切除,桡骨小头损伤的患者可使用预防性射线治疗;吲哚美辛(消炎痛)可能会有部分预防作用

c. 血管神经损伤:肱动脉损伤,尺神经/正中神经损伤

10. 前臂骨折

◎ 孟氏骨折:尺骨近端骨折合并桡骨小头脱位

a. 分型:Bado分型(图3.12)

b. 治疗方法:切开复位内固定治疗尺骨骨折;当尺骨骨折解剖复位后,桡骨小头脱位可以纠正;假如肱桡关节不同轴心,通常提示环状韧带嵌入,需要手术治疗

c. 并发症

骨间后神经损伤,观察治疗

Bado Ⅱ 型骨折和其他型孟氏骨折相比,其骨不连发生率较高,预后也较差

◎ 尺骨、桡骨骨折

保持手掌向下后旋位对桡骨弓复位很重要

a. 治疗方法:切开复位加压板内固定

b. 并发症:关节僵硬,旋转活动度减少(主要和桡骨弓复位有关),骨不连,尺桡关节骨性连接(在单切口入路中更为常见),骨间后神经损伤

骨折内固定取出后有再骨折风险 (12~18个月);初始骨折位置在骨干处发生率最高;其他的危险因素包括过早移除内固定(<12个月)、初始骨折粉碎严重、移位明显以及术后过早负重等

◎ 尺骨骨折(警棍骨折)

a. 分型:移位<25%~50%、成角<10°~15°视为稳定性骨折,其他为不稳定性骨折

b. 治疗方法

保守治疗:复位石膏固定

手术治疗:切开复位内固定

◎ 盖氏骨折(桡骨体骨折合并下尺桡关节不稳)

a. 治疗方法:切开复位内固定术,评估下尺桡关节不稳情况;假如不稳,克氏针同轴心复位固定下尺桡关节(一般为旋后位)

假如不能复位,考虑肌肉卡压(通常是尺侧腕伸肌),桡骨骨折离下尺桡关节越近越不稳定

11. 桡骨远端骨折

◎ 分型:有多种分型方法,Fernandez分型是根据机制和治疗办法来分型的(表3.2)

◎ 常见的以人名命名的骨折

a. Colle骨折:低能量骨折,关节外损伤,骨折远端向背侧成角的骨折

b. Smith骨折:低能量骨折,关节外损伤,骨折远端向掌侧成角的骨折

c. Chuffer骨折:桡骨茎突骨折(常并发舟月韧带撕裂)

d. Die punch骨折:月骨窝压缩性骨折,典型的有冠状位和矢状位撕裂

e. Barton骨折:冠状位关节内剪切骨折导致尺腕关节脱位(可向掌侧或背侧脱位)

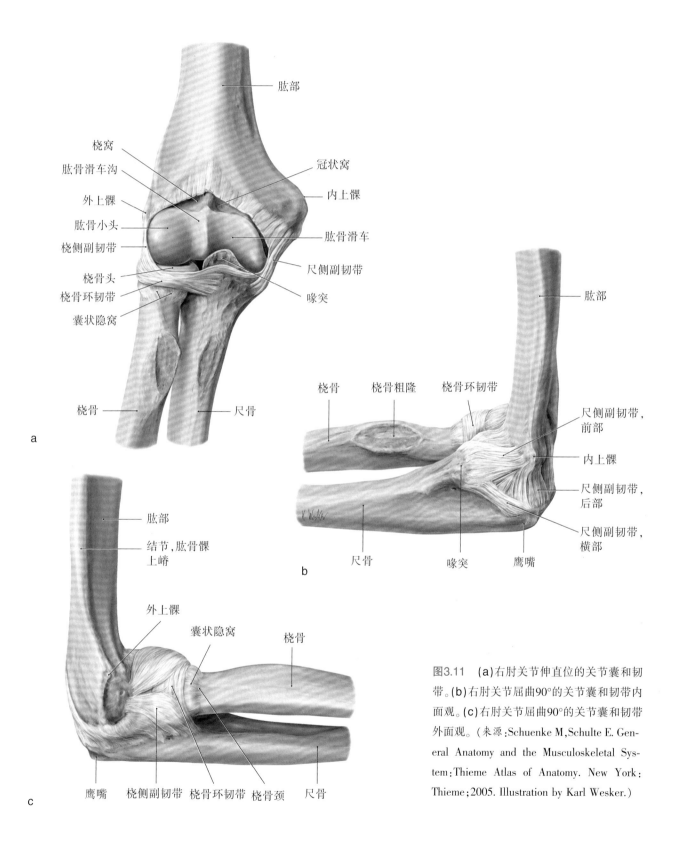

图3.11 (a)右肘关节伸直位的关节囊和韧带。(b)右肘关节屈曲90°的关节囊和韧带内面观。(c)右肘关节屈曲90°的关节囊和韧带外面观。(来源:Schuenke M,Schulte E. General Anatomy and the Musculoskeletal System:Thieme Atlas of Anatomy. New York:Thieme;2005. Illustration by Karl Wesker.)

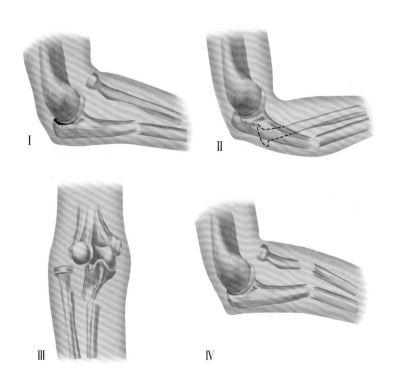

I

II

III

IV

图3.12　孟氏骨折的Bado分型。依据尺骨成角/桡骨小头脱位方向来分型。Ⅰ型：前脱位型。Ⅱ型：后脱位型。Ⅲ型：外侧脱位型。Ⅳ型：合并近端桡骨骨折。(由于尺骨阻挡，桡骨小头不可能向内侧脱位)

○ 治疗方法

a. 保守治疗：关节外骨折，桡倾斜角丢失<5°，桡骨高度丢失<5mm，背侧成角丢失<5°；闭合复位石膏外固定

b. 手术治疗：经皮克氏针；外固定架，切开复位内固定

手术指征：桡骨高度丢失>3~5mm(正常高度约13mm)，桡倾斜角丢失>5°，关节内移位>2mm，背侧成角为0~10°

掌侧桡骨远端锁定板可以纠正桡骨缩短、背侧成角，并可以支撑桡骨远端(提供的生物力学比背侧板强)

◆ 掌侧板固定不能通过关节囊切开看到关节面，而背侧板可以

老年患者(>65岁)超过以上手术标准也可以行保守治疗，与手术相比，保守治疗的结果也比较好

在闭合复位后，急性腕管综合征持续太久，需要行切开复位内固定术或者腕管减压术

假如合并下尺桡关节不稳，则固定尺骨茎突

○ 并发症

a. 复合性区域疼痛综合征：美国骨科医师年会的指导方针推荐通过补充维生素C来预防复合性区域疼痛综合征

b. 骨畸形愈合、不愈合；关节面移位>2mm常引起关节炎，症状各不相同

c. 拇长伸肌断裂：3%的患者不需要手术治疗，给予石膏外固定治疗；或行示指固有伸肌或掌长肌腱转移术；常伴有小的移位或无移位的骨折

d. 拇长屈肌腱断裂最常发生在掌侧接骨板内固定后(术后12个月发生率为12%左右)，需要行插入抑制手术或者指浅屈肌转移术

e. 伸指肌腱激惹：背侧板并发症，需要及时取出内固定

Ⅲ. 骨盆/髋臼骨折

1. 骨盆/髋臼的解剖

○ 骨盆：由骶骨附着于两块髋骨(由融合的髂骨坐骨和耻骨组成)组成，向前与耻骨联合相连(图3.13)

a. 骨标志

髂前上棘：是缝匠肌、腹内斜肌、腹横肌和腹股沟韧带的起点

髂前下棘：是腹直肌、髂股韧带的起点

髂后上棘：对应骶第二棘突水平

髂耻隆起：是髂骨到耻骨的标志结构；髂腰

表3.2 桡骨远端骨折Fernandez分型

类型	解剖	描述	机制	治疗方法
I 型		关节外骨折,干骺端骨折	弯曲力	稳定骨折石膏外固定不稳定。CRPP/ORIF
II 型		掌侧或背侧的关节唇撕裂,一般均不稳定	关节撕裂	ORIF
III 型		Die punch 骨关节面压缩骨折	挤压力	稳定骨折石膏外固定,压缩骨折,填塞,背侧植骨
IV 型		高能量损伤	骨折加脱位	桡骨茎突修复可以增加稳定性
V 型		高能量损伤	联合伤	多种手术技术

CRPP,闭合复位经皮克氏针固定术;ORIF,切开复位内固定术

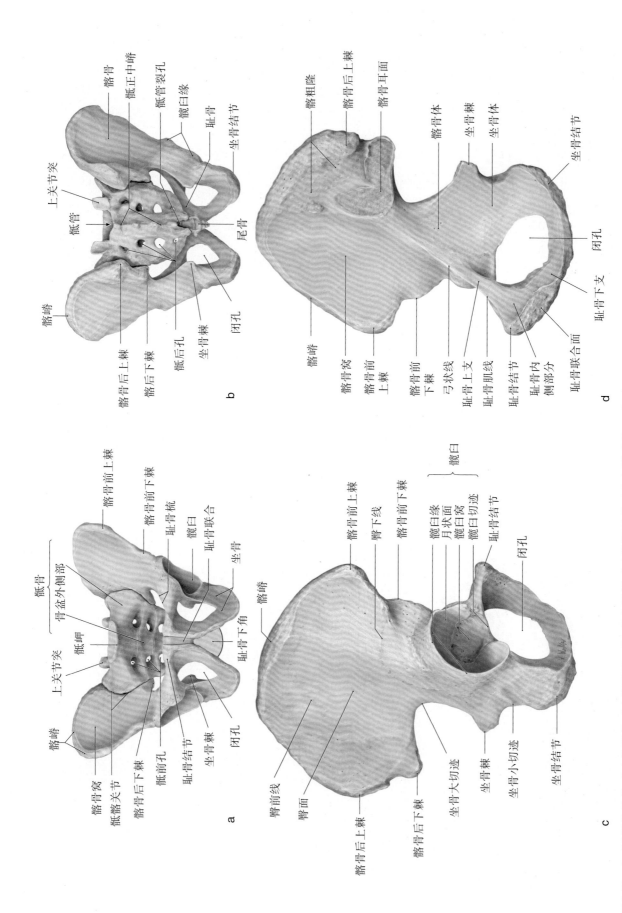

图3.13　(a,b)男性骨盆：(a)前面观，(b)后面观。(c,d)右髋部：(c)外侧面观，(d)内侧面观。(来源:Schuenke M,Schulte E. General Anatomy and the Musculoskeletal System: Thieme Atlas of Anatomy. New York:Thieme;2005. Illustration by Karl Wesker.)

表3.3 骨盆和大腿肌肉系统

肌肉	起点	支点	神经支配
骨盆肌肉			
髂肌	髂窝,AIIS,髋关节囊前侧	髂腰肌止于股骨小转子,股骨粗线	股神经
腰大肌	腰椎体椎间盘 T12~L4,横突 L1~L4	髂腰肌止于股骨小转子,股骨粗线	L1~L3
耻骨肌	耻骨,耻骨支上方	股骨上的耻骨肌线	股神经(闭孔神经)
臀大肌	髂骨,骶骨,尾椎	髂胫束,臀肌粗隆	臀下神经
臀中肌	髂骨,臀肌腱膜	股骨大转子	臀上神经
臀小肌	髂骨	股骨大转子,关节囊	臀上神经
梨状肌	骶骨前方	股骨大转子	梨状肌神经
上孖肌	坐骨棘	股骨大转子	闭孔内神经
闭孔内肌	闭孔	股骨大转子	闭孔内神经
下孖肌	坐骨结节	股骨大转子	股方肌神经
股方肌	坐骨结节	股骨后方转子间嵴	股方肌神经
大腿前侧肌肉			
阔筋膜张肌	髂嵴,ASIS	髂胫束前侧,止于胫骨前外侧的 Gerdy 结节	臀上神经
股直肌	AIIS,髂骨返折头在髋臼正上方	髌骨的股四头肌腱,通过髌腱止于胫骨 Gerdy 结节	股神经
股外侧肌	股骨大转子	髌骨的股四头肌腱,通过髌腱止于胫骨 Gerdy 结节	股神经
股中间肌	股骨体的前外侧	髌骨的股四头肌腱,通过髌腱止于胫骨 Gerdy 结节	股神经
股内侧肌	股骨转子间线,股骨粗线	髌骨的股四头肌腱,通过髌腱止于胫骨 Gerdy 结节	股神经
大腿后侧肌肉			
半腱肌	坐骨结节	胫骨上端内侧面,鹅足	坐骨神经
半膜肌	坐骨结节	胫骨内侧髁后面,腘韧带	坐骨神经
股二头肌	长头:坐骨结节	腓骨头	长头:坐骨神经
	短头:股骨粗线		短头:腓总神经
	肌间隔		
大腿内侧肌群			
大收肌	坐骨结节,坐骨支,耻骨支下方	股骨内上髁收肌结节,股骨粗线	后束:坐骨神经
			前束:闭孔神经
长收肌	耻骨	股骨粗线	闭孔神经
小收肌	耻骨支下方	股骨粗线	闭孔神经
股薄肌	耻骨,耻骨支下方	胫骨上端内面,鹅足	闭孔神经
闭孔外肌	闭孔膜内面	股骨转子窝	闭孔神经

ASIS,髂前上棘;AIIS,髂前下棘

肌在髂耻隆起中部和髂前下棘外侧走行

b. 肌肉系统:髂骨和大腿近侧肌肉系统(表3.3)

c. 重要的韧带(图3.14)

骶髂韧带:稳定骶髂关节,有前后两支,后支更大

骶棘韧带:起自骶骨,止于坐骨棘,是坐骨大切迹下侧缘标志,同时隔开坐骨大小切迹;提供旋转稳定性

骶结节韧带:起自髂骨后外侧方,止于坐骨结节,是坐骨小切迹下缘的标志;提供垂直稳定性

耻骨韧带:耻骨上韧带、耻骨弓形韧带和耻骨间的纤维软骨盘一起维持两个半骨盆环前方的稳定

髂腰韧带:范围从髂骨至L5横突

d. 坐骨大切迹:从此处穿过的结构包括梨状肌、坐骨神经、臀上动静脉、臀上神经、臀下动静脉、臀下神经、阴部动静脉、阴部神经、闭孔神经、股后皮神经以及股方肌神经(图3.15)

梨状肌是关键结构;臀上动静脉、臀上神经在其上方走行,其他组织在下方走行,坐骨神经在紧挨着梨状肌深面走行,继续在髋关节旋外肌群后方表面走行;有2%的变异率,坐骨神经穿过梨状肌

闭孔神经和阴部神经通过坐骨小切迹重新进入骨盆

使用POPS IQ记忆法来记录坐骨大切迹伸肌的顺序:阴部神经,闭孔神经,股后皮神经,坐骨神经,臀下神经,股方肌神经

e. 坐骨小切迹:走行的组织主要是髋关节旋外肌群

f. 重要的神经(图3.16)

生殖股神经穿过腰大肌,位于其前内侧面

股神经位于髂肌和臀大肌之间,与髂腰肌伴行

股外侧皮神经在外侧腹股沟韧带髂前上棘连接部下方穿出骨盆

坐骨神经(L4~S3):腓侧分支(腓总神经)是最外侧支,因此也是骨盆或臀部损伤最容易累及的部分;腓侧支在股二头肌长头深面走行,支配股二头肌端头以及远端肌肉组织

闭孔神经:前支支配闭孔外肌、耻骨肌、长收肌、短收肌、股薄肌、大腿内侧面皮肤感觉;后支支配

闭孔外肌、短收肌、膝关节(主要是痛觉),当牵开器放置在髋臼横韧带后方时可能会损伤该神经

L5的神经根在骶骨翼前上方(骶髂关节内侧2cm处),当骶髂螺钉放置的位置过前或过上时可能损伤该神经

g. 主要血管(图3.17)

主动脉在L4水平移行为髂总动脉

髂总动脉在S1水平分为髂内动脉和髂外动脉

髂外动脉在腹股沟韧带下方移行为股动脉

髂内动脉移行为闭孔动脉后又发出臀上、臀下动脉,以及阴部内动脉

后侧静脉丛:是很多流向髂内静脉的血管簇,通常是骨盆损伤出血点

死亡冠:是髂外动脉系统(腹壁下动脉)和闭孔动脉之间的吻合支,位于距离耻骨联合6cm骨盆边缘处,在Stoppa入路和腹股沟入路手术中必须加以鉴别并结扎

深面的阴部外动脉在行经皮长收肌肌腱离断术时有损伤的风险

h. 股三角:外侧缘由缝匠肌构成,内侧缘是耻骨肌,上缘为腹股沟韧带,下缘由髂肌、腰肌、耻骨肌和长收肌组成(顺序从外向内)(图3.18)

股三角内结构:股神经(沿着髂腰肌走行),股鞘及其所包含的股动脉、股静脉、股管、淋巴管

用NAVEL法来记住股三角内结构的顺序,从外向内分别为:股神经、股动脉、股静脉和淋巴管

隐神经在股三角顶端起自股神经,沿着缝匠肌深面下行

● 髋臼

a. 由倒Y形的两柱组成(图3.19)

前柱范围:髂骨翼到耻骨联合

后柱范围:穿过髋臼中部的坐骨大切迹到耻骨下支

b. 正常解剖:前倾角15°,外倾角45°

c. 髋臼唇可以很好地包裹股骨头,并且增加股骨头的稳定性

d. 髋臼后柱骨折可能损伤臀上动脉(髂内动脉的分支)和阴部内动脉

2. 骨盆影像学

● 影像学最主要的标志线(图3.20)

a. 和前柱相关的髂耻线

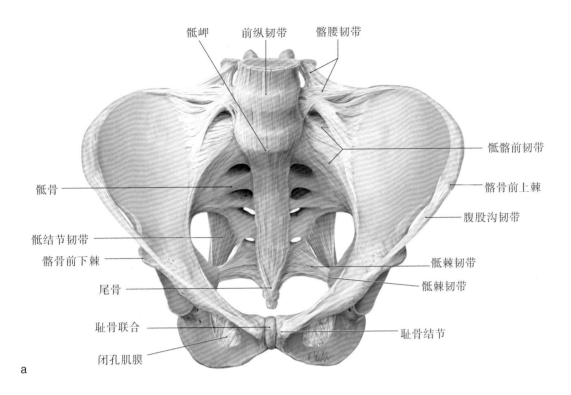

a

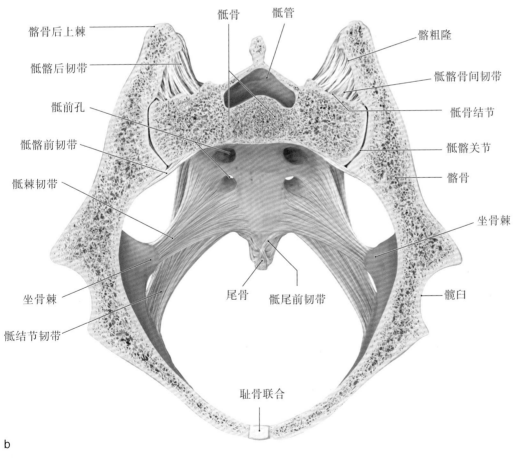

b

图3.14　男性骨盆韧带解剖。(a)前上方观。(b)骶髂关节韧带。在骨盆入口平面横截面上观。

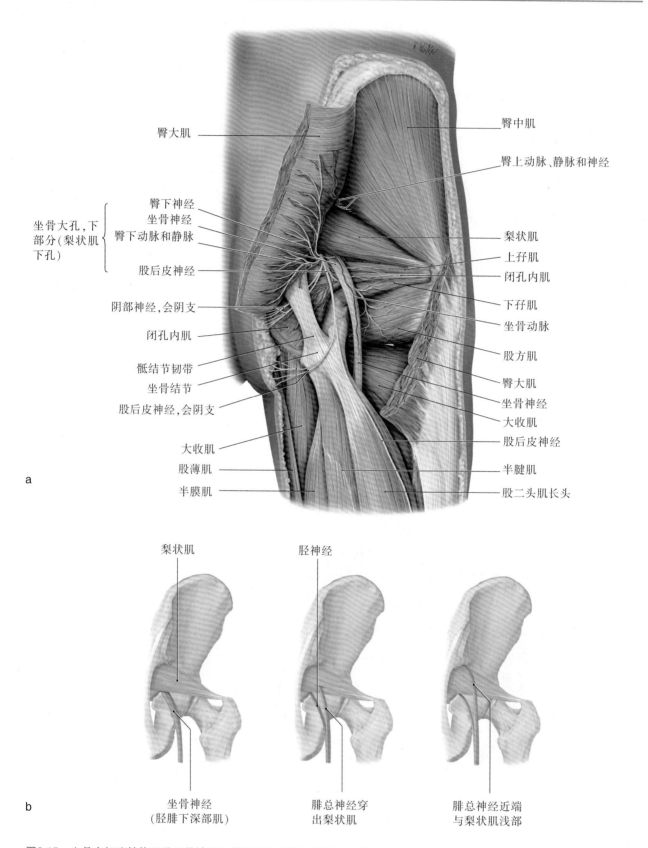

臀大肌

臀中肌

臀上动脉、静脉和神经

坐骨大孔,下部分(梨状肌下孔)

臀下神经
坐骨神经
臀下动脉和静脉

梨状肌
上孖肌
闭孔内肌

股后皮神经

下孖肌
坐骨动脉

阴部神经,会阴支

闭孔内肌

股方肌

骶结节韧带

臀大肌

坐骨结节

坐骨神经

股后皮神经,会阴支

大收肌

大收肌

股后皮神经

股薄肌

半腱肌

半膜肌

股二头肌长头

a

梨状肌

胫神经

坐骨神经
(胫腓下深部肌)

腓总神经穿
出梨状肌

腓总神经近端
与梨状肌浅部

b

图3.15 坐骨大切迹结构以及坐骨神经和梨状肌关系的解剖图。(a)臀肌深区的血管神经。(b)去除部分臀大肌组织的后面观。坐骨神经和梨状肌解剖位置关系的变异。(来源:Schuenke M, Schulte E. General Anatomy and the Musculoskeletal System: Thieme Atlas of Anatomy. New York:Thieme:2005. Illustration by Karl Wesker.)

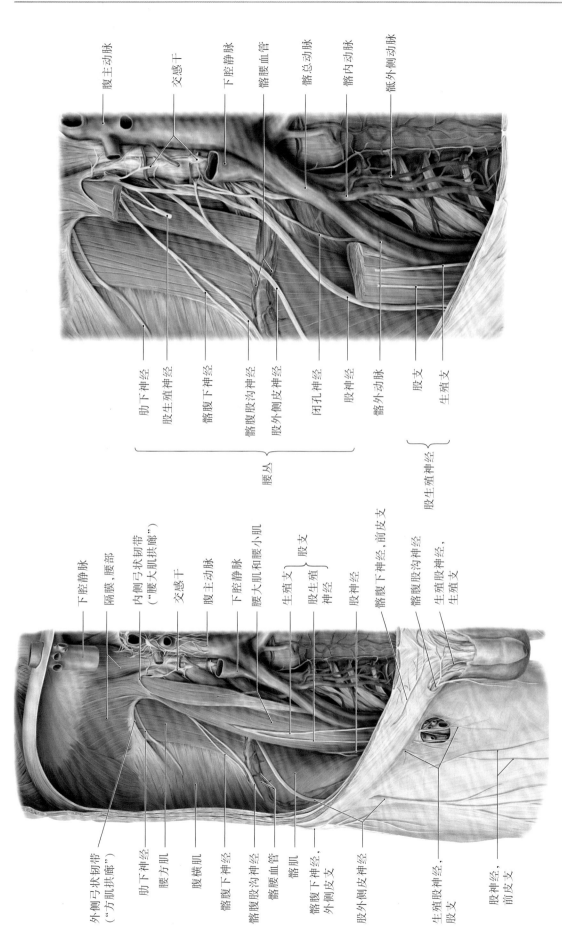

图3.16 重要的骨盆神经位置解剖，前面观。后部躯干前侧的血管神经结构，前面观。(a)移除前外侧躯干后方的右侧腰窝图，移除所有腹膜内，腹膜外器官，腹膜，以及前方的部分腔静脉。(b)在移除腰大肌表层后的右侧腰窝的腰丛。腰丛是由T12~L4腰椎旁神经腹分支组成，部分被腰大肌覆盖。沿着腹壁和髋关节外侧斜着向下走行，闭孔神经除外，其穿过小骨盆外侧和闭孔(此处未显示)，然后走行到髋关节内侧。(来源：Schuenke M, Schulte E. General Anatomy and the Musculoskeletal System: Thieme Atlas of Anatomy. New York: Thieme: 2005. Illustration by Karl Wesker.)

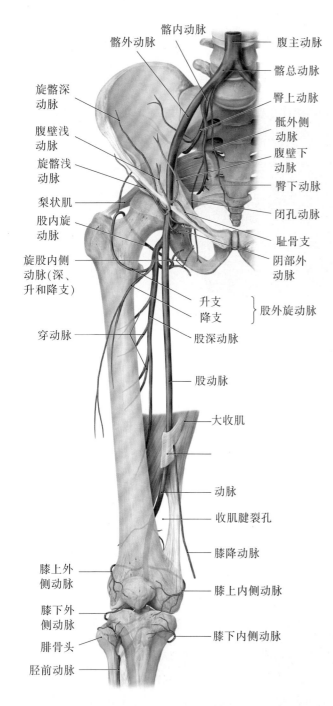

旋髂深动脉
腹壁浅动脉
旋髂浅动脉
梨状肌
股内旋动脉
旋股内侧动脉(深、升和降支)
穿动脉

髂外动脉
髂内动脉
腹主动脉
髂总动脉
臀上动脉
骶外侧动脉
腹壁下动脉
臀下动脉
闭孔动脉
耻骨支
阴部外动脉

升支
降支
}股外旋动脉
股深动脉
股动脉
大收肌
动脉
收肌腱裂孔
膝降动脉
膝上外侧动脉
膝上内侧动脉
膝下外侧动脉
膝下内侧动脉
腓骨头
胫前动脉

图3.17 骨盆脉管系统。股动脉的走行和分支。股动脉是髂外动脉远端的延续,沿着大腿内侧走行,入收肌管,然后向大腿后侧走行,出收肌孔,移行为腘动脉。因为股动脉在大腿前侧浅表下行,临床上常称其为股浅动脉,以便和从其发出的股深动脉相区别。(来源:Schuenke M, Schulte E. General Anatomy and the Musculoskeletal System;Thieme Atlas of Anatomy. New York;Thieme;2005. Illustration by Karl Wesker.)

b. 和后柱相关的髂坐线

● X线检查(图3.21)

a. 骨盆正位片

b. 骨盆入口位片:显示骨盆环有无前后移位。骶1轴位片,X线管向尾侧倾斜35°

c. 骨盆出口位片:显示骨盆环有无上下移位。骶骨正位片,X线管向头侧倾斜45°

d. Judet位片

Judet位片可以斜向显示一侧髂骨并同时斜向显示另外一侧闭孔

髂骨斜位片:显示骨盆的后柱和前壁,外旋观

闭孔斜位片:显示骨盆的前柱和后壁,内旋观;可以显示闭孔正面

◆ 闭孔斜位可以最好地显示双柱骨折的马刺征 (表示整个髂骨与髋臼没有任何表面连接)(图3.22)

◆ 记忆法,IOWA:闭孔斜位-前壁

e. 重要的复合位片

髂骨入口位片:不需要导丝或者螺钉侵入耻骨支骨皮质

闭孔入口斜位片:是显示髂骨髋臼上方螺钉最佳位置,可避免螺钉刺入关节内

闭孔出口斜位片:用来判定髂前下棘外固定钢针的起点

闭孔出口斜位植入钢针时要参考髋臼上方柱型骨结构

3. 骨盆/髋臼的手术入路(表3.4)

● 髂骨的前后入路

● 腹股沟入路

a. 切口选在沿着髂骨,耻骨联合至髂前上棘2cm处

b. 手术窗

内侧:位于髂外血管内侧

中侧:位于髂外血管和髂腰肌之间

外侧:位于髂腰肌外侧(外侧的手术窗可以和其他手术入路联合使用,如Stoppa入路等)

c. 髂耻筋膜把股神经和髂外血管分开(将手术窗外侧和中侧分开)

在分离外侧和中侧手术窗时髂耻筋膜是关键解剖结构

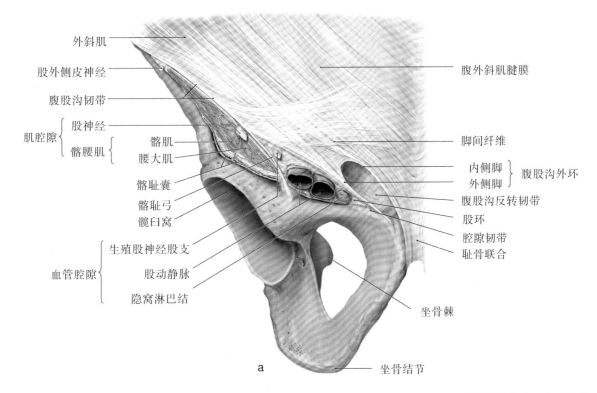

外斜肌

股外侧皮神经

腹股沟韧带

肌腔隙 { 股神经

髂腰肌 { 髂肌

腰大肌

髂耻囊

髂耻弓

髋臼窝

血管腔隙 { 生殖股神经股支

股动静脉

隐窝淋巴结

腹外斜肌腱膜

脚间纤维

内侧脚

外侧脚 } 腹股沟外环

腹股沟反转韧带

股环

腔隙韧带

耻骨联合

坐骨棘

坐骨结节

a

图3.18　股管解剖。腹股沟区域以及肌间隙和血管间隙内容物,前面观。(a)髋骨的一部分和临近的带有外侧腹股沟环和腹股沟下方的肌间隙,血管间隙内容物的腹前下壁。这些血管肌肉的出口位置由腹股沟韧带和上骨盆环组成,并且由纤维性髂耻弓再分开成外侧肌间隙和内侧的血管间隙。(待续)

d. 该入路发生异位骨化概率最低

◎ 骨盆后侧(Kochwer-Langenbeck)入路

a. 切口取自髂后上棘前方5cm到股骨大转子和股骨体,劈开臀大肌,分离梨状肌和短外旋肌群,在距肌腱止点1cm处切断,为保护股骨体的血供,保持股方肌完整

b. 转子截骨术可加大切口上方的暴露

◎ 髂股入路

a. 异位骨化并发症很常见;给予预防性的射线治疗(剂量700cGy),且应在手术后48~72h内进行,或口服吲哚美辛(25mg,tid)4~6周

◎ Stoppa入路：耻骨联合上缘2cm处下腹横(Pfannenstiel)切口

a. 增加腹股沟入路外侧窗,可使暴露更加充分

b. 可能损伤的组织:死亡冠,闭孔神经

◎ 外侧髂股入路和三个方向的联合入路,并发症发生率较高(如异位骨化、感染),往往用于复杂的骨盆骨折

4. 骨盆环损伤

◎ 机制:高能量损伤,钝性创伤

◎ 相关损伤:胸部/头部的损伤,多发性创伤,休克

a. 致死原因主要为出血;臀上动脉是骨盆骨折最常累及的动脉;出血是最常见的损伤,是阴部内动脉受累所致

b. 泌尿生殖道损伤会表现为严重血尿,高骑式前列腺,尿道口溢血;膀胱损伤应行膀胱X线检查,尿道损伤行逆行尿道造影检查;腹膜膀胱破裂需要行手术修补

c. 在确定骨盆骨折以后,为了排除明显的和隐性的开放性骨折,要观察会阴,并阴道镜检查和直肠检查;开放性骨盆骨折常需要结肠造瘘术,而且死亡率很高

d. 年龄、休克和伤后头24h输血量都是骨盆创伤致死预测指标

e. Morel-Lavallee损伤:皮下组织内部脱套伤,皮下组织与筋膜分离,之间形成一个腔隙,是感染和不

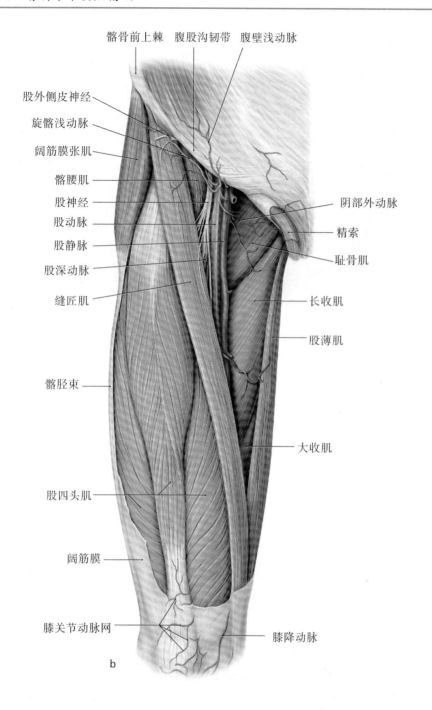

髂骨前上棘　腹股沟韧带　腹壁浅动脉

股外侧皮神经
旋髂浅动脉
阔筋膜张肌
髂腰肌
股神经
股动脉
股静脉
股深动脉
缝匠肌

阴部外动脉
精索
耻骨肌

髂胫束

长收肌

股薄肌

大收肌

股四头肌

阔筋膜

膝关节动脉网

膝降动脉

b

图3.18(续)　(b)股三角:右大腿前面观。移除皮肤、皮下组织以及阔筋膜显露股三角的血管神经组织。股三角上方以腹股沟韧带为界限,外侧方以缝匠肌为界限,内侧方以长收肌为界限,其包含起自骨盆,走行于腹股沟韧带下方,通过肌间隙和血管间隙到达大腿前方的血管神经组织。股三角后壁由外侧的髂腰骨肌和内侧的耻骨肌组成。(来源:Schuenke M, Schulte E. General Anatomy and the Musculoskeletal System:Thieme Atlas of Anatomy. New York:Thieme:2005. Illustration by Karl Wesker.)

良愈合的高风险因素;需要手术/清创

　◎ 影像学检查:X线-骨盆正位片,骨盆入口片,骨盆出口片,髂斜位片,闭孔斜位片,CT骨盆重建片(见前面"1.骨盆/髋臼的解剖")

　◎ 撕脱伤

a. 大肌腱损伤:坐骨结节撕裂

b. 腹直肌损伤:髂前下棘撕裂

c. 缝匠肌损伤:髂前上棘撕裂

◎ 骨折分型

a. Young和Burgess分型(表3.5,图3.23)

前后压缩型(APC):往往伴随腹膜后出血

　◆ APC骨折Ⅲ型失血最多,而且并发泌尿生殖道损伤也最多,常并发腹部的创伤和休克,需要输血也最多

横向压缩型(LC)骨盆骨折:常并发头部、胸部及腹部创伤;闭合性头部损伤是致死的最常见原因

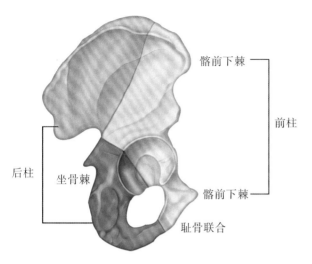

图3.19 髋臼的前后柱。

垂直型:由垂直外力所致,头外侧方向高度不稳,常伴发骨盆内出血以及神经损伤

◆ 治疗方法:假如上方有移位,行暂时牵引;前方和后方不稳均需要切开复位内固定

b. Tile分型

A型:稳定的骨折

B型:旋转不稳定,垂直稳定的骨折

C型:旋转和垂直均不稳定的骨折

● 治疗方法(临时的)

a. 稳定骨盆:前后压缩型骨折使用胸腹带、薄

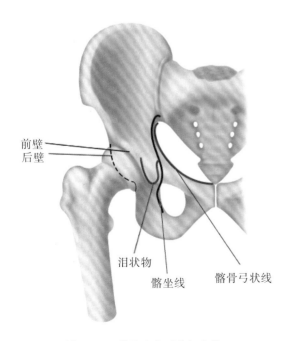

图3.20 X线片上主要的标志线。

板和C形钳,以稳定骨盆,让血液凝固。垂直型骨折应行牵引

b. 外固定架:骨盆环不稳且需要行剖腹探查的损伤需要使用外固定架;钢针可植于髂前下棘上或髂骨翼上,或者植于髂后上棘到髂嵴的硬骨质上

髂后上棘钢针的起点位在闭孔出口位看得最清楚

c. 骨盆填塞:是一种应用脐下中线切口和可能的骨盆外固定架来行骨盆腹膜后的填塞技术,适于血流动力学不稳定的患者

d. 对活动性出血以及血流动力学不稳定的患者行复苏,临时稳定骨盆,并在排除胸腹部出血后可行血管造影/栓塞术

● 治疗方法(最终的)

a. 切开复位内固定:耻骨分离>2.5cm,后侧分离或不稳(APC Ⅱ/Ⅲ型),垂直不稳

选择前侧钢板内固定,或者外固定架加后侧经皮骶髂螺钉,或开放性骶髂螺钉固定

● 并发症

a. 深静脉血栓:骨盆骨折最常见的并发症;不加以预防,发生率高达70%~80%;加以有效预防,发生率可降至10%

b. 股外侧皮神经损伤,常见于外固定中外侧钢针损伤

c. 骶结节骨不连或内固定脱落在垂直型骶骨骨折中较常见;疼痛在骶髂关节骨折/脱位后常见

d. 死亡:头24h输血量是最具有预测性的

e. 泌尿系统损伤;常引起尿道狭窄

f. 女性骨盆创伤常引起性功能失调/性交困难;在生育方面,与正常女性人群相比,这些女性常需要剖宫产

5.骶骨骨折

● 机制:高能量损伤,钝性创伤

● 影像学检查:骨盆正位片/入口位片/出口位片/侧位片;CT可做选择性研究

● 分型:Denis分型(图3.24)

a. 1区骨折:骶骨翼骨折,可能损伤L5神经根,神经损伤发生率约为6%

b. 2区骨折:经神经孔骨折,可能损伤L5/S1/S2神经根,神经损伤发生率约为28%

c. 3区骨折:椎管,神经损伤发生率约57%,有肠

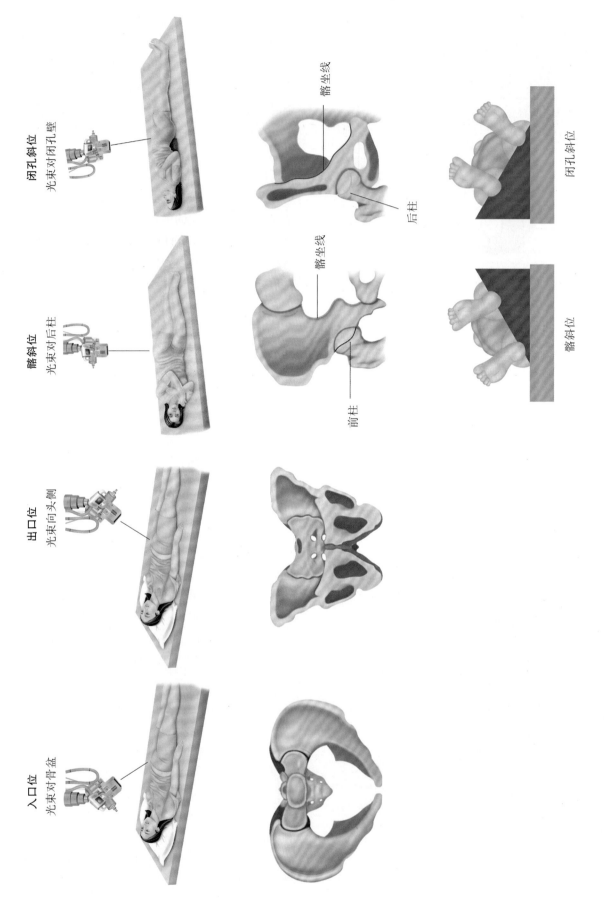

图3.21 入口位、出口位、髂斜位和闭孔斜位解剖学描述。

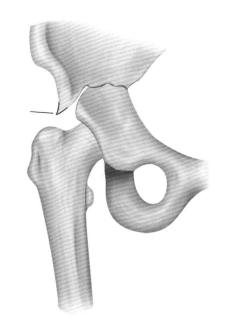

图3.22 髋臼双柱骨折马刺征，在闭孔斜位X线片上看得最清楚。

道/膀胱/性功能障碍

d. 骶骨侧方骨折可伴随骶棘/骶结节韧带撕裂，是一种不稳定型骨盆骨折

e. U形或T形骨折的神经损伤发生率较高；在骶骨侧位片以及CT重建的矢状位最容易诊断

◎ 治疗方法

a. 保守治疗：移位<1cm且神经检查正常的骨折；在保护下承力

b. 手术治疗：移位>1cm的骨折，神经功能受损（骶孔或骶管损伤）的骨折

3区骨折伴神经功能损伤需要行解压和前侧/后侧的固定

侧块钢板用于横向移位骨折的治疗

经皮骶髂螺钉（治疗骶髂分离或骨折）——三个关键位置的X线片

◆ 骨盆出口位片：可以看到骶孔

◆ 骨盆入口位片：可以看到S1、S2体部

◆ 骶骨侧位片：显示椎体内，可避免L5神经根的损伤；侧方螺钉植入的安全区域在髂骨皮质骨

表3.4 骨盆/髋臼骨折入路快速参考

入路方式	手术路径	髋臼骨折手术指征	风险
腹股沟入路	非直接到达髋臼，显露髂骨内侧，四方块，耻骨上支	双柱骨折	闭孔动脉/闭孔神经损伤
		前柱骨折	死亡冠损伤
	内侧窗：从内向外的髂部血管	前壁骨折	股神经/股血管损伤
	中间窗：在髂腰肌和髂骨外侧之间	前柱骨折-后侧半横行骨折	股外侧皮神经损伤；精索损伤，精索圆韧带损伤
	外侧窗：髂腰肌外侧	横向骨折	
骨盆后侧(Kochwer-Langenbeck)入路	显露髂骨外侧	后柱骨折	坐骨神经损伤
	坐骨切迹	后壁骨折	臀上动脉损伤
	坐骨	横向骨折	旋股内动脉损伤
	后壁	T型骨折	异位骨化损伤
髂股入路	是一种可延展的入路	前柱高位骨折	异位骨化等
	可以直接到达髋臼的后侧和前侧	陈旧性双骨折，T型骨折	并发症发生率高
	显露髂骨内侧和外侧	>3周	
Stoppa 入路	可暴露耻骨联合	前柱骨折	死亡冠损伤
	骨盆边缘	前壁横骨折	闭孔神经损伤
	四方体	横行骨折	
	外侧窗（起始于髂腹股沟）：是显露髂骨内面和骶髂关节前侧的附加路径	T型骨折	
		双柱骨折	
		前柱骨折-后侧半横行骨折	
髂嵴前入路	髂嵴	N/A	股外侧皮神经损伤
髂嵴后入路	髂嵴	N/A	臀神经，臀上神经损伤

N/A，不适用于此

表3.5　骨盆骨折：Young和Burgess分型

类型	骨折特征	治疗方法	关键点
前后压缩型（APC）			
APC 1	耻骨支垂直骨折伴分离<2.5cm 骶髂前韧带/骶棘韧带/骶结节韧带受到牵拉，但是保持完整 骶髂后韧带完整	保守治疗 在可以耐受的情况下负重	旋转/垂直均稳定 AO/OTA；Tile A
APC 2	耻骨联合分离>2.5cm，骶髂关节分离，但骶髂后韧带保持完整 或骶髂前韧带、骶棘韧带、骶结节韧带撕裂，但骶髂后韧带保持完整	骨盆前侧ORIF	旋转不稳/垂直稳定 AO/OTA；Tile B
APC 3	耻骨联合分离、骶髂关节分离（与骶骨无连接），半侧骨盆完全性分离 骶髂前韧带、骶棘韧带、骶结节韧带撕裂，骶髂后韧带均撕裂	紧急处理：胸腹带、薄板等稳定骨盆 骨盆前侧ORIF加骶髂螺钉骨盆后侧固定	旋转/垂直均不稳定 AO/OTA；Tile C 并发伤：腹膜后出血，休克和腹部损伤 失血量/输血量以及泌尿生殖道损伤率也最高
侧方挤压型（LC）			
LC 1	耻骨支横向骨折 坐骨在受力侧压缩性骨折	保守治疗 在可以耐受的情况下负重	旋转/垂直均稳定 AO/OTA；Tile A
LC 2	耻骨支横向骨折 髂骨翼在受力侧压缩性骨折 后侧韧带不同程度撕裂	不能负重 有指征可ORIF	旋转不稳/垂直稳定 AO/OTA；Tile B
LC 3	LC1或LC2骨折合并对侧的"开书形损伤"；被称为"风吹的骨盆"	行骨盆前路和后路的ORIF	旋转/垂直均不稳定 AO/OTA；Tile C 并发伤：头部、胸部和腹部创伤 最常见的死因是闭合性头部损伤
垂直型	以下韧带完全撕裂：骶髂韧带、骶棘韧带、骶结节韧带、耻骨联合韧带	初步处理：牵引 行骨盆前路和后路的ORIF	旋转/垂直高度不稳 AO/OTA；Tile C 并发伤：骨盆内出血，神经损伤

AO/OTA，骨科创伤协会；ORIF，切开复位内固定

下方，与骶翼斜坡平行，尾部到骶骨终板

　　髂骨螺钉：可以在髂骨翼双外侧经皮植入

　　髂骨棒或髂骨板：是骶髂螺钉/髂骨螺钉的替代方式，需要开放性切口植入

　　结合骶髂关节和腰骶固定是不稳定的骶骨骨折和垂直剪切损伤的最稳定重建方式

　◉ 并发症

　a. 神经损伤：来自始发损伤，或由于不标准的内固定操作技术而造成的医源性损伤

　b. 马尾综合征

6. 髋臼骨折

◉ 机制：损伤类型由创伤时髋的位置和受力方向决定

◉ 影像学检查：X线骨盆正位片，Judet位片（闭孔斜位和髂骨斜位）；CT有助于评价关节面、边缘压缩、游离骨块等情况，更好地制订术前计划

◉ 分型：髂腹股沟（Letournel）分型（图3.25）

　a. 简单型：主要有后壁骨折、后柱骨折、前壁骨折、前柱骨折和横向骨折

　b. 复杂型：主要有后壁/后柱骨折，后壁/横行骨折，T形骨折，前柱/后半横形骨折，双柱骨折

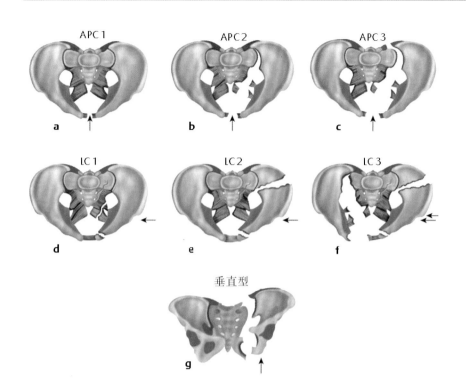

图3.23 Young 和Burgess骨盆骨折分型。APC,前后压缩型;LC,横向压缩型。

双柱骨折:髋臼的关节面完全与髂骨/中轴骨离断;骨折之间可能有二次叠合;闭孔斜位的马刺征是有诊断意义的, 且代表髂骨后侧的完整度 (图3.22)

在双柱骨折中,关节面不附着于中轴骨

○ 治疗方法

a. 保守治疗:移位<2mm的骨折, 在正位片或Judet位片顶弧角>45°的骨折,累及后壁范围<20%的后壁骨折,累及后壁范围为20%~40%、麻醉下检查稳定的后壁骨折,二次叠合的骨折,老年患者计划行全髋置换(THIA)的高度粉碎性髋臼骨折

b. 手术治疗:移位>2mm的骨折,累及后壁范围为20%~40%、麻醉下检查不稳的后壁骨折,累及后壁范围≥20%的后壁骨折(图3.26),顶弧角<45°的骨折,髋关节失调,嵌顿/游离的骨片,关节缘损伤,无法复位的骨折脱位

手术入路:见"1.骨盆/髋臼的解剖"

手术方法:切开复位内固定术,全髋置换术

◆ X线上的"海鸥征"代表内穹顶嵌塞;患有这种损伤的老年患者, 相比切开复位内固定术可能更多地受益于置换术(图3.27)

髋臼固定:非解剖复位的可能性随着手术时间的增加而增加(15天为简单,5天为联合模式)

麻醉下行闭孔斜位活动检测可决定后柱骨折是采取保守治疗还是手术治疗;该检查在横向骨

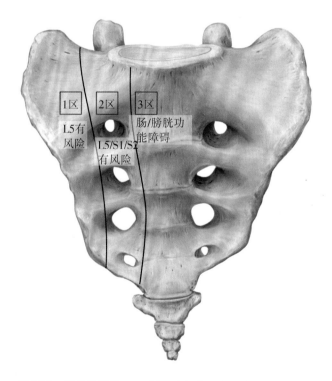

图3.24 骶骨骨折的Denis分型。(来源:Schuenke M, Schulte E. General Anatomy and the Musculoskeletal System;Thieme Atlas of Anatomy. New York;Thieme;2005. Illustration by Karl Wesker.)

简单型骨折

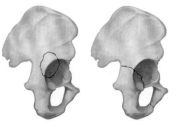

后壁骨折　　后柱骨折　　前壁骨折　　前柱骨折　　横向骨折

复杂型骨折

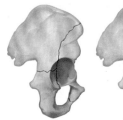

前柱、后半横形骨　　后壁、后柱骨折　　后壁、横行骨折　　T形骨折　　双柱骨折

图3.25　髋臼骨折的髂腹股沟（Letournel）分型。

折和柱状骨折也有价值

　　● 并发症

　　a. 深静脉血栓

　　b. 异位骨化：在髂股入路最为常见

　　c. 神经损伤

　　d. 创伤后关节炎：髋臼骨折行全髋置换术，与骨关节炎首次行关节成形术比较，其结果更差；当有股骨头关节面损伤和中间部嵌入（"海鸥征"）时结果也更差

　　e. 复位不良：结果与复位的准确性相关

CT轴位

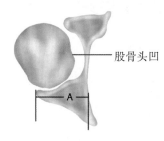股骨头凹

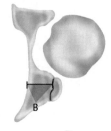

后壁(%)=$\dfrac{B}{A}$

图3.26　后壁骨折大小的测量。在CT轴位像，股骨头凹水平处测量。

Ⅳ. 下肢

A. 髋部损伤

　　1. 撕脱伤

　　● 腰大肌：轻度的小转子撕脱

　　成年人孤立的小转子撕脱伤与代谢性疾病相关，常提示病理性骨折

　　治疗方法：保守治疗；可耐受的情况下进行负重

　　● 外展肌：较重的小转子撕脱

　　治疗方法：保守治疗，限制髋关节外展的活动；可耐受的情况下进行负重

　　2. 髋关节脱位

　　● 机制：轴向应力

　　● 临床表现：后脱位—髋关节屈曲，内旋，内收；前脱位—髋关节外旋内收

　　● 并发伤

　　髋臼后壁骨折：后脱位

　　股骨头骨折：后脱位

　　股骨颈骨折

　　同侧膝关节损伤（仪表板损伤）

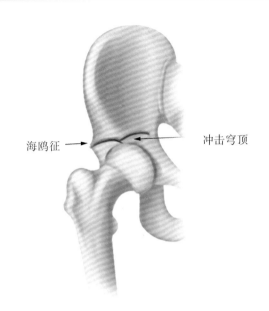

海鸥征 → ← 冲击穹顶

图3.27 X线片可见"海鸥征",表示内侧髋臼碰撞。

◆ 30%概率半月板撕裂
◆ 后交叉韧带撕裂
股动脉,股神经损伤:前脱位
- 影像学检查
X线片:髋关节正位片,Judet位片
所有患者复位后均应行CT检查来排除骨折、游离骨块、力线改变,以及关节边缘压缩
- 分型:基于移位方向来分型
后脱位:最常见;髋关节屈曲、内旋、内收,可伴胸主动脉损伤
前脱位:髋关节屈曲、外旋、内收
闭孔脱位:股骨头脱位到闭孔内
- 治疗方法
保守治疗
◆ 伤后6h之内紧急闭合复位;复位后行CT检查
◆ 髋关节稳定性评估
- 稳定孤立的损伤:在可耐受的情况下进行负重
- 不稳定且有并发的损伤:行牵引/膝关节制动器/内收垫等治疗,麻醉下检查,行或者不行手术治疗
手术治疗
◆ 闭合复位不成功(罕见)行开放复位
◆ 开放复位,并根据指征行相关损伤的内固

定(股骨头/股骨颈骨折,髋臼骨折)
◆ 髋关节骨折合并嵌顿骨块和力线不稳,最好立即行切开复位内固定术,因为治疗耽搁越久对关节面损伤越大
- 并发症
坐骨神经损伤:发生率为20%;腓侧支最易受到损伤
骨坏死:发生率为15%
创伤后关节炎:与关节面复位有关
关节不稳/再脱位:不常见,当髋臼后壁骨折累及后壁范围>30%~40%时常发生
3. 股骨头骨折
- 机制:轴向应力/移位的剪切损伤
- 并发伤:髋关节脱位
- 影像学检查:髋关节AP/侧位片;CT可评估骨折块和髋臼情况
- 分型(图3.28):Pipkin I 型,骨折线位于中心凹以下;Pipkin II 型,骨折线位于中心凹以上;Pipkin III 型,伴股骨颈骨折;Pipkin IV 型,合并髋臼骨折
- 治疗方法
关键原则:恢复股骨头承力的关节面,恢复髋关节稳定性,保护股骨头血供
保守治疗:微小移位的Pipkin I 型骨折,不用特殊处理;Pipkin II 型骨折,保护负重4~6周
手术治疗:关节面骨折移位>1mm,游离体,并发需要固定的股骨颈/髋臼骨折,多发创伤患者
◆ 前侧入路:Simth-Peterson入路适用于没有髋臼骨折的孤立的股骨颈骨折;经阔筋膜张肌(臀上神经支配)和缝匠肌(股神经支配)之间入路
◆ 后侧入路:适用于Pipkin IV 型骨折;经劈开的臀大肌入路(臀上神经支配)
◆ 外科的髋关节脱位可引起股骨头骨折和髋臼后壁骨折
◆ Pipkin I 型不能修复的粉碎性骨块行骨折块摘除术
内固定选择:埋头拉力螺钉或螺距可变的埋头钉;对于难修复的骨折行半髋或全髋置换术
- 并发症
坐骨神经损伤:发生率为20%;腓侧支最易受到损伤
骨坏死:发生率为15%,最常见于Pipkin III 型

骨折

　　创伤后关节炎

　　关节不稳/再脱位

　　4.股骨颈骨折

　　● 机制：站立位跌落伤，年轻患者多为高能量外伤

　　● 并发伤：股骨干骨折

　　● 影像学检查：髋部和股骨AP/侧位片，骨盆正位片；核磁共振是排除股骨颈隐性骨折最敏感的方法

　　● 分型

　　a. Garden分型（图3.28）

　　稳定型骨折：Garden 1级骨折，外翻受损；Garden 2级骨折，无移位

　　不稳定型骨折：Garden 3级骨折，部分移位/内翻畸形；Garden 4级骨折，完全移位

　　b. Pauwels分型Ⅰ、Ⅱ、Ⅲ型：≤30°，31°~70°，>70°的股骨颈骨折；更多的垂直裂缝有更多的剪切力，使它们更加不稳定；Ⅲ型有较高的骨不连和骨缺血性坏死发生率

　　● 治疗方法

　　a. 关键原则：老年患者在诊疗最优化的原则下尽快手术治疗可降低死亡率；最佳手术时间虽然有争议，但一般认为在伤后72h内

　　b. 早期活动

　　● 诊疗最优化原则是术前最重要的步骤

　　c. 保守治疗：手术风险过高的患者，对肢体功能要求低的患者（无法行走的患者）

　　d. 手术治疗

　　对于年轻的和中年患者（年龄<50~65岁，以功能水平为依据，非生理年龄），选择切开复位内固定术并行解压关节囊，以减少股骨头缺血性坏死发生率；股骨颈骨折的年轻女性患者发生股骨头缺血性坏死的概率要高

　　复位的质量对于髋关节的稳定性和股骨头存活非常重要

Pipkin分型　　股骨头骨折

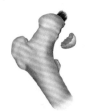 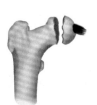 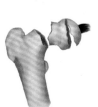 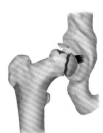

Ⅰ型　　　　Ⅱ型　　　　Ⅲ型　　　　Ⅳ型

Garden分型　　股骨颈骨折

  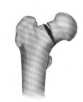

1级-稳定　　2级-稳定　　3级-完全，不稳定　　4级-不稳定，完全，移位

Evans分型　　转子间骨折

 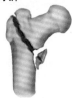 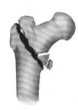 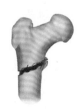

稳定　　　　不稳定　　　　不稳定　　　　不稳定

图3.28　髋部骨折分类：股骨头、股骨颈、股骨转子间骨折。

老年患者(年龄>65岁):选择半关节成形术或者全髋置换术(THA)

◆ 半关节成形术:适用于老年患者、要求较低的移位性骨折、受伤前无证据存在关节炎的患者;对于精神错乱/帕金森症患者是一个好的选择,因为其发生关节脱位的概率很低

▲ 骨水泥应用:对于骨隧道较宽、骨量减少的患者是一个好的选择,但是增加心肺并发症的风险;与不用骨水泥患者相比,其死亡率较低

▲ 髋关节双极头和单极头相比虽然价格更贵,但在术后患肢功能方面无差别

◆ 全髋置换术(THA):适用于活动要求高的老年移位骨折患者,骨关节炎(OA)/风湿性关节炎患者(RA);与半关节成形术比较,发生关节脱位的概率高

◆ 内固定技术

▲ 三枚经皮螺钉:适用于Garden 1/2级骨折;螺钉内倒V形植入,不要在小转子远侧植入,因为可能引起转子下骨折

▲ 滑动髋螺钉:垂直型骨折伴或不伴旋转螺丝

▲ 没有证据显示滑动髋螺钉比经皮螺钉更优越

e. 并发症

固定术与关节成形术相比其死亡率更低,但是关节切开复位内固定术有约30%失败概率,后续可能需要行关节成形术/闭合复位和经皮固定治疗(CRPP)

虽然股骨颈骨折内固定手术死亡率较低,但是其再手术概率较高

骨坏死:股骨头主要的血供来自旋股内动脉;股骨头缺血性坏死在骨折移位较大以及复位不良的患者中更为常见;在减少复位时间及行关节囊解压能否降低股骨头缺血性坏死发生率方面还存在较大争议

骨不连:发生率在10%~30%,指术后12个月无骨愈合;由剪切应力导致的垂直骨折和内翻不稳/复位不良的骨折发生率较高;行关节成形术或外翻转子间截骨术使垂直骨折线变水平,抢救股骨头血供

感染

功能状态降低:老年患者一年的死亡率为20%~30%

5. 股骨颈应力性骨折

◎ 机制:使用过度伤,跑步者

◎ 影像学检查:MRI或骨扫描(X线常不能很好地显示)

◎ 分型

a. 压力型:位于股骨颈下方,一般是稳定性骨折

b. 张力型:位于股骨颈上方,易于完全骨折和移位

◎ 治疗方法

a. 保守治疗:压力型骨折;承力保护治疗

b. 手术治疗:张力型骨折、不稳定型倾向移位的骨折;应及时行经皮螺钉以及承力保护治疗

6. 股骨转子间骨折

◎ 机制:老年人的站立位跌倒伤,年轻人的高能量创伤

◎ 风险:骨坏死,髋关节前部骨折,跌倒风险

◎ 影像学检查:髋关节/股骨的正及侧位片,骨盆正位片;若需要排除隐形骨折行MRI

◎ 分型:Evans分型(图3.28)

a. 稳定型:后内侧骨皮质完整或带有微小粉碎骨折;可以承受内侧压力;骨折两段在内侧压力下可以复位

b. 中间型,三部分骨折:后内侧大的骨折块不稳,小转子移位提示骨折不稳,但是复位后可变为稳定性骨折

c. 不稳定型,四部分粉碎性骨折:内旋/短缩/骨不连的高风险,逆转子间骨折

◎ 治疗方法

a. 关键原则:早期活动

b. 保守治疗:手术风险高的患者,功能要求低的患者,身体虚弱且骨折无移位的患者

c. 手术治疗:非卧床的患者,任何移位的骨折;活跃患者的无移位骨折

滑动髋螺钉:禁用于转子间骨折、累及外侧面或者威胁到外侧面的转子下骨折;在用于不稳定型骨折中,和髓内钉相比,滑动髋螺钉发生塌陷和内侧移位概率更高,发生围术期内固定周围骨折概率较低。拉力螺钉置于距股骨头正中位,尖顶距(TAD)<25mm比较理想(图3.29);新的文献建议拉力螺钉

植入的最佳位置在股骨头中下位处

以正侧位X线片显示:尖顶距(TAD)是螺钉尖端到股骨头顶部的距离

髓内钉(IMN):稳定性转子间骨折可选择较短的髓内钉;而长的髓内钉适用于多种稳定/不稳定骨折类型(逆转子间骨折,转子下骨折和一般的转子间骨折等)

● 经转子植入股骨的螺钉起点在大转子顶点或稍内侧处,这样可以避免内旋不稳,也可以避免螺钉植入到外壁

● 髓内钉和滑动髋螺钉相比,其发生塌陷的风险更低,但由于髓内钉和股骨曲度不匹配造成的螺钉远端在前侧骨皮质穿孔的风险较大;同时其内固定周围骨折风险也较大

a.滑动髋螺钉和髓内钉比较(表3.6)。在感染、死亡率、医源性并发症、失血、住院时间和功能恢复等方面二者均无明显差别

b.95°固定角度接骨板:适用于逆转子间骨折、粉碎性骨折和骨不连患者

c.股骨近端锁定板:适用于逆转子间骨折、粉碎性骨折和骨不连患者;注意有植入失败风险

d.关节成形术:适用于严重的粉碎性骨折;常需要股骨距替换股骨干

e.并发症

内固定塌陷:导致肢体缩短和股骨干内侧移位;减少肢体代偿能力;外展臂缩短;在滑动髋螺钉

内固定中更为常见

植入失败/切出:TAD>25mm

周围骨折:在髓内钉内固定中更为常见

感染

死亡:美国麻醉医生协会(ASA)分级可以预测死亡率;早期手术(<48h)可以降低一年内的死亡率

B. 股骨骨折

1.转子下骨折:小转子下方5cm之内的骨折

● 机制:高能量损伤,由于长期使用二磷酸盐治疗导致的不完全骨折

● 影像学检查:髋关节/股骨正/侧位片;近端屈曲、外旋、外展

● Russell-Taylor分型:根据股骨小转子和梨状肌窝是否累及来分型

a.Ⅰ型:梨状肌窝完整

Ⅰa型,股骨小转子完整;Ⅰb型,股骨小转子骨折

b.Ⅱ型:梨状肌窝受累

Ⅱa型,股骨小转子完整;Ⅱb型,股骨小转子骨折

● 治疗方法

a.手术治疗:矫正力线/旋转/肢体不等长

引起畸形的力量:屈曲(髂腰肌),外旋(短外

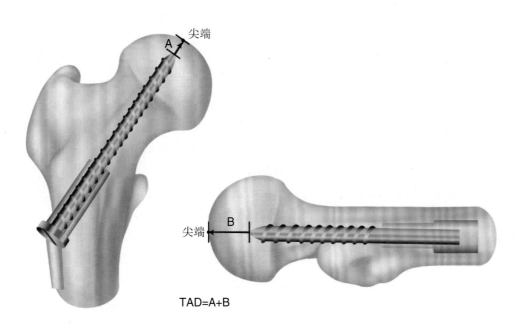

TAD=A+B

图3.29　尖顶距(TAD)计算方法是正/侧位X线片上的拉力螺钉尖端到股骨头顶点的距离之和。

表3.6　髓内钉和滑动髋螺钉

	髓内钉	髋滑动螺钉
适应证	转子间骨折,股骨颈基底型骨折,转子下骨折,股骨体中部骨折	股骨颈基底型骨折,转子间骨折
禁忌证	在逆转子间骨折以及转子下骨折避免使用短的髓内钉;当骨折累及梨状肌窝避免使用重建钉	逆转子间骨折,转子下骨折,累及或威胁到外侧骨皮质的骨折
优点	在不稳定型骨折中塌陷发生率较低	围术期的内固定周围骨折发生率较低
缺点	围术期的内固定周围骨折发生率较高;内固定远端骨皮质穿孔发生率较高	用于不稳定骨折类型中,塌陷和内侧移位发生率较高

旋肌群),外展(外展肌);导致股骨头顶向前移位和内翻畸形

髓内钉重建:假如骨折累及股骨小转子需要行重建模式(Ⅰb型)(螺钉穿过股骨颈/股骨头)。假如骨折不累及股骨小转子需要行股骨模式（Ⅰa型）(螺钉穿过股骨小转子)

◆ 梨状肌钉有助于矫正内翻畸形,但是当骨折累及梨状肌窝时(Ⅱ型)禁止使用

◆ 三代的顺行髓内钉,可作为一种替代方法使用,一年内需要再手术的概率低于固定角度接骨板

◆ 股骨大转子内侧进针点对于转子下股骨骨折很重要,可以让骨折不内翻

95°固定角度接骨板:粉碎性骨折、骨不连和Ⅱ型累及梨状肌窝骨折是其适应证

股骨近端锁定板:粉碎性骨折和骨不连可考虑使用

◉ 并发症

a. 骨不连

b. 内翻畸形

c. 植入失败

d. 感染:软组织分离过多,会增加感染概率

2. 股骨干骨折:在小转子下5cm至膝关节上8cm的骨折

◉ 机制:高能量损伤,长期双磷酸盐治疗导致的非典型骨折

◉ 并发伤

a. 同侧股骨颈骨折:发生率为2.5%~5%,但其中有接近30%被漏诊;大多数为非移位骨折;一些学者建议行高精度CT检查来评估高能量损伤所致的股骨干骨折的股骨颈情况

b. 闭合性头部损伤:避免术中低血压

◉ 影像学检查:股骨和髋部的正/侧位片,包括整个髋部的内旋位片。高精度CT是排除股骨颈骨折的金标准

◉ 分类系统:Winquist-Hansen分型, 骨科创伤协会(OTA)分型(简单型、楔型、复杂型)

◉ 治疗方法

a. 关键原则:恢复长度、力线和旋转。早期稳定(<24h) 可以减少多发伤患者的病死率和各器官系统并发症(肺栓塞,血栓栓塞)

b. 保守治疗:对于无移位骨折使用长腿石膏/支具,牵引,枕头夹,适应证少见

c. 手术治疗

外固定器:用于合并血管损伤、污染的开放性损伤患者,或计划二期打螺钉(DCO)的多发伤患者；与其他手术干预相比, 使用外固定器可减少失血、低体温和炎症介质的释放;3周内转换成髓内钉固定有相同的骨折愈合/感染率

钢板固定:假体周围骨折;有更高的骨不连/感染/移植失败发生率,与髓内钉比起来需要避免负重更长时间

髓内钉固定(IMN):骨折愈合率高

◆ 逆行:肥胖,同侧胫骨或股骨颈骨折,同侧髋臼骨折,创伤性膝关节切开术,股骨双髁骨折,多发伤患者, 与之相关的脊柱骨折；会导致膝关节疼痛;肥胖患者使用顺行螺钉手术时间和透视时间更长

◆ 顺行:标准技术;可能导致髋部疼痛;需要近端和远端交锁螺钉固定

◆ 和不扩髓螺钉比起来,使用扩髓螺钉骨折愈合率和脂肪栓塞的发生率都更高,但是临床意义尚不明确

　　◆ 起点

　　　　▲ 梨状肌入路:骨折累及梨状肌窝时禁用;前起点入路与增加的环状应力和医源性前皮质爆裂的风险相关

　　　　▲ 股骨转子入路:前起点入路有最小的环状应力、内侧骨干的粉碎风险、内翻畸形,或者外侧皮质破裂

　　同侧股骨颈骨折:优先处理股骨颈;用滑动髋螺钉或者三颗平行螺钉联合钢板或股骨干的逆行螺钉固定;也可以使用重建钉治疗无移位股骨颈骨折,但是简单固定与单一骨折或多发骨折的复位不良的发生率增加有关(不推荐)

　　股骨假体周围骨折:稳定假体使用侧方钢板;不稳定假体使用侧方钢板修正长骨干关节成形术;骨缺失可用同种异体骨移植,重叠钢板/假体

　　◉ 并发症

　　a. 感染:罕见;骨折愈合后取出螺钉并扩髓

　　　　总的感染率和最初的股骨螺钉和最初的损伤控制骨科治疗方式相当;在2~3周内将外固定器转换成螺钉

　　b. 骨不连

　　　　使用非甾体消炎药(NSAID)时发生率增加

　　　　髓内钉固定后的骨不连可用扩髓交换钉治疗;若使用交换钉失败,应在骨移植后使用加压钢板

　　c. 骨折延迟愈合:动力化比交换钉成功率低

　　d. 对位不良

　　　　离开手术室前反复与对侧比较是否有旋转

　　　　对位不良可出现于下方和侧方螺钉固定时

　　　　仰卧钉并使用接骨板:内旋对位不良发生率更高

　　　　侧方螺钉:外旋对位不良的发生率

　　　　同侧股骨颈/干骨折的单一植入物与两处骨折中的一处复位不良的发生率增加有关,使之处于畸形/不愈合的危险之中(不推荐)

　　e. HO:最常见的并发症;在顺行置入螺钉中可见,在临床上不重要但是会发生在扩髓后的外展肌肉系统中

　　f. 下肢不等长

　　g. 髋部疼痛/虚弱:使用顺行螺钉时会发生

　　h. 阴部神经损伤:从牵引平面使用髓内钉

　　i. 前皮质穿透:当螺钉比股骨的曲度半径(更直)更大

　　j. 骨坏死:用梨状肌入路治疗的青少年开放性损伤;股骨头的血供来自梨状窝

　　k. 逆行螺钉:膝关节疼痛和髌骨软骨损伤;如果正位片上近端交锁钉置于低于小转子的位置,则股神经和股深动脉有损伤风险

3. 股骨远端骨折

　　◉ 机制:年轻人以高能损伤为主,老年人以低能损伤为主

　　◉ 并发伤:腘动脉损伤

　　◉ 影像学检查:股骨/膝关节正/侧位X线片;如果怀疑损伤涉及股骨髁间,则拍摄膝关节CT;如果力线恢复后触不到脉搏则应行血管造影

　　a. Hoffa碎片:冠状骨折线(图3.30);最常见的部位是股骨外侧髁;普通X线片通常会漏诊;髁上/间骨折建议拍摄X线片

　　◉ 分型:OTA分型:33A,髁上关节外骨折;33B,单关节骨折(单髁);33C,复杂关节骨折

　　◉ 治疗方法

　　a. 关键原则:恢复关节面平整,关节内骨折的妥善稳定,关节面到股骨干之间的稳定固定

　　b. 保守治疗:无移位骨折,用膝关节支具或其他膝关节固定装置固定6~8周;早期膝关节活动建议在支具保护下行关节活动3~4周;避免负重至少6周

　　c. 手术治疗:移位骨折和关节内骨折

　　　　入路:侧方入路可间接减少关节内组织;关节切开术可直接减少关节内组织

　　　　Hoffa碎片用埋头拉力螺钉固定

　　　　要注意冠状面的Hoffa碎片;股骨远端和解剖复位应行CT扫描

　　　　固定角度接骨板:新的固定装置推广后已很少使用;干骺端粉碎性骨折建议使用;如果有干骺端粉碎性骨折,非固定角度接骨板易于导致内翻塌陷

　　　　锁定板:多个定角点固定

　　　　逆行髁上髓内钉固定:关节外骨折和简单的关节内骨折,但是在关节上至少需要2颗螺钉锁定以稳固固定

　　　　假体周围骨折:如果行十字形关节成形术则

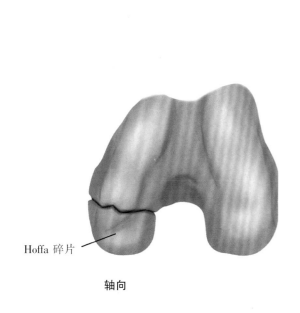
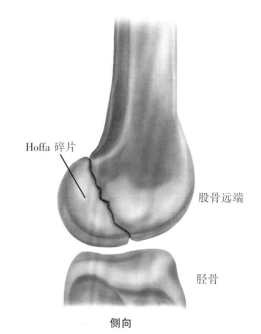

图3.30　Hoffa碎片。股骨远端的轴向和横向视图。

用股骨远端锁定板或逆行螺钉(螺钉可穿过髁间间隙)

　　关节成形术:如果之前的关节置换或非重建型骨折处无法稳固固定,则通常行股骨远端置换术;与传统切开复位内固定术相比,假体寿命缩短,但可实现立即负重

　　◉ 并发症

　　a. 骨不连:与锁定钢板和内侧骨折间隙相关;用自体骨移植和修正板治疗

　　b. 对位不良:钢板易出现外翻复位不良;用非锁定板易出现内翻塌陷;髓内钉固定最常出现对位不良

　　c. 固定失败:由于远端非锁定螺钉或髓内钉而导致的内翻塌陷,固定不良或者出现骨不连

　　d. 感染:在糖尿病患者发生率最高

　　e. 膝关节僵硬/疼痛:避免早期膝关节活动

　　f. 金属所致疼痛:避免内侧长钉

C. 膝关节损伤

　　1. 膝关节脱位

　　◉ 机制:肥胖患者的高能量或低能量损伤

　　a. 方向:前、后、内、外侧、后外侧旋转;50%的患者表现为短缩;容易漏诊

　　◉ 相关损伤

　　a. 血管损伤高达30%

　　b. 腓总神经损伤高达25%

　　◉ 检查:踝臂指数(ABI)是评估血管状态的最佳方法;ABI>0.9考虑动脉完全损伤;基于物理检查可考虑选择性动脉造影

　　◉ 影像学检查:膝关节正/侧位X线片;MRI以评估软组织损伤情况;血管造影评估血管情况

　　◉ 分型:膝关节脱位使用Schenck分型;不常使用

　　◉ 治疗方法

　　a. 关键原则:急诊复位并再评估神经血管情况;6h内重建血管

　　b. 保守治疗:骨折无移位,行伸直位固定或制动6周;假如仍然不稳,行膝软组织重建

　　c. 手术治疗:临时可行外固定架治疗;韧带修复重建(急性重建疗效比延时重建更佳);在铰链式外固定架的保护下尽早活动。有血管损伤需要修复的膝关节脱位,术后必须行外固定架保护;血管修复术后应行筋膜切开术

　　◉ 并发症

　　a. 关节僵硬:关节纤维化是最常见的并发症

b. 血管损伤:在膝关节脱位时,损伤风险最大

c. 神经损伤:发生率约25%,腓神经损伤最常见

d. 韧带松弛/慢性膝关节不稳

2. 髌韧带/股四头肌韧带断裂

a. 髌韧带断裂:多发于年龄<40岁人群,伸肌负荷过重所致,常见于体育活动多者

风险因素:长期服用类固醇药物,代谢紊乱,风湿性疾病,肾衰竭,长期服用糖皮质激素,髌韧带炎,感染;最常见的断裂部位在髌骨下级韧带撕裂和半月板内

b. 股四头肌肌腱断裂:多发于年龄>40岁有医疗问题的人群。男女比例为8:1,非惯用肢体受伤概率是惯用肢的两倍

在髌骨上画出数字40,在其上方可发现股四头肌韧带断裂,在下方可见髌韧带断裂

风险因素:肾衰竭,糖尿病,风湿性关节炎,甲状旁腺功能亢进,结缔组织疾病,长期服用类固醇药物,关节内注射;最常见的断裂位置在接近韧带骨结合部近端2cm内

● 查体:患肢不能伸直;明显的伸肌机制功能缺失

● 影像学检查:膝关节正/侧位片,高位髌骨提示股四头肌肌腱断裂,低位髌骨提示髌韧带断裂(见"下肢运动损伤"一节)

● 治疗方法

a. 保守治疗:主动伸展完全,伸肌功能无明显缺失的不完全韧带断裂(<50%)

b. 手术治疗:不能够直腿抬高;直接主要修复,通过髌骨钻孔行不可吸收缝合;可有配合半肌腱自体移植/同种异体移植。股四头肌断裂时间>2周,肌腱会收缩,慢性股四头肌肌腱断裂可能需要V-Y形延长术(Codivilla法)或者股四头肌肌腱延迟术

● 并发症:伸肌无力,僵硬,不能恢复到伤前的运动/休闲水平

3. 髌骨脱位

● 机制:髌骨外脱位合并内侧髌股韧带损伤

● 体格检查:关节积液,髌骨不稳

● 治疗方法

a. 基本原则

保守治疗:伸展复位后行2~3周制动,然后渐行关节活动,可耐受条件下负重

手术治疗:并发骨软骨损伤,髌骨体松弛,需要行内侧髌股韧带(MPFL)重建的髌骨再脱位

● 并发症:再脱位较常见(发生率约30%),骨软骨骨折

4. 髌骨骨折

● 机制:髌骨直接暴力伤

● 体格检查:关节积液,除非支持带完整,伸肌机制完整,一般表现为直腿抬高不能

● 影像学检查:膝关节正/侧位片

● 分型:横型骨折,垂直型骨折,粉碎型骨折(星形),无移位的骨折,髌骨近端/远端骨折

● 治疗方法

a. 关键原则:任何条件下应尽量保留髌骨,避免髌骨切除术

b. 保守治疗:垂直型骨折很少需要手术治疗(能直腿抬高),伸肌完整的无移位骨折;伸直位固定2~3周,然后在铰链支具保护下,渐行关节屈伸活动

c. 手术治疗:骨折移位>3mm,关节面骨折移位>2mm,直腿不能抬高

张力带:在生物力学强度方面,空心螺钉优于克氏针

张力带加钢丝环扎术:适用于移位较小的星形骨折/粉碎骨折

髌骨半切术:将肌腱固定于髌骨前侧;适用于关节外远端骨折,严重的粉碎性骨折

d. 并发症:内固定引起的症状,复位丢失,骨不连,感染,关节僵硬/关节纤维化,疼痛,关节炎

5. 漂浮膝:股骨和胫骨干骨折

● 治疗方法:股骨逆行髓内钉,胫骨顺行髓内钉

D. 胫/腓骨骨折

1. 胫骨嵴/结节骨折

2. 胫骨平台骨折

● 机制:轴向负荷

● Schatzker分型(图3.31):Ⅰ型,单纯外侧平台劈裂骨折;Ⅱ型,外侧平台劈裂合并凹陷骨折;Ⅲ型,单纯外侧平台中央压缩骨折;Ⅳ型,内侧平台(相当于膝关节脱位)骨折;Ⅴ型,双髁骨折;Ⅵ型,骨骺-骨干分离骨折

◎ 合并伤

a. 前交叉韧带（ACL）/内侧副韧带（MCL）损伤占30%~50%；MCL损伤更常见

b. 半月板撕裂伤比例大于50%；横向撕裂更常见，主要是外围撕裂；Schatzker Ⅱ型经常有外围半月板异常和可能的撕裂；Schatzker Ⅳ型经常有内侧半月板异常

c. 筋膜间隙综合征

d. 软组织损伤

◎ 影像学检查：膝关节正/侧位X线片；拍摄CT获得关节内影像，可考虑行MRI评价软组织损伤（韧带或半月板损伤）

◎ 治疗方法

a. 关键原则：恢复关节面平整和正常的力线；就创伤性关节炎而言，力轴的重建比关节的一致性更重要

b. 保守治疗：稳定的膝关节（膝关节延伸时冠状位不稳定性<10°）和<3mm的关节面塌陷；早期用支具限制膝关节活动度并且延迟负重至少4~6周

c. 手术治疗：关节塌陷>5mm，髁部变宽>5mm，膝关节不稳定，所有的内侧和双髁平台骨折均应手术治疗

手术入路

◆ 侧方入路：经髂胫束（IT）带至Gerdy结节入路，可根据骨折的不同类型评价前间室情况。

◆ 后内侧入路：从半膜肌和内侧腓肠肌之间的间隔入路

外固定术：在最终的固定之前，对双髁骨折、严重软组织损伤或者不稳定/高能量损伤使用外固定术；如果使用骨外固定（Ilizarov）混合固定器，应在距离关节≥15mm处放置，以避免关节脓毒症

膝关节囊在胫骨近端后外侧方的软骨下延伸14mm；在距离关节≥15mm处放置以避免关节内的粘连

传统切开复位内固定（ORIF）：Schatzker Ⅰ型、Ⅱ型适用侧方锁定支撑板和螺丝，骨质疏松的骨头更适用锁定板

◆ 侧方的板子通常不能固定后侧的骨折碎片，在SchatzkerⅣ型、Ⅴ型、Ⅵ型的内侧骨折中，单独使用后侧切口和支撑板

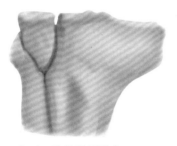

Ⅰ型：单纯外侧平台劈裂骨折

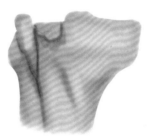

Ⅱ型：外侧平台劈裂合并凹陷骨折

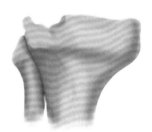

Ⅲ型：单纯外侧平台中央压缩骨折

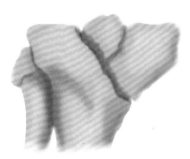

Ⅳ型：内侧平台（相当于膝关节脱位）骨折

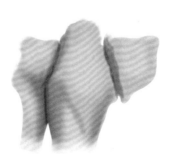

Ⅴ型：双髁骨折

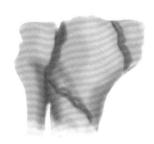

Ⅵ型：双髁骨折并骨骺-骨干分离骨折

图3.31 胫骨平台骨折Schatzker分型。

骨填充物:与自体髂骨移植(ICBG)相比,磷酸钙水泥具有最高的抗压强度和较低的沉降性

康复:早期的运动锻炼对软骨愈合有好处;同时避免剪切力和负重

足够的力线和膝关节稳定性的恢复可预测好的预后

◎ 并发症

a. 创伤性关节炎(5~7年后)

b. 感染

c. 常伴有内翻塌陷的骨折愈合不良;力线是胫骨平台骨折固定后结局预测的最重要因素

d. 韧带不稳定:可预测最坏的结果

e. 创伤并发症:如果延迟手术10~20天,并发症较少

f. 腓总神经损伤

g. 筋膜间隙综合征

3. 胫骨干/腓骨干骨折

◎ 机制:对腿部的直接暴力;最常见为长骨骨折

a. 高能量创伤:粉碎性,在同一水平胫骨和腓骨双骨折,横行骨折,广泛的软组织损伤,节段性骨折

b. 低能量创伤:螺旋形骨折,在不同水平的胫/腓骨骨折

◎ 合并伤:需要彻底清创(开放性骨折)的软组织损伤,筋膜间隙综合征

◎ 影像学检查:胫腓骨、膝关节、踝关节的正/侧位X线片;任何关节内骨折应拍CT

◎ 治疗方法

a. 关键原则

软组织处理对预后至关重要

恢复力线、长度和旋转

对开放性骨折及时使用抗生素

如果胫骨骨折合并腓骨骨折,则往往会外翻;如果腓骨完整,则往往内翻

b. 保守治疗:低能量骨折,缩短<1~2cm,骨皮质对位>50%,内翻-外翻<5°,矢状面成角<10°,力线旋转<10°;长腿管型石膏固定/避免负重4~6周

在损伤的X线片中所见的缩短和皮质的位置与骨折愈合和缩短有关;骨皮质对位<50%与较高的再手术率相关

c. 手术治疗:开放性骨折,失败的保守治疗,不符合保守治疗标准的骨折类型(见前面),身体同侧的股骨骨折,多发伤,病理性肥胖

外固定:创伤控制骨科(DCO),高度污染的开放性骨折;和髓内钉固定(IMN)相比,ⅢB型开放性骨折若使用外固定治疗将需要更长的时间来愈合骨折并且预后更差;3周内可将外固定器转成髓内钉固定(IMN)

钢板固定:极近端或远端骨折;与IMN相比,在开放性骨折中采用此种固定方式感染率更高;当使用经皮微创稳定系统(LISS)13孔板时,当打11~13孔时,腓总神经表面有损伤风险[此处切口应钝性分离并在侧方使用微创接骨板技术(MIPO)]

髓内钉固定(IMN):与管型石膏固定相比,能减少固定时间,早期负重,闭合性损伤骨折愈合率>80%;闭合性骨折中,使用髓内钉具有更高的骨折愈合率,但是在开放性骨折的愈合率中,使用髓内钉和非髓内钉没有明显区别;静态交锁可用于稳定及不稳定型骨折,动态交锁只能用于稳定型骨折

◆ 膝关节前侧疼痛是常见结局(30%~50%)

◆ 与外固定相比,IMN可以减少畸形,降低再手术率和减少负重时间

使用IMN的近端骨干骨折:采用以下技巧,可以避免与外翻和顶前成角相关的对位不良

◆ 更多横向入钉点

◆ 阻挡钉应置于螺钉不能向后或向侧方(在畸形的凸面)移动的位置

阻挡钉,也被称为Poller钉,置于近端部分的后侧和外侧(使用助记轮)

◆ 临时单皮质钢板

◆ 半扩张位

◆ 股骨牵引器

对损伤的、无法挽救的肢端进行截肢

◆ 相对适应证:温暖缺血时间>6h,严重的身体同侧的足部外伤

◆ 严重的ⅢB型胫骨骨折伴有足底感觉缺失不是早期截肢的适应证,也不可预测功能结局或后期感觉状态的预后

◆ LEAP研究(前面提到过):在与自我效能、教育、就业状态相关的有重要功能缺陷患者中,保肢和截肢两种治疗在功能结局上没有显著性差异

d. 骨形态发生蛋白（BMP）-2用于治疗使用髓内钉固定(IMN)Ⅲ型开放性胫骨骨折

e. 骨形态发生蛋白(BMP)-7用于治疗胫骨骨不连

◎ 并发症

a. 膝关节前疼痛(30%~50%)；最常见

b. 踝关节僵硬

c. 骨不连：排除感染；有效的髓内钉与扩髓交锁钉；骨移植或骨形态发生蛋白(BMP)-7

d. 骨折愈合不良：近端骨折最常见(外翻/顶前成角)；旋转畸形最常见于远端1/3骨折

e. 骨折愈合延迟：第一年内的危险因素包括横向骨折，开放性骨折，骨皮质连接小于50%，远端1/3骨折

f. 感染：软组织损伤更广泛，感染的危险更高

g. 筋膜间隙综合征

h. 骨坏死

对胫骨髓腔过度扩髓通常会增加产生的热量，从而导致骨坏死

扩髓期间应用止血带可以减少散热和骨坏死

4. 腓骨骨折

◎ 机制：直接暴力，扭伤，高能量或低能量损伤

◎ 合关伤：胫骨干骨折，韧带联合损伤，胫骨近端骨折，外侧副韧带(LCL)撕裂

◎ 影像学检查：胫/腓骨、膝关节、踝关节的正/侧位X线片

◎ 分型：腓骨近端骨折，腓骨干骨折，腓骨远端骨折

◎ 治疗方法

a. 保守治疗：骨干骨折，膝关节稳定的腓骨近端轻微移位骨折，不含踝关节或联合韧带不稳定的轻微移位骨折

b. 手术治疗：伴有膝关节不稳定的腓骨近端移位骨折，韧带断裂

E. 踝关节/踝穴顶损伤

1. 胫骨远端(Pilon)骨折

◎ 机制：高能量轴向负荷，机动车事故，高处坠落

◎ 合并伤：广泛软组织损伤

◎ 影像学：踝关节与足部的正/侧/斜位X线片，胫-腓骨正/侧位片；CT关节内成像；当骨折复位时即获得影像学资料或在使用外固定支架时可以更好地观察骨折碎片

◎ 分型

a. 主要骨折片

内侧型：附着于三角韧带

后外侧/Volkmann型：附着于胫腓后下韧带

前外侧/Chaput型：附着于胫腓前下韧带

b. Ruedi-Allgower分型：1型为无移位型骨折；2型为关节表面简单移位型骨折；3型为关节面粉碎型骨折

◎ 治疗方法

a. 关键原则：恢复关节面平整，对软组织仔细处理

b. 保守治疗：只适用于全身状况差或有严重的创面愈合危险因素的患者(糖尿病/血管疾病)，没有移位的骨折(少见)

c. 手术治疗：移位型骨折

外固定术：通常用于胫骨远端(Pilon)骨折的有计划的阶段性固定，以维持长度/力线，也为软组织恢复提供条件；开放性骨折需要进一步的清创或者延迟使用传统切开复位内固定术(ORIF)；有严重的关节面塌陷的骨折

带有外固定支架的有限内固定：与ORIF相比，可减少感染，软组织损伤和僵硬；可使用混合固定

内固定：恢复长度，重建骨端外形，骨移植，重新连接干骺端与骨干；软组织并发症发生率高；在切口之间至少有7cm皮肤连接以最小化伤口破裂的风险

开放性胫骨远端(Pilon)骨折：以冲洗/清创和外固定开始的阶段性治疗有更好的预后

◎ 结果：患者可在术后2年内报告功能改善情况；胫骨远端(Pilon)骨折是很严重的损伤，这类患者比患有艾滋病、多发伤、骨盆骨折、糖尿病和心肌梗死的患者在简易问卷-36(SF36)上的评分更低

◎ 并发症：伤口裂开，使用内固定或外固定的感染率在5%~15%(糖尿病患者更高)，骨折愈合不良，骨不连，创伤后关节炎(大约50%)，软骨溶解，踝

关节功能丧失,神经血管损伤

2. 踝关节骨折

◎ 机制:旋转,伴或不伴有联合韧带的断裂/不稳定

◎ 影像学检查:踝关节与足部的正/侧/斜位X线片,胫腓骨正/侧位片;CT关节内成像

正常踝关节影像:内侧踝穴宽度<4mm,距骨小腿关节为83±4度,距骨倾斜<2mm,联合韧带胫骨间隙<5mm(腓骨内侧边界和切迹),胫-腓骨重叠10mm或42%的腓骨宽度,在距骨侧方与远端腓骨末端的连续曲度

◎ 分型(图3.32)

a. Lauge-Hansen分型:描述来自足位(第一点)和距骨与腿的相对活动(第二点)

旋后内翻型

旋后外旋型:最常见

旋前外旋型

旋前外展型

旋前背屈型

b. Danis-Weber分型:基于腓骨骨折的位置

A型:联合韧带下腓骨骨折

B型:联合韧带水平的腓骨骨折

C型:联合韧带上腓骨骨折

c. Maisonneuve骨折:腓骨近端骨折合并踝关节骨折或是韧带完全断裂;由踝关节外侧旋转的力量,通过骨间膜传导至近端,破坏联合韧带和三角韧带所致(图3.33)

除了踝关节摄片外,若不检查胫-腓骨X线片,很容易漏诊

治疗:手术治疗骨折需要缩短或重建联合韧带

d. Bosworth骨折/脱位:腓骨远端嵌入胫骨后侧,后外侧胫骨脊能防止短缩;因为骨膜完整,几乎不能闭合复位,所以需要切开复位

◎ 治疗方法

a. 关键原则:解剖复位,以确定韧带稳定性;恢复腓骨长度和旋转对稳定至关重要

b. 保守治疗:三角韧带完整的单一外踝骨折,无移位或有轻微移位的单一外踝骨折,无移位的双踝骨折;固定6周

c. 手术治疗:有移位的双踝或三踝骨折使用传

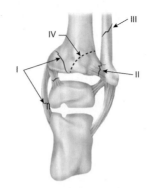
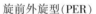
旋前外旋型(PER)　　旋前外展型(PA)

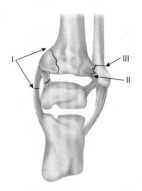

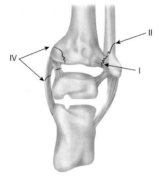
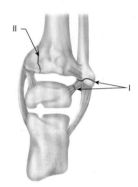
旋后外旋型(SER)　　旋后内翻型(SA)

图3.32　踝关节骨折Lauge-Hansen分型。

统切开复位内固定术,合并三角韧带、联合韧带不完全断裂的移位外踝骨折,移位的内踝骨折大于25%的后踝骨折,踝关节不稳定;传统切开复位内固定的目标是恢复距骨的解剖复位

对于斜型骨折用拉力螺钉和侧方中立板固定腓骨;有更少的腓侧血供,但是关节螺钉的穿透率更高

后外侧抗滑板比侧板更稳定,但是这与腓侧血供有关

外侧和后外侧板具有同等硬件去除率

内踝:横向骨折使用拉力螺钉或张力带;垂直骨折(旋后内翻型)用支撑板

后踝:如果>25%的踝穴顶或者与持续的踝关节不稳定相关;使用前或后拉力螺钉或后支撑板

三角韧带功能不全:单一的腓骨骨折和应力射线图显示内侧踝穴宽度>4mm或外侧距骨半脱位可提示三角韧带功能不全,且这是与Ⅳ型旋后外旋型同等的骨折;需要固定腓骨来保持踝关节复位

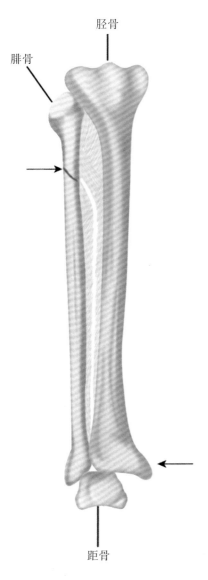

胫骨

腓骨

距骨

图3.33　Maisonneuve骨折。

d. 联合韧带不稳定：通常伴有踝关节以上的>6cm的腓骨骨折(Weber C和旋前损伤)

在前后平面合并韧带损伤时腓骨是最不稳定的

激发试验:棉花试验–固定腓骨拉向外侧;或者在踝关节中立背屈位外旋足部（最准确的韧带评估）

治疗:用两颗3.5mm或更大(3或4层皮质)的联合螺钉固定;复位不良多与较差的功能结果相关;30%的螺钉断裂与负重有关;3~6个月可取出螺钉(可选)

e. 康复:术后固定或沃克引导6周;对本体感受的训练使用物理治疗

f. 下肢外伤后开车:恢复负重后制动时间减少至6周

◎ 并发症:伤口并发症和感染(糖尿病患者更严重),僵硬,创伤后踝关节炎;如果关节炎使患者体弱可使用踝关节固定术治疗

第**4**章

小儿骨科

Philip McClure, Josh Vaughn, and Craig Eberson

Ⅰ. 生长与发育(图4.1)、次级骨化中心的出现及骺板闭合时间(图4.2)

1. 预期生长发育速度表(图4.3和图4.4)

2. 生长速度的基本规律

- 女性骺板闭合时间为14~16岁
- 男性骺板闭合时间为16~18岁

3. 下肢的年生长情况

- 下肢长骨平均生长速度依次为:3、9、6、3mm
- 股骨近端:3mm
- 股骨远端:9mm
- 胫骨近端:6mm
- 胫骨远端:3mm

4. 预测生长板融合术/未成熟的生长板早闭对下肢长度的影响

- 影响=骨骺部生长比例×剩余生长时间 (图4.3和图4.4)

5. 正常生长发育过程

- 3月龄:控制头部;可俯卧抬头
- 6月龄:能翻身
- 6~9月龄:可自行坐立
- 9月龄:会爬
- 12月龄:单手辅助后行走
- 12~17月龄:独立行走
- 2岁:上楼及向前奔跑
- 3岁:会骑三轮车
- 4岁:单脚站立
- 5岁:单脚跳

- 用手习惯在2~3岁时开始形成;过早出现优势手可能存在病理改变

Ⅱ. 儿科影像学

1. 概述

- 评估骺板闭合情况,必要时与对侧比较

2. 肘部

Baumann角 (肱骨干长轴与通过肱骨小头骺板的轴线之夹角,正常值为20°;肱骨髁上骨折时,常用于评估肘内/外翻情况),肱骨前线(AHL)(应穿过肱骨小头的中间1/3部分);影像学资料应同时包含肱骨小头及桡骨小头两部分, 其中婴幼儿的肱骨小头不显影(图4.5)

3. 颈椎(图4.6)

4. 腰椎(图4.7)

5. 髋关节(图4.8)

6. 股骨头骨骺滑脱(SCFE)(图4.9和图4.10)

7. 膝关节:股骨–足纵轴角,解剖轴/机械轴(图4.11)

8. 足部:Kite角(图4.12)

- 距骨和跟骨相对平行度加大导致内翻畸形足部

Ⅲ. 儿科解剖

1. 髋关节发育不良(DDH)(图4.13)

2. 股骨头血供:年龄<4岁,主要来源于股骨头圆韧带动脉

3. 骺板血供来源于肌肉附着处;血管不穿过骺

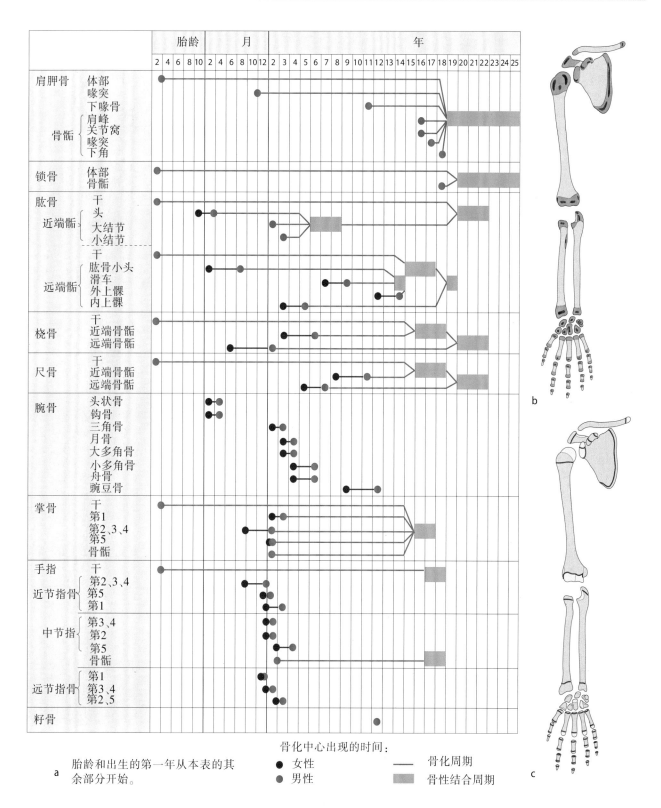

图4.1　(a)儿童上肢的初级骨化中心及次级骨化中心形成情况、骺板闭合情况。(b)和(c)出现次级骨化中心的总结性表格。(来源：Niethard FU. Kinderorthopadie［Pediatric Orthopedics］. Stuttgart：Thieme；1997.)

26　骨科手术要点精编

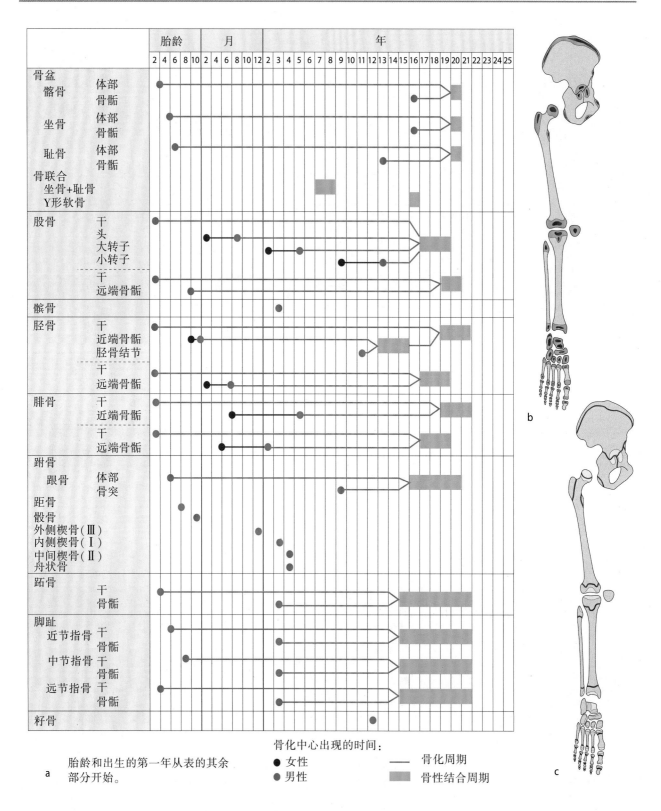

图4.2　(a)不同年龄儿童下肢的初级骨化中心及次级骨化中心发生情况、骺板闭合情况。(b)和(c)次级骨化中心发生的总结性表格。(来源：Niethard FU. Kinderorthopadie［Pediatric Orthopedics］. Stuttgart：Thieme；1997.)

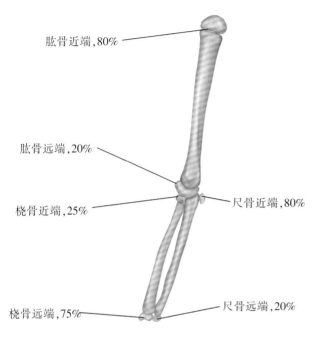

图4.3　上肢各生长板可提供的生长比例。

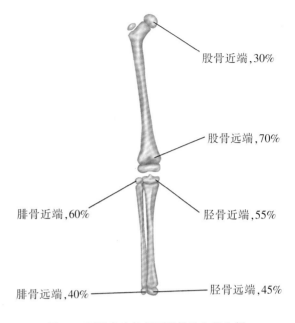

图4.4　下肢各生长板可提供的生长比例。

板(图4.14)

Ⅳ. 儿科体格检查

1. 关注正常的生长发育
2. 父母关注的主要是下肢力线情况
3. 应检查所有关节的活动范围;活动范围减小/不对称是提示骨科疾病的首要线索
- 婴幼儿髋关节外展减少,应立即评估是否有髋关节发育异常
4. 评估韧带松弛情况
- 膝/肘关节反屈
5. 肌张力的评估
- 医生的双手置于婴儿腋下时,婴儿一旦可以"溜过",提示肌张力低下
6. 神经系统检查
- 原始反射可有一定变化,如果原始反射持续存在,则应做进一步评估

Ⅴ. 带来生长紊乱的综合征

1. 软骨发育不全:因长骨生长板增殖缺陷,导致身体比例不协调的侏儒症

- 侏儒症的最常见病因是成纤维细胞生长因子受体-3(FGFR-3)突变,导致软骨发育不全
- 病理学:常染色体显性遗传 (AD);80%为FGFR-3突变
- 软骨内成骨比膜内成骨更容易受到影响
- 表现:婴儿期可见四肢短,肌张力低下(造成生长发育进程延迟),小鼻梁与前额突出,三叉戟手,桡骨小头半脱位,前额突出,胸腰椎后凸畸形
- 早期骨关节炎如假性软骨发育不全等少见
- 短椎弓根和椎弓根间距变小导致脊柱椎管狭窄,往往导致残疾;枕骨大孔狭窄可致死;婴幼儿过度的脊柱后凸常自行缓解;婴幼儿腰椎过度前凸
- 影像学检查:骨盆X线片显示"香槟酒杯",宽度/高度比增加;椎弓根间距变小
- 治疗方法:神经功能受损,应进行腰椎减压融合;脊柱后凸畸形进展迅速,则进行前后方融合(5岁以上超过60°,支具治疗无效);下肢的成角畸形需要治疗
2. 假性软骨发育不全
- 病理:常染色体显性遗传(AD);软骨寡聚基质蛋白(COMP)突变;正常面容、身材不协调的侏儒
- 表现:正常面容
- 面容正常、颈椎不稳见于假性软骨发育不全

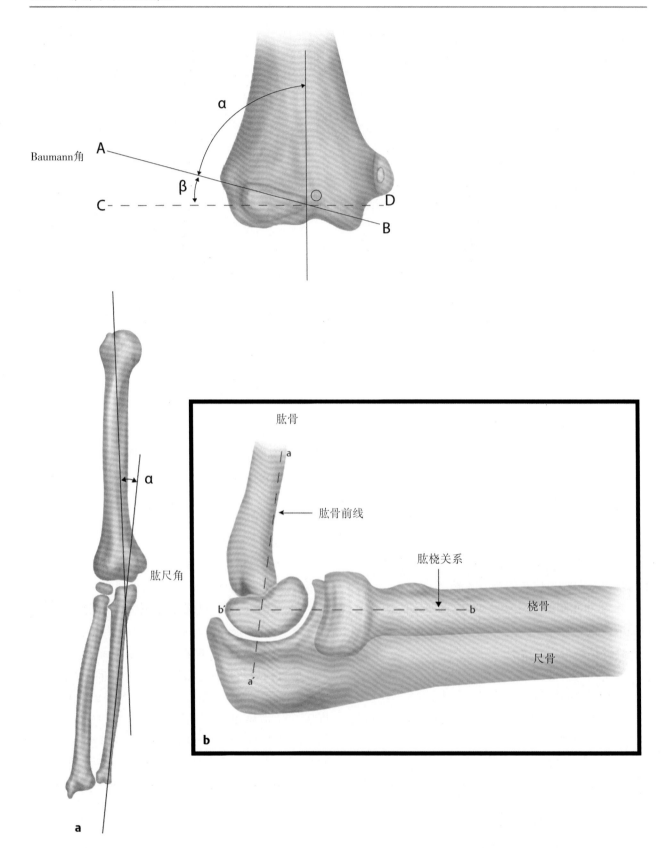

图4.5 (a)Baumann角、肱尺角、肱骨远端干骺端骨角的示意图。(b)肱骨前线的正常关系。注意此条线与肱骨小头中间1/3相交。Ⅱ型肱骨踝上骨折时,该线将与肱骨小头的前1/3相交或根本不相交,这有助于判断减少是否足够。

儿童的影像显示后凸不足,通常是正常的

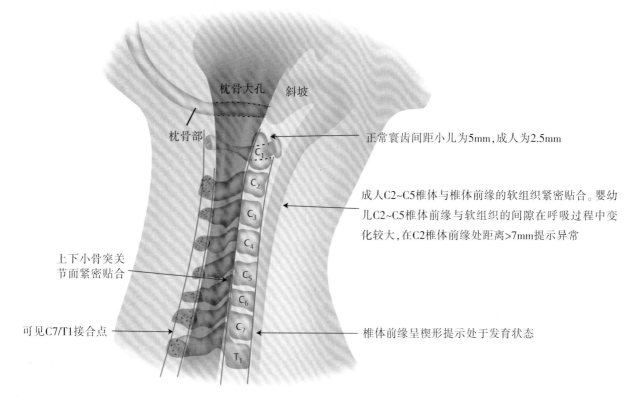

枕骨大孔　斜坡

枕骨部

C_1

C_2

C_3

C_4

C_5

C_6

C_7

T_1

正常寰齿间距小儿为5mm,成人为2.5mm

成人C2~C5椎体与椎体前缘的软组织紧密贴合。婴幼儿C2~C5椎体前缘与软组织间的间隙在呼吸过程中变化较大,在C2椎体前缘处距离>7mm提示异常

上下小骨突关节面紧密贴合

可见C7/T1接合点

椎体前缘呈楔形提示处于发育状态

图中的4条线分别为:

1. 椎体前缘的连线

2. 椎体后缘的连线(椎管的前壁)

3. 椎板与棘突交界处的连线

4. 棘突的连线

这些连线应该很平滑,没有高低,没有角度。棘突椎板线在假性关节半脱位时仍可保持平滑。

图4.6　儿童(<8岁)颈椎侧位片图示。假性关节半脱位时,棘突椎板线仍可保持完整(常见于C2~C3和C3~C4)。

◎ 颈椎不稳(不同于软骨发育不全),脊柱侧凸/腰椎前凸,早期骨关节炎

◎ 影像学检查:摄片可见干骺端外张,次级骨化中心延迟出现

3. 多发性骨骺发育不良(MED)

◎ 病理:常染色体显性遗传(AD);软骨寡聚基质蛋白(COMP)或Ⅸ型胶原缺陷

◎ 表现:迟发性侏儒症;MED和四肢、脊柱骨骺发育不良

◎ 常见并发症部位为肺部和眼部（视网膜脱落）

◎ 多个骨骺发生不规律的骨化延迟(发病分期与Perthes病不同);膝外翻畸形可行截骨矫正治疗

◎ 影像学检查:应对骨骼进行全面检查(髋内翻,膝外翻,早期退行性关节病)

　　a. 骨骺外观不规则的晚期表现（注意与双侧Perthes病进行区别）

　　b. 如果双侧病变为同一分期,且累及髋臼,则诊断为MED;而Perthes病则为非对称,髋臼正常(早期)

4. 脊柱骨骺发育不良(SED)

◎ 病理

　　a. 先天性:常染色体显性遗传(AD);Ⅱ型胶原异常

　　b. 迟发性:呈隐性连锁遗传;SEDL基因突变

◎ 表现:四肢受累(同MED),脊柱亦可受累(带有急弯的脊柱侧弯)

　　a. 先天性:腭裂,扁椎骨

　　b. 迟发性:后凸畸形,髋关节发育不良

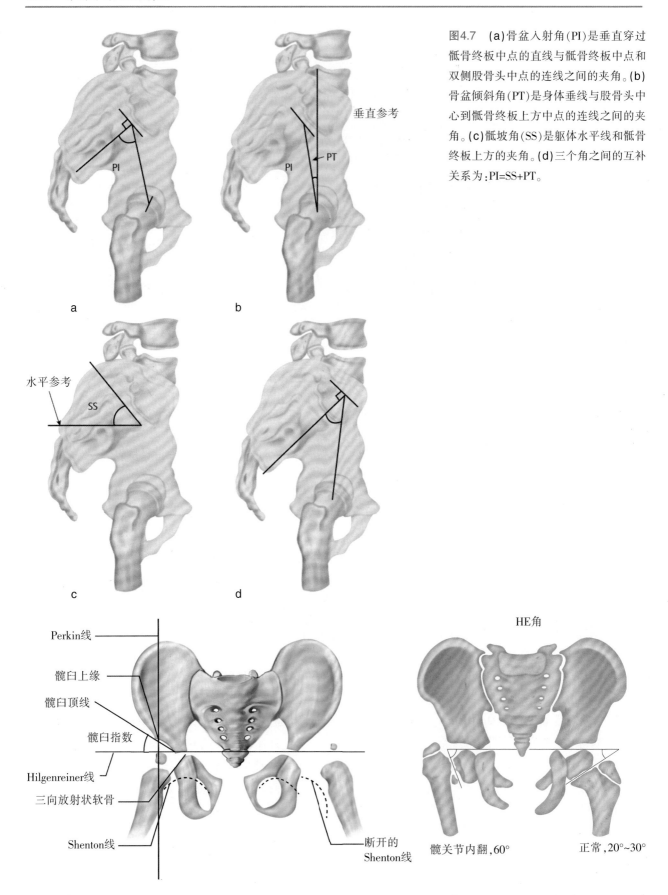

图4.7　(a)骨盆入射角(PI)是垂直穿过骶骨终板中点的直线与骶骨终板中点和双侧股骨头中点的连线之间的夹角。(b)骨盆倾斜角(PT)是身体垂线与股骨头中心到骶骨终板上方中点的连线之间的夹角。(c)骶坡角(SS)是躯体水平线和骶骨终板上方的夹角。(d)三个角之间的互补关系为：PI=SS+PT。

图4.8　Hilgenreiner线、Perkin线、Shenton线、髋臼指数、CE角、Southwick线示意图。(a)正常股骨头应在Perkin线内侧，而且不超过Hilgenreiner线。Shenton线应保持连续。髋臼指数<25°。(b)HE角增大提示髋关节内翻。

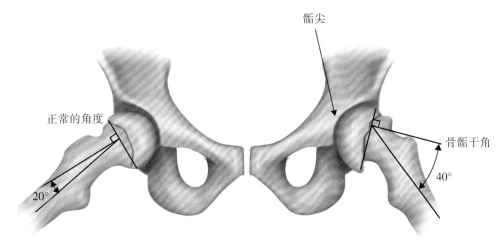

图4.9　Southwick滑角：股骨头骨骺和股骨干之间夹角。Southwick滑角用来评价股骨头骺板滑脱程度。与对侧相比<30°，为轻度；31°~50°，中度；>50°，重度。正常的角度为12°（双侧对比评估）。

- 脊椎发育不良会引起C1~C2不稳

5. Kniest发育不良综合征

- 病理：常染色体显性遗传（AD）；Ⅱ型胶原异常（COL2A1基因异常），骨量减少和长骨呈哑铃状
- 表现：短躯干，股骨呈哑铃状，关节挛缩，脊柱侧弯，脊柱后凸，脊柱/骨盆发育不良
- 常伴有颅骨畸形，导致听力丧失、中耳炎

6. 干骺端发育不良综合征

- 骨骺正常，骨的增殖和肥厚生长区异常
- 摇摆步态，膝内翻，过度前凸，侏儒症，精神发育滞后

- 临时钙化区不规则血管浸润，导致干骺端形成软骨巢

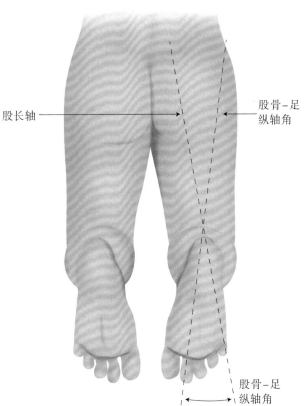

图4.11　股骨-足纵轴角可用来评估足内翻情况。如果足相对于大腿为内旋状，则表现为胫骨旋转。不过，跖骨内旋将导致股骨-足绷轴角角度改变。跖骨内收容易对股骨-足纵轴角进行错误测量。正常的股骨-足纵轴角可表现为股骨过度前倾。

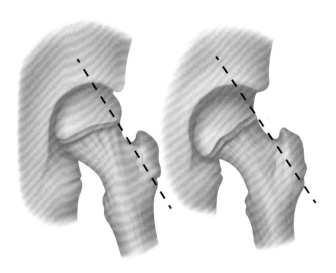

图4.10　Klein线（髋关节股骨颈上缘的切线）在正位片及侧位片均应与骨骺相切，如果不相切，可诊断为股骨头骨骺滑脱症（SCFE）。如果正位片为阳性诊断，则不需要侧位片，虽然侧位片更加敏感。

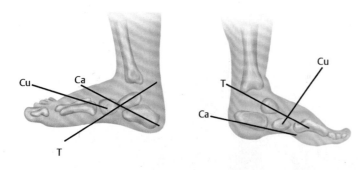

图4.12　Kite角示意图:20°~40°，正常;<20°，马蹄内翻足。Ca,跟骨;Cu,骰骨;T,距骨。

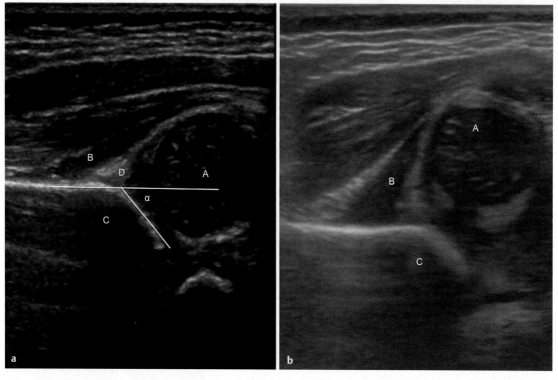

图4.13　髋关节发育不良的超声示意图。A,股骨头;B,外展肌群;C,骨性髋臼;D,髋臼软骨。(a)超声可见髋关节发育不良但未脱位。(b)髋关节发育不良且发生脱位的超声示意图。α为髋臼顶与髂骨延长线所成的角。

● Jansen综合征

a. 病理:常染色体显性遗传(AD);甲状旁腺激素(PTH)受体异常

b. 表现:智力迟钝,长骨干骺端类球状扩张,圆形骨骺,短肢侏儒

● Schmidt综合征

a. 病理:AD;X型胶原异常

b. 表现:髋内翻,膝内翻

c. 容易与佝偻病混淆,但实验室检查结果正常

● McKusick综合征

a. 病理:常染色体隐性遗传(AR)

b. 表现:毛发发育不全,C1~C2不稳;见于阿米

什人和芬兰人(表4.1)

7. 黏多糖病(表4.2)

● 尿排泄产物和临床表现具有差异

● 伴有腕管综合征及扳机指

● 亨特综合征患者视力正常,赫尔勒综合征患者活动较差;莫尔丘综合征患者脊柱不稳而智力正常

8. 骨畸形发育不良

● 病理:AR;硫酸盐转运缺陷导致软骨蛋白多糖的硫酸化降低

● 表现:严重颈椎后凸,脊柱侧弯,腭裂,僵硬性马蹄内翻足,"菜花耳",拇指强直

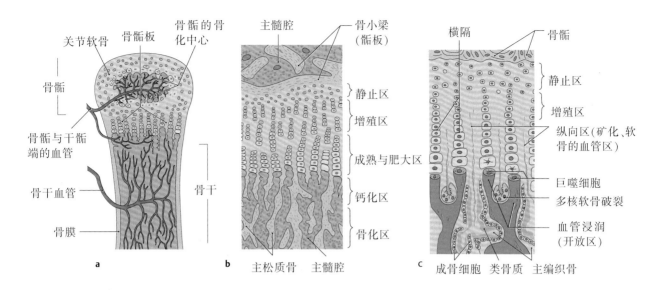

图4.14 (a)股骨头血供的示意图。(b)骨的不同区域。(c)骨的生长分化情况。(来源：Schuenke M，Schulte E.General Anatomy and the Musculoskeletal System：Thieme Atlas of Anatomy. New York：Thieme；2005. Illustration by Marcus Voll.)

◎ 拇指强直提示缺乏足够的硫酸盐转运蛋白

◎ 脊柱畸形可导致神经功能缺陷

9. 颅骨锁骨发育不良

◎ 导致锁骨缺如

◎ 病理：CBFA-1（RUNX-2）功能异常（AD）

◎ 表现：身体比例协调的侏儒症，锁骨缺如，髋内翻，肩关节过度活动，颅骨畸形，耻骨分离

◎ 影响膜内骨化

VI. 骨骼肌综合征

1. Duchenne肌肉萎缩症

◎ 病理学：X染色体隐性遗传；Dystrophin蛋白缺乏

◎ 表现：由于肌肉分解产生高肌酸磷酸酶，近端肌无力（Gower征），小腿假性肥大

◎ 治疗：佩戴足踝膝矫形器，挛缩松解术可以

增加患儿行走距离（通常10岁以后无效）；青少年患者则依靠轮椅，20岁之前死亡率较高

a. 类固醇可能延缓疾病进展

◎ 手术治疗：合并的脊柱侧弯使用支具治疗无效，达30°采取手术治疗

a. 手术时机更多取决于肺和心脏的状态，而非畸形的程度。如果肺功能测试（PFT）<正常的35%，更应考虑气管切开，而且以后可能无法脱离呼吸机

2. Becker肌肉萎缩症

◎ 病理：X染色体隐性遗传；Dystrophin蛋白水平不足

◎ 表现：较Duchenne肌肉萎缩症发病晚而且症状轻

3. 面肩肱型肌肉萎缩症

◎ 此类患者无法吹口哨

◎ 病理：常染色体显性遗传（AD）

◎ 表现：肩胛骨翼状外翻，无法吹口哨；肌酸磷酸酶（CPK）水平正常

VII. 胶原/结缔组织综合征

1. Ehlers-Danlos综合征（先天性结缔组织发育不全综合征）

◎ 病理：结缔组织紊乱

表4.1 干骺端软骨发育不良的临床特征

Jansen综合征	Schmidt 综合征	Mckusick 综合征
PTH 受体突变	X 型胶原	常染色体隐性遗传
常染色体显性遗传	常染色体显性遗传	毛发发育不全
干骺端膨大	髋内翻/膝内翻	阿米什人和芬兰人
最严重	通常较晚才确诊	寰枢椎不稳
罕见	股骨近端明显	容易恶变

表4.2 黏多糖病的临床特征

综合征	眼角膜	标志性硫酸盐	IQ	遗传	预后	治疗方案
Sanfillipo	清楚	Heparin	降低	AR	逐步恶化（2岁）	骨髓移植
Morquio	云絮状	Keratan	正常	AR	最常见	C1~C2脊柱不稳
Hunter	清楚	Dermatan/heparin	降低	X染色体遗传		
Hurler	云絮状	Dermatan/heparin	降低	AR	最差	骨髓移植

AR，常染色体隐性遗传

◎ 表现：韧带广泛性松弛，皮肤弹性增大，病理性胶原缺损，伤口愈合差，发育性髋关节脱位，马蹄内翻足

2. 马方综合征

◉ 晶状体脱位（晶状体异位）：通常为双边和颞侧

◎ 病理：常染色体显性遗传（AD），肌原纤维蛋白异常

◎ 表现：身材高大，四肢瘦弱，近视眼，脊膜扩张，漏斗胸，心脏异常，晶状体脱位，韧带松弛，主动脉扩张/破裂和二尖瓣脱垂，脊柱侧弯

◎ 术前应进行心肺评估，MRI可见脊膜膨出，脊柱假性关节发生率较高

3. 成骨不全（OI）

◎ 病理：Ⅰ型胶原蛋白结构缺陷（Ⅲ型/Ⅳ型）较严重；Ⅰ型胶原蛋白量不足（Ⅰ型）病变较轻；COL1A1/2突变被甘氨酸取代

◎ 表现：容易发生骨折，蓝色巩膜，鹰嘴撕脱骨折病变，颅底凹陷，脊柱侧弯

◎ 骨折正常愈合，但重塑受限

◎ 治疗：常规治疗骨折；双膦酸盐缓慢给药治疗（可降低骨骼不良事件发生，影像学可见更多辐射密度线）

◎ 支具治疗成骨不全的脊柱侧弯无效，成角>50°则进行手术治疗

4. Larsen综合征

◎ 表现：多关节脱位、脊柱侧弯、足部畸形、颈椎后凸畸形（可致命），马蹄内翻足，跟骨可见副骨化中心

◎ 也可能有呼吸道病变，心脏瓣膜病变，主动脉弹性张力加大，迟发性脊髓病变

Ⅷ. 神经综合征

1. 进行性神经元性肌萎缩症（CMT）

◎ 病理：常染色体显性遗传（AD）；17号染色体发生外周髓鞘蛋白突变（PMP）-22；应行DNA检测诊断

◎ 表现：远端肌群无力；高弓足畸形（胫骨前肌、腓骨长/短肌无力）和髋臼发育异常

2. Friedreich共济失调

◎ 病理：Frataxin基因异常（重复）

◎ 表现：十几岁或之前发生，步态不稳（宽底式步式），跑步困难，心肌病，高弓足，脊柱侧弯，深肌腱反射减弱

◎ 可见心肌病，神经纤维瘤病（NF）及Holt-O-ram综合征

◎ 高弓足见于Friedreich共济失调及CMT综合征，髋臼发育异常则见于CMT综合征

◎ 运动神经元减少

◎ 预期存活年龄为50岁左右

◎ 治疗：侧弯角度>50°，支具治疗无效，进行手术治疗

3. 神经纤维瘤病（NF）

◉ 导致偏身肥大症的诱因：变形杆菌，伯-韦综合征，先天性静脉畸形肢体肥大综合征，NF

◎ 病理：AD；神经纤维瘤蛋白缺陷

◎ 表现：神经纤维瘤和咖啡斑（光滑；也称"加州海岸边界"）

a. 胫骨前外侧弯曲（发生骨折前即应进行支具治疗），假关节形成（清创、固定）

神经纤维瘤病Klippel-Feil综合征（短颈畸形）可见肾脏畸形

b. 皮肤神经瘤,腋窝雀斑,Lisch结节

○ 治疗

a. 肾脏超声检查, 心脏超声心动图及脊柱MRI检查畸形

b. 营养不良型脊柱侧弯;脊膜膨出时椎弓根体积减小(应进行MRI检查);>40°或者侧弯进展,应进行融合(对于年轻患者应进行前/后融合处理,以避免发生曲轴现象);假关节发生率高

○ 神经纤维瘤病Ⅱ型发生脊柱侧弯极为罕见

4. 脊髓性肌肉萎缩症(SMA)

○ 病理:AR,调控运动神经元存活的基因存在缺陷

○ 脊柱前角细胞运动神经元的蛋白质水平降低可导致细胞死亡

○ 表现:肌肉无力,萎缩;运动功能丧失/延迟,脊柱侧弯

○ 肌电图(EMG)显示为纤维性颤动;肌肉活检显示失神经支配

○ 疾病严重程度与有功能的SMN Ⅱ基因的数量相关,SMN Ⅱ基因可以产生促运动神经元存活(SMN)蛋白(在发病的患者中,SMN1基因无功能)

○ 治疗:髋关节半脱位,非手术治疗,并保持脱位状态;脊柱侧弯,支具治疗不能耐受

5. 关节挛缩

○ 病理:前角细胞减少

○ 表现:非进展性;肌源性或神经源性病变;正常的智力和面部外观;多关节挛缩,皮肤无皱纹;僵硬的先天性马蹄内翻足畸形和垂直性距骨

○ 治疗:需要肌肉转移或松解处理;如果纠正软组织后效果欠佳,则应选择融合治疗(三关节融合术)

a. 双侧髋关节脱位可不予处理 (在年轻患者,

可通过内侧切口减少发生),单侧脱位减少(内侧切口)

b. 肘关节后方松解, 同时结合肱三头肌转移,可使肘关节获得更好的屈曲度

c. 治疗膝关节挛缩可选腘绳肌延长术

Ⅸ. 其他综合征

1. 骨坏死

○ 儿童舟状骨病(Kohler病)

a. 治疗:首先进行支具固定,禁止负重

○ 腕舟骨病(Preiser病)

○ 股骨头缺血性坏死(Chandler病)

○ 肱骨小头骨骺缺血性坏死(Panner病)

2. 骨硬化病:AR,碳酸酐酶存在缺陷

3. 多发性骨纤维发育不全

○ 病理:G蛋白 (Gs)α亚基基因发生了突变致Gs功能受损,cAMP第二信使途径信号传导异常

○ 表现:多发性骨纤维发育不良伴性早熟综合征

○ 多发性骨纤维异常增殖导致股骨近端内翻畸形(牧羊人手杖征);以外翻截骨术矫形

Ⅹ. 脑瘫

1. 静止、非进行性脑病,临床表现逐渐进展

2. 多病因[2岁前均有中枢神经(CNS)损伤]

3. 根据标准的不同,有三个分类系统(依症状及严重性,表4.3)

4. 2岁可独立坐提示以后有行走功能;一种以上的原始反射持续存在提示以后行走困难

○ 拥抱反射通常在6月龄后消失 (如果持续时

表4.3　脑瘫的分类

生理学上的分类			
	痉挛型	手足徐动型脑瘫	失调型脑瘫	混合型
解剖异常	偏瘫	双侧瘫痪(下肢)	四肢瘫痪	
功能异常(GMFCS)	1级:速度和协调能力受损	2级:凹凸的地面行走困难/爬楼类似登格子	3级:无法在凹凸的地面行走,远距离路程需借助轮椅	4级: 在自助工具辅助下可在家里近距离行走	5级:无法维持头部姿势,无法自主活动

GMFCS,粗大运动功能分级系统

间变长,提示为病理性)

　　◉ 降落伞反射(摔倒撑地反射)通常于12月龄后消失(如果持续时间变长,提示为病理)

　　5. 髋关节脱位,后上部分异常

　　6. 伴有痉挛性四肢瘫的脊柱侧弯风险最高

　　7. 治疗

　　8. 痉挛:肉毒杆菌毒素,巴氯芬[γ-氨基丁酸(GABA)激动剂];痉挛的肌肉转移后可改善比较活动的畸形

　　◉ 脚趾走路:如果脚踝能够背屈越过中立位,行拉伸和佩戴足踝矫形器;如果无法达到中立位,可考虑跟腱或腓肠肌延长术

　　◉ 蹲伏步态:多水平松解

　　◉ 膝部僵直步态:股直肌的转移由于其运动时相异常,腘绳肌延长

　　◉ 足内翻:胫后肌腱(或前胫骨肌腱)过度伸展引起的胫后肌腱发生转位,这会导致膝内翻畸形(而非马蹄足畸形)。跟腱异常参与畸形形成,如果要进行矫正,必须处理马蹄足畸形。对站立位和摇摆姿态时发生痉挛肌腱进行处理

　　◉ 髋关节半脱位:对内收肌进行松解,截骨术,髋臼成形术

　　a. 年轻的患者,先进行松解及肢体延长处理,以获得最好的治疗,恢复最大的活动范围

　　b. 危险因素(年龄<5岁)包括:髋部外展<45°,内收肌和腰大肌松弛

　　c. 髋关节半脱位:针对股骨颈外翻或髋臼发育不良予以肌腱离断及股骨或髋臼截骨治疗(视情况而行不同选择)

　　d. 自发性脱位:切开复位,内翻反旋转截骨术(VDRO),骨盆截骨

　　e. 翻书样骨盆:双侧髋内翻截骨

　　f. 脊柱侧弯:骨盆明显倾斜的患者,需要前后路融合;侧弯角度>50°、骨盆倾斜进展、无法坐立的患者,应行脊柱融合

　　g. 骨盆倾斜并卧床的患者可以融合至骨盆

　　h. 外翻:支具矫形治疗,如果患者保守治疗无效,则行跖趾关节融合(MTP)

XI. 产伤及其相关畸形

　　1. 臂丛神经损伤(见第9章)

　　◉ 常见于巨大儿,肩难产,产钳分娩,臀位

　　◉ 6月龄时肱二头肌无运动提示预后不佳

　　◉ Horner综合征表明神经根撕脱伤,预后较差

　　◉ 有潜在的恢复可能,应保持被动运动范围(表4.4)

　　2. 斜颈

　　◉ 病理:继发于宫内隔室综合征或胸锁乳突肌的挛缩,颈部向一侧偏斜畸形

　　◉ 治疗:持续将头部向健侧牵拉以及必要时松解

　　◉ 12%~20%合并DDH

　　3. 先天性锁骨假关节

　　◉ 易被误认为骨折,但边缘有吸收(即有裂隙)

　　◉ 大的无痛性包块

　　◉ 如果有症状,可在3~5岁行切开复位内固定术治疗

XII. 脊柱

　　1. 峡部裂:椎弓崩裂骨折所致

　　◉ 体检:伸腰疼痛

　　◉ 影像学检查:斜位X线适用于初诊,CT和MRI更加灵敏;单光子发射计算机断层扫描(SPECT)灵敏度最高

　　◉ 治疗:佩戴支具

　　◉ 手术治疗适用于顽固性病例及峡部无法修复的患者

　　2. 腰椎滑脱症

　　◉ 病理:近端椎体前移

　　◉ 表现:易侵犯节段为L5~S1

表4.4　臂丛神经损伤分类与预后

类型	根部	预后
完全	C5~T1	最差
Erb-Duchenne	C5~C6	最好
Klumke	C7~T1	差

a. 可由峡部裂发展而来

b. 解剖异常导致发育不良,高进展性

◎ 按相对下位椎体向前滑移的程度进行分级(百分比)

◎ 治疗方法

a. 移位程度较低采用支具/腰背肌锻炼等治疗

b. 较高级别(3~4级)应进行脊柱融合治疗

c. 腰椎滑脱症恢复情况评级

　　1级:完全恢复,疼痛消失

　　2级:不能参与体育锻炼;椎体向前滑移>10°,或者骶骨倾斜角>30°可能进展

　　3级和4级:常有神经症状;需要进行脊柱融合治疗(侧后方)

　　3. 脊柱侧弯(图4.15和表4.5)

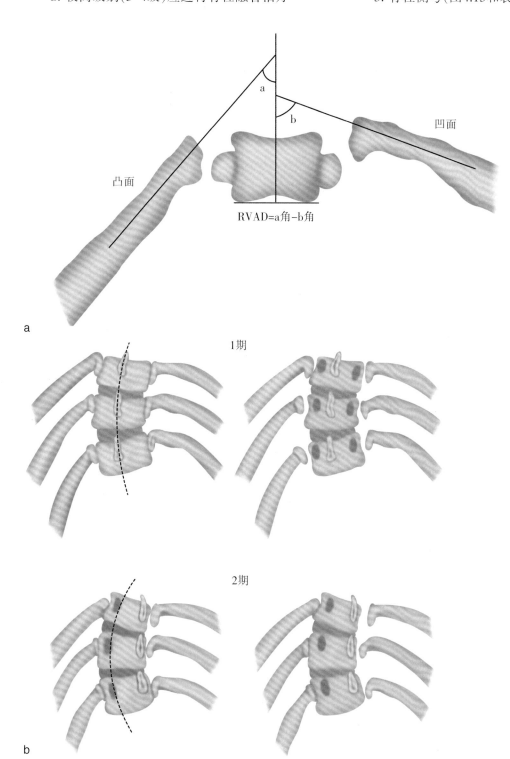

图4.15　(a)肋椎角差(RVAD)示例。(b)婴儿型脊柱侧弯肋骨分期示意图,在侧弯曲线的凹面上测量。1期,肋骨与椎体不重叠;2期,肋骨与椎体重叠。

表4.5 儿童脊柱侧弯

分型	年龄(岁)	性别	胸弯方式	支具治疗	手术治疗	典型病程
先天性	–	–	–	无效	切除异常畸形	脊椎分节障碍或椎体发育异常所致。半椎体对侧分节不良预后最差，融合椎;融合椎预后好,L5 半椎体可行半锥体切除术
婴儿型	<3	男	左	RAVD>20°行石膏及支具治疗	RAVD>40°生长棒治疗（近端/远端融合,术前行 MRI 检查),10 岁后进行融合治疗	可自愈,肋骨重叠情况可用于评估进展情况。RAVD<20°（保守治疗）行 MRI
幼年型	3~10	女	右	<45°	不足 10 岁,生长棒治疗。之后 PSF	70%需要治疗,50%需要手术干预,可予以 MRI
青少年型	≥11	女	右	>25°~30°，还有生长潜能	>50°	若成年>50°,则每年进展1°
神经肌源性脊柱侧凸	–	–	左,长弯	坐轮椅	DMD:25°~30°,CP>50°,如果无法行走，可行 T2-骨盆融合治疗	表现各异,DMD 可合并心肺功能异常,典型的脑瘫行走状态,感染率增加

CP,脑瘫;DMD,杜氏肌营养不良症;MRI,核磁共振成像;PSF,脊柱后路融合;RVAD,肋椎角差

◎ 有以下表现应行MRI检查:胸弯凸向左侧,胸椎后凸、先天性或青少年疾病、进展迅速、患儿合并其他综合征及神经的畸形

◎ 概况

a. 颈椎不稳应考虑合并骨骼萎缩症及唐氏综合征的可能;心肺功能异常应考虑肌营养不良症;血液系统异常可合并桡骨缺失综合征

◎ 幼儿脊柱侧弯

a. 生长棒技术：如果胸廓处于发育过程中,可采取此技术;力度逐渐加大以持续撑开,减少矫正次数

◎ 青少年特发脊柱侧弯

a. 支具每天佩戴时间应>12h/d，可显著减少畸形进展(82%的成功率)

b. Risser分期

0度:骨骺未出现

Ⅰ度:前1/4有骨骺出现

Ⅱ度:前2/4有骨骺出现

Ⅲ度:前3/4有骨骺出现

Ⅳ度:可见全部骨骺,但未融合

Ⅴ度:骨骺完全融合

c. 生长期的患儿，侧弯迅速进展，主要是在Risser分期0度及月经初潮以前

◎ 前后路脊柱矫形融合术适用于脊膜膨出、先天性畸形。相对指征:神经纤维瘤病(NF),患儿不足10岁,Cobb角>75°,马方综合征

4. 后凸畸形

◎ 先天性

a. 常见于脊柱发育异常

b. 神经症状发生比例高,预后差

c. 治疗选择为后凸角度<50°后路融合;角度更大的畸形及僵硬性的畸形需要前路/后路手术,或者截骨治疗

◎ 休曼病(脊椎发育不良症)

a. 病理:胸段脊柱至少有3个相邻椎体有5°或以上的楔形变(与后凸畸形不同)

b. 男性常见,多有超重

c. >50°进行支具治疗,耐受性较差(Milwaukee支具)

d. 顽固性背部疼痛或畸形>75°可手术治疗;若已使用矫形椎弓根钉固定,前侧手术很少需要

5. 颈椎

◎ Klippel-Feil综合征

a. 病理:颈椎先天性自发融合

b. 表现:颈部短粗、后发际低平、颈部活动受限
　常合并先天性高肩胛症,以及泌尿系统畸形
　治疗:仅在有神经功能缺损或顽固性疼痛情况下,采取手术治疗;其他情况则避免参加接触性运动或体育锻炼即可

◎ 寰枢椎不稳定

a. 由唐氏综合征、骨骼萎缩症、儿童类风湿性关节炎所伴发

b. 避免参与接触性运动或体育锻炼

c. 存在神经功能损害(融合)时,应采取手术治疗

6. 儿童脊髓发育不良

◎ 由脊髓闭合不全引起。羊水中的α-甲胎蛋白升高,有助于早期诊断(可用叶酸预防)

◎ 隐性脊柱裂:后方椎管闭合不全,而椎管内容物并无膨出

◎ 脑膜瘤:无神经系统成分的硬脑膜囊

◎ 脊髓膜膨出症:硬脑膜囊中含有神经系统成分

◎ 最低功能水平(表4.6)

◎ L5水平控制足跟功能,予以胫骨前肌腱转位治疗(避免进行三关节融合术)

◎ L3或以上的双侧脱位髋关节应不予处理。髋关节的位置对胸髓水平神经功能情况无明显影响

◎ 治疗软组织的挛缩,可以改善身体姿势、便于护理

◎ 由于很小的创伤就可以导致骨折,骨折可以表现为发热/红斑,容易漏诊

◎ 对橡胶类物品敏感性增加

◎ 闭合不全处的局部严重后凸畸形可以切除畸形(后凸截骨术)

◎ 脊柱侧凸快速进展可能由于隐性脊柱裂合并脊髓栓系,应行MRI检查

7. 假性半脱位

◎ 可见于8岁以下的正常儿童

◎ 常见于C2~C3,其次为C3~C4

◎ 后方结构仍保持正常的解剖学特点

8. 寰枢关节旋转半脱位

◎ 可能由口咽部感染引发

◎ 治疗方法

a. <1周:颈围领,可应用非甾体消炎药(NSAID),物理治疗

b. >1周:牵引±Halo头轮牵引

c. >1月:牵引±C1/C2融合术(若存在不稳或神经损害表现)

9. 脊椎骨髓炎

◎ 影像学检查:MRI的T2像高信号

◎ 治疗方法:经皮穿刺活检及血培养

◎ 可酌情考虑应用一线抗生素进行治疗

10. 椎间盘炎

◎ 原发性椎间盘炎见于儿童,成人罕见

◎ MRI可见椎间盘损坏的表现

◎ 椎间隙、软骨终板的细菌感染

◎ 治疗方法:根据经验选择包括金葡菌敏感的抗生素进行治疗

表4.6　儿童脊髓发育不良综合征的临床表现和治疗

水平	肌肉功能情况	下肢情况	行走功能	治疗
L1	髂腰肌力量差	马蹄内翻足	无行走功能	HKAFO
L2	髂腰肌/内收	屈髋,屈膝,足内翻	无行走功能	HKAFO
L3	内收/四头肌	内收/伸髋,足内翻,膝反屈	可在室内行走	KAFO
L4	四头肌/胫骨前肌	内收/伸髋,膝过伸高弓足内翻畸形	最小限度社区内行走	KAFO
L5	腓骨,髋外展肌	膝过伸,足仰趾外翻畸形	社区内行走	AFO
S1	腓肠肌/跟腱	仅足部畸形	社区内行走	正常穿鞋

AFO,足踝矫形器;HKAFO,髋膝踝足矫形器;KAFO,膝足踝矫形器

XIII. 下肢

1. DDH

- 年龄:出生时即可有症状,临床表现各异
- 风险增加因素:头胎,家族史,女性,臀位分娩
- 体检:Ortolani试验和Barlow试验。不适用于12月龄以上的患儿,但是患儿有外展受限表现
- 病理:髋臼前外侧覆盖不足(髋臼指数<25°)
- 重要的影像学表现与分类

a. 股骨头骨化中心在6月龄期出现

b. 应用超声追踪帕氏吊带治疗效果(见图4.13)

- 治疗方法

a. 帕氏吊带适用于可复性髋及<6月龄的患儿

b. 髋臼横韧带、腰大肌筋膜、盂唇倒置和髋臼缘组织等会对复位产生影响

c. 帕氏吊带治疗3周未见缓解,则应进行闭合复位+外展支具固定及髋人字石膏治疗。如果患儿太小不适合闭合复位,则进行外展支具固定治疗

d. 6~18月龄表现:闭合复位/关节造影,可滑动外展支具/髋人字石膏治疗;如果无效,则应切开复位

e. 18月龄~3岁:切开复位

f. 3~8岁:截骨术治疗(表4.7)

g. 髋臼周围截骨适用于三向放射状软骨闭合的患者

h. 畸胎型髋关节脱位(程度重,新生儿期髋臼假关节形成),支具治疗无效;6~12月龄予以手术治疗

i. 若经3~4周帕氏吊带治疗无效,改为外展矫形器(表4.7和图4.16)

2. 儿童股骨头缺血性坏死(LCPD)

- 发病年龄:4~8岁;男性患儿多见
- 表现:跛行(伴或不伴疼痛),有分泌物,髋部活动范围减小,德氏步态
- 病理:目前有多种理论,最终结果是股骨头的缺血性坏死
- 表现与LCPD相似的疾病:戈谢病(又称葡糖脑苷脂沉积病),脊柱骨骺发育不良(SED),糖原贮积病

a. 疾病各阶段情况

滑膜炎期:0~3个月

碎裂期:3~9个月

生物性塑形期:9~24个月

重塑愈合期:2~4岁

表4.7 骨盆截骨术治疗儿童髋臼发育不良

截骨术	覆盖情况	三向放射状软骨	方向	分类	容积	表面外观	内固定	其他
Dega 截骨术	后外侧	未闭合	–	重塑性手术	减少	透明软骨	无	ASIS 取骨;在 CP 最好进行后方植骨
Pemberton 截骨术	前侧/外侧	未闭合	–	重塑性手术	减少	透明软骨	无	ASIS 取骨
Salter 截骨术	前外侧	闭合	延伸/外展	重建型骨盆截骨术	–	透明软骨	克氏针	耻骨联合可以活动,ASIS 取骨
三联截骨术	前外侧	闭合	延伸/外展	重建型骨盆截骨术	–	透明软骨	克氏针或螺钉	截骨保持运动能力,ASIS 取骨
Ganz/PAO 髋臼周围截骨术		闭合	自由	重建型骨盆截骨术	–	透明软骨	螺钉	保持骨盆环稳定
Chiari 截骨术	半脱位/不等面髋	闭合	–	挽救性手术	–	透明软骨		挽救性截骨术
Shelf 截骨术	不等面髋	闭合		挽救性手术	–	纤维软骨		将骨添加至髋臼边缘

CP,脑瘫;ASIS,髂前上棘

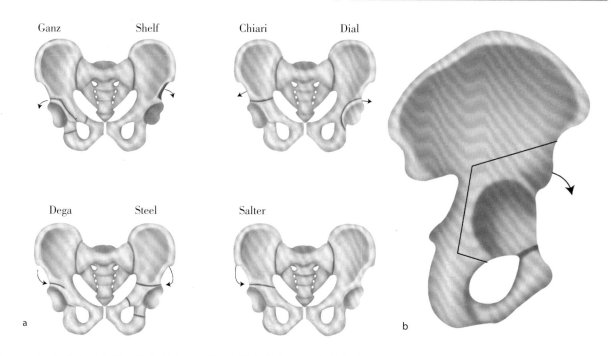

图4.16　(a)骨盆截骨术的平片示意图。(b)髋臼周围截骨术(Ganz截骨术)侧面观。注意Dega截骨术不穿透至内平板,Dega截骨术延伸至内平板则成为Pemberton截骨术。

◎ 重要的影像学检查与分类
◎ 如果病变是双侧且处在同一阶段,可考虑为MED
　a. 外侧柱分级情况(在碎裂的各个时期):股骨头破裂成内侧到外侧三级
　　A型:外侧柱无受累
　　B型:外侧柱受累≤50%(年龄>6岁,预后较好)
　　C型:外侧柱受累>50%(预后差)
　b. 提示为Catterall头的危险征象有:外侧缘钙化,Gage征(外侧骨骺与干骺端之间呈透亮样缺损),外侧半脱位,干骺端囊肿、生长板呈水平状
　c. 如果外侧支柱高度维持<50%(C型),头部向外侧发生半脱位,骨化自外侧向骨骺处发生钙化,外侧骺板在放射线下呈V状,则结果最差
◎ 治疗方法:通过支具或者股骨近端/髋臼截骨术,促进"髋臼包含";这改善了8岁以上儿童的预后;首选NSAID药物缓解症状,其他治疗包括牵引、减少负重

　3. 股骨头骨骺滑脱症(SCFE)
◎ 滑脱发生于肥大增生区
◎ 年龄:十几岁(青春期)易发;最常见于肥胖的非裔美国人

◎ 表现:男性多见,左侧多见,髋部/膝部疼痛,对于年龄<10岁、体重低于正常儿童(中位数的儿童)应检查甲状腺/肾脏;在髋关节屈曲进行外旋检查
◎ 病理:LaCroix软骨周围环变薄,骨折贯穿骺板生长区,股骨头向内后方移位
◎ 重要的影像学表现与分类
　a. 侧方蛙式位:最敏感
　b. Southwick角(骨骺/骨干角):测量滑脱严重程度
　c. 稳定/不稳定取决于负重能力
　患者负重后,不稳定的滑脱更容易发生骨坏死(缺血性坏死)
　d. 不稳定的滑脱更容易发生骨坏死(约50%)
◎ 治疗方法:复位要轻柔,再进行单螺钉固定。慢性畸形可以通过股骨近端的屈曲/内旋/外翻截骨进行治疗
◎ SCFE的常见内分泌病因有甲状腺机能减退和慢性肾功能衰竭;应检查促甲状腺激素(TSH)和骨形态发生蛋白(BMP)水平
　a. 实验室检查(TSH,BMP)以排除内分泌病因
　b. 建议对患有内分泌紊乱或年轻的患者用克氏针固定对侧

◎ 结果:肢体缩短,屈曲及内旋受限,骨性关节炎。前方螺钉会对髋臼唇产生侵犯,导致髋臼撕裂/疼痛

◎ 并发症:缺血性坏死最常见;发生髋关节不稳风险更高

4. 髋内翻

◎ 年龄:先天性疾病,创伤亦可导致,或者遗传所致(AD)

◎ 表现:摇摆步态(步态呈鸭步),下肢不等长,Galeazzi征阳性,臀沟异常

◎ 病理:股骨颈干角变小

◎ 重要的影像学表现与分类:X线发现下颌骨化中心缺如提示为进展性疾病

◎ 治疗方法

a. HE角<45°:自行矫正

b. HE角45°~60°:观察

c. HE角>60°:外翻截骨

d. 颈干角<90°行外翻截骨术,可能包括去旋转;远端/外侧大转子转位恢复外展肌张力,有助于矫形

5. 股骨近端局灶性缺损(PFFD)

◎ 患病年龄:先天性

◎ 表现:股骨短小(程度不一),双下肢不等长

◎ 病理:初级骨化中心异常,合并前交叉韧带(ACL)缺失(先天性腓骨缺如症)

◎ 重要的影像学表现与分类:髋关节稳定性对采取的治疗策略极为重要

a. Aitken分型:A/B型,股骨头存在;C/D型,股骨头缺如

◎ 治疗:安装假肢,肢体延长,对侧骨骺阻滞及范氏旋转骨成形术,下肢融合术(股骨髋臼间的融合,膝关节发挥髋关节的作用),截肢以适合安装假肢

6. 腓侧半肢畸形

◎ 前内侧弯曲,膝部韧带失稳,足部存在解剖异常,通常患足处于外翻位。根据畸形情况,可酌情选择重建/截肢治疗

7. 胫侧半肢畸形

◎ 根据畸形情况,可酌情进行重建/截肢治疗

8. 膝关节脱位

◎ 轻重不一,膝关节脱位后进行手法复位,均可尝试长腿石膏固定

◎ 手术治疗:需要切开复位,股四头肌成形术/股骨缩短术,以及韧带重建

◎ 合并其他综合征后,病情更重

9. 盘状半月板

◎ 患病年龄:先天性疾病

◎ 表现:儿童膝关节弹响/弹跳的最常见病因

◎ 影像学表现:MRI扫描连续3个矢状面均可见到半月板影像

MRI连续3个扫描可见半月板前后角相连呈盘状改变

◎ 治疗方法:无症状的患者随诊观察,有疼痛或者后角不稳(WatanabeⅢ型)应做半月板成形术±固定处理

10. 剥脱性骨软骨炎(膝部)

◎ **膝部剥脱性骨软骨炎,见于股骨内髁的外侧,是股骨外髁内侧的前交叉韧带发生损伤后引起的骨挫伤**

◎ 年龄:10岁到十几岁

◎ 表现:膝部活动后疼痛,局部肿胀、游离体可导致关节绞锁

◎ 病理:最常见于股骨内髁的外侧面;可由创伤引起

◎ 影像学检查:膝关节屈曲30°~50°为最佳角度

a. MRI分型是根据损伤部位积液情况而定的(通常积液位于髌骨/股骨外髁,损伤部位若存在积液,则预后较差)

◎ 治疗方法:首先限制负重、患肢固定,如果保守治疗(关节腔穿刺、锻炼)无效,则在关节镜下行关节清理

11. 胫骨结节骨软骨炎

◎ 年龄:十几岁的青少年

◎ 表现:伸膝时,膝前方疼痛

◎ 病理:过度牵拉胫骨结节所造成

◎ 影像学检查:胫骨结节骨骺不规则变大或者正常

◎ 治疗方法:对症治疗为主(冰敷/NSAID/股四头肌功能练习);仅部分较重的且症状持续存在的患者,在成年后可考虑切除治疗

12. 婴幼儿胫骨内翻

◎ 年龄:4岁及以下

◎ 表现:超重过早行走的患儿,双侧

◎ 病理：胫骨近端内侧骺板畸形导致膝内翻畸形，胫骨内髁增大，干骺端与骨干之间角度>16°

◎ 重要的影像学表现与分类：Langenskiöld分型是基于干骺端（早期）和骨骺（晚期）成角情况进行分型。可进展至完全骨骺形成

◎ 治疗方法

a. 早期（在骨骺出现改变之前）：<3岁进行支具治疗；若偏大的患儿（>4岁）无效，则截骨矫形可以明显预防畸形复发与进展

b. 晚期：一旦骨骺闭合则予以骨骺分离处理；而骨骺尚未闭合，则通过生长调控来进行治疗

13. 青少年膝内翻（>10岁）：通常较轻，常见于单侧

◎ 治疗：采用生长诱导术治疗（内侧骺板阻滞）

14. 膝外翻

◎ 年龄：2~6岁儿童存在属于正常，一定外翻角度<15°属于正常

◎ 病理：>6岁持续外翻

◎ 治疗：支具治疗通常无效，如果无法自行恢复，则进行生长诱导术治疗（调整内侧生长的技术）

15. 胫骨后内侧弯曲

◎ 无特殊表现或者见于羊水过少

a. 合并马蹄内翻足

◎ 治疗：随诊观察；下肢不等长（<3cm）可自行矫正。未来可能需要肢体延长治疗或者调整骺板后期生长情况

16. 胫骨前内侧弯/腓骨半肢畸形

◎ 患病年龄：先天性

◎ 病理：胫骨前内侧出现弯曲，踝关节为球窝状关节，腓骨部分缺如/完全缺如，跗骨联合（胫距先天骨桥形成），足内翻，多有PFFD

◎ 选择Syme截肢术或者膝下截肢术（BKA）

a. BKA适用于股四头肌功能良好、膝关节无屈曲挛缩。应根据病情及患者意愿选择肢体重建或截肢

17. 胫骨前外侧弯

◎ 胫骨前外侧弯见于神经纤维瘤病或骨纤维异常增殖症，可采取保守治疗，针对假关节的治疗应为首要目的。假关节不会自发愈合，需要手术治疗。预防性治疗包括佩戴可翻盖式矫形器以防止骨折的发生

◎ 患病年龄：先天性

◎ 表现：表现不一，轻者弯曲，重者可形成假关节

◎ 病理：先天性假关节常见于神经纤维瘤病或骨纤维结构不良

◎ 治疗方法：首先应用全接触性支具治疗，支具治疗失败后，可进行清创/植骨内固定治疗，或者截肢处理

18. 马蹄内翻足

◎ 患病年龄：先天性

◎ 表现：前足内收内旋，后足内翻，踝关节下垂，胫骨内旋

◎ 病理：距骨颈部挛缩，距舟关节面的距骨头部变为朝向内跖面。局部软组织挛缩，跟骨向内侧旋转，距骨对胫骨则呈跖屈位。跟骨呈下垂内旋位，载距突与内踝尖端相接触，舟状骨向内移位，在距骨头内侧形成关节面造成内收畸形

◎ 重要的影像学表现与分类：足距骨纵轴与跟骨纵轴成角减小（侧面<35°，正位片<20°）。正常足距骨纵轴与第1跖骨平行，马蹄内翻足患者二者相交。畸形足合并脊柱裂、关节挛缩等。Ponseti法治疗效果不佳，后/内侧皮肤皱褶，肌肉/神经异常通常预后较差

◎ 治疗方法

a. 治疗顺序可采用CAVE记忆法，即矫正中足的高弓（Cavus），后足内收（Adductus），后足内翻（Vanus），后足马蹄（Equinus）

b. 一期治疗：手法矫形后石膏固定（Ponseti法），首先使足第一跖骨旋后，调整距骨位置；按照CAVE顺序，长腿石膏固定矫形纠正足内收和内翻及部分的马蹄畸形；平压距骨颈以使距骨复位；每周更换石膏，最后一次更换石膏进行经皮切断跟腱

c. 石膏治疗无效则需要后内侧松解处理。并发症：僵硬，再次复发，跟距半脱位

d. 3~10岁患者可采取内侧切开或者外侧闭合截骨治疗

e. 8~10岁有足部感觉的患者可采取三关节融合术

◎ 结果

a. Ponseti法：逐步矫正由于胫前内侧过度牵拉所致的足内收/内翻。将胫骨前肌腱切开转移到外侧

楔骨

　　距下关节僵硬是肌腱转位术的禁忌证

　　广泛松解,预后更差。手术并发症包括跗囊炎,距骨坏死,僵硬性低足弓,足内八字步态

　　受影响的患肢通常小于对侧正常肢体

　　手术并发症为跗囊炎;趾屈肌强直,腓肠肌/跟腱联合无力,而胫骨前肌强直导致第一跖跗关节屈曲

　　◆ 长屈肌(FHL)延长、背侧筋膜松解及足:短屈肌(FHB)固定于伸直装置上

　　19. 仰趾外翻足

　　◎ 患病年龄:先天性

　　◎ 表现:足背侧过屈,"卡"在胫骨的前侧;合并后内侧部弯曲及下肢不等长

　　◎ 治疗:拉伸/观察,双下肢不等长情况需要进行随访

　　20. 跖骨内收畸形

　　◎ 可合并DDH

　　◎ 患病年龄:先天性

　　◎ 表现:明显的内八字

　　◎ 病理:可合并DDH

　　◎ 治疗:根据足的灵活度酌情处理

　　a. 如果牵拉腓侧软组织可改善灵活度,可予以拉伸矫正治疗

　　b. 外力作用后获得矫正的畸形,可采用石膏/支具固定治疗

　　c. 僵硬型畸形可行截骨矫正术（内侧短缩、外侧延长）,通常合并内侧皮纹

　　21. 歪足畸形

　　◎ 患病年龄:先天性

　　◎ 表现:跖骨内收,附于距骨的舟骨发生外侧半脱位,后足发生外翻畸形

　　◎ 重要的影像学表现与分类:足正位片可见多方向畸形

　　◎ 治疗方法:应进行手术治疗;畸形涉及的关节面均应进行截骨矫形治疗

　　22. 先天性垂直距骨

　　◎ 灵活型扁平足是正常的，由韧带松弛导致。僵硬型扁平足是病理性改变,应予以干预

　　◎ 患病年龄:先天性

　　◎ 表现:僵硬型扁平足,合并神经管的异常,关

节挛缩,足反弓畸形;需要排除脊柱畸形

　　◎ 病理:距舟关节背侧脱位

　　◎ 重要的影像学表现与分类：在足跖屈时,距骨与跖骨和舟骨排列成一条线则为斜形距骨；在足跖屈后、应力位的侧位片上，距骨的解剖轴位于舟骨、跖骨保持一条线,则为垂直距骨

　　◎ 治疗方法:对于6~12月龄患儿,术前应拉伸背外侧组织(若已表现出垂直距骨,必须进行)

　　23. 跗骨骨桥

　　◎ 患病年龄:先天性病变,骨桥发生骨化后可出现症状

　　◎ 表现:反复发生踝部扭伤,疼痛/麻木,僵硬型扁平足,距下关节活动受限

　　◎ 病理:骨之间发生异常融合(跟舟处最常见,跟距处次之)

　　◎ 重要的影像学表现与分类:距骨骨赘提示骨桥的存在,需要CT及MRI(更敏感)检查进行准确评估

　　◎ 治疗方法:早期患者均应首选石膏固定

　　a. 跟舟部:切除骨桥后,将趾短伸肌(EDB)填入空腔,或者脂肪组织覆盖于术区

　　b. 距骨下部(距跟关节处):病变涉及关节面范围<50%,应进行切除处理;≥50%则进行融合治疗

　　24. 灵活型扁平足

　　◎ 通常为双侧,绝大多数不需要手术治疗

　　◎ 有疼痛症状的扁平足首选UCBL支具治疗

　　◎ 若其他方法无效,尝试侧柱延长和内侧固定

　　25. 幼儿扁平足(1~3岁)

　　◎ 正常变异:只要没有疼痛及功能异常,观察即可

　　26. 副舟骨畸形

　　◎ 患病年龄:先天性

　　◎ 表现:见于约10%人群,若有症状的话,为内侧足弓部疼痛

　　◎ 病理:融合所致,或者胫后肌腱止点处微小骨块发生分离异常所致

　　◎ 治疗方法:首选石膏固定,治疗无效则应切除副舟骨

　　◎ 结果:切除副舟骨可改善疼痛症状,但无法改善畸形(扁平足)

27. 高弓足

- 患病年龄:各年龄段
- 表现:足弓部畸形会逐渐进展
- 病理:可能由于神经病理性病变[脊髓栓系,腓骨肌萎缩症(CMT)等]
- 可由神经功能异常导致,应行脊柱MRI检查
- 重要的影像学表现/分类:Coleman木块试验评估高弓足的僵硬情况,如果木块垫高后,后足内翻畸形获得纠正,只须矫正前足即可
- 治疗方法

a. 灵活型高弓足:跖筋膜松解,胫后肌腱转位,背伸位跖骨截骨

b. 僵硬型高弓足:需要偏跟骨侧截骨治疗

c. 严重的僵硬型畸形:若生长板闭合可行三关节融合术

28. 儿童踇囊炎(见第10章)

- 年龄:通常10岁前及十几岁出现临床症状,双侧多见
- 表现:穿鞋困难,穿鞋后患处疼痛
- 病理:合并韧带松弛,有家族史;大多数小儿踇囊炎存在第一跖骨的内翻畸形
- 治疗方法:首先选择合适的鞋子;顽固性病例可进行手术治疗
- 结果:最常见的并发症为复发

29. 足趾卷曲

- 有临床症状且保守治疗无效的,则应对趾屈肌进行松解处理

30. 多趾畸形

- 轴后性多趾:常染色体显性遗传(AD)
- 正常动作发展指标,无其他综合征

31. 下肢不等长

- 每年正常生长速度:股骨近端,3mm;股骨远端,9mm;胫骨近端,6mm;胫骨远端,3mm
- 骺板预期闭合时间:女性约14岁,男性约16岁
- 2岁以内的膝内翻属于正常;2岁后膝外翻,4岁以后膝关节恢复至正常力线结构
- 重要的影像学表现与分级:含比例尺的下肢全长片有助于明确畸形来源及严重程度。CT扫描有助于明确关节挛缩情况
- 治疗方法:相差不足1cm可考虑为正常范围

内

a. 长度相差在2~5cm间,根据生长潜能对健侧行骺板阻滞术

b. 长度相差≥5cm,则应行肢体延长术

- 结果

a. 肢体延长术并发症较多(感染、神经损伤、骨折不愈合)。髓内针技术可减少部分轻微并发症,但比较严重的并发症(关节半脱位、神经损伤)仍存在

32. 足内翻/外翻

- 评估儿童的股骨-足角(15°),足行进角,髋部内/外旋范围 (新生儿为75°/90°,4岁儿童为55°/45°)(表4.8)

XIV. 关节炎

1. 青少年类风湿性关节炎(JRA)

- 年龄:多发于7~12岁,可发生至16岁
- 表现

a. 寡关节的

4个关节或者更少,通常是大关节

眼睛可有波及

b. 多关节

5个关节或者更多,颈椎可有波及

眼睛可有波及

c. 涉及全身的表现

大/小关节

器官受到波及

- 病理:病因不明的自体免疫启动
- 重要的影像学表现与分级:合并虹膜睫体炎[通常抗核抗体(ANA)阳性],需要眼科医生进行评估;血清学结果与临床诊断可以不相符
- 治疗方法:排除化脓性关节炎后,应用非甾体消炎药
- 类风湿关节炎的患儿需要进行眼科护理

2. 一过性滑膜炎

- 儿童常见的髋部疼痛原因
- 年龄:儿童期均可发病
- 表现:活动后髋部疼痛;常发生于病毒性疾病之后
- 病理:病因不明;积液引起疼痛
- 重要的影像学表现与分级:应用Kocher法区

表4.8　常见肢体不对齐及其治疗

年龄分组	足内翻	治疗	足外翻	治疗
婴儿	内翻跖	随诊观察,难复位则进行石膏固定	髋部挛缩(外旋)	随诊观察
幼儿	胫骨内旋	随诊观察,严重进行干预(7~10岁患儿进行髁上截骨)	胫骨发生外旋	随诊观察,严重进行干预(7~10岁患儿进行髁上截骨)
<10岁的儿童	股骨前倾(W-sitters)	随诊观察	股骨发生外旋	随诊观察

分化脓性关节炎与一过性滑膜炎,符合如下标准3条提示为阳性,则90%的可能性提示化脓性关节炎;只有1条则提示为一过性滑膜炎

　　a. 白细胞计数(WBC)>12 000/mL

　　b. 血沉(ESR)>40mm/h

　　c. 无法负重

　　d. 发热>38.6℃

　　◎ 治疗方法:排除化脓性关节炎后可应用非甾体消炎药

　　◎ 结果:可自行缓解

　　3. 莱姆病

　　◎ 年龄:任何年龄段

　　◎ 表现:初始牛眼样红斑,但是仅80%时间有类似表现;游走型多关节痛

　　◎ 病理:伯氏疏螺旋体感染引起

　　◎ 治疗方法:多西环素

　　◎ 结果:早期发现可以清除,慢性莱姆病可侵袭中枢神经系统

　　4. 化脓性关节炎

　　◎ 好发年龄:各年龄段易发的细菌感染有差别(表4.9)

　　◎ 表现:疼痛,假性瘫痪,发热

　　◎ 病理

　　a. 细菌产生的酶具有软骨毒性,迅速破坏关节表面软骨

　　b. 干骺端骨髓炎从肩关节、肘关节、腕关节及髋关节(关节内的干骺端)开始播散

　　◎ 重要的影像学表现与分级:如果无呼吸系统炎症,而化脓性关节炎的临床表现高度可疑,可考虑行MRI检查评估滑膜炎

　　◎ 治疗方法:急诊切开引流、清创,并应用抗生素治疗

　　a. 经验性抗菌治疗,且应该包括对MRSA有抗菌力的药物(万古霉素)

　　◎ 结果:诊断延误,年龄<6个月,并发骨髓炎,或者波及髋关节则结果较差

　　a. 慢性化脓性关节炎会导致关节破坏

　　5. 骨髓炎

　　◎ 年龄:各年龄段易发的细菌感染有差别(表4.9)

　　◎ 表现:因致病菌不同症状不一,常见症状为疼痛

　　a. 可由局部创伤引起,伴血源性种植

　　◎ 病理

　　a. 包膜:反应增生性骨

　　b. 坏死骨:骨坏死

　　c. 常见细菌为金黄色葡萄球菌及沙门菌

　　◎ 治疗方法:没有坏死骨及无脓肿(经皮穿刺活检)形成时可以静滴抗生素

　　a. C反应蛋白(CRP)>6mg/L,年龄>8岁,合并耐甲氧西林金黄色葡萄球菌感染(MRSA)及手术治疗后,常发生深静脉血栓(DVT)

　　b. 抗生素无效,应予以手术治疗;行CRP检测,观察治疗效果

XV. 创伤

　　1. 整体情况

　　◎ 多发伤患者中,发生脊柱骨折的患者死亡率最高

　　◎ 相对于体重的出血量,平均为75~80mL/kg

　　◎ 头部创伤的患者长期预后最差

　　◎ 石膏烫伤:石膏层数增多导致烫伤风险增加;使用温度过高的水浸泡石膏;进行石膏固定时,用枕头固定患肢;多层玻璃纤维包裹发生率更高

表4.9 儿童最常见的细菌感染

	新生儿期	婴儿期	幼儿期	学龄前期	学龄期
社区获得性感染	金黄色葡萄球菌,乙型链球菌,大肠杆菌,克雷白杆菌	金黄色葡萄球菌,金氏菌属,肺炎链球菌,脑膜炎奈瑟菌	金黄色葡萄球菌,金氏菌属,肺炎链球菌,脑膜炎奈瑟菌,流感嗜血杆菌	金黄色葡萄球菌,甲型链球菌	金黄色葡萄球菌,甲型链球菌,淋病奈特氏菌
院内感染	金黄色葡萄球菌,链球菌,肠杆菌,念珠菌				

◎ 如果无法静脉输液,可考虑骨内输液

2. 小儿专科骨折

◎ 小儿骨质比成人的更加柔韧,骨膜更厚,常发生不全骨折

◎ 隆起骨折/青枝骨折

◎ 骺板骨折

a. Salter-Harris骺板骨折分型,Ⅰ~Ⅵ型;分型越高,生长不良风险越大

b. 应用SALTR记忆法代表Salter-Harris分型

S:Ⅰ型,骨骺分离(骨折横贯骺板)

A:Ⅱ型,上部(骨折线涉及干骺端)

L:Ⅲ型,下部(骨折线涉及骺端)

T:Ⅳ型,贯穿(骨折线自骺端波及骺板止于骨端)

R:Ⅴ型,挤压(骺板挤压损伤,骨生长异常)

Ⅵ型:骺板周缘的软骨环膜损伤,可引起成角畸形

◎ 治疗方法

a. MRI/CT可明确骨折位置及损伤涉及骺板的范围

b. 成角畸形:生长潜能>2cm和骺板涉及范围<50%,切除骺板骨块

c. 骺板周围骨块进行治疗成功率较高

d. >50%的骺板发生生长停滞,对患侧进行生长阻滞治疗,同侧肢体延长/对侧骺板阻滞

3. 虐待

◎ 表现:擦伤/伤口最为常见,骨折次之

◎ 危险因素

a. 年龄<3岁,多处正愈合的伤口/擦伤,皮肤疤痕,烧伤,病史不一致,被忽视,寻求治疗较晚

◎ 需要注意的骨折

a. 角状骨折,需要卧床的股骨骨折患儿,肋骨的后方骨折,处于各恢复阶段的骨折

◎ 常见骨折位置(以发生率排序)

a. 肱骨,胫骨,股骨,骨干,干骺端;其中骨干部骨折是干骺端骨折的4倍;最常见的是长骨的横向骨折

◎ 超过1/3虐待一旦被忽略会进一步发生虐待,而致死率为5%~10%

4. 上肢

◎ 产伤

a. 发生率为2:1000

b. 危险因素:巨大儿,肩难产,产钳助产,臀位分娩,产程过长

c. 分类

上臂丛损伤(Erb损伤):C5~C6,肘部微屈和前臂旋前(侍者手),预后较好

下臂丛损伤(Klumpke损伤):C8~T1,预后较差

全臂损伤:C5~T1,全上肢完全瘫痪,感觉与活动全部消失(预后最差)

治疗

◆ 应维持关节被动活动范围,直到自主活动恢复(可长达18个月才恢复)

◆ 对2岁以上患儿实施肩胛下肌松解术,以改善外展外旋功能

◆ 其他治疗措施

▲ 关节挛缩松解

▲ 背阔肌/大圆肌转位至外旋肌群

▲ 肌腱转位辅助肘关节屈曲

▲ 肱骨旋转截骨治疗

▲ 显微神经移植

结果

◆ 6月龄患儿的肱二头肌仍无活动或者出现霍纳综合征则提示预后较差

◆ 由于肌肉肌力不均衡,应注意患儿肩关节

后脱位

　◎ 锁骨

　a. 儿童最常见的骨折,在儿童骨折中所占比例为8%~15%;最常见的产伤性骨折(占产伤性骨折的90%)

　b. 机制:外力直接作用于锁骨所致,或者摔倒时手掌着地,外力通过前臂,向上传导至锁骨;直接暴力所造成更多见,而且发生神经血管损伤/肺部损伤的风险更高

　c. 根据骨折位置进行分类:中段/内侧/外侧三段

　　80%是中段1/3处骨折

　　15%是外侧1/3处骨折

　　5%是内侧1/3处骨折

　　◆ 内侧1/3处骨折通常属于Salter-Harris分型的Ⅰ型或Ⅱ型骨折

　　◆ 外侧1/3处骨折为Ⅰ型(无移位)或Ⅱ型骨折(有移位)

　　　◆ Ⅱ型骨折可进一步根据骨折位于喙锁韧带内侧或者喙锁韧带发生撕裂,而分为ⅡA型骨折及ⅡB型骨折

　d. 绝大多数锁骨骨折可采取非手术治疗

　e. 治疗:根据骨折位置及患者年龄而定

　　手术绝对指征:开放性骨折,合并神经血管损伤,以及闭合复位会对皮肤造成影响的骨折

　　内侧部分骨折可进行悬吊治疗

　　中段发生骨折时,患儿≥2岁通常悬吊4~6周;不足2岁的患儿行支持性治疗

　　◆ 若发生浮肩损伤或可能合并多发伤,则应行ORIF;而克氏针固定会发生移位,应避免使用

　　外侧骨折最常见治疗为悬吊4~6周;极少需要ORIF,因为喙锁韧带附着于韧带骨膜复合体上,所以多数患儿通常进行悬吊治疗即可;而ⅡA型可能需要行ORIF

　　结果:儿童并发症较为少见

　　◆ 骨膜保护深层结构

　　◆ 由于儿童骨生长潜力大,骨折畸形愈合较少见,骨膨出会造成局部畸形

　　◆ 骨折不愈合发生率为1%~3%;而<12岁患儿不会发生

　◎ 肩锁(AC)关节损伤

　a. 机制:大多数由于对肩峰的直接外力击打所致

　b. 分型及治疗与成人相同;而与成人患者不同的是,患儿喙锁韧带仍保持完整,而损伤可导致骨膜撕裂,锁骨远端上缘可发生移位

　◎ 胸锁(SC)关节损伤

　a. 机制:通常为胸锁关节的高能量直接损伤

　b. Salter-HarrisⅠ型或者Ⅱ型骨折

　c. 根据损伤后前侧或后侧移位进行分型

　d. 治疗方法:治疗原则与成人相同;前侧复位容易发生再脱位,而患者通常无明显自觉症状

　e. 后方闭合复位需要在手术室(OR)实施,而且由于胸腔结构风险,应有胸外科医生在场

　◎ 肩胛骨

　a. 在成人骨折中的比例为1%~5%,儿童则较为罕见

　b. 发生机制:儿童的此类损伤是由于发生盂肱关节损伤,其他则为高能量创伤的直接作用所致。分离型的肩胛骨骨折少见;可怀疑儿童虐待

　　常合并其他损伤,包括身体躯干、胸廓、肺部及脊柱,可合并神经血管损伤及高能量创伤导致的其他肢体损伤

　c. 根据位置进行分类

　　体部/颈部,所占比例>50%

　　喙突

　　肩峰

　　关节盂

　d. 治疗方法:绝大多数肩胛骨骨折可采用石膏固定或者悬吊带等非手术治疗

　　手术治疗指征视骨折位置而定

　　体部骨折无法复位时,应行部分切除

　　肩胛骨骨折不稳定,或者合并锁骨骨折时,应行ORIF;锁骨骨折及肩胛骨骨折有移位时,应予以辅助切口进行治疗

　　喙突骨折移位时,常合并肩锁关节损伤或锁骨远端部分骨折,通常需要ORIF

　　肩峰骨折引起撞击时应行ORIF

　　关节盂骨折行ORIF的指征包括

　　◆ 关节盂表面损伤范围>25%并有不稳

　　◆ >5mm的高度差

◆ 肱骨头脱位

结果:儿童肩胛骨骨折的绝大多数远期并发症是由于合并其他损伤引起的

◆ 可发生骨折畸形愈合,通常可以接受

◆ 骨折不愈合极为少见,若发生则需要ORIF,同时进行植骨

◆ 肩峰下撞击导致活动范围减小

◆ 肩胛上切迹处骨折可导致肩胛上神经损伤

◆ 肩胛关节面不平整可引起创伤性关节炎,但是较少发生

◎ 肱骨近端

a. 各年龄段肱骨近端的骨化情况:肱骨头6个月时开始发生骨化,肱骨大结节骨化在1~3岁,肱骨小结节骨化在4~5岁

b. 机制:外力直接作用于肩部所致,或者摔倒时手掌着地,外力通过前臂向上传导至肱骨

c. 肱骨生长的90%是由肱骨近端完成,所以此类骨折可以采取非手术治疗

d. Neer-Horowitz分型有助于明确治疗方案

Ⅰ型:移位<5mm

Ⅱ型:移位<1/3肱骨头直径

Ⅲ型:移位为1/3~2/3肱骨头直径

Ⅳ型:移位>2/3肱骨头直径

治疗:根据年龄选择骨折对位

◆ 小儿(1~4岁)患者:成角<70°及不同程度的移位均可接受

◆ 学龄儿童(5~12岁)患者:成角<40°及骨皮质接触>50%均可接受

◆ 青少年(12岁~成年)患者:成角<20°及骨皮质接触>70%以上均可接受

治疗:首选闭合复位,辅以悬吊或者夹板固定

◆ 手术治疗指征

▲ 开放性骨折或者存在神经血管损伤

▲ 有移位的关节内骨折

▲ 骨折无法复位,常为骨膜嵌插或者肱二头肌牵拉所致

结果:患儿肱骨重塑能力强,通常预后较好。并发症包括:缺血性坏死,活动度丢失,生长停滞(更常见于手术治疗)

◎ 肩关节脱位

a. 绝大多数发生在10岁以上患儿,90%为前脱位

b. 机制:肩部受到直接创伤而发生,更多情况为力量通过肱骨向上传递引起脱位

前脱位常发生于肩关节外展、外旋

后脱位由于癫痫或者休克后肩关节内收、内旋而发生

后脱位是由于肌肉收缩时肩部内旋力量比外旋力量更强造成的

治疗方法:绝大多数肩关节脱位可行闭合复位,并悬吊制动2~4周

手术治疗指征主要为肩部不稳。年龄可以提示发生再脱位的风险概率

◆ 首次脱位<21岁,发生再脱位的概率>60%

◆ 首次脱位<10岁,发生再脱位的概率为100%

◎ 肱骨骨折

a. 发病原因因年龄而异,年幼的患儿常为产伤所致,而年长的患儿为间接/直接损伤所致

b. 机制:力量直接作用于肱骨,或者在摔倒时,力量由手部向上传递所致

c. 治疗方法:与成人肱骨干骨折类似,由于牵拉的损伤,约5%患儿发生一过性桡神经麻痹

d. 内翻畸形<30°的骨折可以采取非手术治疗(支具或者悬带)

对于<3岁的患儿,可以把衣袖放入吊带后裹到衬衣前方

≥3岁的患儿可采用支具治疗

手术治疗指征

◆ 开放性骨折

◆ 多发伤

◆ 同侧肢体的前臂或肩部损伤

e. 结果:大多数发生在儿童的骨折预后良好,由于肩部活动范围较大,畸形愈合通常可接受。可发生双上肢不等长,通常无症状

f. 儿童肘部次级骨化中心出现次序简单记忆法CRMTOL:肱骨小头2岁,桡骨小头4岁,肱骨内上髁6岁,肱骨滑车8岁,尺骨鹰嘴10岁,肱骨外上髁12岁。各个骨化中心出现时间相差两年,简单易记

◎ 肘

a. 肱骨髁上骨折

最常见的儿童肘部骨折,所占比例为1/2~3/4

发病高峰年龄为4~8岁,年龄更大的患儿则更易发生肘关节脱位

机制:通常是伸手时跌倒引起的,少部分是直接摔伤肘关节所致。可分为屈曲型或伸展型

◆ 伸展型更为常见,在肱骨髁上骨折中比例可高达98%

5. Gartland分型

◉ Ⅰ型:无移位

◉ Ⅱ型:轻度移位,肱骨后侧皮质相接触但骨折向前移位

◉ Ⅲ型:完全移位

◉ 治疗方法:采取非手术治疗的要求是肱骨至少与肱骨小头的1/3部分相切。Ⅰ型骨折及ⅡA型骨折可采取非手术治疗,即闭合复位石膏固定或经皮克氏针固定。Ⅲ型骨折均应进行手术治疗

a. 应该首先进行冠状面复位,再进行矢状面的复位。操作时首先伸直,再牵拉肘关节,而后调整肘关节的内翻与外翻情况,再于伸肘时直接前方压迫鹰嘴以矫正冠状面的移位

◉ 骨折可导致脉搏减弱/无脉。如果骨折后脉搏无法触及,应立即急诊闭合复位。如果闭合复位后手部仍然无脉、发凉,应立即再次予以复位/克氏针固定。如果手部有血流灌注(而脉搏无法触及),可予以观察,暂不予以外科处理

◉ 交叉克氏针固定比单个横向克氏针固定的生物力学稳定性更好,但是有导致发生医源性尺神经损伤的风险(内侧的克氏针)。3~4周后取出克氏针

◉ 肱骨髁上骨折最严重的并发症为骨筋膜室综合征合并Volkmann缺血性挛缩或者血管损伤;在骨折中的发生比例<1%

◉ 神经损伤常发生于Ⅲ型骨折(约10%);此类损伤通常为牵拉损伤,可观察到

◉ 伸展型骨折容易发生前骨间神经(AIN)麻痹(最为常见),屈曲型骨折常发生尺神经麻痹

◉ 结果:导致肘内翻畸形,可在患儿适龄后进行截骨治疗

◎ 肱骨外髁骨折

a. 高峰年龄为6岁;在儿童肘部骨折中的比例为5%~20%

b. 预后比肱骨髁上骨折更差

活动度丧失

漏诊/延误诊断

生长异常

缺血性坏死

c. 两个分型系统:Milch分类和Jakob分类

Milch Ⅰ型:Salter-Harris分型的Ⅳ型

Milch Ⅱ型:Salter-Harris分型的Ⅱ型

d. Jakob分型更适用于指导治疗

Jakob Ⅰ型:移位<2mm,关节面接触紧密(所占比例为40%)

Jakob Ⅱ型:移位2~4mm

Jakob Ⅲ型:移位>4mm

e. 治疗方法:Jakob Ⅱ型与Ⅲ型可行手术治疗。Jakob Ⅰ型采取保守治疗

f. 移位/整体力线以内斜方向观察最好

g. 行ORIF必须注意维持后方血供

h. 结果:可引起骨折不愈合或者肘内翻畸形,从而远期导致尺神经麻痹

◎ 肱骨内髁骨折

a. 相对少见,在肱骨远端骨折中所占比例<1%

b. 易发于8~14岁患儿

c. 分型及治疗与肱骨外髁骨折相同

d. 治疗方法:骨折发生移位则需要ORIF

e. 结果:并发症包括骨折不愈合、肘内翻、骨坏死或尺神经损伤

◎ 肱骨内上髁

a. 相对常见的骨折,好发于10~12岁患儿

b. 可缓慢发病,又称棒球肘综合征。由屈肌-旋前肌群牵拉引起

c. 治疗方法:对于5~10mm的移位予以制动处理

常发生纤维性愈合(可达60%);但90%以上患者功能恢复较好

d. 手术适应证较少

脱位合并小的撕脱骨折块

移位>1cm

合并尺神经功能异常

○ 桡骨颈

a. 高发年龄9~10岁

b. 机制:通常在摔倒时,力量由手部向上传递所致。直接创伤所致较少,因为其被肌肉包裹覆盖

c. 合并尺骨鹰嘴、肱骨内上髁及尺骨冠状突骨折

d. 桡骨头上有厚的软骨帽,Salter-Harris Ⅰ型或Ⅱ型骨折最为常见

e. O'Brien骨折移位分型基于成角程度

Ⅰ型:<30°

Ⅱ型:30°~60°

Ⅲ型:>60°

f. 治疗方法

移位角度<30°,夹板固定7~10天后,开始关节损伤后活动度练习

成角>30°,则应行切开复位

◆ 牵引的同时行内侧加压,并处于过伸位

切开复位内固定指征

◆ 切开复位后,骨折仍不稳定

◆ 成角>60°

◆ 移位>4mm

克氏针固定后,将患肢用石膏固定于旋前位

g. 结果:15%~25%的此类患者预后较差,大多数为活动度丧失

年龄<10岁,成角<30°:早期闭合治疗的预后较好

远期并发症包括:早期骺板闭合,20%~40%桡骨头生长异常,骨间背侧神经(PIN)损伤,骨联合,桡骨头坏死

h. 肘关节脱位

易发年龄为13~14岁,通常为闭合性脱位

机制:摔倒时,肘部处于外翻状态;后方暴力作用于屈曲的肘关节

合并其他骨折,包括肱骨内上髁、桡骨头/颈及冠状突的骨折

根据移位方向进行分类

◆ 后外侧型发生比例>90%

◆ 前侧及向一侧脱位罕见

治疗方法:可采取闭合复位,夹板固定,一周后早期主动活动

手术治疗的指征

◆ 复位后位置欠佳应考虑;内上髁合并喙突骨折、大的相关冠窦骨折,可行ORIF

结果:力量及运动完全恢复最长可需要6个月最常见的并发症是肢端伸展丧失

◆ 神经损伤发生率可高达10%;如果3个月后没有改善,进行肌电图和探查是必要的

◆ 复发不稳定发生在1%

◆ 异位骨化发生比例3%~20%;骨折的可能性更大

◆ 血管损伤和骨筋膜室综合征罕见,但已有报道

肱骨远端骨骺分离

◆ 婴儿最为常见

◆ 机制:产伤,儿童虐待,跌倒时肘关节处于过伸位

◆ <3岁患儿,属于Salter-Harris Ⅰ型骨折;>3岁患儿,属于Salter-Harris Ⅱ型骨折

◆ 移位最常发生于后正中侧

◆ 治疗方法:闭合复位,并行经皮克氏针固定

◆ 结果:远期并发症包括内侧髁缺血性坏死和肘内翻

母手肘

◆ 机制:肘关节伸直时,受到强力纵向牵拉

▲ 男/女比例=1:2

▲ 发生于左侧肘关节病例约为3/4

▲ 易发年龄<2~3岁

◆ 患儿拒绝肘关节屈伸,不敢旋后和屈肘

◆ 治疗方法:肘关节屈曲后,前臂旋后复位

◆ 结果:5%~30%的患儿会再次脱位

肘突

◆ 好发年龄为5~10岁

◆ 约1/5合并其他骨折,最常见为桡骨头/颈部骨折

◆ 常见于成骨不全

◆ 根据损伤机制/类型进行分型

▲ 屈曲型

▲ 伸展型

内翻

外翻

▲ 旋转型

◆ 治疗:视分型而定

　　▲ 屈曲型:屈曲5°~10°后夹板固定

　　▲ 伸展型:纠正内翻/外翻畸形,夹板/石膏固定

　　▲ 夹板/石膏固定于过屈位,后方骨膜保持完整,作为张力带发挥作用

◆ 移位>3mm或者粉碎性骨折可行手术治疗

◉ 前臂

a. 绝大多数患儿发病年龄>5岁;通常发生于生长高峰期

b. 机制:跌倒时伸腕,力量间接传递至前臂,导致骨折

　　腕部旋前=发生背侧成角

　　腕部旋后=发生掌侧成角

c. 治疗方法:绝大多数可以通过闭合复位辅以石膏固定

　　成角畸形的纠正速度约为1°/月或10°/年

　　年龄不足10岁的患儿,骨折横向移位<1cm可自行纠正

　　旋转畸形不会随着生长而自行纠正

d. 保守治疗视患者的年龄/性别/骨折部位而定

　　对于女性<8岁、男性<10岁的患儿,在骨折远端1/3部分成角<20°是可以接受的,远端2/3部分成角<15°是可以接受的,近端1/3部分成角<10°是可以接受的

　　近端骨折行旋后位石膏固定,远端骨折行旋前位石膏固定,中段骨折行中立位石膏固定。这一原则在青枝骨折中尤为重要

　　正侧位上石膏的厚度与尺桡骨间距离比>0.85,提示石膏内骨折有移位

　　桡骨茎突和肱二头肌结节应相隔180°

　　手术治疗时,髓内针和钢板对桡骨发生弯曲的矫正效果类似

◉ 孟氏骨折在儿童前臂骨折中所占比例<1%

a. 常见于4~9岁儿童

b. Bado分型,基于桡骨头脱位方向

　　Ⅰ型:前脱位(儿童最为常见)

　　Ⅱ型:后脱位(成人最为常见)

　　Ⅲ型:侧方脱位

　　Ⅳ型:桡骨头脱位合并桡骨干骨折

c. 尺骨骨折呈弓状畸形,合并桡骨头脱位,此类损伤属于孟氏骨折的特殊类型

d. 治疗方法:非手术治疗适用于10岁以下患儿,复位后仍有10°以下成角

　　前臂完全旋后、屈曲110°,石膏固定。此体位可以使肱二头肌松弛、前臂骨间膜紧张

e. 手术治疗适应证

　　尺骨粉碎性骨折

　　Bado Ⅳ型损伤

　　复位无法保持或者复位位置不佳

f. 结果:常见并发症为神经损伤,PIN(发生率为15%~20%)及异位骨化(发生率<10%)

◉ 桡骨远端骨折

a. 儿童常发生骺板损伤

b. 治疗方法:Salter-Harris分型Ⅰ/Ⅱ型可以进行闭合复位辅以石膏固定

　　对线至少>50%可接受,成角/旋转畸形需要纠正

c. Salter-HarrisⅢ型、Ⅳ型及Ⅴ型需要切开复位内固定术;损伤的严重度越大,生长异常的风险越高

d. 导致桡骨生长停滞的因素

　　损伤后复位时间>7天

　　反复多次复位

◉ 盖氏骨折:桡骨干骨折合并下尺桡关节(DRUJ)脱位

a. 发病高峰年龄为9~12岁,损伤相对少见,在儿童中比例仅为3%

b. 根据桡骨头的脱位方向进行分型

　　背侧移位是由旋后力量所导致的

　　掌侧移位由旋前力量所导致的

　　治疗方法:利用反向力量进行复位

　　◆ 背侧损伤予以旋前力量进行复位,掌侧损伤予以旋后力量进行复位处理

　　◆ 可接受的力线恢复情况视年龄/成角/桡骨骨折移位情况而定

　　◆ 通常闭合复位并进行石膏固定

　　◆ 结果:持续性尺骨脱位是导致此类损伤畸形愈合的常见病因

6. 下肢

◉ 骨盆

a. 机制:高能量创伤导致骨盆环损伤,或者下肢撕脱性损伤

大腿股二头肌/内收肌肉群撕脱

缝匠肌从髂前上棘(ASIS)撕脱

股直肌自髂前下棘(AIIS)撕脱

髂骨嵴附着的肌肉发生撕脱

髂腰肌从小转子处撕脱

b. Torode-Zieg分型和Tile分型

Torode-Zieg分型

◆ Ⅰ型:撕脱骨折

◆ Ⅱ型:髂骨翼骨折

◆ Ⅲ型:单环骨折(骨折稳定)

◆ Ⅳ型:骨盆环骨折(不稳定)

Tile分型

◆ A型:稳定的骨折

◆ B型:旋转、不稳定的骨折

◆ C型:旋转及垂直均不稳定的骨折

c. 治疗方法:绝大多数可保守治疗,卧床2~6周,再逐渐负重

骨盆骨折不稳定合并翻书样损伤需要手术治疗

不稳定的髋部骨折脱位则应行骨牵引治疗

结果:发生骨折畸形愈合/不愈合少见,骨折造成的垂直不稳定可导致双下肢不等长

◉ 髋部

a. 机制:绝大多数是由高能量直接损伤所致

b. 主要问题是对股骨头血供的破坏

c. Delbet分型

ⅠA型:经骺板骨折(无移位)

ⅠB型:发生移位的经骺板骨折

Ⅱ型:经颈骨折

Ⅲ型:股骨颈基底骨折

Ⅳ型:股骨颈转子间骨折

d. 发生缺血性坏死的风险随着分型增加而减少:ⅠB型发生的比例接近100%,Ⅱ型为50%,Ⅲ型为20%~30%,Ⅳ型很少发生

e. 治疗方法:多数儿童髋部骨折需要手术治疗,治疗方式视骨折类型而定

Ⅰ型:根据患者年龄而行闭合/切开复位并行克氏针/带螺纹螺钉(克氏针适用于更小的患儿)

Ⅱ型:无移位的骨折行髋人字石膏固定;发生移位的骨折闭合复位后克氏针固定,避免横穿骺板

Ⅲ型:无移位的骨折应先行牵引,再行髋人

字石膏固定;发生移位则行切开复位/闭合复位克氏针固定,并应避免克氏针横穿骺板

Ⅳ型:无移位骨折可以髋人字石膏固定;发生移位的骨折或者髋人字石膏固定无法保持骨折复位的骨折需要ORIF

f. 结果:约40%的儿童髋部骨折进展为缺血性坏死;超过一半患儿可发生生长停滞,克氏针横穿骺板时更易发生;复位不足导致10%~20%的患儿发生内翻畸形或者骨折不愈合,需要二期外翻截骨治疗并植骨。针对骺板的保留,应选择合适的内固定材料

◉ 髋关节脱位

a. 机制:由于患儿韧带松弛、关节软骨柔软,易发年龄为2~5岁;同样好发于11~15岁患儿,因其运动量大并容易发生高能量损伤

b. 根据前侧/后侧脱位进行分型:后脱位更常见

c. 治疗方法:闭合复位,如果无法进行或者复位无法保持则进行切开复位

d. 结果:并发症包括缺血性坏死(10%),损伤及复位时造成的骨折,神经损伤(2%~10%),软骨损伤(5%~10%)

◉ 股骨

a. 最常见于2~4岁儿童以及青少年

b. 机制:在下肢活动障碍年轻患儿中,主要是由于儿童虐待所致,可自己行走的患儿则较少被虐待。绝大多数的青少年股骨骨折是由于高能量创伤所致

c. 对下肢力线的恢复应视年龄而定

<2岁患儿:内/外翻畸形<30°, 前/后成角<30°,患肢缩短<1.5cm,在生长过程中可自行纠正

2~5岁患儿:内/外翻畸形<15°, 前/后成角<20°,患肢缩短<2cm,在生长过程中可自行纠正

6~10岁患儿:内/外翻畸形<10°, 前/后成角<15°,患肢缩短<1.5cm,在生长过程中可自行纠正

>11岁的患者:内/外翻畸形<5°, 前/后成角<10°,患肢缩短<1cm,在生长过程中可自行纠正

d. 治疗措施视年龄而定

<6个月患儿:帕氏吊带治疗。若体重>45kg或者发生粉碎性骨折,弹性钉固定则为相对禁忌证

6个月至5~6岁患儿:通常行髋人字石膏固定;若患肢缩短>2.3cm行牵引治疗,也可行弹性钉/外固定治疗

6~11岁患儿:骨折稳定使用弹性钉固定,骨

折不稳定或者近端/远端骨折则使用ORIF/外固定

>11岁患儿:可使用弹性钉固定,更多是使用顺行弹性钉固定,如果不稳则行外侧入路股骨弹性钉固定

e. 结果:儿童发生骨折畸形愈合/不愈合少见;经梨状肌入路髓内钉固定治疗儿童股骨骨折容易发生股骨缺血性坏死;髋人字石膏固定可引起2cm的过度生长,绝大多数过度生长发生在骨折后2年;髋人字石膏固定的牵拉作用增加骨筋膜室综合征的发生风险

◉ 股骨远端骺板骨折

a. 绝大多数为Salter-Harris Ⅱ型骨折,可发生在青少年患者

b. 机制:高能量损伤、内翻/外翻或者过屈/过伸损伤所致

c. 治疗:无移位骨折可以采取长腿石膏固定4~8周

d. 移位及关节内骨折需要切开复位,并予以半螺纹的空心钉固定。Salter-Harris Ⅱ型骨折可在闭合复位效果满意后经皮内固定

e. 结果:并发症包括血管损伤、腓骨损伤、患肢不稳、远期畸形、僵硬以及骺板提前闭合

f. 风险因素

骨折移位(可导致50%~60%患者出现生长停滞)

固定经过骺板

手术治疗

复位不足

◉ 髌骨

a. 骨折极为少见,<16岁的儿童发生比例不足1%

b. 机制:创伤因素直接作用于髌骨(最常见),或者股四头肌突然加速运动

髌骨袖套样撕脱骨折:由于髌韧带牵拉导致软骨呈袖套状自髌骨上拔出;需要手术治疗

c. 治疗:关节内骨折移位<3mm,或者3mm的分离移位,可行伸直位长腿石膏固定

d. 发生移位的骨折,进行ORIF的同时,可行线扎、螺钉及张力带治疗

e. 结果:由于软骨破坏导致创伤性关节炎,并引起关节面塌陷。远期并发症包括高位髌骨和股四头肌无力

◉ 膝关节脱位

a. 机制:高能量损伤

b. 血管损伤风险较高;应检查踝臂指数(ABI),当ABI>0.9则血管损伤风险较小

c. 必须进行急诊闭合复位,并检测神经血管损伤情况以及骨筋膜室综合征的发生情况

◉ 胫骨近端

a. 发生时平均年龄:14岁

b. 机制:高能量损伤直接作用后所致,或者低能量的垂直压力与扭转机制共同作用

膝关节脱位(应查ABI)

c. 治疗:无移位骨折可行长腿石膏固定

d. 存在移位的骨折或者关节内的骨折需要ORIF,辅以克氏针/螺钉固定,并用石膏外固定

e. 远期并发症包括骺板过早闭合造成的成角畸形、骨生长异常

在幼儿患者中,胫骨近端骨折由于膝内侧发生过度生长,更容易发生膝外翻。通常在生长过程中可自行纠正,不需要特殊治疗

◉ 胫骨嵴

a. 前交叉韧带撕裂提示此类损伤

b. 机制:摔伤后常见,间接暴力作用于膝关节/扭转机制

c. Meyers-McKeever分型

Ⅰ型:无骨折移位/移位较小

Ⅱ型:前方抬高,后方无骨折

Ⅲ型:骨折发生移位

Ⅳ型:粉碎性骨折

约80%为Ⅰ型和Ⅱ型损伤

d. 检查是否合并内/外侧副韧带(MCL/LCL)损伤很重要

e. 治疗:Ⅰ/Ⅱ型骨折予以伸直位石膏固定4~6周;关节腔内的出血在无菌状态下抽出后,有利于Ⅱ型骨折的复位

Ⅲ/Ⅳ型关节镜下行固定处理,而前交叉韧带在引导下进行缝线/克氏针/螺钉固定

f. 结果:膝关节僵硬或者Ⅲ型骨折损伤导致超过一半患者膝关节伸直范围受到限制。若侧副韧带损伤漏诊,则可能会发生膝关节不稳

◉ 胫骨结节骨折

a. 常发生于14~16岁的男性

b. 机制:股四头肌突然加速运动。危险因素包括股二头肌高度紧张、髌骨高位、胫骨结节骨软骨病以及骨骺生长异常

c. Watson-Jones分型

Ⅰ型:次级骨化中心小骨折块通过

Ⅱ型:次级骨化中心与近端骨骺融合,骨折位于近端骺板处

Ⅲ型:骨折线通过胫骨骺板

治疗:此类骨折通常需要手术治疗。Ⅰ型无移位的骨折可予以长腿石膏固定4~6周

◆ 切开复位内固定时,应辅以克氏针/螺钉/张力带装置进行固定;长腿石膏伸直位固定4~6周

结果:一旦胫前动脉反复损伤,则容易发生骨筋膜室综合征

d. 远期并发症:膝关节前方骺板过早闭合、复位丢失引起的高位髌骨、膝关节僵硬以及骨折部位的骨坏死

◉ 胫骨

a. 患儿发病的平均年龄为8岁;在受虐待儿童中为第二常见的骨折

b. 发生机制:胫骨螺旋形骨折而同侧腓骨正常通常是由低能量的扭转运动所致,而合并同侧腓骨骨折则通常由高能量损伤所致

c. 幼儿骨折:X线正常而拒绝负重,胫骨远端前方肿胀

d. 治疗:由于为低能量创伤所致,而且患儿通常骨膜致密,绝大多数(约95%)患儿可以通过闭合复位、石膏固定进行治疗

年龄<12岁,可矫正50%左右的成角畸形;年龄>13岁,<25%的成角畸形可被矫正

e. 手术指征

同侧股骨骨折

开放性损伤

骨筋膜室综合征

血管损伤

石膏固定后骨折继续发生移位

f. 结果

在青少年骨折愈合时间可>12周,但骨折畸形愈合和不愈合极为少见

◉ 踝关节

a. 常见发病年龄为8~15岁

b. 机制:通常由于踝部扭转,较少情况下由于轴向负荷所致

c. Lauge-Hansen分型与成人的分类基本相同,儿童此类骨折涉及骨骺损伤

旋前外展型

旋前外旋型

旋后内收型(最为常见)

旋后外旋型

d. 儿童踝部骨折主要是Tillaux骨折(胫骨远端前结节骨折)和三平面骨折

三平面骨折好发于12~14岁女性和13~15岁男性

◆ 三平面骨折为累及胫骨远端骨骺的骨折,因骨折线波及其他两个平面(轴向/矢状面/冠状面)而得名(Salter-Harris分型Ⅳ型)

Tillaux骨折(胫骨远端前结节骨折)容易发生在13~16岁患儿(比三平面骨折患儿年龄要大)

◆ Tillaux骨折是由于外旋应力作用在胫腓前韧带,造成胫骨远端前外侧骺板撕脱性损伤(Salter-Harris分型Ⅲ型)

治疗

◆ 无移位的骨折可以用石膏固定

◆ 手术适应证

▲ Tillaux骨折:>2mm垂直移位,或>3mm水平移位

▲ 三平面骨折:>2mm关节面的高度差

▲ 其他关节内骨折:关节面的高度差>2mm时可进行切开/闭合复位,并进行石膏固定

结果:并发症包括骨骺生长停止造成的成角畸形,下肢不等长,关节内关节面台阶高度差造成的创伤性关节炎等。成角畸形/骨骺生长停滞可采用骺板阻滞术处理,而成人则需要进行截骨治疗

◉ 足部

a. 跗骨骨折在儿童中较为罕见

b. 距骨骨折常发生于距骨颈

手术指征包括:成角移位>5°,移位>5mm,常见并发症为缺血性坏死

　　c. 跟骨骨折是最常见的关节外骨折,并且涉及骨性结节;常合并腰椎及同侧下肢损伤

　　手术指征:涉及关节内移位的骨折、发生移位的跟骨前突骨折(骨折不愈合的风险较大)

　　d. 儿童发生跖跗关节损伤(Lisfranc损伤)极为少见

　　手术指征包括:移位>2mm,成角畸形,脱位后石膏无法固定

　　e. 在儿童患者中,第五跖骨基底部骨折应与第五跖骨粗隆突起注意区分;男性患儿15岁/女性12岁后差别开始明显

　　治疗方案与成人的相同

　　f. 趾骨骨折发生率儿童与成年人相同;5岁前多为近端第一跖骨骨折

　　绝大多数可以行闭合复位,结合贴扎

　　g. Seymour骨折属于Salter-Harris分型中的儿童远节趾骨骨折,并涉及甲床。儿童此类损伤需要固定、引流和清创治疗

　　这些损伤往往临床症状表现晚、易漏诊

7. 脊柱(见第5章)

● 儿童发生脊髓损伤时,年龄通常<8岁

● 儿童脊柱的柔韧性所致

● 致病因素较多

a. 寰椎横韧带损伤

b. 棘间韧带损伤

c. 骨折穿过椎体/终板

● MRI有助于确诊

a. 无放射影像学异常的脊髓损伤(SCIWORA)

● 治疗:根据损伤位置及严重程度而定,通常体外固定12周

第5章

脊柱

Matthew McDonnell, Alan H.Daniels and Mark A. Palumbo

I. 脊柱解剖

1. 骨性解剖

● 由于存在7个颈椎,8对颈神经根, 因此在C8神经根以上的出口神经根均位于相应节段椎体之上,而C8出口神经根位于C7椎体下方。这对评估可能的神经根压迫位置的理解非常重要

● 33个椎体(7个颈椎,12个胸椎,5个腰椎,5个骶椎及4个融合的尾骨)组成了脊柱的骨性结构(图5.1)

2. 脊柱力线

● 颈椎前凸

● 胸椎后凸(正常20°~40°,平均35°)

● 腰椎前凸(正常40°~70°,平均55°~60°)

● 骶骨后凸

3. 体表标志解剖(表5.1)

● 体表标志的解剖对于手术入路切口的计划非常重要

4. 颈椎(图5.2)

● C1(寰椎)由1个前弓、1个后弓及两个侧块组成;没有椎体和棘突

a. C1上关节面通过颅骨的两个枕骨髁构成关节

b. 枕骨-C1(寰枕)关节负责颈椎屈伸活动度的50%

c. 手术时容易损伤的结构:穿行C1侧块前皮质骨的颈内动脉;向两侧剥离C1后弓的椎动脉

● C2(枢椎)由1个椎体和齿状突组成,齿状突与C1前弓组成一可动关节

a. 齿状突和椎体在大约7岁时通过软骨连成一体

b. 寰枢关节C1~C2提供颈部旋转活动的50%

● 寰枢关节复合体

a. 翼状韧带和横韧带维持寰枢关节的稳定性(图5.3)

● 认识可抵抗椎体移位的韧带附着

a. 横韧带附着在齿状突后面并向两侧延伸在寰椎的两个侧块上;是稳定C1~C2的主要结构;限制矢状面的移位

b. 翼状韧带从齿状突尖向上斜向附着于枕骨;限制齿状突的侧方移位(图5.4)

c. 椎动脉在C6~C2的横突孔内,并穿行C1横突和后弓上缘

d. 颈动脉结节是指C6横突的前结节

5. 胸椎

● T1椎体棘突长且凸起明显

● 胸椎棘突与椎体成角且覆盖相邻下一节段棘突

● 胸椎肋凹与肋骨构成关节(存在于T1~T12椎体和T1~T9肋横突)

● 与胸腔相关节,使得胸椎成为脊柱中较为稳定的结构区域

6. 腰椎

● 椎体较大,椎体前部较后部高,形成了腰椎前凸

● 椎板位置从尾端向头端逐渐高出相应节段椎间盘水平;这对于中上段腰椎的椎间盘突出(HNP)行椎板切除时有确切的意义

● L5椎体骶骨化:L5椎体横突一侧或两侧与骶

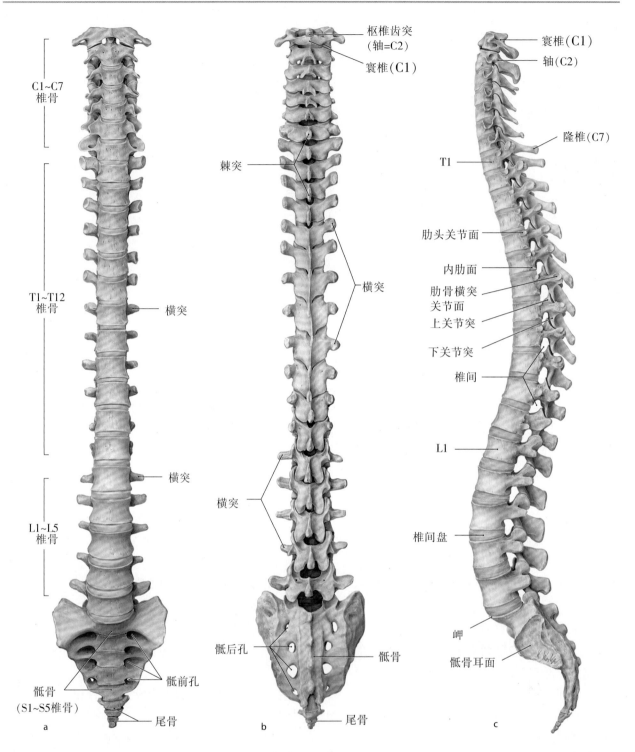

图5.1　骨性脊柱(a)前面观,(b)后面观,(c)左侧位观。请注意,在系统发育中,腰椎横突是退化的肋骨。因此它们往往被称为肋突。(来源:Schuenke M, Schulte E General Anatomy and the Musculoskeletal System:Thieme Atlas of Anatomy, New York: Thieme:2005. Illustration by Karl Wesker.)

表5.1 体表标志解剖

C2~C3	下颌骨
C3	舌软骨
C4~C5	甲状软骨
C6	环状软骨
C7	隆椎
T3	肩胛冈
T7	肩胛骨的顶端
L4~L5	髓鞘

骨融合

◉ S1椎体腰化：S1椎体和发育不完全的椎间盘增加了另一运动节段（即存在6个腰椎）

◉ 在腰椎手术确定手术节段和植入骶髂螺钉时，识别腰椎骶化和骶椎腰化的存在是非常重要的

◉ 腰椎椎弓根直径较大；然而，L1椎体和L2椎体的椎弓根直径较T11和T12小

a. 最小的椎弓根峡部宽度：L1

◉ 椎弓峡部：上关节突和下关节突之间的骨性连接部位；该处缺损时可导致椎弓峡部裂

a. 后部元素在垂直位置承受20%的生物力学负荷

◉ 髂腰韧带

a. 髂腰韧带将L5横突附着于髂骨

b. 提供了脊柱骨盆关节的稳定性；在不稳定的垂直剪切骨盆损伤中可能从L5横突处中断或撕裂

◉ L5神经根位置相对固定并悬挂在骶骨翼之上；在移位的骶骨骨折及骶髂螺钉植入位置不佳（向外）时有损伤L5神经根风险

7. 骶椎

◉ 由胚胎时期的5个骶椎融合而成

◉ 4对骶孔可供前4对骶神经根的前支和后支穿行

◉ 骶管为从头端向尾端的裂隙状开口；容纳第五骶神经根

8. 脊柱韧带：提供脊柱稳定性（图5.5）

◉ 前纵韧带（ALL）

a. 中央位置较两侧厚

b. 一般比后纵韧带厚

c. 较强韧，主要抵抗后伸

◉ 后纵韧带（PLL）

a. 在椎体上的部分较厚，而在椎间盘的部分薄而宽

◉ 纤维环破裂（椎间盘突出）常特征性地出现在PLL侧方薄弱的位置

b. 限制椎体的过度前屈

◉ 黄韧带（LF）

a. 富有弹性且最强韧的脊柱韧带结构

b. 从椎板上部的腹侧面到椎板下部的背侧面走行

c. 主要功能是维持相邻两椎体的延展

d. 在脊柱退行性疾病中，黄韧带的肥厚导致了神经结构的压迫

◉ 棘间韧带（图5.6）

◉ 棘上韧带：C7以上与项韧带相延续；限制椎体的屈曲运动

9. 椎间盘（IVD）复合体

◉ 椎间盘、上下临近椎体以及相应的椎间关节突共同组成一个脊柱功能单元（FSU）

◉ 纤维环：位于椎间盘的外侧，由Ⅰ型胶原构成；是抵抗扭力、轴向及拉伸负荷的最高拉伸模量

◉ 髓核：位于椎间盘内部，由Ⅱ型胶原构成，含水量较大（随着年龄增长含水量减少，并逐渐向纤维

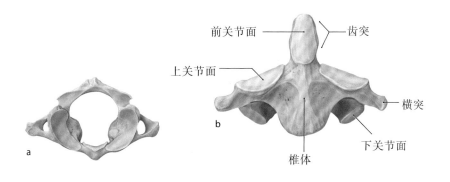

图5.2 (a)第一颈椎（寰椎）。(b)第二颈椎（枢椎）。（来源：Schuenke M, Schulte E General Anatomy and the Musculoskeletal System：Thieme Atlas of Anatomy. New York：Thieme；2005. Illustration by Karl Wesker.)

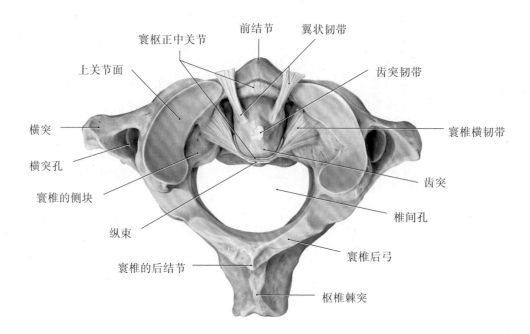

图5.3 寰枢正中关节韧带。寰椎与枢椎，上面观（中央凹是寰枢关节的一部分，由关节囊隐藏起来）。（来源：Schuenke M，Schulte E. General Anatomy and the Musculoskeletal System：Thieme Atlas of Anatomy. New York：Thieme；2005. Illustration by Karl Wesker.）

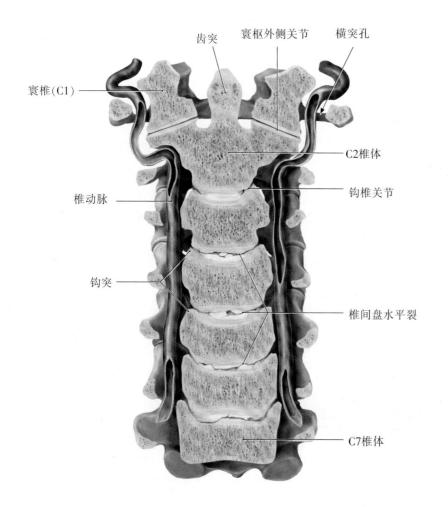

图5.4 颈椎退行性变（钩椎关节）。35岁男性颈椎的冠状断面，前面观。注意椎体两侧椎动脉的形成过程。大约10岁时钩椎关节的发展开启了在椎间盘间隙的形成过程。该过程随着老化而向圆盘的中心扩散，最终形成完整的横向裂缝，将椎间盘细分成两个大致相等厚度的平板。其结果是逐渐退化的过程，以椎间盘的扁平化和运动段的不稳定为特征（基于德国基尔大学的解剖收集标本绘制）。（来源：Schuenke M，Schulte E. General Anatomy and the Musculoskeletal System：Thieme Atlas of Anatomy. New York：Thieme；2005. Illustration by Karl Wesker.）

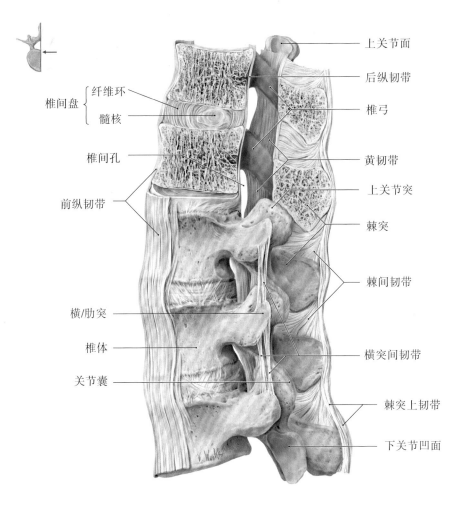

椎间盘 ﹛纤维环
　　　　髓核

椎间孔

前纵韧带

横/肋突

椎体

关节囊

上关节面

后纵韧带

椎弓

黄韧带

上关节突

棘突

棘间韧带

横突间韧带

棘突上韧带

下关节凹面

a

图5.5　(a)脊柱韧带。脊柱韧带牢固地连接椎骨,使椎柱承受高机械负荷和剪切应力。韧带分为椎体韧带和椎弓韧带。(b)椎体和椎弓韧带示意图。从左后视角斜向观察:a. 椎体韧带。b-d 椎弓韧带。(来 源 :Schuenke M, Schulte E. General Anatomy and the Musculoskeletal System：Thieme Atlas of Anatomy. New York：Thieme；2005. Illustration by Karl Wesker.)

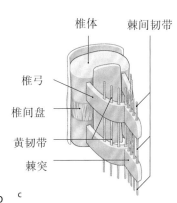

前纵韧带

椎体

椎间盘

后纵韧带

a

椎体

椎弓

椎间盘

黄韧带

棘突

棘间韧带

后纵韧带

黄韧带

b

c

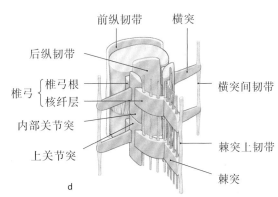

前纵韧带

后纵韧带

椎弓 ﹛椎弓根
　　　核纤层

内部关节突

上关节突

横突

横突间韧带

棘突上韧带

棘突

d

b

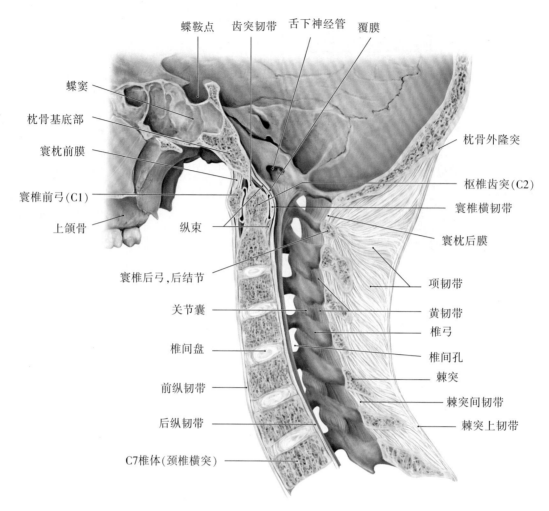

蝶鞍点　齿突韧带　舌下神经管　覆膜

蝶窦

枕骨基底部

寰枕前膜

寰椎前弓(C1)

上颌骨

纵束

寰椎后弓,后结节

关节囊

椎间盘

前纵韧带

后纵韧带

C7椎体(颈椎横突)

枕骨外隆突

枢椎齿突(C2)

寰椎横韧带

寰枕后膜

项韧带

黄韧带

椎弓

椎间孔

棘突

棘突间韧带

棘突上韧带

图5.6　颈椎韧带:项韧带。正中矢状切面,左侧面观。项韧带是从隆椎(C1)延伸到枕骨隆突的棘上韧带的宽阔的、矢状方向的部分。（来源:Schuenke M, Schulte E. General Anatomy and the Musculoskeletal System: Thieme Atlas of Anatomy. New York: Thieme; 2005. Illustration by Karl Wesker.）

软骨转化)

　　◎ 腰椎椎间盘内的压力在坐立位/弯腰并手握重物时最大,在仰卧位时最小

　　10. 椎间小关节

　　◎ 小关节的方向随着脊柱节段的不同而变化,并决定了该节段可活动的平面

　　a. 颈椎:下颈椎(C3~C7)的上关节面从C3~C7逐渐移行变化,从C3位置的后内侧方向逐渐变为C7的后外侧方向

　　b. 胸椎:冠状面方向;限制椎体的平移和轴向旋转,但允许矢状面的活动

　　c. 腰椎:上关节突为后内侧方向。上腰椎的关节面更偏向矢状面方向,而越向尾端越偏向冠状面;

冠状面方向主要限制椎体前移位,而矢状面方向限制椎体的轴向旋转(图5.7)

　　◎ 上关节突相对于下关节突的位置关系

　　a. 颈椎:前下方

　　b. 腰椎:前外侧

　　◎ 对于腰椎椎间孔狭窄者,上关节突上缘常参与神经根的压迫

　　11. 脊髓解剖

　　◎ 结构解剖

　　a. 脊髓从脑干延伸致L1~L2水平,终止部位为脊髓圆锥

　　b. 脊髓圆锥远端的硬膜囊内包含有马尾神经(起源于脊髓圆锥的一束腰椎及骶椎神经根)

c. 主要的血液供应:脊髓前动脉

d. 存在血管供应区域的胸髓在T4~T9平面

◎ 功能解剖

a. 在横断面可见向上(感觉性)和向下(运动性)的神经传导束(图5.8)

b. 认识这些神经传导束的空间位置关系(图5.8)

后柱:位于后方,向上传导本体感觉、振动觉和深触觉的神经纤维

脊髓丘脑侧束:位于侧方,向上传导痛觉和温度觉的神经纤维

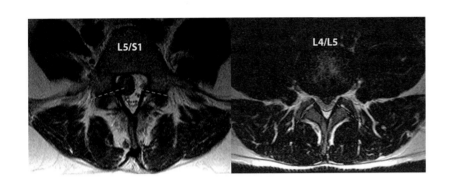

图5.7 腰椎小关节方向:上关节面面向后内侧方向。在上腰椎矢状位,垂直方向更垂直,在尾部方向上呈冠状方向移动。

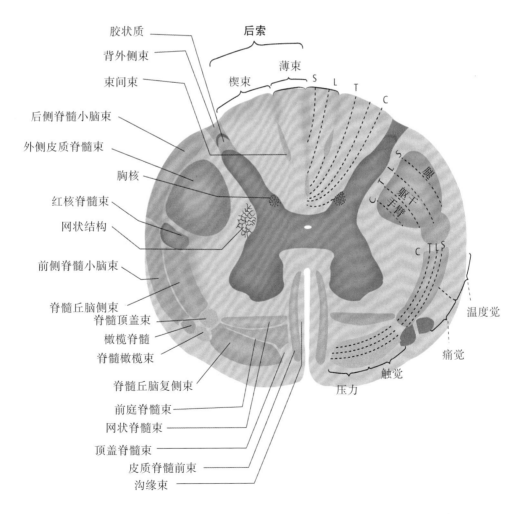

图5.8 脊髓长束。C,颈椎;L,腰椎;S,骶椎;T,胸椎。(来源:Duus P. Topical Diagnosis in Neurology. New York:Thieme;1998. Reprinted with permission.)

脊髓丘脑前束:位于前方,向上传导浅触觉的神经纤维

皮质脊髓侧束:位于侧方,向下传导随意运动的神经纤维

◆ 上肢:深入/中央位置

◆ 下肢:表浅/外周位置

◆ 在脊髓中央管综合征中受损伤

● 脊髓中央管综合征对上肢功能的影响较下肢更大,因为上肢的神经纤维位于脊髓的中心位置

a. 上肢运动功能障碍较下肢运动功能障碍更重, 因为上肢的皮质脊髓神经传导束位于更中心的位置

前皮质脊髓束:位于脊髓前侧,向下传导自主运动

b. 神经根(图5.9)

31对脊神经根:颈神经根8对,胸神经根12对,腰神经根5对,骶神经根5对,尾神经根1对

在颈椎,神经根从相应节段的椎体上缘穿出(例如,C5神经根从C4~C5椎间孔穿出);在胸椎和腰椎, 神经根从相应节段的椎体下的椎间孔穿出 (例如,腰4神经根从L4~L5椎间孔穿出)

背侧神经根/神经节和腹侧神经根汇合组成脊神经根;神经根从椎间孔发出后就马上分出一后支支配颈部和背部的肌肉和皮肤,而腹侧的主支支配躯干的前方和四肢

窦椎神经:再次进入椎间孔并支配关节突关节、纤维环及IVD

◆ 传导退变性椎间盘病的疼痛信号

c. 自主神经系统

交感神经节:颈椎3对,胸椎11对,腰椎4对,骶椎4对

在颈椎, 交感神经节位于颈动脉鞘的后方,颈长肌的前方

Horner综合征:损伤下颈椎神经节所致(上睑下垂,瞳孔缩小,出汗减少)

见于下臂丛神经节前病变

来源于骶椎水平的骨盆内脏神经的副交感神经纤维与交感神经纤维共同组成腹下丛;在前入路显露下腰椎时有损伤风险,并可导致逆行性射精

◆ 神经节段(表5.2)和体格检查(图5.10)

▲ 反射:一般来说,反射亢进、阵挛、Babin-

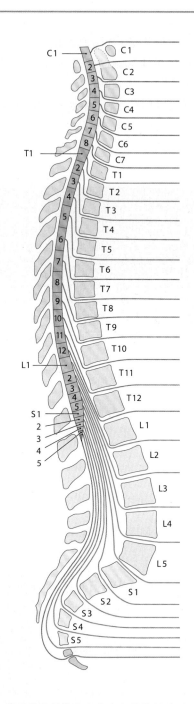

图5.9　脊髓节段的位置和命名与椎管的关系:右侧面观。脊髓的纵向生长滞后于脊柱,导致脊髓只延伸到第一腰椎(L1)。请注意,有7个颈椎(C1~C7),但有8对颈神经(C1~C8)。最高的一对颈神经从椎管穿出高于第一颈椎。其余的颈神经对如同所有其他的脊神经对,出口都低于颈椎体。尾神经对(灰色)无临床意义。(来源:Schuenke M, Schulte E. General Anatomy and the Musculoskeletal System: Thieme Atlas of Anatomy. New York:Thieme;2005. Illustration by Karl Wesker.)

表5.2　神经节段和体格检查

根	主运动	测试肌肉	感官	反射区
C5	肩外展	三角肌	三角肌下臂	肱二头肌
	屈肘(手心向上)	二头肌		
C6	屈肘(大拇指向上)	肱桡肌	拇指和桡侧手	肱桡肌
	伸腕	ECRL		
C7	伸肘	三头肌	手指2,3,4	肱三头肌
	屈腕	FCR		
C8	手指屈曲	FDS	手指5	—
T1	手指外展	骨间(尺骨)	肘关节内侧	—

根	主运动	主肌肉	感官	反射区
L2,3	髋关节屈曲	髂腰肌(腰丛,股骨)	大腿前段和内侧	无
	髋关节内收	髋关节内收肌(闭孔肌)		
L3	伸膝(也是 L4)	肱四头肌(股骨)	大腿外侧,膝前和小腿内测	髌骨
L4	踝关节背屈(也是 L5)	胫骨前肌(腓深)	小腿外侧和足背	无
L5	足内翻	胫骨后肌(胫骨)		
	趾背屈	EHL(DPN)、EDL(DPN)		
	髋关节伸展	腿后肌(胫骨的)和臀大肌(臀肌)		
	髋关节内收	臀中肌(臀肌)		
S1	足跖屈	腓肠比目鱼肌(胫骨)	小腿后侧	足跟
	足外翻	腓骨肌群(SPN)		
S2	趾跖屈	FHL(胫骨),FDL(胫骨的)	足底	无
S3,4	肠和膀胱功能	膀胱	肛周	提睾肌

DPN,腓深神经;ECRL,桡侧腕长伸肌;EHI,蹞长伸肌;EDL,趾长伸肌;FCR,桡侧腕屈肌;FDL,趾长屈肌;FDS,指浅屈肌;FHL,足长屈肌;SPN,腓浅神经

ski征阳性是颈脊髓病的表现;一般病理反射:Hoffman征:在快速轻弹中指至屈曲状态时诱发;阳性表现为拇指及示指出现反应性的屈曲;一般提示脊髓病;桡骨膜反射倒错:行肱桡肌反射试验时出现拇指及示指屈曲运动,可能也提示脊髓病

▲ 特殊检查及诱发试验:Lhermitte征:屈曲或后伸颈部同时给予轴向的负荷,出现躯干和四肢放电样的感觉;Spurling征:逐渐旋转、侧屈及后伸颈部可使神经根放射性疼痛症状加重;股牵拉试验(L2~L4):患者侧卧位时,屈曲膝关节并将髋关节过伸可诱发神经根放射性疼痛症状;直腿抬高试验(L4~S1):可见于仰卧位或坐位,阳性的表现为可诱发神经根放射性疼痛症状

抬高对侧下肢出现该侧疼痛增强该试验的特异性;Lasegue征:背伸踝关节时疼痛加重者为阳性

Kernig征:屈曲颈部时疼痛加重者为阳性

12. 手术入路

◎ 颈椎前入路(图5.11)

a. 手术界面:在中线内脏器官(即气管和食管)和颈动脉鞘之间

◎ 在颈椎前入路中肩胛舌骨肌穿过手术视野

b. 并发症

吞咽困难和呼吸困难较为常见;常反复出现

◆ 左侧或右侧入路其发生率相同

◆ 如果在术后早期出现严重的吞咽功能障碍或考虑肿胀情况,可能需要再入院治疗

◆ 问题持续时的检查项目:喉镜或耳鼻喉科(ENT)检查

◆ 单侧声带功能障碍视为行对侧颈前入路

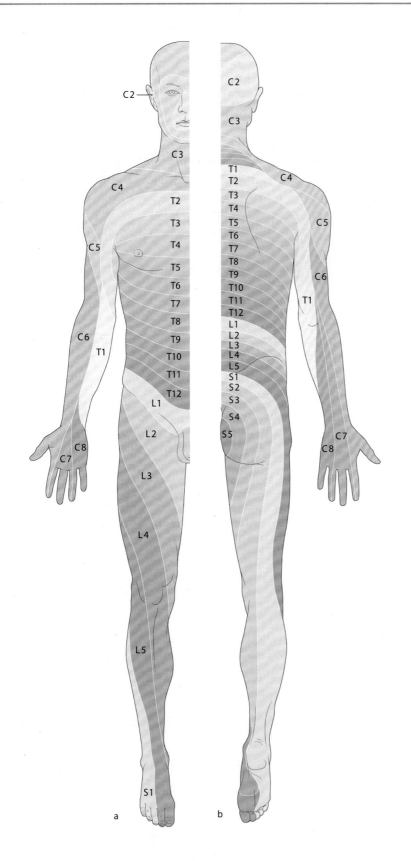

图5.10 神经根型(段)的感觉神经。由脊神经根提供的皮肤区域被称为皮区。由于C1段完全由运动纤维组成，其缺乏相应的感觉场。神经根支配的知识在临床上是非常重要的。例如，当一个突出的椎间盘撞击感觉根时，它将在受影响的皮肤上引起感觉损失。可以利用感觉丧失的区域来确定病变的程度。哪个椎间盘受影响？图为一例带状疱疹（带状疱疹脊髓神经节的炎症），该神经节提供的皮肤将受到影响（Mumenthaler之后）。（来源：Schuenke M，Schulte E. General Anatomy and the Musculoskeletal System：Thieme Atlas of Anatomy. New York：Thieme；2005. Illustration by Karl Wesker.）

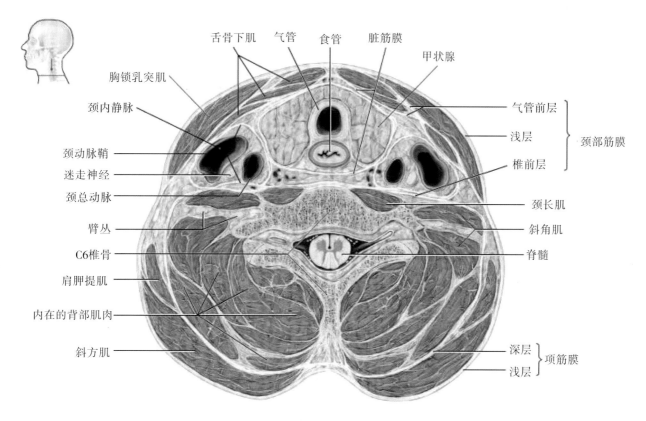

舌骨下肌　气管　食管　脏筋膜

胸锁乳突肌

甲状腺

颈内静脉

气管前层
浅层
颈部筋膜
颈动脉鞘
迷走神经
椎前层
颈总动脉

颈长肌

臂丛

斜角肌

C6椎骨

脊髓

肩胛提肌

内在的背部肌肉

斜方肌

深层
项筋膜
浅层

图5.11　在C6颈椎的水平上穿过颈部横截面,上面观。(来源:Schuenke M, Schulte E. General Anatomy and the Musculoskeletal System: Thieme Atlas of Anatomy. New York: Thieme; 2005. Illustration by Karl Wesker.)

的禁忌证

声带瘫痪和声音嘶哑

◆ 由喉返神经损伤所致

◆ 右侧的喉返神经在锁骨下动脉水平从迷走神经发出并向上走行（左侧在主动脉弓水平返行）;损伤可导致一侧的声带瘫痪和声音嘶哑

Horner综合征:由颈交感神经节损伤所致;损伤下星形交感神经节可致上睑下垂和瞳孔缩小

术中神经损伤

◆ C2~C3:舌下神经

▲ 导致伸舌时偏向损伤侧

▲ 行后入路C1~C2经关节螺钉置钉时有损伤风险

◆ C4~C5:喉上神经;损伤可致发生无力和声音嘶哑

呼吸道不畅

在颈椎手术后的前6~12h内出现急性呼吸困难提示有不断增大的血肿,应急诊重新打开伤口处理

◆ 小于24h:血肿引起;可能需要急诊减压处理

◆ 24~72h:咽喉部水肿;可能需要确切的气道控制

◆ 晚期(大于72h):脓肿,脑脊液(CSF)积聚,内固定失败

◆ 预防呼吸道并发症

▲ 对于那些行复杂/长时间的广泛剥离手术、大于5h或出血量>300mL的手术以及C3~C4平面以上的手术,考虑术后气管插管维持24~48h

◆ 危险因素:显露3个节段椎体以上,显露C2~C4平面,出血量>300mL,手术时间超过5h以及病史接受前后联合入路者

椎动脉损伤:显露致钩状突外侧时可导致椎动脉的损伤,因为椎动脉沿颈椎的横突孔向上走行

◆ 常常没有任何症状

◆ 损伤优势侧椎动脉可能引起椎动脉供血不足表现(眩晕、构音障碍、吞咽困难、复视、视物模糊及耳鸣)或小脑梗死

c. 翻修手术

初次手术2周以内(粘连尚未形成)的前路翻修手术最安全

初次手术超过两周的翻修手术,建议行后方入路

假关节翻修

◆ 后路翻修融合手术较前路翻修手术其融合率更高、再手术率更低,但出血量更多、住院时间更长、手术并发症更高

◎ 颈椎后入路

a. 手术界面:颈椎旁肌中线

b. 风险

椎动脉:C1水平向外侧剥离时易损伤;穿出横突孔,行经后外侧并传入寰枕膜

术后C5神经麻痹:颈后入路手术最常出现的神经根麻痹;以运动障碍为主

◎ 经胸腔入路

a. 手术界面:常常在前方病变椎体水平上1~2个节段的肋骨床

b. 导致术后呼吸功能下降并长期持续

c. 风险

肋间神经血管术

主动脉,节段动脉,Adamkiewicz动脉,胸导管(使用右侧入路可避免)

肺胸膜

食管

◎ 胸腰椎后入路

a. 手术界面:后正中入路

b. 风险

节段血管

◎ 腰椎前入路

a. 经腹腔或腹膜后入路

b. 可能损伤的结构

损伤腹下丛可导致逆行性射精

经腹腔入路:膀胱、肠管、大血管(于L4~L5椎间盘水平分叉)、骶正中动脉、腰腹下丛(逆行性射精)、交感链沿椎体的前外侧缘向下行并进入盆腔

腹膜后入路:大血管、腹下丛(逆行性射精)、输尿管

13. Halo架安装

◎ 合适的置钉位置:在头颅赤道线上或偏下,眼眶线外1/3上约1cm处

◎ 成人或青少年:一般需要4枚固定针,扭转力为8英寸/磅(注:1英寸/磅=0.1125牛米)

◎ 儿童:需要更多的固定针(8~10枚),扭转力为2~4英寸/磅

◎ 禁忌证:颅骨骨折,置针处皮肤缺损

◎ 易受损结构

a. 两个前内侧的位置可能损伤鼻窦;眶上神经

b. 两个外侧的位置易损伤颞窝/颞肌

c. 牵引过度:第Ⅵ脑神经(眼外展神经)麻痹

Ⅱ. 脊柱创伤

1. 脊髓损伤

◎ 背景知识

a. 最常见于年轻男性

b. 最常见的原因:车祸,高处坠落,枪击伤和运动损伤

c. 颈椎损伤的确认:对于反应迟钝的患者应行颈椎CT检查或MRI检查

d. 脊髓休克

主要特点为软性瘫痪和感觉丧失

球海绵体反射消失

脊髓休克期过后部分神经功能可能得到恢复

脊髓休克常在48h内消失,并以球海绵体反射恢复为标志

脊髓休克期不能评估脊髓损伤程度

脊髓休克期过后,会出现反射亢进、痉挛性瘫痪、阵挛等情况

e. 神经源性休克

了解神经源性休克与脊髓休克在临床表现上的区别

由于支配心脏和外周血管的交感神经传出中断所致的全身性低血压;相对性心动过缓(与低血容量性休克不同)

治疗:血管活性升压药

○ 分类

a. 完全性/不完全性

完全性损伤：于脊髓损伤平面远端无感觉运动功能的残留

不完全性损伤：于脊髓损伤平面远端感觉运动功能部分残留

神经损伤平面：该节段脊髓远端感觉大部分完整，运动功能肌力至少在3级以上

在球海绵体反射恢复后行神经功能体格检查以确定神经损伤平面

完全性损伤和不完全性损伤可由是否残留骶神经感觉或远端保留区分

b. 美国脊髓损伤协会（ASIA）分级

ASIA神经功能分级从最差的A级到最好的E级

A级：损伤平面以下感觉和运动功能完全消失

B级：损伤平面以下感觉功能存在，但无运动功能

C级：损伤平面以下感觉功能存在，运动功能部分保留，但关键肌肉肌力小于3级

D级：损伤平面以下感觉功能存在，有用的运动功能保留（至少一般的肌肉力量大于3级

E级：正常

◆ 脊髓损伤后的功能情况（根据损伤的水平）

▲ C1，C2，C3：依赖呼吸机辅助通气且残留部分说话能力；使用头部或下颌控制的电子轮椅

▲ C4：可能独立通气呼吸；使用头部或下颌控制的电子轮椅

▲ C5：能独立通气呼吸；手控制的电子轮椅；不能独立生活

▲ C6：手动轮椅；可独立生活

▲ C7：更好地使用手动轮椅，能独立生活

▲ 只有C7神经功能/肱三头肌功能维持，患者才有独立转移能力

○ 脊髓损伤的治疗

a. 血流动力学、呼吸、心脏功能支持/监测；维持平均动脉压（MAP）>85~90mmHg

b. 大剂量甲基强的松龙治疗：由于治疗效果和相关并发症的问题，该药物的使用仍存在争议；根据

医院的政策要求决定是否可用

药物作用机制：减少肿瘤坏死因子-α（TNF-α）的表达

美国国家急性脊髓损伤研究（NASCIS Ⅲ）治疗策略

◆ 初次使用于受伤8h以内的急性、非贯通性脊髓损伤

◆ 受伤时间在3h以内：首剂30mg/kg，再以5.4mg/（kg·h）维持24h

◆ 受伤时间在3~8h：首剂30mg/kg，再以5.4mg/（kg·h）维持48h

○ 不完全脊髓损伤综合征

a. 脊髓半切综合征

贯穿伤

损伤同侧运动功能消失，对侧痛觉及温度觉消失

预后最佳

b. 中央脊髓综合征

过伸性损伤（常常已存在颈椎病/颈椎管狭窄情况）

合并颈椎管狭窄

双侧上肢肌力较下肢重及感觉功能下降

对于年龄>50岁的ASIA脊髓损伤分级C级患者来说，35%~45%的概率保留行走功能

预后一般

最常见的不完全性脊髓损伤综合征

c. 前脊髓损伤综合征

前脊髓损伤综合征预后最差；而脊髓半切综合征预后最佳

损伤平面以下运动功能不完全损伤

由于脊髓丘脑束损伤导致感觉功能障碍；后柱神经功能保留（本体感觉和震动觉）

预后最差

○ 手术治疗

a. 受伤24h内行减压手术，术后神经功能恢复预后最佳，6个月随访时发现ASIA分级C级损伤患者能得到至少2级的神经功能恢复（急性脊髓损伤研究中关于手术时机的问题）

颈椎骨折

○ 枕骨髁骨折

a. Ⅰ型：由轴向负荷导致的嵌插型/粉碎性枕骨髁骨折

机制：压力负荷

翼韧带及覆膜通常完整

治疗：颈围制动

b. Ⅱ型：由后伸负荷导致的枕骨髁骨折或累及颅底的骨折

机制：压缩负荷

翼韧带及覆膜常较完整

治疗：颈围制动

c. Ⅲ型：枕骨髁撕脱性骨折

机制：牵拉负荷

由翼韧带撕脱引起

可能存在潜在的枕颈脱位

治疗：根据脱位的程度采取颈围（或Halo架）制动或手术治疗（枕颈融合）

○ 寰枕关节脱位

a. 背景知识

○ 常常是致命性的

通过影像学进行诊断往往比较困难（图5.12）

◆ 影像学测量

▲ Powers比值：枕骨大孔前缘到寰椎后弓的距离与寰椎前弓至枕骨大孔后缘距离的比值：比值>1.0时表示寰枢椎不稳，可能继发于枕颈脱位（前脱位）（图5.13）

b. Harris法

○ 枕骨–枢椎间距：枕骨大孔至C2后缘切线之间的距离

◆ <4mm或>12mm为异常

○ 枕骨–齿状突间距：枕骨大孔至齿状突尖之间的距离

◆ >12mm为异常

c. Traynelis分型

Ⅰ型：枕骨相对于寰椎向前脱位

Ⅱ型：纵向分离；对于Ⅱ型损伤任何的牵引均会导致神经功能障碍的进展

Ⅲ型：对侧侧块向后旋转或脱位

d. 治疗

较度的牵引对Ⅰ型和Ⅲ型损伤有效

对于不稳定的损伤，应立刻使用Halo架制动并行枕颈固定融合术

○ C1（寰椎）骨折

a. 单纯寰椎前弓或后弓骨折：保守治疗即可（制动）

b. 侧块骨折：保守治疗即可（制动）

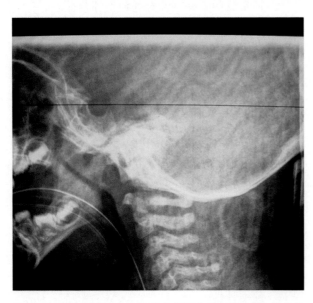

图5.12　遭遇高速汽车事故的小儿侧位片，显示寰枕关节分离。患者因受伤而死亡。

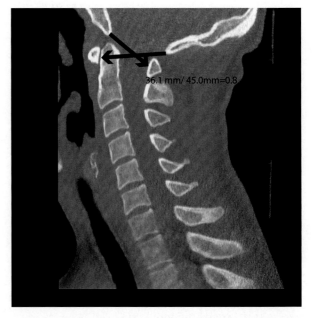

36.1 mm/ 45.0mm=0.8

图5.13　上颈椎的旁正中矢状CT显示了功率比。这是通过将颅底尖到棘突椎板线之间的距离除以枕骨尖到C1前弓后部中点的距离来确定的。值大于1提示可能不稳定。

c. Jefferson爆裂骨折

机制:轴向负荷导致寰椎双侧前后弓骨折

两侧侧块间距>7mm表示横韧带断裂

寰枢间距(ADI)

◆ >3mm:横韧带断裂

◆ >5mm:横韧带和翼状韧带断裂

治疗

◆ 横韧带完整(侧块距离<7mm或ADI<3mm):Halo架或硬颈围制动

◆ 横韧带断裂(侧块距离>7mm或ADI>3mm):C1~C2融合或枕颈融合

○ C2(枢椎)骨折

a. 齿状突骨折

Ⅰ型:齿状突尖的撕脱性骨折

◆ 治疗:颈围制动

Ⅱ型:骨折发生于齿状突的腰部,与C2椎体交界的位置

◆ 治疗依患者和骨折的情况而定;治疗选择包括前方齿状突螺钉,后路C1~C2融合,颈围或Halo支架制动

◆ 老年患者

▲ 对Halo支架制动治疗耐受差

▲ 如果患者能耐受手术,尽早行颈后路C1-C2融合手术

▲ 如果患者不能耐受手术,可考虑颈围固定制动并等待纤维连接固定

◆ 年轻患者

▲ 无移位的骨折:考虑Halo架(或颈围)固定制动

▲ 骨折移位或存在骨折不愈合风险者:前路齿状突螺钉骨折或后路C1~C2融合

◆ 骨折不愈合风险:脱位严重,成角增加,后脱位

◆ 前路齿状突螺钉的禁忌证:桶装胸,骨质疏松症,亚急性或陈旧性骨折,粉碎性骨折

Ⅲ型:骨折累及椎体

◆ 治疗:颈围或Halo支架

b. Hangman骨折

C2双侧关节突间部骨折并脱位

分型

◆ Ⅰ型:过伸和轴向负荷损伤,移位较小(<3mm)并无成角

◆ Ⅱ型:过伸和轴向负荷并前屈损伤;骨折移位>3mm并成角

◆ Ⅱa型:屈曲分离损伤并严重成角,但移位较小;合并椎间隙的损伤;识别该类损伤非常重要,避免行牵引治疗(可致骨折脱位加重)

◆ Ⅱa型避免行牵引治疗

◆ Ⅲ型:屈曲分离并后伸损伤;骨折累及双侧椎弓根合并双侧C2~C3椎间小关节脱位

治疗

◆ Ⅰ型:颈围或Halo架制动

◆ Ⅱ型:先行过伸位牵引,然后行Halo支架制动

◆ Ⅱa型:避免牵引,因为牵引会导致严重的骨折分离;行Halo支架制动

◆ Ⅲ型:手术开放复位并后路C2~C3融合

◆ 对于骨折不愈合的Ⅱ型骨折,手术治疗包括后路C1~C3融合和前路C2~C3椎间融合

○ 下颈椎骨折(C3~C7)

a. 依据损伤机制的Allen-Ferguson分型

屈曲压缩型

屈曲牵张型

后伸压缩型

侧方压缩型

后伸牵张型

侧方屈曲型

b. 根据损伤严重程度决定治疗方法:下颈椎损伤分型系统(SLIC)根据骨折的形态、椎间盘韧带复合体的状态、患者的神经功能状态给予评分

c. 颈椎爆裂性骨折或"泪滴样骨折"(屈曲压缩型)有较高的神经损伤比例,且常常为不稳定骨折

d. 椎间小关节骨折脱位

损伤机制:屈曲-牵拉应力

反应迟钝或不清醒的患者:神经功能完整者应行MRI检查;如果无椎间盘突出,则可在牵引下行闭合复位

清醒并查体合作的患者:闭合复位并反复行神经体格检查评估,该方法较为安全,之后再行MRI检查

使用Gardner-Wells环或Halo支架闭合牵引,可逐渐增加牵引重量;可能需要>100磅的牵引重量

治疗

◆ 无明显移位/后方韧带复合体损伤的单侧椎间小关节脱位者可行非手术治疗；仔细的临床检查及影像学检查随访是必要的

◆ 双侧椎间小关节脱位或后方韧带复合体损伤者常常需要手术固定

● 无骨折脱位的脊髓损伤(SCIWORA)

a. 小儿患者多见

b. 神经功能预后最好的预测指标：最初脊髓损伤的严重程度

● 儿童C2~C3假性脱位：半数见于<8岁的儿童

● Halo支架固定

a. 适应证：C1 Jefferson骨折,齿状突Ⅱ型和Ⅲ型骨折,Hangman Ⅱ型骨折,某些下颈椎损伤

b. 并发症

眼外展神经(CNVI)麻痹：由于该神经的损伤致眼外展活动能力下降

钉针松动或感染

眶上神经损伤

硬膜穿破

2. 椎体压缩性骨折

● 背景知识

a. 机制：与骨质疏松症和低能量创伤相关

b. 脊柱是骨质疏松性骨折最常见的部位

c. 已发生压缩性骨折及骨密度下降是发生再次压缩骨折的最大危险因素

d. 存在20%的风险发生再次骨折

● 对于那些影像学表现不典型、有肿瘤病史或存在全身症状者,应排除病理性骨折的可能性

● 神经性损伤罕见

● MRI对鉴别急性和慢性压缩性骨折很有帮助

● 治疗

a. 药物治疗骨质疏松症(见第1章)

T值<−1者给予双磷酸盐治疗

美国骨科医师协会(AAOS)临床实践指南：急性脊柱压缩型骨折(神经功能完整)应使用4周降钙素治疗(中级证据)

b. 止痛药镇痛治疗

c. 限制活动,理疗配合的基础上早期活动

d. 经皮椎体强化术(椎体成型术,后凸成型术)

存在争议

对于疼痛无法控制的患者可以考虑

可缓解疼痛；缺乏前瞻性、随机对照研究支持该术式的有效性

AAOS临床实践指南不推荐使用椎体成型术(高级证据)

3. 胸腰椎骨折

● 背景知识

a. 机制：创伤性胸腰椎损伤通常由高能量钝性创伤引起

b. 胸腰椎结合部：处于生物力学上相对固定的胸椎(胸廓)与更为灵活的腰椎之间的过渡部位

c. 胸腰结合部位为解剖上的过渡部位,该区域由于解剖和生物力学方面的因素更易出现骨折和脱位。解剖因素：椎间小关节的方向发生变化,第11、12肋骨未与胸廓相关联。生物力学因素：处于相对固定的胸椎(胸廓)与更为灵活的腰椎之间的过渡部位。身体的重心线穿过T12~L1椎体

● Magerl分型

a. A型：由轴向应力引起的压缩型骨折

b. B1型：合并后方韧带结构损伤的牵张性损伤

c. B2型：合并后方骨、韧带结构损伤的牵张性损伤

d. C型：多方向的、不稳定的骨折脱位,常有较高的神经损伤发生率

● Denis分型

a. 该分型将椎体分为三柱

前柱：前纵韧带,纤维环及椎体前1/2

中柱：椎体后1/2,纤维环及后纵韧带

后柱：椎弓根,椎间小关节,椎板,棘突,横突,黄韧带,棘间韧带及棘上韧带(图5.14)

b. 压缩型骨折仅累及前柱,而中柱完整

c. 爆裂性骨折累及前柱和中柱,同时伴椎弓根间距增宽、椎体向后移位侵占椎管；后柱亦可受累(椎板常会有矢状面上的骨折)

由轴向负荷引起

d. 屈曲-牵张损伤引起中柱和后柱的损伤；而前柱由于压缩应力而损伤

腹部脏器损伤发生率较高

成人的后方韧带结构损伤几乎均需要手术治疗

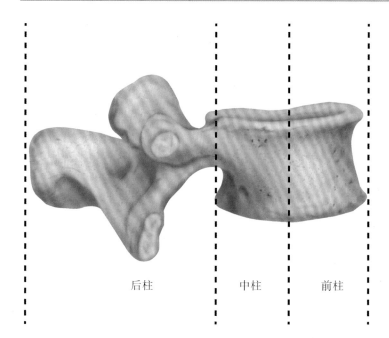

后柱　　　　中柱　　　　前柱

图5.14　脊柱的三柱式Denis分型。

e. 骨折脱位由所有三柱损伤引起

◉ 胸腰椎损伤分型及严重程度评分(TLICS)

a. 高度可靠的分型系统;辅助判断是否需要手术治疗

b. 基于椎体损伤形态、神经功能状态、后方韧带复合体完整性的分型系统

c. 0~3分:非手术治疗

d. 4分:手术或非手术治疗

e. >4分:手术治疗

f. TLICS分级系统(表5.3)

◉ 相关损伤

a. 与不连续的脊柱损伤高度相关

b. 腹腔内脏器或肠道损伤发生率高

◉ 治疗

a. 非手术治疗

手术指征:不伴神经损伤的稳定的脊柱骨折

◆ 压缩性骨折

◆ 椎体高度丢失<50%、椎管侵占率<50%、后凸角度<30°的爆裂性骨折

◆ B2型(骨)屈曲牵张损伤

治疗方法:胸腰椎支具

b. 手术治疗

神经功能正常患者:5年随访发现,与非手术治疗相比,手术治疗存在更高的并发症发生率;手术治疗与胸腰骶支具治疗相比预后无显著性差异

手术指征:合并神经功能障碍的压缩性骨折或生物力学不稳定的骨折

◆ 椎体高度丢失>50%、椎管侵占率>50%、后凸角度>30°的爆裂性骨折;椎板骨折发生单侧神经症状可能由于尾侧的神经根受压所致。治疗:减压+后方脊柱内固定融合手术

◆ B1型(韧带)屈曲牵张损伤

◆ 骨折脱位

◆ 多发伤患者:允许早期活动

4. 骶骨骨折(见第3章)

◉ 背景知识

a. 由高能量损伤造成

b. 常常合并骨盆和脊柱的骨折

c. 可能合并骶神经根的损伤

◉ 分类

a. 1区损伤:骨折局限在骶骨翼与骶神经孔区域之间

最常见的骶骨骨折形式

很少出现神经功能损伤

b. 2区损伤:骨折累及骶神经孔

神经损伤发生率约30%

若为单侧损伤,患者直肠和膀胱功能可能正常

c. 3区损伤:骨折累及骶骨椎体和椎管

最少见

表5.3　胸腰椎损伤分类及严重度评分系统(TLICS)

TLICS系统	
参数	分点
形态学	
压缩	1
爆裂	2
旋转/平移	3
脱位	4
后方韧带复合体(PLC)的破坏	
无损的	0
可疑的	2
断裂的	3
神经功能状态	
无损的	0
神经根	2
脊髓,脊髓圆锥:完整的	2
脊髓,脊髓圆锥:不完整的	3
马尾	3
手术治疗决策方案	
治疗方法	
非手术治疗	0~3
非手术或手术治疗	4
手术治疗	>4

来源:Adapted from Vaccaro AR, Lehman RA Jr, Hurlbert RJ, et al. A new classification of thoracolumbar injuries:the importance of injury morphology, the integrity of the posterior ligamentous complex, and nuerologic status. Spine(Phila Pa 1976) 2005;30(20):2325-2333.

骨折线可能为水平或垂直

神经功能障碍发生率最高(约60%),且常累及双侧骶神经根

　● 治疗

　a. 一般由骨盆损伤的程度和骨盆环的稳定性决定

　b. 若存在骶神经受损则需要骶骨减压治疗

　c. 骶骨3区的H形或U形骨折(脊柱骨盆脱位)需要行脊柱骨盆固定/融合

　5. 特殊考虑

　● 枪击伤

　a. 激素不适用于脊柱枪击伤患者的治疗

　b. 手术治疗

　　脊柱不稳定(极少发生)

　　硬膜撕裂

　　子弹残留并不完全性神经损伤

　c. 若非上述情况,则应选择非手术治疗

　d. 若肠道被横断,应使用Ⅳ代广谱抗生素治疗

　● 强直性脊柱炎/弥漫性特发性骨肥大(DISH)

　a. 强直的脊柱发生骨折时不稳定可能性高

　b. 常发生硬膜外血肿

　c. 治疗:减压(若存在神经功能障碍)和长节段固定融合术

　d. 由于脊柱的骨融合引起两端力臂较长,手术治疗常需要在骨折上下段行长节段内固定

Ⅲ. 颈椎退变性疾病

　1. 背景知识

　● 病理解剖:一系列退变性过程导致了颈椎病的发生

　a. 硫酸角质素与硫酸软骨素比例增加;椎间盘的含水量减少

　b. 退变导致椎间盘高度的丢失,椎间盘突出/钙化,终板骨赘形成,黄韧带皱褶,椎间小关节及钩椎关节(Luschka关节)融合

　c. 矢状面曲度改变(颈椎正常前凸丢失)

　d. 节段活动度增加

　e. 神经压迫

　● 临床表现:颈部轴性疼痛,神经根病和脊髓病

　2. 颈部轴性疼痛

　● 概述

　a. 隐匿性,间断发作

　b. 颈部活动时加重,特别是颈部后伸时

　c. 以枕后头痛最常见

　● 影像学检查

　a. 适应证

　　创伤病史

　　症状持续时间长

　　同时伴发神经根病或脊髓病

　　全身性症状或已知的肿瘤病史或炎症性的关节炎

b. 平片

前后位(AP):钩椎关节退变性改变,椎体骨折

侧位:矢状面曲度改变,椎间隙的变窄,终板骨赘,滑脱,骨折

斜位:椎间孔的狭窄,椎间小关节炎

◆ 斜位可显示颈椎间孔,分辨由骨赘形成引起的椎间孔狭窄

过伸-过屈位:不稳,滑脱

张口位:齿状突骨折,寰枢关节炎

c. CT平扫:用来显示骨性结构

d. MRI或CT脊髓造影：用于诊断脊髓压迫,感染和肿瘤病变

◉ 治疗方法

a. 非手术治疗是最常用的治疗手段

b. 非甾体消炎药(NSAID)

c. 物理治疗

d. 短期制动(软颈围)

e. 长时间保守治疗无效后使用颈椎融合手术,但存在争议,没有确切证据证明有效

3. 神经根型颈椎病

◉ 病理解剖:以下因素压迫出口神经根

a. 软性椎间盘突出:髓核压迫了从脊髓内发出的神经根或位于椎间孔处的神经根

b. 钙化椎间盘:神经根被终板骨赘或钙化的椎间盘压迫

c. 其他致压因素:椎间隙高度的丢失,关节突关节的肥厚,颈椎曲度不佳(滑脱)

d. 化学性疼痛调节剂和炎性因子 (IL-1,IL-6,TNF-α,前列腺素,P物质,缓激肽)

◉ 概述

a. 症状:颈部疼痛,一侧的肩部疼痛,受累神经根相应的支配区域疼痛(或感觉异常)

b. 典型的一根神经根受累症状(但病变可累及多根神经根)

c. C6(C5~C6节段)和C7(C6~C7节段)神经根最常受累

d. 颈神经根在其对应节段椎弓根的上缘穿出,后外缘椎间盘突出或椎间孔狭窄产生出口神经根的神经根病变(例如,C5~C6节段的病变导致C6神经根病)

举例:C5~C6节段后外侧椎间盘突出导致C6神经根受压,引起拇指/示指的感觉减退肱桡反射减弱,肱二头肌/肱肌肌力及腕背伸肌力减弱

根据特定节段的后外侧椎间盘突出可以知道可能的神经功能障碍

e. 诱发性的试验可加重(Spurling征)或减轻(肩内侧可缓解症状)神经根病症状;必须将神经根病与上肢的周围神经根卡压病变相鉴别

◉ 影像学检查:见前面"颈部轴性疼痛"

◉ 治疗方法

a. 非手术治疗:起始治疗

软颈围短期固定

NSAID,激素,毒麻药

物理治疗

颈椎硬膜外激素治疗

b. 手术治疗

颈椎前路椎管减压植骨融合术(ACDF)

前路减压及椎间盘置换术：疗效与ACDF相当

后路减压(椎板成型及椎间孔成型术)

4. 脊髓型颈椎病

◉ 概述

a. 由于脊髓受压并脊髓功能障碍而引起的临床综合征(与颈椎病相关)(图5.15)

b. 自然病史:神经功能障碍逐步进展

c. 由于骨韧带病理变化引起的直接机械性压迫或前脊髓动脉受压相关的缺血性变化而产生的脊

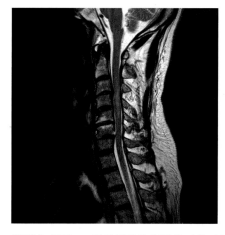

图5.15 颈椎矢状面MRI显示颈椎狭窄继发于先天性狭窄、椎间盘突出和椎关节强硬。

髓功能障碍

  d. 临床表现

   上肢功能笨拙;不能灵活处理小物件

   步态异常;平衡感丢失

   Lhermitte征:颈椎屈曲时诱发脊柱或四肢放电感

   上肢无力和感觉障碍问题(麻木、瘫痪)

   肠道及膀胱症状:在疾病的晚期阶段发生

   反射亢进、Hoffman征、肱桡反射倒错、阵挛、伸跖反应(Babinski征)

   患者可能合并神经根病或周围神经疾病;常常缺乏颈部疼痛症状

  ◎ 分类

  a. Nurick分类:根据下肢功能/行走状态决定

  b. Ranawat分类:将上肢及下肢症状共同考虑

  ◎ 影像学检查:见前面"颈部轴性疼痛"

  ◎ 治疗方法:一般行手术治疗

  a. 早期干预以期改善预后

  b. 手术方式的选择取决于多方面的因素,包括致压物的大体方向、颈椎整体矢状面曲度、受累的节段数、医生的经验及患者因素

  c. 前路手术

   颈椎间盘切除及融合术(一或多个节段)

   一或多个节段的椎体次全切除及融合术

   前路减压及重建的混搭手术(椎体次全切除及椎间盘切除术)

  d. 后路椎板切除术(加或不加融合手术)

   椎板切除术后后凸畸形可导致复发性的脊髓病;脊髓在后凸顶点受压

   颈椎后凸畸形为该手术的禁忌证

  e. 椎板成形术

   注意椎板成形术后C5神经根的麻痹;以观察为主

   保留颈椎活动度:非融合手术

   术后节段性神经根(通常为C5)麻痹是常见的并发症

   ◆ 最常见为运动功能丧失为主的麻痹

   ◆ 通常能恢复;需要数周到数月时间

   对于明显颈椎后凸的患者可能效果不佳(减压效果来源于脊髓的背侧漂移)

   术后颈部疼痛及僵硬较为常见;术前颈部疼痛为该手术的相对禁忌证

   禁忌证:固定型颈椎后凸畸形

 5. 颈椎管狭窄

 ◎ 容纳脊髓和神经根的空间减少所致

 ◎ 分类

 a. 先天性/发育性

 b. 获得性

  创伤

  退变

 ◎ 绝对椎管狭窄:颈椎侧位X线片上测量椎管直径<10mm

 ◎ 相对椎管狭窄:椎管直径在10~13mm之间

 ◎ Pavlov/Torg比值(椎管前后径/椎体前后径)

 a. 应≥1.0

 b. 该比值<0.8是创伤后神经功能受损的危险因素

 ◎ 过伸性损伤及较小的创伤即可导致脊髓损伤/脊髓中央管综合征,合并或不合并颈椎骨折

 6. 颈椎后纵韧带骨化(OPLL)

 ◎ 概述

 a. 亚洲人群中常见

 b. 病因不明,可能为多因素

 c. 颈髓病的潜在病因

 ◎ 临床表现:患者可毫无症状,亦可出现颈髓损伤症状

 ◎ 影像学检查:见前面"颈部轴性疼痛"

 ◎ 治疗方法

 a. 如果存在脊髓病变一般需要手术治疗

 b. 治疗原则同颈脊髓病一样

 c. 注意颈椎前路手术可能存在硬膜的缺损/粘连

  椎板成形术一般是OPLL较为有效的后路减压手术方式

Ⅳ. 胸椎间盘突出

 1. 临床表现

 ◎ 常常无相关症状;人群发生率为40%

 ◎ 后外侧的椎间盘突出或椎间孔处的椎间盘突出可导致胸壁的疼痛和麻木症状

 ◎ 较大的中央型突出可引起脊髓受损症状

2. 治疗方法

⊙ 前路减压手术适用于存在脊髓功能障碍的中央型椎间盘突出

⊙ 后外侧减压手术:对于旁中央型及椎间孔处的椎间盘突出较为安全、有效

Ⅴ. 下腰痛和腰椎退变性疾病

1. 下腰痛(LBP)

⊙ 流行病学

a. 为美国人群患病和残疾的主要原因

b. 年发病率15%;80%的人在其一生中会出现下腰痛情况

⊙ 病因

a. 肌筋膜拉伤

b. 椎间盘源性腰痛

c. 椎间小关节病变

d. 腰椎滑脱

e. 腰椎椎管狭窄

f. 骶髂关节功能障碍

⊙ 评估

a. 为鉴别脊柱原因和非脊柱原因,应详细采集病史并做仔细的神经功能评估

无神经功能障碍的创伤性腰背痛:给予心理治疗、止痛药,若能忍耐,可早期回归生活工作

例外情况:"危险信号"症状可能提示腰背部疼痛必须注意的病因(例如,感染和肿瘤)

◆ "危险信号":癌症病史,高龄,不明原因的体重下降,夜间痛,休息后疼痛,持续性发热,静脉药物滥用史,免疫抑制状态,近期细菌感染

b. X线检查

X线检查是评估椎间盘源性腰背痛最好的首选诊断方式

若考虑肿瘤、骨折或感染病变应行X线检查

如果主诉为腰背痛而没有"危险信号",一般可推迟4~6周再行X线检查

前后位/侧位X线检查:椎间盘退变,其他骨或软组织异常,脊柱曲度异常

斜向观:椎弓峡部缺损(脊柱椎弓峡部裂)

过伸/过屈位:脊柱不稳或腰椎滑脱

c. MRI检查

对于保守治疗3个月仍无效果的腰背痛应行MRI检查

对于怀疑肿瘤或感染引起的腰背痛患者应立即行MRI检查

对于存在显著临床运动功能障碍表现的腰背痛患者一般也可行MRI检查

MRI增强扫描是评估有手术史的复发型椎间盘突出/椎管狭窄最好的检查手段

d. CT脊髓造影

大多已被MRI检查所取代,但对于评估脊柱融合术后、MRI检查禁忌证情况(比如,起搏器)、存在神经根撕脱征象的创伤性臂丛神经损伤等情况非常实用

e. Waddell征:腰背痛中存在的与机体组织受损不相符合的症状和体征

表浅的、弥漫性的非解剖位置的压痛

诱发试验(轴向负荷,脊骨盆的旋转)

分散注意力试验(患者注意力不集中或坐位时行直腿抬高试验)

局部非解剖位置的不适

反应过度

2. 腰椎间盘突出症(图5.16)

⊙ 腰椎间盘退变的典型特征是髓核含水量的丢失及髓核细胞数量的减少

⊙ 最常见于L5~S1节段,其次是L4~L5

⊙ 突出位置可能为中央部位、后外侧/旁中央(最常见),椎间孔或椎间孔外/远外侧

⊙ 后外侧/旁中央椎间盘突出影响相应节段行走神经根(L4~L5突出影响L5神经根)

⊙ 极外侧(椎间孔内或孔外)椎间盘突出影响相应节段出口神经根 (L4~L5突出影响L4神经根);了解椎间盘突出部位及相应的症状

⊙ 形态学

a. 突出:椎间盘非对称性的膨胀,纤维环保持完整

b. 疝出:髓核组织通过纤维环疝出,但仍与椎间盘相连

c. 脱出:脱出的椎间盘不再与椎间隙相连(游离碎片)

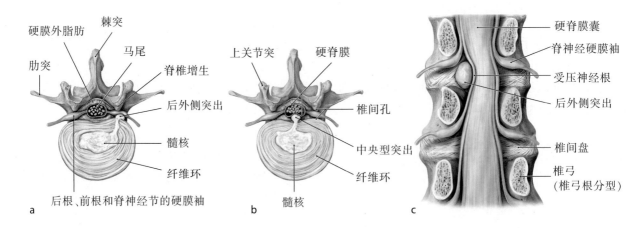

图5.16 腰椎间盘突出。(a)后外侧突出,上面观。(b)后侧突出,上面观。(c)后外侧突出,后面观(椎弓已被切除以显示腰椎硬膜囊和相应的神经根)。（来源：Schuenke M, Schulte E. General Anatomy and the Musculoskeletal System：Thieme Atlas of Anatomy. New York：Thieme；2005. Illustration by Karl Wesker.)

○ 临床表现

a. 不同程度的腰背部疼痛及下肢根痛

b. 受累神经根的皮肤支配区放射性疼痛

c. 神经根紧张试验阳性（直腿抬高试验或股牵拉试验）

d. 对侧直腿抬高试验阳性特异性最高

○ 诊断检查

a. X线

b. MRI检查

c. 很少需要肌电图检查(EMG)；有助于排除下肢神经症状的原因(例如,周围神经病,跗管综合征,梨状肌综合征)

○ 马尾综合征

a. 通常继发于巨大的中央型椎间盘突出

b. 以疼痛(臀部/大腿)、麻木(鞍区感觉减退)、不同程度的下肢肌力下降、直肠或膀胱功能障碍(尿潴留,残余尿)为特点

c. 应立即手术

d. 应立即行MRI检查及减压手术

对MRI检查禁忌者(心脏起搏器),可行CT脊髓造影

e. 前24~48h内行减压手术效果最佳；手术时机是手术效果最大的影响因素

○ 腰椎间盘突出症的治疗方法

a. 非手术治疗：腰椎间盘突出症的初始治疗方法几乎都是保守治疗

大部分患者在3个月内恢复

NSAID

物理治疗

◆ 不良生活习惯的改变

◆ 活动量循序渐进地增加

其他治疗

◆ 肌肉松弛剂

◆ 硬膜外激素注射

◆ 口服激素

b. 手术治疗

很少6周内行手术治疗[仅对进展性和运动功能障碍明显的患者(或马尾综合征患者)早期行手术治疗]

◆ 对于体力工作者补偿性手术效果更差

手术适应证：严重的根性疼痛,严重的神经功能障碍,保守治疗失败者

最佳的适应证：患者以放射痛为主且神经体格检查发现与MRI检查病变位置相符

手术方式选择：椎板切除、摘除突出的椎间盘并减压受累的神经根

脊柱疾病患者预后的临床研究(SPORT)

◆ 2年随访时发现手术治疗组和非手术治疗组初步疗效没有显著差异

◆ 椎间盘突出行手术治疗可早期并持续缓解疼痛

◆ 在发病的6个月内行椎间盘摘除手术疗效最佳

手术并发症

◆ 硬膜撕裂:应行缝合修复处理

▲ 软脑膜/蛛网膜会在2~3天内闭合。硬膜边缘会以纤维增生形式愈合

▲ 如果硬膜破裂持续会导致体位性头痛及恶心症状

◆ 术后慢性腰背痛;逐渐进展的椎间盘退变

◆ 椎间盘复发:复发者行手术治疗效果同初次椎间盘突出者

◆ 术后椎间隙感染:行针刺活检并通过细菌培养、使用敏感细菌抗感染治疗(除非存在明确的硬膜外脓肿)

◆ 神经根损伤/功能障碍

◆ 由于椎间盘前方纤维环破裂引起的血管损伤:将患者换位仰卧位,急诊开腹手术并修复血管

▲ 髂总静脉:最易受损

3. 椎间小关节囊肿

◎ 可导致椎管狭窄和神经根病

◎ 治疗方法:椎板切开/椎板切除并囊肿切除

4. 退变性椎间盘疾病(DDD)

◎ MRI结果常与症状表现及严重程度无关

◎ 症状与MRI无直接联系:治疗方法主要为认知干预、物理治疗、功能锻炼

◎ 对于特定的患者,存在严重腰背痛的进展性退变性椎间盘疾病者可通过融合手术得到缓解

◎ 对照研究证实,椎间盘电热疗法(IDET)与安慰剂对比无差异

5. 腰椎管狭窄(图5.17)

◎ 可引起腰背痛和神经性跛行

a. 应与血管性跛行相鉴别

b. 神经性跛行与血管性跛行比较(表5.4)

◎ 保守治疗:理疗,Williams后伸锻炼,NSAID药物治疗,支具治疗,硬膜外激素注射(ESI)

a. 大多数患者会在前3个月内有疼痛症状的缓解

◎ 手术干预:减压 (椎板切除术–椎间孔切开术,内侧小关节切除术)

a. 可考虑棘突间减压并X-STOP(为一种棘突间减压系统),但对于马尾综合征和骨质疏松患者为禁忌

b. SPORT研究结果发现4年随访时,手术治疗组疼痛的缓解及术后功能评分较非手术治疗组好

◎ 对于退变性侧弯、退变性腰椎滑脱/不稳定、椎弓峡部骨折或复发性椎间盘突出者,行腰椎融合手术是合理的选择

◎ 手术并发症

a. 减压性椎板切除术后出现持续性下肢疼痛,往往是由于减压不彻底导致的椎间孔狭窄残留

b. 手术区域使用吗啡及激素贴剂可增加手术

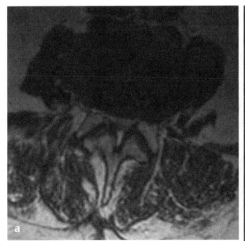
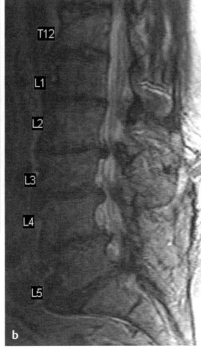

图5.17　腰椎管狭窄。(a)轴向和(b)矢状MRI显示腰椎病和椎管狭窄。

表5.4　神经性与血管性跛行

	血管性跛行	椎管狭窄
疼痛/症状的性质	抽筋、紧绷或疲倦	相同的症状如间歇性跛行或刺痛、无力，或笨拙
症状性位置	臀部，髋部，大腿小腿，足	臀部，髋部，大腿
腰痛	无	经常出现
缓解因素	休息快速缓解	坐姿或其他体位改变可缓解
相关条件	动脉粥样硬化和脉搏减少	下背部问题的既往史

并发症风险

　　c. 新发的神经功能障碍

　　　术后硬膜外血肿

　　　椎弓根螺钉位置不良

　　　◆ 治疗方法：立即手术探查减压

　　d. 临近节段病：5~10年随访时，有25%的患者出现症状性临近节段退变

　　e. 吸烟可增加植骨不融合概率。戒烟6个月以上可增加植骨融合率

　　　吸烟者植骨融合率的下降是由于移植的松质骨再血管化的减少

　　6. 腰椎滑脱

　　◎ 病因：退变性，椎弓峡部缺损（与神经性弓应力性骨折缺损相关），先天性/发育不良，病理性，手术后，或创伤

　　◎ 峡部裂性腰椎滑脱：常见于运动员（划船者，体操运动员）

　　a. 椎弓峡部缺损（峡部裂）的运动员的治疗：限制活动量并佩戴支具

　　b. 如果保守治疗失败：峡部修复或行融合手术

　　◎ 重度的L5~S1腰椎滑脱最常引起L5神经根的症状/体征

　　◎ Meyerding分类：基于侧位X线检查

　　a. Ⅰ度滑脱：0%~25%

　　b. Ⅱ度滑脱：26%~50%

　　c. Ⅲ度滑脱：51%~75%

　　d. Ⅳ度滑脱：76%~100%

　　e. 椎体前移：>100%

　　◎ 滑脱进展的危险因素

　　a. 发病时间早

　　b. 滑脱角度>10°的女性患者

　　c. 重度滑脱患者

　　d. 弧形/倾斜的骶骨

　　e. 骨盆入射角（PI）

　　PI是指由S1椎体上终板中点的垂线与该点与股骨头中心连线构成的角度

　　较大的PI值被认为会导致滑脱进展风险的增加

　　◎ 保守治疗失败后的处理：后路减压及内固定融合手术

　　a. 如果存在滑脱节段不稳情况，不建议行单纯椎间融合器植骨融合术

　　b. 对于重度L5~S1滑脱者，往往需要行L4~S1融合手术

　　◎ 手术滑脱复位存在L5神经根损伤风险

　　◎ 后路内固定加或不加椎体间植骨融合［后路腰椎椎间融合术（PLIF），经椎间孔腰椎椎间融合术（TLIF），前路腰椎椎间融合术（ALIF），轴向腰椎椎间融合术（Axial-LIF）］或经椎体间（腓骨干支撑，经椎体椎弓根螺钉）常用于重度滑脱患者

　　a. 椎弓根螺钉内固定可减少植骨不融合率

　　7. 骶髂关节疼痛

　　◎ 后方骶髂（SI）关节或骶髂（PSIS）部位的疼痛常放射至腹股沟或臀部

　　◎ 诊断

　　a. FABER试验：屈曲、外展并向外旋转受累肢体

　　b. Gaenslen试验：在没有任何支撑的情况下向患侧侧卧，患者感觉到疼痛

　　c. 手动挤压试验

　　◎ 治疗

　　a. NSAID药物

　　b. 物理治疗

　　c. 症状反复发作者行SI注射（亦可起到诊断作用）

　　d. 很少需要行骶髂关节融合

　　8. 尾骨痛

　　◎ 从事对尾骨产生压力的活动时出现疼痛

　　◎ 常发生于怀孕或外伤的女性

- 可能是原因不明的
- 有时与骨折相关
- 常常是自限性的
- 诊断
  a. 尾骨区域疼痛及压痛
  b. 平片或MRI检查排除外伤原因
- 治疗
  a. NSAID药物
  b. 物理治疗
  c. 坐圆圈枕头
  d. 局部注射
  e. 手术:很少行手术治疗,且失败率高

Ⅵ. 脊柱炎性病变

1. 概述
- 该病变主要特征为脊柱的骨组织、结缔组织及滑膜组织的炎性病变
- 初步的实验室检查:全血细胞计数(CBC)、血沉(ESR)、C反应蛋白(CRP)
2. 类风湿性关节炎
- 慢性、系统性自身免疫性障碍
- 85%的患者类风湿因子阳性
- 在滑膜连接的关节中可见由于自身免疫反应引起的破坏性的滑膜炎性病变
- 约60%的患者可累及脊柱,且常常局限在颈椎
- 临床表现多样化
  a. 无任何症状
  b. 颈部疼痛;枕部疼痛(C2神经根/枕大神经受刺激)
  c. 畸形(后凸,斜颈)
  d. 神经功能代偿:神经根病合并或不合并脊髓病
- 脊柱受累的特征
  a. 寰枢椎不稳定
  由于滑膜关节的侵蚀破坏,横韧带、翼状韧带和齿状突间韧带的破坏引起的寰枢关节半脱位和不稳定
  滑膜血管翳结构可延伸至齿状突后方并可导致脊髓受压
  对于因风湿性关节炎(RA)手术需要将行全

身麻醉者,应行颈椎动力位X线检查来确认是否存在可能的寰枢椎不稳
  若不行C1~C2稳定手术,前寰齿间隙>7~10mm或后方椎管内脊髓的有效空间(后寰齿间隙)<13mm是选择行择期的非脊柱手术的相对禁忌证
  可预测疾病预后的影像学指标:后寰齿间隙>13mm
  b. 齿状突上移和颅底凹陷
  发生于寰枕关节、寰枢关节及侧块结构受侵蚀和破坏者
  可能导致脑干受压和椎基底动脉供血不足
  c. 下颈椎脱位
  由于椎间小关节和后方韧带结构的进展性侵蚀破坏者
  多节段的半脱位比较常见,并可导致后凸畸形("阶梯"样改变)
- 诊断检查
  a. 应行颈椎侧位X线检查以评估后寰齿间隙、前寰齿间隙、齿状突移位程度及下颈椎脱位情况
  b. 应行颈椎过伸–过屈位X线检查以评估颈椎的动态不稳定性
  后寰齿间隙<14mm或前寰齿间隙>9mm可增加进展性脊髓病的风险
  c. 评估颅底凹陷的方法(图5.18)
  Chamberlain线
  ◆ 从硬腭后缘至枕骨大孔后缘做一直线
  ◆ 齿状突在Chamberlain线上方6mm以上:可诊断为颅底凹陷
  McCrae线
  ◆ 定义为枕骨大孔前后缘连线
  ◆ 齿状突尖在该线以上可诊断为颅底凹陷
  McGregor线
  ◆ 从硬腭后缘至枕后做一直线
  ◆ 男性齿状突尖在McGregor线上方>8mm,女性>9.7mm则可诊断为颅底凹陷
  缺点:硬腭的位置会因面部的异常而不同
  Ranawat线
  ◆ C2椎弓根中心到C1前后弓连线之间的距离
  ◆ 正常人测量,男性为17mm,而女性为15mm
  ◆ <13mm:颅底凹陷

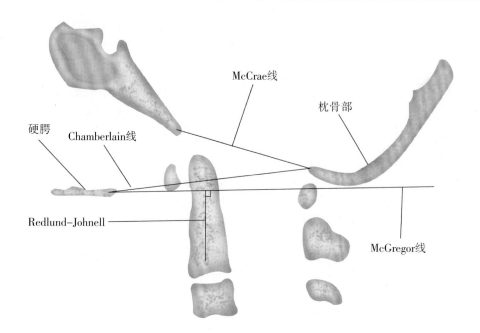

图5.18　评价颅底凹陷的方法。缺点：硬腭位置可能因面部异常而异。

（图中标注）
McCrae线
枕骨部
硬腭
Chamberlain线
Redlund–Johnell
McGregor线

◆ <7mm：可导致脊髓受压

Wackenheim线

◆ 用于前后脱位的判断

◆ 与斜坡后缘向下画一直线；其下方延长线应该很少触及齿状突尖的后缘

◆ 在颈椎前屈和后伸时其位置关系不变

Clark分级

◆ 在矢状位平面上将齿状突分为三等份

◆ 正常情况下，寰椎的前弓与齿状突上1/3平齐（Ⅰ型）

◆ 寰椎的前弓与齿状突中1/3平齐为中度凹陷（Ⅱ型）

◆ 寰椎的前弓与齿状突下1/3平齐为重度凹陷（Ⅲ型）（图5.19）

◉ 脊髓病的Ranawat分类法

a. Ⅰ型：无神经功能障碍

b. Ⅱ型：主观感觉无力，感觉异常，反射亢进

c. Ⅲ型：客观查体存在肌力下降，上运动神经元损伤体征

　　Ⅲa型：患者可活动

　　Ⅲb型：患者不能自行走动

d. 治疗方法

非手术治疗

◆ 抗风湿药物（甲氨蝶呤，柳氮磺吡啶，硫酸羟化氯喹），抗肿瘤坏死因子（TNF-α）药物（依那西普，英夫利昔单抗）和抗白介素–1因子药物（阿那白滞素）

◆ 口服激素

◆ 治疗目标为缓解疼痛并预防神经功能障碍

手术治疗

◆ 适用于无法缓解的疼痛或神经功能障碍/脊髓病

◆ 对于Ranawat Ⅲ型脊髓病患者可改善预后

◆ 对于寰枢椎不稳者（后寰齿间隙<14mm）行C1~C2融合手术

◆ 对于颅底凹陷者行枕骨到C2间融合手术；如果需要行减压手术应行C1后弓的切除

◆ 对于下颈椎脱位者应行后路融合手术

3. 血清阴性脊柱关节病

◉ 背景知识

a. 主要累及附着点（韧带于骨的附着部位及肌腱）

b. 与人白细胞抗原（HLA）–B27相关

c. 风湿因子（RF）阴性

d. 骶髂关节炎/脊柱炎

e. 相关合并症

四肢骨骼大关节炎

前葡萄膜炎

大动脉狭窄和反流

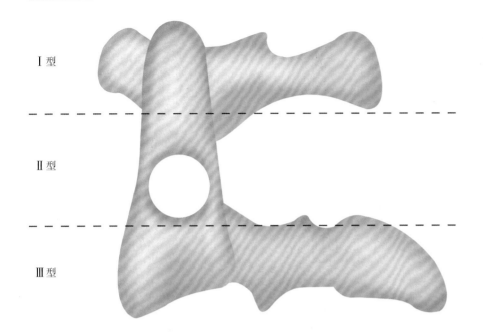

Ⅰ型

Ⅱ型

Ⅲ型

图5.19　寰椎的毗邻环基部的严重颅骨凹陷（Ⅲ型）。

限制性肺疾患

回肠炎/大肠炎

◉ 强直性脊柱炎

a. 主要患患者群为30岁左右的男性

b. HLA–B27阳性

c. 常合并双侧葡萄膜炎和骶髂关节炎

d. 附着点的炎症反应侵蚀骨性结,后形成新骨并出现强直

e. 沿炎性状态的纤维环形成桥状韧带骨刺

　　X线可见韧带骨桥的边缘（典型的竹节样改变）

f. 常出现骶髂关节炎

　　疼痛常局限在下腰部及骶髂关节区域(最常见的临床表现)

　　X线可见骶髂关节面（骨性破坏首先在髂骨面出现)模糊消失,这一征象可与DISH相鉴别

g. 强直性脊柱炎合并骨折(图5.20)

　　强直性脊柱炎患者若出现新发的背痛或颈部疼痛,应仔细评估是否出现骨折

　　骨折发生在两个强直的椎体节段之间;常累及三柱,且为不稳定性骨折

　　因骨折后的不稳定性或硬膜外血肿的形成,神经损伤的发生率较高

　　可能需要行截骨矫形手术以矫正后凸畸形(脊柱颈胸段或腰段)和矢状面失衡

　　由于骨折本身的特点(力臂较长),手术治

需要于骨折上下段行长节段内固定

◉ 弥漫性特发性骨肥大(DISH)

a. 主要影响中年或老年人群

b. 常见于有糖尿病和痛风的患者

c. 常合并非脊柱关节的骨化,对于行全髋关节置换者异位骨化的风险增加

d. 其特征为非边缘性韧带骨赘(与强直性脊柱炎对比)

　　DISH患者不累及骶髂关节

e. 常见于脊柱胸段

　　颈椎前方较大的韧带骨赘可能引起喘鸣或吞咽困难

f. DISH合并骨折

　　强直的脊柱更易发生骨折;与强直性脊柱炎相似

　　合理的处理常需要相关的影像学检查

　　一般为不稳定性骨折;需要手术治疗稳定

◉ 银屑病关节炎

a. 与HLA–B27相关

b. 银屑病性脊柱炎常导致非连续性骨化,表现为边缘性和非边缘性韧带骨赘同时出现，并常有椎间隙侵蚀

c. 颈椎受累时其临床表现与类风湿性关节炎相似

d. 治疗以药物治疗为主(同类风湿性关节炎),主要为缓解症状的抗风湿药物(DMARD)和TNF-α

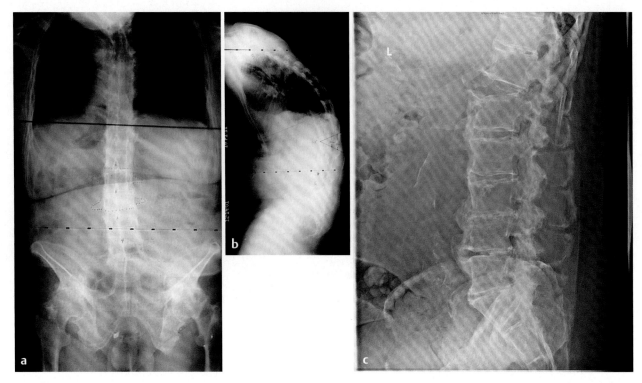

图5.20　强直性脊柱炎与弥漫性特发性骨肥大(DISH)。(a)前后位片(AP)和(b)侧位片显示强制性脊柱炎与桥边缘骨赘。(c)T12~L1骨折/脱位腰椎侧位片,通过DISH段与非边缘性骨赘。

阻滞剂

　　e. 若出现严重的脊柱后凸畸形或颈椎受累严重可导致脊髓压迫症状,常需要手术治疗

　　◎ 肠病性关节炎

　　a. 与HLA-B27相关

　　b. 临床表现和治疗与强直性脊柱炎相似

　　◎ 赖特综合征

　　　　结膜炎/葡萄膜炎

　　　　尿道炎

　　　　反应性关节炎被认为是发生在感染之后

　　　　大关节炎(膝关节、踝关节及脊柱)

　　对于脊柱受累者,可出现骶髂关节炎和非边缘性韧带骨赘

Ⅶ. 成人脊柱畸形

　　1. 评估:站立位脊柱全长(上至外耳道,下至股骨头)正侧位X线

　　2. 功能障碍最有力的预测指标:矢状面失平衡

　　3. 椎管狭窄及神经根管狭窄经常出现在脊柱侧弯的凹侧

　　4. <30°的脊柱侧弯很少进展，而>50°的脊柱侧弯常常会进展

　　5. >60°的未经治疗的特发性脊柱侧弯(AIS)导致较高比例的急性和慢性腰背痛

　　6. 脊柱骨盆参数(图5.21)

　　7. 骨盆入射角:在侧位X线片上进行测量;该角由骶骨上终板中点的垂线与该点与股骨头中心连线构成

　　◎ 骨盆入射角=骶骨角+骨盆倾斜角

　　◎ 骨盆倾斜角指骶骨的垂直位置。该角由两条线相交形成，第一条线从S1椎体上终板中点与股骨头中心连接而成,第二条垂直线(与侧位X线片侧缘相平行或垂直于地面)与股骨头中心相交

　　◎ 骶骨角由地面平行线与S1椎体上终板平行线相构成

　　◎ 比较小的骨盆入射角意味着较小的骨盆倾斜度及较低的腰椎前凸。拥有较大的腰椎前凸角度(较大的骨盆入射角)的患者,于腰骶结合部具有更大的剪切力

○ 骨盆入射角平均值：儿童,47°;成人,57°

○ 低程度腰椎滑脱的平均入射角为65°，高程度腰椎滑脱的平均入射角为80°

○ 成人脊柱畸形手术应该试图将腰椎前凸角与骨盆入射角相匹配，否则会有矫正过度或矫正不足的风险

8. C7铅垂线

○ 从C7椎体中心向地面做垂直线，评估该线与S1椎体后上角的关系；该线在S1后上角前方者为矢状面正平衡，该线在S1后上角后方者为矢状面负平衡;矢状面正平衡,特别是>10cm者,患者很难耐受，并与成人脊柱畸形患者的预后相关(图5.21)

○ 评估矢状面平衡

9. 成人脊柱侧弯(小儿侧弯见第4章)

○ 手术指征

a. 侧弯快速进展

b. 出现症状性的椎管/神经根管狭窄且对保守治疗无效

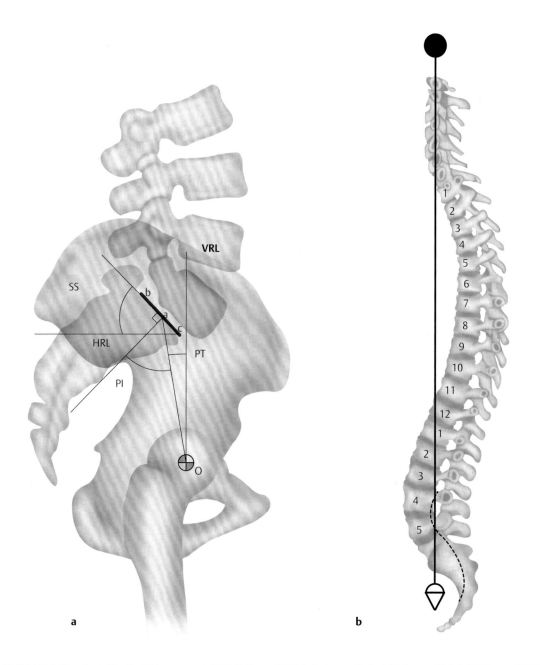

图5.21　脊柱骨盆参数。(a,b)C7垂直线。HRL,水平参考线;O,股骨头中心;PI,骨盆入射角;PT,骨盆倾斜角;SS,骶骨倾斜角;VRL,垂直参考线。

c. 美容需要

d. 与侧弯[和(或)相关的椎管狭窄]有关的严重腰背痛

◉ 手术

a. 减压：中央管及侧隐窝的减压是非常必要的

b. 侧弯进展、腰背部疼痛及滑脱的患者应行内固定融合手术

c. 单纯胸腹入路其植骨不融合率较高

d. 如果长节段内固定终止于L5椎体，其手术失败率较高

　　当L5/S1(小关节及椎间盘)较为健康时手术可终止于L5椎体

e. 内固定/融合至骶骨和髂骨；较高的植骨融合率，且骶骨不全骨折发生率下降

f. 同时应行矢状面平衡的矫正处理

10. 后凸畸形(见第4章)

◉ 可能发生于舒曼症(连续3节段或更多节段>5°的椎体楔形变)，椎体创伤，或近端交界性后凸(PJK)

◉ 骨质疏松压缩性骨折：由于脊柱力线向前移增加了未来发生压缩性骨折的风险，并且负荷转移至临近的上一椎体

◉ 手术治疗：内固定必须向尾端延伸至第一个前凸的节段，以防止出现临近节段后凸畸形

◉ 截骨术对于矫正僵硬固定的正向矢状面失衡可能是必要的

a. Smith-Petersen截骨

　　适用于矫正较轻的矢状面失平衡，或实施多节段该截骨方式治疗较重的矢状面失衡

　　一个节段的截骨可达到10°的矫正度数

b. 经椎弓根截骨(PSO)：一种达到矫形目的而无需切除椎间盘的闭合性截骨方式

　　对较为严重的矢状面失衡较为适用

　　可矫正30°~35°的矢状面畸形

c. 椎体切除术(VCR)

　　适用于重度的畸形

　　可达到45°的矫形度数，并且能有较好的冠状面矫形能力

11. 脊柱后路截骨术(图5.22)

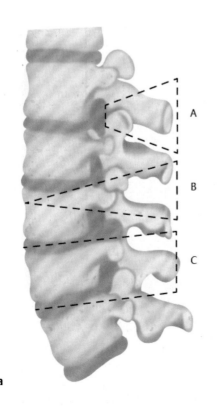

a

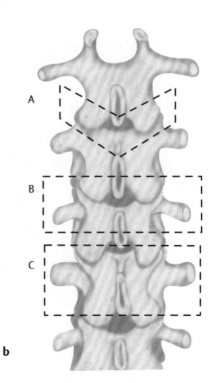

b

图5.22　(a,b)脊柱后路截骨术：A,Smith-Petersen截骨术；B,经椎弓根截骨术；C,椎体切除术。

Ⅷ. 脊柱感染

1. 椎间盘感染及椎体骨髓炎

◎ 椎间盘感染

a. 若成人患病常发于终板,并向椎间隙蔓延

b. 在儿童中几乎很少发病,因为其椎间盘富含血运

c. 金黄色葡萄球菌为最常见的病原;革兰阴性菌亦比较常见

d. 与手术操作无关的脊柱感染常常继发于血源性种植

◎ 椎体骨髓炎

a. 发病率呈增长趋势

b. 临床表现没有特异性,常导致诊断延误

c. 在老年、身体虚弱者更常见

d. 静脉注射毒品和免疫抑制者存在患病风险

e. 金黄色葡萄球菌为最常见的病原

f. 血源性种植

g. 继发于椎间隙感染

感染常原发于富含血运的终板,然后突破终板蔓延致血运较差的椎间隙

◎ 诊断:症状和体征往往是非特异性的,常导致诊断上的延误

a. 腰背部疼痛/压痛

b. 脊柱活动、行走、站立及坐立时出现疼痛

c. 发热

d. 实验室检查

血沉升高

CRP

白细胞(WBC)计数(常较正常值高或轻微升高;不具特异性)

大约1/3患者血培养阳性

为识别病原微生物可能需要CT引导下活检

e. 放射检查

腰椎前凸减少(椎间盘炎):最早期表现

骨质减少(椎体骨髓炎)

椎间隙狭窄/破坏:疾病晚期常见

终板破坏

MRI增强扫描是诊断性检查的选择

骨扫描亦有助于诊断

◎ 治疗方法

a. 细菌培养敏感抗生素静脉治疗6~12周

b. 支具,支持治疗

c. 当药物治疗失败、出现神经功能障碍、进展性的脊柱畸形或因确诊需要时,应考虑手术治疗

冲洗/清创,椎体部分切除,内固定,融合可能有必要

◎ 总的来说，脊柱感染累及椎体终板及椎间盘,而大多数的椎体转移性肿瘤首先累及椎体

2. 硬膜外脓肿

◎ 细菌性感染导致脊柱椎管硬膜外腔脓液的累积

◎ 病变最常从临近的椎体骨髓炎或椎间盘炎局部扩散开来

◎ 常位于胸椎或腰椎椎体后方的硬膜外腔

◎ 较少发生在颈椎,因为该处脓液倾向位于颈椎前方的硬膜外间隙

◎ 最常见的病原微生物为金黄色葡萄球菌;而革兰阴性杆菌只占感染的少数

◎ 临床表现变化多样,经常导致误诊或延误诊断

◎ 诊断

a. 背部或颈部疼痛

b. 与椎体骨髓炎或椎间盘炎患者相比,其全身症状发生率更高

c. 对神经行减压手术有比较高的神经损伤风险,且更易因为血栓/血管炎导致缺血性神经损害

d. 实验室检查

血沉(ESR)、C反应蛋白(CRP)、白细胞计数(WBC)升高

一半以上的患者细菌血培养阳性

最终诊断来源于脓液的细菌培养

e. 影像学检查

X线检查结果一般正常, 除非出现临近位置的椎体炎或椎间盘炎

MRI增强扫描是诊断该病较好的选择

◎ 治疗方法

a. 行手术减压及脓肿清除 (必要时脊柱固定术)是治疗的好选择

b. 手术减压后应行静脉抗生素抗感染治疗

c. 非手术治疗适用于那些神经功能完整且无法耐受手术者(或中/下腰段椎管内有少许硬膜外脓肿者)

3. 脊柱结核(TB)

◉ 脊柱最常见的肉芽肿性感染

◉ 相对于化脓性感染少见;然而,对于免疫受抑者感染率呈上升趋势

◉ 脊柱是肺外结核最常见的累及部位

a. 下胸椎及上腰椎最为常见

◉ 和化脓性感染不同,病灶常起于椎体干骺端,很少起于椎间隙;经常和肿瘤相混淆

◉ 病变从前纵韧带下方向临近的节段扩散,或甚至导致跳跃性病变

◉ 椎体的破坏可能导致脊柱的不稳及后凸畸形

a. 椎间盘不受累及

◉ 诊断

a. 胸背部疼痛或不适(最好发部位)

b. 局部后凸畸形(为椎体塌陷后最典型的迟发性表现)

c. 全身症状比较常见,如发热和体重下降

d. 实验室检查

血沉(ESR)、C反应蛋白(CRP)、白细胞计数(WBC)正常或升高

PPD试验阳性

对存在肺部疾患者行痰培养可能发现抗酸杆菌

脊柱病灶活检应包括对抗酸杆菌的监测

e. 影像学检查

X线检查可能正常或表现为椎间盘周围损坏,椎体前扇贝样改变,或广泛的骨性破坏及疾病晚期的局部后凸畸形

在X线和MRI检查上可见椎间隙正常

若存在肺部疾患表现,胸部X线片可能存在异常

MRI增强扫描是诊断该病较好的选择

◉ 治疗方法

a. 药物治疗常需要6~12个月(异烟肼,利福平,吡嗪酰胺,链霉素或乙胺丁醇)

b. 对于那些存在神经功能障碍、脓肿、保守治疗失败、脊柱不稳定或进展性后凸畸形者应行手术治疗

4. 术后感染

◉ 椎间盘摘除术后的腰椎间隙感染的治疗

a. 无神经功能障碍,无脓肿时使用静脉抗生素抗感染治疗

b. 无神经功能障碍,但合并脓肿者应行脓肿清除/清创或静脉抗生素抗感染治疗

c. 神经功能障碍患者:脓肿清除/清创并静脉抗生素抗感染治疗

d. 内固定物常常能保留,如果出现脊柱不稳不能移除内固定

IX. 本章要点

1. 连续透视检查会增加放射性暴露。

2. 最常见的脊柱手术前哨事件为手术节段错误。

3. 最常见的术中神经监测可逆性变化的非麻醉原因是患者的体位。

4. Oswestry功能障碍指数(ODI)是一个评估脊柱手术疗效高度特异性的工具。

5. 如果预先考虑到手术出血量较大,需使用自体血回输。

6. 肌束震颤发生在下运动神经源障碍;肢体痉挛及腱反射亢进发生在上运动神经源障碍。

7. 颈椎前路手术中神经监测的变化可能是因为牵引器放置时对颈动脉的压迫。

8. 经颅运动诱发电位(tcMEP)监测是监测术中运动神经束损伤的最有效方式。

第6章

成人髋膝关节重建

Scott Ritterman，John Froehlich and Matthew Miller

Ⅰ．全髋关节置换术

1. 解剖

◎ 球窝关节

a. 髋臼窝由于厚的、柔韧的髋臼唇而加深

b. 髋臼窝：髋臼底部，无软骨，圆韧带

影像学标志物"泪滴"由以下构成

◆ 骨盆内四边体

◆ 髋臼底部的髋臼窝

c. 成人股骨头血供主要来源于旋股内侧动脉

◎ 手术入路

a. 前路（Smith-Petersen入路）

神经间界面

◆ 浅层：缝匠肌（股神经）和阔筋膜张肌（臀上神经）

◆ 深层：臀中肌（臀上神经）和股直肌（股神经）

旋股外侧动脉升支必须电凝或结扎

股外侧皮神经通常从骨盆外侧、腹股沟韧带下方穿出骨盆，但存在几种解剖变异

b. 前外侧入路（Watson Jones入路）

肌间界面

◆ 阔筋膜张肌和臀中肌（臀上神经）

◆ 通常需要粗隆间截骨以充分暴露髋关节

c. 侧方入路

无肌间界面

◆ 切开臀中肌和臀小肌的前1/3以及股外侧肌的前部

髋关节前脱位

臀中肌无力和可能损伤臀上神经，可导致术后出现Trendelenburg步态（摇摆步态）

◆ 臀上神经位于臀中肌下方、大粗隆近侧3~5cm

◆ 容易牵拉或切断而损伤

d. 后侧入路

无肌间界面

◆ 切开臀大肌（臀下神经）

◆ 标记并切断梨状肌肌腱；或者保留肌腱并牵开

◆ 外旋肌群从止点处切断，将肌肉牵向内侧以保护坐骨神经

◆ 伸髋和屈膝能保护坐骨神经以免在术中过度牵拉

后侧入路没有修复关节囊会增加脱位的风险

坐骨神经损伤最常见的原因是牵引器的错误放置。术后抗凝引起的血肿也可导致坐骨神经损伤，可通过清除血肿来治疗。女性、翻修手术以及严重的髋关节发育不良的患者（先天性髋关节脱位）神经损伤的风险最高

2. 体格检查

◎ 正常活动范围（ROM）

a. 屈曲：135°

b. 伸展：10°~15°

c. 外展：45°

d. 内收：30°

e. 内旋：35°

f. 外旋：45°

◎ 在髋关节屈曲和伸展时检查其旋转功能。股骨前倾过大，在髋关节伸展时内旋增加，而在髋关节屈曲时内旋角度正常或增加不明显

　◎ 运动功能

　a. 坐位时，髋关节抗阻力屈曲

　患者坐位，检查髂腰肌撞击征（弹响髋），髋关节抗阻力屈曲时产生疼痛

　b. 内收

　c. 外展肌：患者取对侧卧位，患侧下肢抗阻力外展

　d. 膝关节抗阻力伸展（股四头肌肌力）

　◎ 步态检查

　a. 减痛步态：支撑相缩短，减轻疼痛肢体的负荷

　b. 蹒跚步态（Trendelenburg步态）

　外展肌功能障碍，患侧在单支撑相时，对侧骨盆向下倾斜。通过代偿，躯干向患侧倾斜来维持负重肢体的重心。见后面"Trendelenburg试验"

　◎ 下肢不等长（LLD）

　a. 术前和术中应该评估

　诉讼的常见原因

　b. 某些人存在轻微的下肢不等长并且大多数人能够耐受1cm的长度差异

　c. 下肢真性不等长

　真实长度的测量，通过骨盆前后位片、小粗隆和坐骨间线的相对距离、泪滴线或其他固定点来进行（图6.1）

　d. 明显的下肢不等长：可察觉下肢的长度差异

　髋关节屈曲或内收挛缩

　脊柱侧凸，骨盆倾斜

　肢体长期短缩后（陈旧性股骨颈骨折，髋臼内陷）的延长

　e. 测量

　髂前上棘（ASIS）到内踝

　脐到内踝

　◎ 专门试验

　a. Trendelenburg试验（图6.2）

　若检查左侧外展肌，要求患者以左下肢站立。如果患者的骨盆向右侧倾斜，那么试验为阳性，提示左髋部外展肌无力或功能障碍

　b. Thomas试验（图6.3）

　用于检查髋关节屈曲挛缩，要求患者仰卧

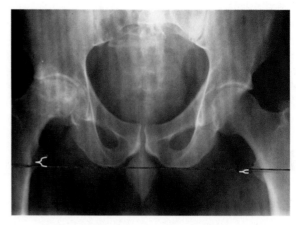

图6.1　真实长度的测量，在骨盆前后位X线片上通过比较小粗隆和身体同侧坐骨棘之间的相对距离来进行。

位，检查者将一只手置于患者下腰部以感受腰椎过度前凸，并尽可能屈曲患者对侧髋关节。抬高待测肢体再放下。该肢体平放于检查桌面时，腰部应贴于检查者的手

　c. 撞击试验

　屈髋至90°

　内旋和内收时疼痛

　d. 髋臼上唇剪切试验

　髋关节旋转时疼痛（用膝关节McMurray试验的方法检查髋关节）

　◎ 髋关节疼痛的鉴别诊断

　a. 大粗隆滑囊炎或髂胫束紧张

　位于大粗隆的压痛；Ober试验

　b. 骶髂（SI）关节炎

　c. FABER（屈曲、外展和外旋）试验：屈曲、外展和外旋时，骶髂关节区域疼痛

　d. 腰椎神经根病变（见第5章）

　神经根症状延伸到膝关节以下

　腰骶椎平片，必要时行核磁共振（MRI）检查

　e. 盆腔疼痛

　疝气

　盆腔炎性疾病

　憩室病

　f. 采用局麻药进行髋关节内诊断性注射，用来区别关节囊内还是关节囊外引起的疼痛

　3. 髋关节疾病

　◎ 发育异常

　a. 髋关节发育不良

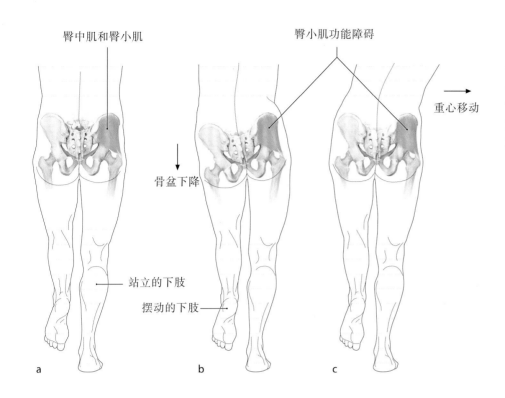

臀中肌和臀小肌

臀小肌功能障碍

重心移动

骨盆下降

站立的下肢

摆动的下肢

a　b　c

图6-2　(a-c)Trendelenburg试验。(来源：Schuenke M，Schulte E. General Anatomy and the Musculoskeletal System：Thieme Atlas of Anatomy. New York：Thieme；2015. Illustration by Karl Wesker.)

b. 通常出现在合并有髋关节骨性关节炎的40~70岁人群

c. 病情轻微或显著

异常的生物力学导致髋关节退行性病变

发病时间取决于发育不良的程度

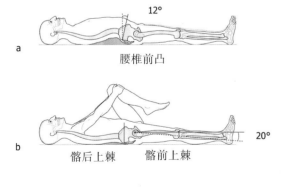

12°

a

腰椎前凸

20°

b

髂后上棘　　髂前上棘

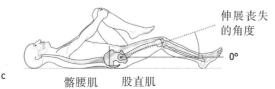

伸展丧失的角度

0°

c

髂腰肌　　股直肌

图6.3　(a-c)Thomas试验。(来源：Schuenke M，Schulte E. General Anatomy and the Musculoskeletal System：Thieme Atlas of Anatomy. New York：Thieme；2005. Illustration by Karl Wesker.)

d. 髋臼发育异常

股骨头的覆盖

◆ 股骨头的前面和侧面通常被髋臼覆盖

▲ 中心边缘角(图6.4)

▲ 正常为25°~40°；髋关节发育不良(DDH)的中心边缘角通常<于20°

◆ 股骨头过度覆盖

▲ 中心边缘角>40°，当髋关节屈曲和外展时会导致钳夹型撞击

髋臼倾斜

◆ 髋臼后倾(正常为前倾)

◆ 交叉征

▲ X线片的基线和标志物(图6.5)

▲ 当前壁在负重侧缘的内侧与后壁相交时出现

▲ 可能出现钳夹型髋关节撞击综合征(FAI)

e. 股骨发育不良

头颈发育不良(见第8章)

◆ 凸轮样病变缩短股骨头和颈的自然比例，导致在正常活动范围内发生股骨颈撞击

◆ 在X线片上的表现为手枪柄样畸形

◆ α角：股骨头中心到股骨颈中心的连线与

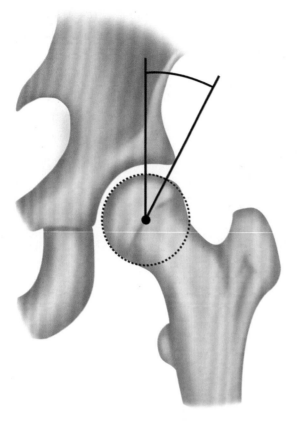

图6.4 中心边缘角。

股骨头中心到股骨头、颈连接处的交点。α角>50°~55°提示可能存在凸轮样病变

◆ α角示意图(图6.6)

f. 髋关节撞击综合征(FAI)(见第8章)

异常撞击来自髋臼或股骨；通过评估X线片来阐明撞击发生的病因

髋臼前缘和股骨颈的异常接触导致运动受阻、疼痛和内旋受限

钳夹撞击型:髋臼上唇夹在骨与骨之间

◆ 合并髋臼后倾或股骨头被髋臼过度覆盖

▲ X线片可见交叉征

◆ 髋臼上唇损伤

凸轮撞击型:屈髋时,股骨近端凸起的区域与髋臼前面撞击

混合型:同时具有钳夹撞击型和凸轮撞击型的特征

◆ 髋臼软骨面损伤

临床表现

◆ 髋关节屈曲内旋疼痛

◆ 内旋受限或屈曲时强迫外旋

治疗:针对病因治疗

◆ Ganz髋臼周围截骨术(PAO);用来纠正髋臼发育不良

▲ 在髋臼周围截骨并保留后柱完整以改变髋臼方向

▲ 目的是旋转髋关节,并使髋臼覆盖股骨头的前侧和外侧

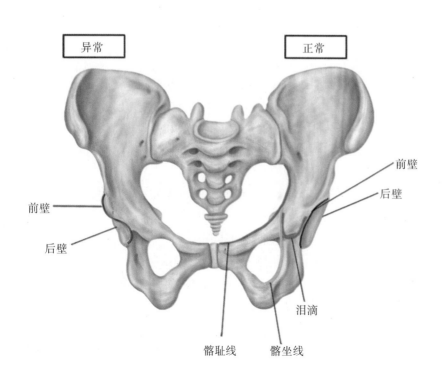

图6.5 影像学上的基线和标志物。

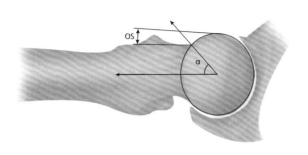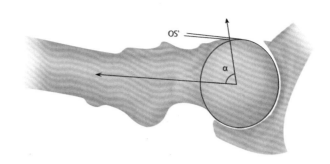

图6.6 α角:股骨头中心到股骨颈中心的连线与股骨头中心到股骨头、颈连接处的交点(α角>50°~55°提示可能存在凸轮样病变)。OS,偏移(股骨头–颈偏移)。

旋转关节降低关节负荷

纠正髋臼倾斜,外侧中心角

◆ 前路髋关节减压

▲ 关节镜对比开放手术

▲ 神经损伤是髋关节镜手术最常见的并发症。术中牵引髋关节易导致阴部神经损伤,因此牵引时间不应超过2h,阴部神经经坐骨大切迹出骨盆,又经坐骨小切迹返回骨盆,它支配外阴部的感觉

▲ 凸轮病灶清创

▲ 髋臼前缘清创(边缘修整)

▲ 修复或切除破损的髋臼上唇

◆ 股骨近端截骨术

▲ 内翻截骨术

通常在PAO术后髋臼对股骨头覆盖不足时采用(中心边缘角偏小)

▲ 外翻截骨术:通常应用于成人股骨颈骨折不愈合

◆ 髋关节发育不良全髋置换的注意事项

▲ 髋臼浅,上部和前部缺损

▲ 股骨颈缩短并过度前倾

▲ 股骨头可能向近侧移位(慢性下肢缩短和股骨头缺血性坏死):外展肌功能不足,可能需要通过粗隆间截骨将止点向远侧移位;缩短的肌腱和内收肌需要被延长;缩短的坐骨神经

在全髋关节置换中,过度延长下肢可能导致坐骨神经麻痹

若下肢延长超过2~3cm,容易发生神经损伤,但有时在2~3cm以内也可能发生损伤;可能需要股骨缩短截骨术(粗隆下)

◯ 骨缺血性坏死

◯ 旋股内侧动脉是成人股骨头的主要供血血管

a. 股骨头血供不足

b. 创伤后

股骨头或股骨颈骨折以及创伤性或医源性髋关节脱位导致的股骨头缺血性坏死

c. 特发性缺血性坏死(AVN)

人口统计学:好发于30~40岁

临床表现:急性或进展性腹股沟疼痛,内旋和外旋时疼痛或幅度减小

危险因素

◆ 酗酒

◆ 皮质类固醇

◆ 高凝状态

▲ 镰状细胞性贫血:75%的无症状骨缺血性坏死患者若不治疗则会出现症状或股骨头塌陷

影像学

◆ X线片:骨盆正位片,髋关节侧位片

▲ 寻找股骨头硬化灶或囊性变

▲ 新月征(图6.7)

▲ 股骨头塌陷

▲ Ficat分期(表6.1)

◆ MRI

▲ 股骨头或股骨颈水肿

▲ 要确定对侧髋关节是否有无症状的股骨头坏死

治疗方法

◆ 非手术治疗

▲ 限制活动:减少负重

▲ 减肥

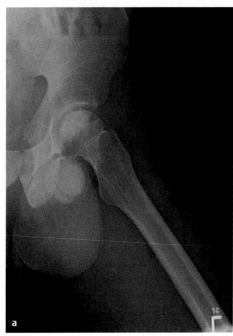
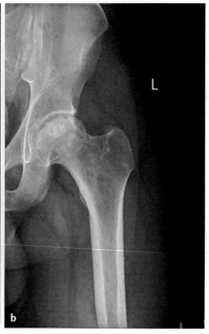

图6.7 (a)扁平股骨头的软骨下骨可以看到微小的透亮影,即新月征。(b)最终,股骨头在18个月后塌陷。

▲ 非甾体消炎药(NSAID)

▲ 二磷酸盐:早期服用能阻止或延缓股骨头塌陷的发生

◆ 手术治疗

▲ 髓心减压

经股骨颈钻出多条隧道进入股骨头病灶,以减轻骨内压和促进血管化;通常需要植骨

病程早期,在新月征形成和股骨头塌陷前进行髓心减压,可能会有良好的效果(Ficat Ⅰ 期和 Ⅱ 期)

▲ 带血管蒂的腓骨移植

将带血管蒂的腓骨游离植入股骨头

术后供区或下肢疼痛提示胫骨应力性骨折;用MRI评估

▲ 全髋置换

是治疗伴有塌陷的股骨头坏死的最可靠方法

年轻患者也可考虑髋关节融合

Ficat Ⅲ 期或Ⅳ期的年轻患者

◉ 骨关节炎

a. 进行性的关节软骨退变导致软骨下骨直接负重

人口统计学:好发于40~80岁,女性>男性

临床表现:负重活动时,进行性腹股沟疼痛,髋关节旋转受限, 由于长期存在的关节炎症导致关节外旋和屈曲挛缩

影像学

◆ 站立位骨盆正位片,髋关节正位片及髋关节交叉侧位片

治疗方法

◆ 非手术治疗

▲ 限制活动,坚持低负重锻炼

▲ 减肥

▲ NSAID药物

▲ 拐杖/手杖:对侧挂拐可减轻患肢支撑相的负重

▲ 关节内注射皮质类固醇(放射或超声引导下)

◆ 手术治疗

▲ 髋关节融合状

表6.1 Ficat分期

级别	特点
0	疼痛但X线片或MRI检查无明显异常
Ⅰ	MRI显示股骨头水肿但X线片正常
Ⅱ	X线片显示股骨头有硬化改变
Ⅲ	X线片显示股骨头扁平并有新月征
Ⅳ	股骨头塌陷,关节间隙消失,骨关节炎表现

理想位置为外旋0°~5°,内收0°~5°,屈曲20°~35°

▲ 适用于有严重关节炎并需要从事工作的年轻患者

单侧病变

行走所需的力量比原来增加1/3

和所有关节融合一样,增加的应力传导到临近关节,可引起临近关节发生关节炎(脊柱、膝关节)

▲ 关节融合到全髋置换术(THA)

髋关节融合术后患者行全髋关节置换时,外展肌功能必须正常才能稳定人工关节,否则需要限制性衬垫来维持稳定性

髋关节融合术后出现邻近关节病变时(腰骶椎常见,然后为膝关节),通常进行全髋置换术

术后关节的功能与外展肌群完整性直接相关

术前应用肌电图(EMG)评估外展肌功能

外展肌功能不全需要限制性髋臼衬垫或限制性三级假体

▲ 髋关节表面置换术

适用于活跃的年轻男性患者

大头假体提供更大的静态稳定性

股骨头和髋臼表面金属对金属

优点包括:保留髋关节骨量;无聚乙烯衬垫从而减少磨损;最大程度地保留股骨头,因此降低脱位风险

▲ 禁忌证:骨质疏松,髋内翻,股骨颈囊肿;髋臼解剖异常;明显的双下肢不等长;髋关节结构偏小;肾脏疾病;金属过敏

▲ 并发症:假体周围股骨颈骨折发生率达4%,是20周内进行翻修的最常见原因;金属对金属产生的磨损颗粒,导致T细胞免疫反应;见后面"金属对金属的磨损"

◉ 人工股骨头置换术

a. 通常适用于股骨颈骨折,对功能要求不高的老年患者

b. 单极人工股骨头置换,指一体式股骨头直接与植入的假体柄相连。双极人工股骨头,指股骨头外面套有更大的假体头组件,形成内关节。理论上,这样能使剪切力分布更加均匀,减少自体髋臼的磨损,并增加关节活动范围。然而随着时间的延长,股骨头内关节的活动减少。单极人工股骨头和双极人工股骨头的治疗效果并无差别

c. 要求低,且无髋部或腹股沟疼痛的体弱患者

d. 优点是大尺寸的人工股骨头,稳定性更好并且关节脱位的发生率更低

保护髋臼上唇,修复髋关节囊,最大程度地增加术后关节稳定性

e. 活跃的患者由于关节软骨溶解而出现腹股沟疼痛,采用全髋置换术的效果更好

◉ 全髋置换术

a. 用于治疗有骨性关节炎、移位性股骨颈骨折的活跃患者

b. 采用全髋置换术治疗的股骨颈骨折患者,其假体脱位率比采用全髋置换术治疗的骨关节炎患者更高

4. 全髋关节置换术基础知识

◉ 支撑面

a. 软支撑面:陶瓷对聚乙烯(PE),金属对聚乙烯(PE)

b. 聚乙烯:烃分子

超高分子量聚乙烯的使用寿命>40年

◆ 机械性能取决于聚乙烯在不同相中的比例

▲ 非晶相

▲ 结晶相

◆ 高度交联的超高分子量聚乙烯

▲ 更好的耐磨性能

◆ 与传统的超高分子量聚乙烯相比,磨损率更低

▲ 机械强度降低

◆ 需要在磨损和机械强度之间寻找最佳的平衡点

聚乙烯衬垫生产步骤:①制造;②灭菌;③交联;④熔化/退火;⑤包装

制造

◆ 直接从粉末压缩成型,具有最佳的耐磨特性

◆ 曾经在制作过程中,将硬脂酸钙加入聚乙烯以防止其粘连在机器上,结果导致磨损增加并降低

机械强度;除了应用于试验,现在已不再使用硬脂酸钙

灭菌

◆ 低剂量的射线(2.5~4Mrd)照射是最好的方式

◆ 更高剂量的放射线还能促进交联发生

聚乙烯分子的烃链之间发生交联能产生更好的耐磨性能

◆ 为什么要交联?更好的耐磨性,更好地耐受粘连磨损和磨粒磨损,产生的磨损颗粒更小

聚乙烯经射线照射后能产生自由基,它们能相互结合

◆ 氧原子:氧化聚乙烯,使烃链断裂,无交联发生,极大增加磨损

◆ 其他聚乙烯分子:在无氧环境中(通常存在惰性气体如氩气),自由基结合其他聚乙烯分子并形成交联

因此,射线照射必须在无氧环境中进行

多聚乙烯在空气中灭菌和包装导致过早的磨损和骨溶解,这是已被证实的观点

高剂量的射线(5~20Mrd)照射能使聚乙烯产生高度的交联

◆ 比低剂量射线照射产生的交联具有更好的耐磨性能

◆ 机械强度比规则交联的聚乙烯差,脆性更高

◆ 磨损颗粒较小

交联后加热能去除过多的自由基,熔化后能去除所有自由基,退火也能去除一些

◆ 影响聚乙烯结构

▲ 聚乙烯的结晶度:45%~65%较为理想:结晶度升高,机械强度也更高

▲ 非结晶的部分:是发生交联的部位

◆ 熔化

▲ 更少的自由基,在体内能更好地耐受氧化

▲ 降低机械性能,降低结晶度

◆ 退火:以低于熔点的温度加热聚乙烯

▲ 由于有更高的结晶度,退火处理的聚乙烯比熔化处理具有更好的机械强度(熔化处理可降低磨损)

▲ 自由基含量高,在体内易导致氧化

加入维生素E能减少自由基产生

储存期:真空密封包装

◆ 聚乙烯在储存过程中,残存的自由基有被氧化的可能

◆ 关注尺寸异常的产品,它有可能超出了保质期

◆ 射线照射的两个原因:①灭菌(2.5~4Mrad);②生成自由基,形成高度交联的聚乙烯(5~20Mrad)

所有聚乙烯组件无论用什么灭菌方法,一旦移植或暴露在空气中都将开始氧化

聚乙烯磨损产物引起骨溶解(见下文)

c. 硬支撑面

金属

◆ 合金包括钴、铬、钼、镍以及其他材料,它们具有耐腐蚀的特性,因此作为人工关节的支撑面

◆ 钛金属太软而不能作为支撑面,但它的硬度与骨相似,因此是制造股骨假体和髋臼壳的理想材料

▲ 钛的杨氏模量为115GPa

常见材料的相对杨氏模量从高到低排列:陶瓷、钴-铬(CoCr)、钢、钛、皮质骨国、钽、骨水泥、聚乙烯国、松质骨国、软骨

◆ 容易出现划痕的材料,如果用于支撑面会导致磨损增加

理论上,与聚乙烯支撑面相比,金属对金属的支撑面磨损率更低,产生的磨损颗粒更小,因此能用于大头假体,并有更好的关节稳定性

假体放置的位置不精确,尤其是髋臼杯过度外展或前倾,会导致边缘载荷并产生大量的磨损颗粒,增加血清中钴和铬离子的浓度,并刺激T细胞反应(见后面"金属对金属的磨损")

陶瓷:氧化铝陶瓷和氧化锆陶瓷

◆ 陶瓷对陶瓷(COC)

▲ 低磨损

▲ 产生的磨损颗粒比金属更少

▲ 生物惰性的磨屑

▲ 假体头的尺寸有限制,流体膜力学性能并不是最佳的

▲ 可能有吱吱的异响,与假体的位置不正有关

▲ 断裂风险

第一代陶瓷假体容易折断,是因为假体制造缺陷和材料易碎

当前的陶瓷假体断裂发生率明显降低

韧性差(塑性形变小)(见第12章)

假体断裂后,必须用陶瓷对陶瓷的支撑面翻修

当陶瓷部件断裂,必须用陶瓷对陶瓷支撑面翻修,小碎片的存在将加速多聚乙烯的磨损

由于各种原因要更换假体头并保留股骨组件,保留的耳轴上应该加一个外套。新的陶瓷股骨头假体不能直接安装于旧的耳轴上,以避免引起新的假体断裂

硬对硬支撑面的优点

◆ 有可能减少磨损颗粒引起的骨溶解,这是传统聚乙烯假体面临的主要问题

◆ 金属或陶瓷组件产生的磨损颗粒要小的多

▲ 颗粒大小为0.015~0.12μm,而硬对软的支撑面产生的微粒大小为0.2~7μm(聚乙烯)

▲ 更小的微粒不被巨噬细胞所识别

▲ 免疫反应由淋巴细胞介导

金属对金属的髋关节假体磨损率低,但会产生很多颗粒(见下文)

d. 润滑作用

产生条件

◆ 休息与慢走时出现

◆ 两个支撑面相互接触时

流体动力

◆ 两个支撑面被液体完全分离

◆ λ比值

▲ 考虑因素有:粗糙度、假体头尺寸、黏性、角速度

▲ >3提示流体膜力学

◆ 光滑的支撑面导致流体动力润滑

◆ 更大的股骨头假体尺寸

▲ ≥38mm最有可能达到流体动力润滑

◆ 需要角运动来达到流体动力润滑;必须要在行走中

▲ 表面粗糙度

◆ 支撑面必须非常光滑

▲ 陶瓷>金属>聚乙烯

陶瓷Ra<0.01μm

金属Ra 0.01μm

多聚乙烯Ra数个μm

e. 球度

变异导致小的突起和局部应力点,减小润滑作用

用"不圆度"来测量,单位μm

9~10μm"不圆度"的聚乙烯假体头比0.5μm的更易磨损

f. 径向间隙

假体头和髋臼杯的曲率半径差异

◆ 赤道线接触

▲ 头比杯大

▲ 高摩擦力

没有空间让液体进出

◆ 极点接触

▲ 头比杯小

▲ 点接触

▲ 点接触部位高应力,低润滑作用

◆ 中极接触(理想)

▲ 头的曲率半径略小于杯的曲率半径

▲ 液体能进入关节并润滑支撑面

▲ 头和杯不能完全叠合,否则液体不能进入关节

g. 磨损

任何引起支撑面破损的过程均会导致磨损颗粒形成、摩擦力增加以及生物力学改变

体积磨损

◆ 精确的计算方式存在争议

◆ 与假体头的尺寸直接相关

◆ 更大的假体头导致更多的体积磨损

线性磨损

◆ 磨损率超过0.1mm/年,存在溶骨的高风险

▲ 任何新的聚乙烯,磨损率小于0.1mm/年,骨溶解程度最小(>100亿个微粒/克组织)

◆ 通过X线评估

◆ 股骨头进入衬垫

◆ 小的假体头,线性磨损大而体积磨损小

黏着磨损

◆ 脱落的聚乙烯微粒在步态周期中形成衬

里

◆ 黏着磨损在聚乙烯碎屑的形成中起着非常重要的作用

◆ 聚乙烯交联能减少黏着磨损和磨料磨损，显著降低骨溶解的风险

磨料磨损

◆ 粗糙的股骨头刮擦并机械性损伤聚乙烯衬垫

三体磨损

◆ 在两支撑面之间的任何材料：骨水泥、金属屑、骨等

◆ 两支撑面之间的碎屑磨损或刮擦硬度小的那一面

初始磨损

◆ 全髋置换术后，人工关节最初的100万个活动周期内,磨损率最高(磨合期)

◆ 在稳定状态阶段磨损率降低

◆ 支撑面上的高应力点被清除

条纹磨损

◆ 见于陶瓷假体头上

◆ 当股骨头与关节窝分离并接触壳体边缘时,发生条纹磨损,伴随剥离分离

◆ 股骨头和髋臼杯,靠近边缘处有新月形的线

◆ 表面磨损深度为1~60μm

◆ 常见于垂直方向的髋臼杯

髋关节边缘载荷:X线显示过度外展的髋臼杯

◆ 应力集中于髋臼壳边缘

▲ 为了阻止应力集中于髋臼边缘,应确保股骨头和髋臼杯中心部位接触,髋臼杯外展不超过45°(图6.8)

● 假体固定

a. 生物学的

生物学固定:随着时间的推移,骨与假体之间的动态关系能够重塑

假体必须具有涂层以使骨组织长入或生长

谨防骨组织缺血

◆ 放射治疗的患者,骨组织可能无法长入假体（需要钽层髋臼杯并用多个螺钉固定或骨水泥固定）

压配技术和线对线技术

◆ 压配是指,将股骨或髋臼预处理至特定大小,并插入略大的内植物(大1~2mm),当骨组织生长或长入假体时,环向压应力提供初始的固定

◆ 线对线技术是指,将股骨或髋臼预处理至特定大小,并插入相同大小的内植物,髋臼壳应用螺钉固定;股骨干有多孔的涂层用于初始的刚性固定

▲ 两种方式的长期固定均为生物学固定

多孔涂层:允许骨组织长入

◆ 多孔性

▲ 孔太少不足以提供足够的空间使骨组织长入

▲ 孔太多由于剪切力会导致涂层脱落

▲ 40%~50%的孔覆盖率是最理想的

孔的深度:一定范围内,孔越深越好

孔径:理想的孔径为50~400μm

微动:<30μm适合骨长入;>150μm导致纤维固定

近端或干骺端载荷:股骨假体柄近侧涂层使骨组织长入并导致近端载荷(防止应力遮挡)

喷砂:允许骨组织生长

◆ 表面粗糙度

▲ 峰谷间的高度不同

▲ 表面越粗糙,固定越牢

◆ 通常骨干近端有更多的应力遮挡,可能是由于骨干的载荷/负荷引起的

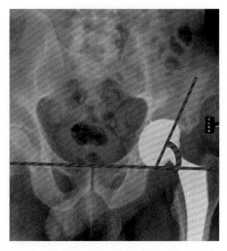

图6.8　髋关节X线片显示过度外展的髋臼杯。为了阻止金属对金属支撑面的过度磨损,髋臼杯外展角必须是最佳的。髋臼杯外展角应该为40°。

▲ 具有涂层的股骨假体柄,远端能够固定于股骨干

▲ 可能发生的应力遮挡,能导致骨密度降低和近侧重塑

▲ 远端固定的内植物会导致股骨近端或大粗隆的应力遮挡

◆ 股骨假体柄硬度的更多作用

▲ 更粗的股骨假体柄

▲ 钴比钽硬,钽比皮质骨硬

◆ 羟基磷灰石涂层股骨假体柄能更快地达到生物学固定

▲ $Ca_{10}(PO_4)_6(OH)_2$

◆ 骨组织长入的“50”规则

▲ 骨与假体之间的距离小于50μm

▲ 微动小于50μm有利于骨组织长入

▲ 假体多孔涂层的孔径要在50~150μm

▲ 涂层上小孔的覆盖率不超过50%

b. 骨水泥

静态固定,骨干载荷

依赖骨水泥和松质骨之间的交错接合

年轻活跃患者骨水泥固定远期失败

◆ 骨水泥覆盖处发生应力点疲劳;不会发生骨重塑

◆ 骨水泥型髋臼杯失败的发生早于骨水泥型股骨假体

▲ 过高的剪切力和张力

▲ 骨水泥抗压强度大,而抗张力或剪切力强度小

股骨必须适当地扩髓,并清除任何骨髓或脂肪碎屑

髓腔限制器放置于骨髓腔内假体终端以远1.5~2cm

髓腔内填充骨水泥

◆ 骨水泥要压紧

◆ 假体组件置于骨水泥覆盖层中心,并保持这个位置直到骨水泥变硬

◆ 假体周围的骨水泥覆盖层至少2mm厚,骨水泥占据髓腔2/3,而假体占据1/3

◆ 骨水泥缺乏的部位,假体与骨直接接触,产生高应力点,容易导致骨折

◆ 股骨组件的骨水泥预涂层增加了额外的界面,该处会发生固定失败

◆ 骨质疏松的骨可通过骨水泥来加强固定,多孔的骨可增加与骨水泥的交错接合

◎ 髋臼组件用螺钉固定

a. 用于线对线的髋臼组件的安放

b. 髂前上棘与中央凹的连线(A线)将髋臼分为两半

c. 经髋臼中心做一条A线的垂线(B线),这两条线将髋臼分为4个象限

d. 骨折风险(图6.9)

后上象限是螺钉固定的安全区域

后上象限:坐骨神经、臀上神经和臀上动脉

◆ 后下象限:坐骨神经、臀下神经和臀下动脉,阴部神经和阴部动脉

◆ 前下象限:闭孔神经和闭孔动脉

◆ 前上象限:髂外动脉(死亡区域)

◎ 稳定性

a. 静态稳定性

髋臼和股骨头假体组件相匹配

组件位置

◆ 校准髋臼杯

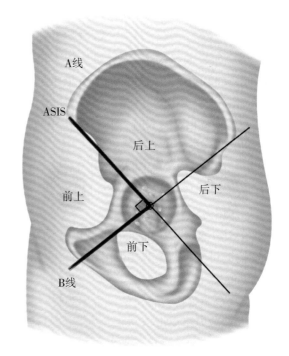

图6.9　髋臼组件螺钉的放置。用于线对线髋臼组件的放置。用红色标记的前上象限为“死亡区域”。ASIS,髂前上棘。

▲ 前倾15°~30°

◆ 髋关节交叉侧位X线片检查髋臼杯的倾斜度

◆ 任何方向的过度倾斜都会导致该方向上脱位风险增加

▲ 外展35°~45°

◆ 股骨

▲ 前倾10°~15°

▲ 过度的股骨前倾或后倾会引起早期撞击和脱位

假体组件的联合倾斜程度

◆ 目标:股骨和髋臼总前倾角度为40°~50°

◆ 检查是否有股骨假体颈和髋臼杯的撞击以及和骨的撞击

b. 动态稳定性

肌肉、肌腱、韧带、关节囊

◆ 外展肌张力和股骨头偏移

▲ 软组织

外展肌群的张力(臀中肌和臀小肌)

恰当的软组织张力需要术前模拟以重建正常的股骨偏移、下肢长度和髋关节生物力学

▲ 股骨头偏移:股骨头中心到大粗隆的距离

如果偏移太大:软组织太紧张,导致粗隆疼痛

如果偏移太小:外展肌功能不全,撞击征(在外展旋转时,大粗隆与髋臼上方撞击)和脱位(图6.10)

使髋臼杯更靠近"泪滴"(缩短B的长度)以降低髋关节的反作用力

外展肌力对抗身体重力,通过减少软组织张力或缩短股骨颈长度来减少外展肌力,会增加髋关节反作用力

将髋臼杯放置于下内侧以及增加股骨组件的偏移,可减小髋关节反作用力

● 脱位

a. 初次全髋置换,脱位的发生率为1%~2%,翻修病例中,脱位发生率可达25%

b. 是髋关节置换后的主要并发症,人工髋关节翻修后常见的并发症

c. 初始运动弧是指发生任何假体颈/衬垫或骨

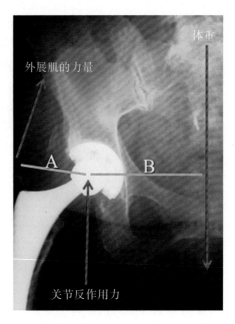

图6.10　髋关节的机械力。

撞击前,人工髋关节在髋臼窝里的运动

大假体头有更大的初始运动弧,产生更大的稳定性

◆ 髋关节过度活动时,股骨颈会与髋臼组件或衬垫撞击

最大活动距离:发生撞击到完全脱位的距离

◆ 大假体头的脱位距离大(更稳定)

过去值得注意的因素

◆ 关节置换或翻修后的时间

◆ 感染的症状

◆ 正常活动或过度的活动

◆ 创伤

◆ 脱位的次数

◆ 神经肌肉疾病

▲ 帕金森病

▲ 神经病变

d. 危险因素:女性(最大的危险因素),骨坏死,肥胖,年龄>70岁,炎症性关节炎,神经肌肉调节

e. 复位:在急诊室或手术室麻醉下行闭合性复位,然后在髋关节活动范围内活动髋关节

用骨盆正位片和髋关节侧位片评估

检查术前平片并比较组件的位置

检查血沉(ESR)、C反应蛋白(CRP)以排除感染

髋关节前脱位

患肢位置常提示脱位方向

f. 髋关节伸直、外旋

g. 牵拉伸直髋关节并外旋，然后轻轻内旋，以复位髋关节

髋关节后脱位

h. 髋关节屈曲内旋

i. 患者充分镇静下，屈曲髋、膝关节，在髋关节内旋或外旋时牵引髋关节

在髋关节正常活动范围内发生明显的撞击，高度提示脱位复发

脱位超过两次：可能会再次复发并需要翻修

保守治疗

◆ 后脱位：患者佩戴膝关节固定器可限制髋关节屈曲

◆ 前脱位：外展支架固定，必要时，阻止髋关节伸直、外旋和外展

◆ 使用辅助装置行走

◆ 严格限制活动

j. 手术治疗

日常活动或无明显原因导致脱位，通常是由于组件力线问题或软组织功能问题引起的

组件力线

◆ THA 中，髋臼杯后倾会导致后脱位，髋臼杯的位置需要翻修

◆ 带有较大裙边的髋臼颈会与衬垫或髋臼杯撞击。如果股骨假体组件导致撞击，则需要进行翻修

股骨头置换

◆ 头颈比例大意味着有更大的活动范围和稳定性

◆ 假体颈周围无裙边：裙边降低头颈比例

聚乙烯磨损：假体松动后，要更换聚乙烯衬垫，可同时更换假体组件，亦可不换

大粗隆截骨术用于治疗外展肌功能不全

◆ 仅适用于功能仍然存在的外展肌

◆ 外科医生必须对固定和患者的愈合能力有信心

◆ 恢复外展肌力

当大粗隆及附着的肌肉无法承受张力就会发生大粗隆脱位并向上方和外侧移位

◆ 通常发生在修复性截骨术后不愈合或大

粗隆骨折

◆ 外展肌力弱，关节反作用力增加

◆ 没有加压导致脱位风险增加

◆ 可能需要更换限制性内衬

翻修限制性内衬

◆ 仅适用于假体组件位置正常时

◆ 股骨假体头位于衬垫内，能提供更大的静态稳定性

◆ 当外展肌功能不全或在清创时切除（感染、金属沉着等），该方法有效

◆ 应力传导至髋臼杯及骨表面，会导致髋臼假体灾难性失败而非脱位

◆ 患者必须遵医嘱限制活动范围，因为过度的活动会导致髋臼杯松动

◆ 只有当假体组件处于正确位置，并持续脱位时才能采用该方法

◆ 限制性假体环失效导致股骨假体头脱位

关节切除成形术（Girdlestone 步骤）

◆ 切除股骨头和股骨颈导致髋部假关节形成

◆ 允许负重

◆ 通常适用于持续感染或很少下地活动的患者

◎ 骨溶解：机体对磨损颗粒的生理反应导致骨吸收

a. 聚乙烯磨损来自于

股骨头在聚乙烯衬垫内的周期载荷

背面磨损

◆ 髋臼杯和衬垫之间

◆ 锁定装置失败或锁定不充分导致活动

b. 机制

亚微颗粒被巨噬细胞所吞噬

激活的巨噬细胞释放细胞因子

◆ TNF-α

◆ IL-1

◆ L-6

◆ TNF-β

◆ RANKL

◆ VEGF

RANK-RANKL 系统

◆ 巨噬细胞释放的细胞因子导致成骨细胞

产生RANKL

　　　　◆ RANKL与破骨细胞表面的RANK受体结合

　　　　◆ 破骨细胞激活导致骨吸收

　　　　◆ 骨保护素抑制RANKL。OPG与RANKL结合并阻止其与RANK受体结合。这样就阻止破骨细胞分化激活及骨吸收

　　c. 骨溶解可发生于有效关节间隙的任何部位

　　d. 有效关节间隙延伸到假体的近侧和远侧

　　　　通常发生在螺钉周围

　　　　假体的骨整合能阻止聚乙烯颗粒到达骨组织

　　e. 环形多孔涂层可阻止聚乙烯颗粒沿假体和骨组织间隙移动，因此通过降低有效关节间隙来阻止假体远端的骨溶解

　　　　有效关节间隙是指关节本身以及与假体接触的任何部位，包括髋臼螺钉和整个股骨组件。关节内的压力引起液体（和碎屑）沿着压力梯度而流动。在聚乙烯支撑面，有效关节间隙的任何区域都容易发生骨质溶解

　　　　固定良好的髋臼杯周围的骨溶解可更换聚乙烯衬垫，并通过螺孔行髂骨活板门植骨或非髂骨活板门植骨；植入物必须具有良好的历史记录，并且对线良好

　　f. X线检查

　　　　股骨假体组件周围的骨吸收

　　　　髋臼或股骨大范围的溶骨性病变

　　　　假体周围骨折

　　g. 立体影像学分析(RSA)

　　　　测量聚乙烯磨损的最精确的方法

　　h. 能用来比较两种材料的磨损率

　　　　三个或更多的不透射线的钽珠放置于骨移植物周围

　　　　比较术后X线片和将来随访的X线片

　　　　必须在术中放置

　　○ 金属对金属的磨损

　　a. 非常小的(纳米级)微粒

　　　　淋巴细胞是介导金属磨损炎症反应的主要炎性细胞

　　b. 产生钴(Co)和铬(Cr)离子

　　　　与磨损产物相关的血清和尿中的离子水平

(>10份/十亿)

　　不正常的磨损，离子水平更高，尽管精确的临界值未确定

　　　　◆ 金属组件的边缘载荷产生大量的微粒

　　　　◆ 活性程度与金属离子水平无关

　　　　◆ 无证据表明会增加癌症发生风险

　　c. 对金属碎屑的生物学反应

　　超敏反应

　　　　◆ 很少发生

　　　　◆ 发生于置换术后

　　　　　　▲ 镍过敏

　　　　　　▲ 钴-铬合金中存在少量的镍

　　金属对金属的磨粒磨损

　　　　◆ 发生于金属支撑面和"耳轴病"

　　　　◆ 耳轴病指金属头和金属耳轴之间的摩擦腐蚀和缝隙腐蚀产生的碎屑，常见于直径大的假体头

　　　　◆ 大量磨损颗粒产生导致金属离子碎屑生成，从而激活T细胞

　　　　◆ 促炎细胞因子的释放，包括RANKL

　　　　◆ 临床表现

　　　　　　▲ 臀部或腹股沟的疼痛或隐痛

　　　　　　▲ 晚期脱位

　　　　　　▲ 可能出现肿块

　　　　　　▲ 假性肿瘤

　　　　　　髋关节周围形成无菌性炎性组织

　　　　　　抑制金属伪影的MRI(金属伪影抑制序列，MARS)同时出现水肿和实体肿块

　　　　　　渗出液可用超声诊断

　　　　　　关节引流出乳白色液体，易于感染混淆

　　　　◆ 组织学

　　　　　　▲ 组织切片上找到大量淋巴细胞

　　　　　　▲ 非典型淋巴细胞和血管炎相关病变

　　　　◆ 治疗

　　　　　　▲ 无症状的

　　　　　　应该检查金属离子水平；如果正常，6~12个月后重新检查；如果升高，应行进一步影像学检查和密切关注出现的症状

　　　　　　▲ 有症状的

　　　　　　清除金属离子来源

　　　　　　假瘤切除：发生脱位的风险高

翻修时,采用有钛套的陶瓷头对聚乙烯或陶瓷对陶瓷的组件

5. 假体周围关节感染(PJI)

○ 初次全髋置换感染发生率为1%~2%；全髋关节翻修术后感染发生率为3%

○ 最常见为金黄色葡萄球菌或表皮葡萄球菌

○ 急性感染发生在置换术后2~4周

a. 致病菌通常为金黄色葡萄球菌、链球菌或革兰阴性菌

b. 急性血源性感染可发生在关节置换很多年以后,尤其在有创操作后,包括口腔、胃肠道或泌尿系的操作

○ 慢性感染指感染超过4周

a. 致病菌通常为凝固酶阴性的葡萄球菌或革兰阴性杆菌

b. 一旦细菌感染超过48h后，细菌会在假体组件周围形成生物膜，在不移除假体组件条件下而要根除感染是十分困难的

○ 临床表现为轻微疼痛,严重者可发展为脓毒血症

a. 疼痛

b. 发热

c. 疼痛和关节积液引起活动范围严重受限

○ 髋关节屈曲和外旋时，关节囊的容积最大，当髋关节处于该位置时，可认为有大量的关节积液

a. 不能承重

b. 窦道流脓确诊假体感染(PJI)

c. 裂开的伤口

d. 脱位

在行全髋置换术时,要经常监测患者的ESR/CRP

○ 危险因素

a. 肥胖

b. 糖尿病

c. 吸烟者

d. 静脉(Ⅳ)注射吸毒者

e. 免疫抑制剂

f. 类固醇

○ 实验室检查

a. ESR

敏感性高,特异性较低

比CRP水平升高时间晚，但维持升高的时间长

维持升高的时间长达术后90天

b. CRP

非常敏感

快速升高,一般术后6周恢复正常

○ 影像学检查

a. X线片

松动或骨溶解

◆ 早期骨溶解提示感染

骨膜骨形成和扇形皮质骨吸收常见

b. 骨扫描

锝(Tc)-99m可测得骨反应区域的血流增加

对于低毒力感染或分泌物培养阴性的情况可能有用

敏感,但特异性不高(无法与无菌性松动相区别)

关节置换术后维持高浓聚的时间长达12~18个月

c. PET扫描

氟葡萄糖示踪高代谢活性区域提示感染

高敏感性和特异性

假体周围感染的阈值：急性感染（≤6周）：CRP>10mg/L,有核细胞>20000个/μL,多型核(PMN)细胞>90%；慢性感染：ESR>30,CRP>10mg/L,PMN细胞>80%,有核细胞>3000个/μL

○ 引流液:急性假体周围感染和慢性假体周围感染的阈值已在上面方框内列举

a. 结晶分析

b. 革兰染色和培养

c. 初始穿刺物可疑感染,则重复穿刺对于确定感染非常有用

d. 如果高度怀疑感染但无培养出细菌,则采用多聚酶链反应(PCR)扩增细菌DNA来帮助诊断

○ 治疗方法

a. 关节置换或症状发作不足4周

关节软组织清创

多个部位取培养,避免样本污染

移除所有模块组件(聚乙烯衬垫,金属头)

充分灌洗

检查组件稳定性

敏感抗生素治疗

◆ 对葡萄球菌感染成功率低

b. 慢性感染>4周

c. 二期翻修为金标准

清创,培养

移除组件

放置关节占位器

◆ 保留关节间隙

◆ 保留活动功能

d. 耐热抗生素,包括万古霉素、庆大霉素和托普霉素,应该与骨水泥混合

根据分离出的细菌和炎性标志物的恢复正常的时间,静脉注射抗生素的时间通常为6~8周

重复穿刺物培养阴性,穿刺物中的有核细胞计数少,以及CPR/ESR正常或接近正常时,才可进行再次关节置换(穿刺要在抗生素停用2周之后进行)

e. 髋关节切除成形术/假体移除

对慢性感染的抢救措施

残余骨量不足

患者健康状况差

形成假关节

能够负重

活动时功能受限,但移除内植物可根除感染

◆ 全关节置换后预防性使用抗生素

关节置换后的抗生素使用无明确的证据或指南可参考

◉ 有关假体周围感染的国际共识

a. 牙科预防使用抗生素,应根据患者的风险因素而采用个体化原则

b. 高风险患者,包括下列风险的,应预防性使用抗生素

免疫抑制剂

炎性关节病

胰岛素依赖的糖尿病

血友病

牙医确诊的口腔卫生不良

c. 尽管缺乏证据支持,但口腔卫生的重要性已达成共识

6. 无菌性松动

◉ 临床表现

a. 负重时大腿(股骨假体松动)或腹股沟(髋臼杯松动)疼痛

b. 疼痛起因:久坐后起身或走动

◉ 检查

a. 影像学检查

X线平片通常可以确诊

下沉

◆ 股骨假体组件下沉可导致外展肌张力下降,增加脱位风险

◆ 比较术后X线片和当前X线片;测量股骨头中心和大粗隆之间高度的差异

股骨皮质增厚

◆ 假体的"活塞运动"(松动假体的上下移动)使股骨在前后位X线片上表现为皮质增厚

基座征

◆ 松动导致假体柄远端髓腔内的骨形成

使用有领股骨柄时,股骨矩发生肥大或破坏,应该能看到股骨矩消耗或发生重构并与假体柄结合

b. 实验室检查

ESR/CRP应正常

细菌/真菌培养

◆ 对于难培养的微生物要培养28天

c. 常规穿刺,如果可疑感染,需要重复进行

白细胞计数<3000/mm^3,中性粒细胞<80%

d. 治疗方法

使用压配组件进行一期翻修

术中取标本培养

7. 人工全髋关节翻修术

◉ 翻修常见的原因是假体不稳定或脱位

◉ 人工全髋关节翻修常见的并发症是不稳定和脱位(即使用稳定的组件替代单纯的衬垫)

a. 更多的并发症:感染,脱位,神经损伤或麻痹,骨折

b. 移除或替代松动的组件

c. 术前规划必不可少;获得先前的手术报告

确定髋臼和股骨骨质缺损

确定有足够的骨用于固定

d. 翻修移植物

完整的髋臼：多枚螺钉固定的多孔涂层外壳

可将聚乙烯杯用骨水泥黏合在已固定的多孔涂层的杯内

◆ 骨水泥厚度在1~2mm

◆ 用高速牙钻在聚乙烯衬垫和髋臼杯背后打花以更好地固定

◆ 可少量改变翻转角度

髋臼骨缺损

◆ 腔隙性骨缺损：松质骨丢失而无支持结构髋臼缘的丢失

◆ 节段性骨缺损：支撑移植物的骨结构丢失；内侧壁、髋臼缘或髋臼柱的骨丢失

◆ 治疗取决于髋臼骨缺损的类型

▲ 腔隙性骨缺损：同种异体颗粒骨移植填充骨缺损，使髋臼缘与半球形髋臼杯相匹配

▲ 节段性骨缺损：采用多孔涂层的半球形髋臼杯并用多枚螺钉固定，用同种异体颗粒骨移植填充重要的骨缺损

▲ 支架和同种异体骨移植物重建的10年内失败率很高

◆ 定制移植物：三翼臼假体

▲ 术前三维CT检查

▲ 根据三维CT图像，把钻孔的定制移植物放置于髋臼骨缺损部位

▲ 价格昂贵

股骨骨缺损

◆ 如果至少有4cm的完整骨干，那么可使用圆柱形的多孔突出的移植物，并应该比原来的假体柄远端延长2~3cm或远端距离皮质骨缺损处至少2个皮质骨直径

◆ 如果完整骨干的长度小于4cm，那么采用圆锥形翻修柄，长柄的圆锥形移植物能在很短的股骨干峡部稳定地固定

◆ 压实移植物用于重建股骨近端骨缺损

◆ 用大量的松质骨填充剩下的股骨髓腔并打压

◆ 假体组件用骨水泥黏合于骨移植物上

◆ 最常见的并发症是移植物的下沉

○ 股骨粗隆间截骨术(图6.11)

a. 标准的股骨粗隆间截骨术(A)

需要把股外侧肌纤维从股外侧结节上分离

现在很少用于初次全髋置换，对于难以暴露术野的情况可能会有用(髋关节脱位、融合)。并发症的发生率比后路高18倍

b. 粗隆滑动截骨术(B)

髋关节翻修手术中很常见

没有必要分离股外侧肌纤维

更大的接触面容易愈合

截骨通常从后向前，并且带有外展肌腱和股外侧肌腱的骨块能在前面游离

c. 延长的粗隆间截骨(C)

更大的术野适合翻修手术

进入股管利于移除固定稳定的移植物或骨水泥

从大粗隆尖向下10~15cm处进行截骨

d. 固定技术

线缆固定、环抱器固定、±爪形接骨板

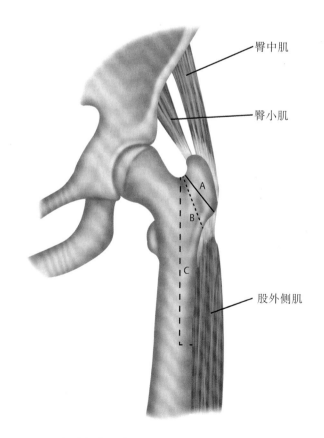

图6.11　粗隆间截骨术。(A)标准的粗隆间截骨；(B)粗隆滑动截骨；(C)延长的粗隆间截骨。直线表明截骨的部位。

◉ 假体周围骨折

a. 术中发生

股骨

◆ 近端

▲ 可能需要在小粗隆上和(或)小粗隆下用线缆或环抱器固定

▲ 若涉及大转子骨折,可能需要接骨板固定

▲ 通常骨折发生的原因是移植物或扩髓的楔形效应

▲ 显露股骨矩来评估骨折

◆ 中段

▲ 骨折上下用线缆固定

▲ 穿过骨折线的长柄假体,要超过2个股骨干直径

▲ 必要时可进行结构性的同种异体骨移植,重建支撑结构

◆ 远端

▲ 用接骨板、螺钉、线缆固定骨折,若长柄假体不能超过骨折线

▲ 对抗扩髓时的力量出现异常改变,要考虑骨折的情况,若骨折不明显,则需要复查X线加以确定

髋臼

◆ 评估稳定性

◆ 如果稳定,用螺钉进一步增加稳定性,可以保护性负重8~12周

◆ 如果不稳定,翻修时采用螺钉和Jumbo杯;或复位和固定骨折,放置髋臼杯并植骨

◆ 髋臼扩孔2mm可增加骨折风险

b. 骨盆不连续:治疗基于愈合潜力

良好的愈合潜力:用加压接骨板加压固定,并行结构性或颗粒性植骨

不良的愈合潜力:应采用牵开技术或定制移植物三翼臼假体

c. Vancouver分级(表6.2):影像学上分级为A~C级

A_G:大粗隆骨折

◆ 可能需要线缆固定,如有移位则加用接骨板固定

A_L:小粗隆骨折

B1:假体柄周围的骨折,固定良好

◆ 用接骨板或线缆开放复位内固定

◆ 近侧有涂层的假体柄只需要在干骺端区域良好地固定,就被认为是稳定的(图6.12)

B2:假体柄周围骨折,假体柄松动

◆ 采用圆柱的多孔涂层的假体柄进行翻修

B3:假体柄周围骨折,近端有明显骨丢失

◆ 开放复位内固定,以及锥型的翻修柄,多孔涂层的假体柄或肿瘤假体

C:假体柄远侧的骨折

◆ 假如移植物稳定,通常采用复位和内固定骨水泥固定的假体柄

◆ 如果骨水泥覆盖层松动,需用非骨水泥的假体柄进行翻修并开放复位内固定

◉ 髂腰肌撞击

a. 坐位时抵抗屈髋时产生的疼痛

b. 全髋置换后无松动或感染,发生腹股沟疼痛

c. 髋臼前壁未覆盖髋臼杯边缘(通过穿桌侧位片评估)

表6.2 Vancouver分级

类型	亚型	描述
A	A_G	大粗隆骨折:若没有移位或轻度移位,采用保守治疗,支架限制外展6~8周;若有移位需要固定
	A_L	小粗隆骨折:保守治疗
B	B1	假体柄周围骨折,假体稳定:骨折可用接骨板、螺钉、线缆固定
	B2	假体柄周围骨折,假体不稳定:根据稳定程度进行股骨假体组件的翻修,需要股骨干压配或置入具有涂层的压配柄穿过骨折部位至少两个股骨干直径
	B3	假体柄周围骨折,严重骨量丢失;需要股骨干压配柄,可选择打压植骨或长柄假体
C		假体柄远侧的骨折;必须评估假体的稳定性;如果稳定,用接骨板或线缆固定;如果不稳定,必须用股骨干压配柄翻修,具有涂层的压配柄穿过骨折部位至少两个股骨干直径

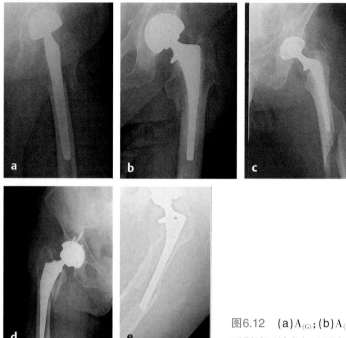

图6.12　(a)A(G)；(b)A(L)；(c)B1；(d)B2；(e)B3。近侧有涂层的假体柄只需要在干骺端区域良好地固定,就被认为B1骨折。

d. 髂腰肌鞘内注射麻醉药作为诊断的手段

e. 病因决定治疗方式,包括：髋臼翻修,衬垫和人工股骨头翻修,关节镜下清创,或髂腰肌松解

○ 之前的全髋置换术预后

a. Charnley骨水泥固定的聚乙烯髋臼杯的失败

率

10年：5%

15年：15%~20%

35年：20%~30%

第**7**章

肩、肘及上肢运动损伤

Stacey Elisa Gallacher and Andrew Green

Ⅰ. 解剖

1. 骨和关节解剖(图7.1)

● 锁骨

a. 最先骨化的骨(胚胎第5周时),最后完成融合(25岁时锁骨内侧骨骺)

b. 新生儿最常见的肌肉骨骼系统损伤是锁骨骨折

● 肩胛骨(图7.2)

a. 肩盂朝向:7°后倾至10°前倾

b. 肩胛上切迹:肩胛上横韧带(肩胛上动脉位于横韧带上方,肩胛上神经位于横韧带下方)

c. 冈盂切迹:肩胛下横韧带(肩胛上动脉和肩胛上神经均位于横韧带下方)

d. 喙肩韧带:组成喙肩弓的前部,限制肱骨头向前上方移位;处理巨大不可修复肩袖撕裂时须保留

内侧的胸肩峰动脉的肩峰支:是肩峰成形术时出血的来源之一。胸肩峰动脉是腋动脉的一个分支,其肩峰支走行于胸大肌和三角肌之间,发分支止于肩峰

● 肱骨(图7.3)

a. 肱骨头后倾约20°,平均直径为44~46mm,女性肱骨头比男性小,颈干角平均为130°

b. 解剖颈:关节囊附着处

c. 外科颈:大小结节与骨干交界处

d. 大结节:肩袖肌腱的止点为冈上肌、冈下肌和小圆肌

e. 小结节:肩胛下肌腱的止点

f. 结节间沟:肱骨横韧带将肱二头肌长头腱限制于此

g. 桡神经沟:其内有桡神经走行,位于肱骨滑车上方13cm

● 盂肱关节:为球窝关节,允许大范围的活动度,是大关节中最易脱位的关节(图7.4和图7.5)

a. 活动度:40°后伸至150°~170°前屈上举,20°~40°内收至160°~180°外展

b. 关节融合功能位:外展20°~30°,前屈上举20°~30°,内旋20°~30°

c. 静态稳定结构:盂唇、关节囊、韧带、关节内负压(图7.6至图7.9)

静态稳定结构(表7.1)

外展90°且最大程度外旋时,盂肱下韧带前束限制肱骨头前移

盂肱中韧带:限制肱骨头前移

盂肱上韧带:限制肱骨头下移

喙肱韧带:限制肱骨头下移的初级稳定结构,对维持后向稳定性也有重要作用

喙肩韧带:限制肱骨头前下移位,切除喙肩韧带可增大盂肱关节活动

d. 动态稳定结构:肩袖是最主要的动态稳定结构,将肱骨头压在肩盂上,形成穴压效应

穴压效应是盂肱关节中等范围活动时最重要的稳定机制

e. 肩袖索:冈上和冈下肌腱的增厚部分,环绕肩袖近止点处的无血供区,降低无血供区的张力

f. Buford复合体(图7.10):为解剖变异,避免与前盂唇撕裂混淆;条索状的盂肱中韧带,前上盂唇复合体缺失;为正常变异,若缝合会导致外旋受限

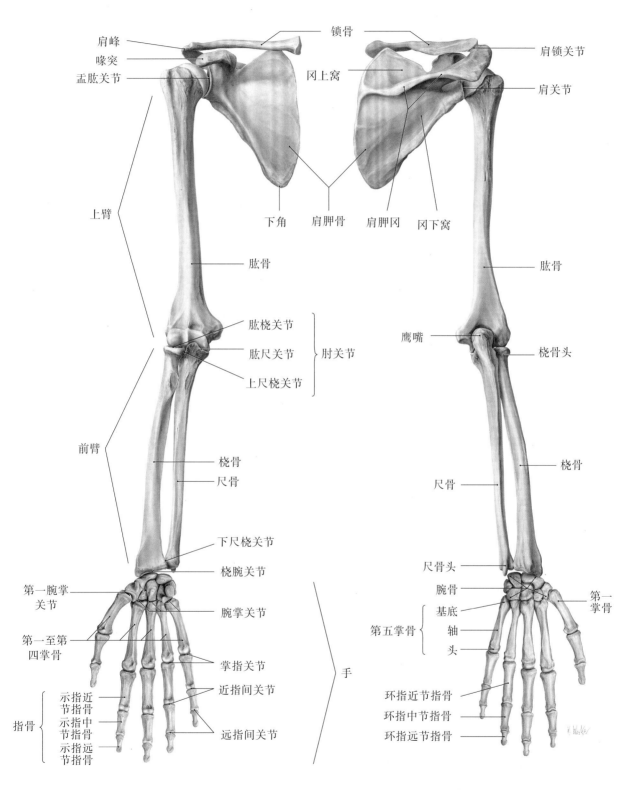

图 7.1　肩肘的骨性解剖。（来源：Schuenke M，Schulte E.General Anatomy and the Musculoskeletal System；Thieme Atlas of Anatomy.New York；Thieme；2005. Illustration by Karl Wesker.）

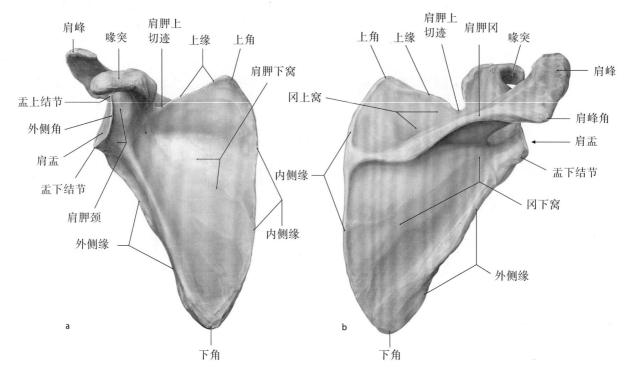

图7.2 右肩胛骨。(a) 侧面观。(b) 前面观。(来源:Schuenke M,Schulte E.General Anatomy and the Musculoskeletal System;Thieme Atlas of Anatomy.New York;Thieme;2005. Illustration by Karl Wesker.)

◎ 胸锁关节:锁骨内侧与胸骨柄形成的关节

a. 上臂上举30°~90°时可有30°上抬

b. 后方关节囊/韧带是最强壮的稳定结构

c. 胸锁关节轴位(Serendipity位,40°头倾)和CT扫描

◎ 肩锁关节(图7.11)

a. 肩锁韧带:防止前后向移位

b. 喙锁韧带:斜方韧带位于前外侧,锥状韧带位于后内侧,也更为强壮;防止锁骨上移

c. 影像学检查:Zanca位(头倾10°,电压减半)

◎ 肩胛胸关节(图7.12)

a. 前倾30°且上倾3°

b. 外展运动时,肩胛胸关节与盂肱关节的活动度比值为1:2

◎ 肘关节(图7.13)

a. 活动度:伸直0°至屈曲145°,旋前70°,旋后85°;功能活动度:屈伸30°~130°,旋前/旋后为50°/50°

b. 关节融合功能位:单侧时为屈曲90°并外翻7°;若融合双侧,一侧融合在屈曲110°以便进食,另一侧融合在屈曲65°以便清洗肛门

c. 肱骨远端关节面存在7°外翻,30°前倾及5°内旋

d. 屈肘70°~80°时关节腔容积最大;打入20mL液体即可造成肘关节伸直受限

e. 前关节囊远端止于冠状突以远6mm (冠状突尖位于关节内)

f. 韧带(图7.14)

内侧副韧带:前束、后束、横束

◆ 前束是抵抗外翻的最重要稳定结构;起自内上髁,止于冠状突尖以远18mm的高耸结节上(冠状突前内侧面);肘关节屈曲20°~120°可见抵抗外翻应力的初级稳定结构;Tommy John重建术

◆ 后束:屈肘60°~120°紧张,且随屈曲拉长,与前束相比,在肘关节活动过程中张力变化较大

外侧副韧带复合体:尺侧副韧带;环状韧带,止于桡骨颈;斜索

◆ 尺侧副韧带(LUCL):起自外上髁,止于尺骨旋后肌嵴;损伤可导致后外旋转不稳定

◆ 肘关节脱位最常见的是后外侧,关节囊和所有韧带均可能撕裂

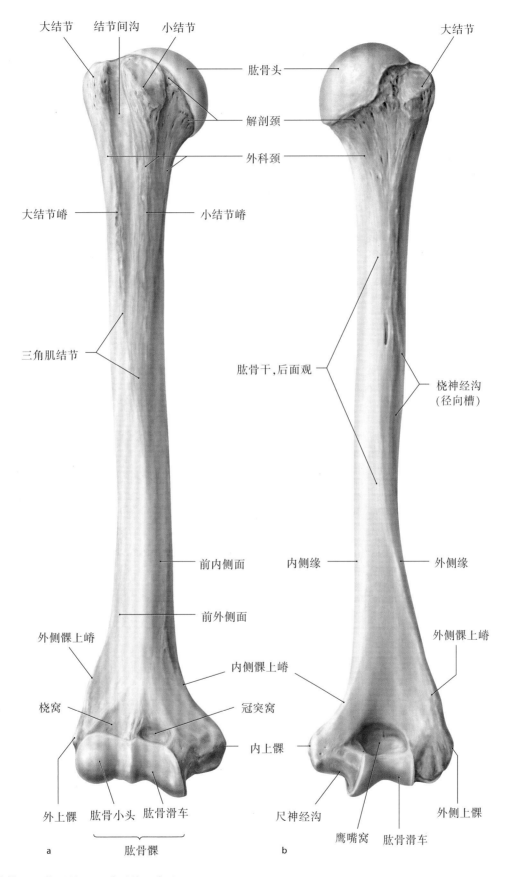

图7.3 右肱骨。(a)前面观。(b)后面观。(来源:Schuenke M,Schulte E.General Anatomy and the Musculoskeletal System;Thieme Atlas of Anatomy.New York;Thieme;2005. Illustration by Karl Wesker.)

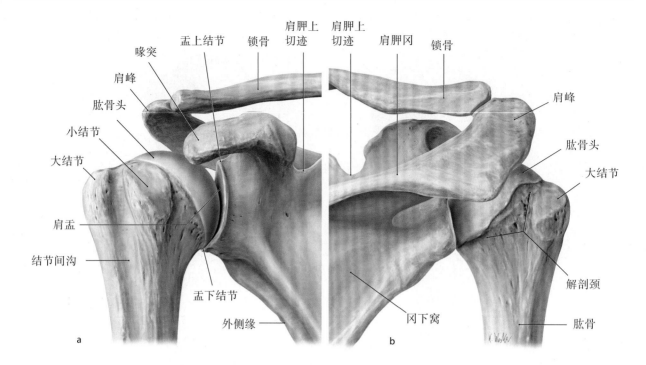

图7.4 盂肱关节的骨性解剖。(a)前面观。(b)后面观。(来源：Schuenke M，Schulte E.General Anatomy and the Musculoskeletal System；Thieme Atlas of Anatomy.New York；Thieme；2005. Illustration by Karl Wesker.)

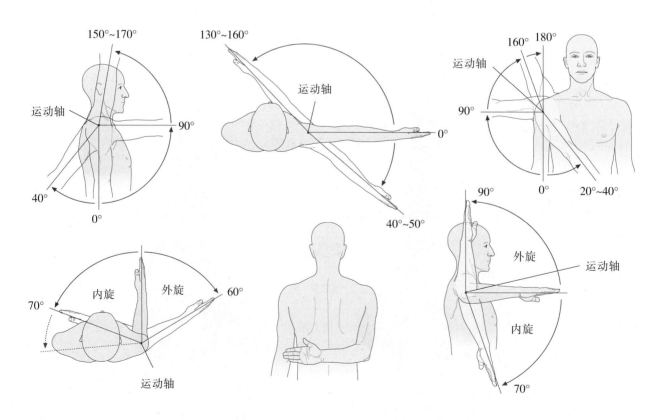

图7.5 肩关节的正常活动度。(来源：Schuenke M，Schulte E.General Anatomy and the Musculoskeletal System；Thieme Atlas of Anatomy.New York；Thieme；2005. Illustration by Karl Wesker.)

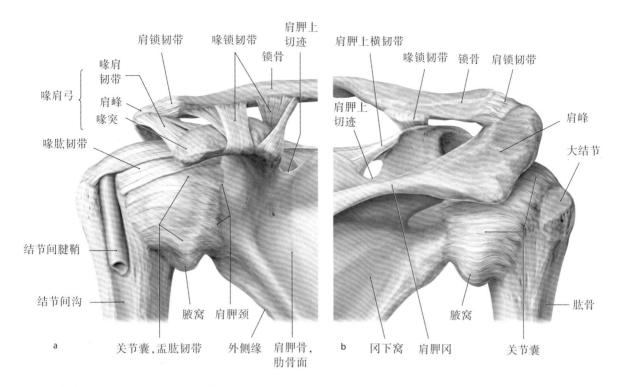

图7.6 盂肱关节的韧带和关节囊。(a) 前面观。(b) 后面观。(来源:Schuenke M,Schulte E.General Anatomy and the Muscu-loskeletal System;Thieme Atlas of Anatomy.New York;Thieme;2005. Illustration by Karl Wesker.)

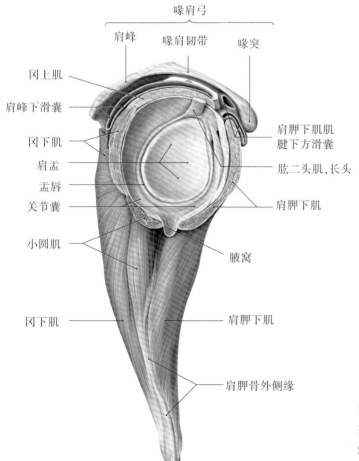

图7.7 右肩关节肩峰下滑囊及肩盂。(来源:Schuenke M,Schulte E.General Anatomy and the Musculoskeletal System;Thieme Atlas of Anatomy.New York;Thieme;2005. Illustration by Karl Wesker.)

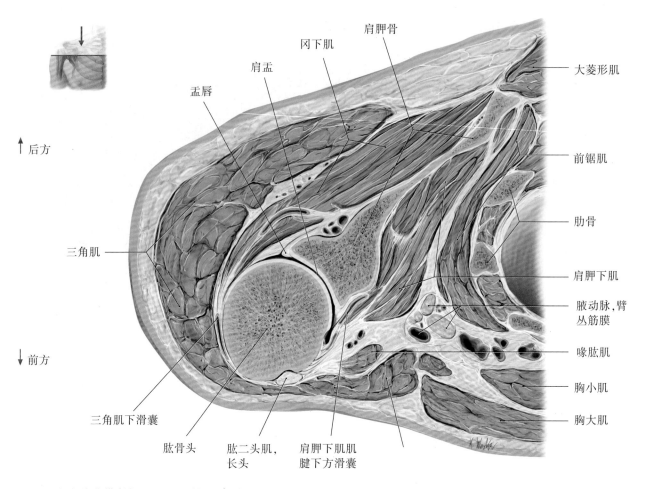

图7.8　右肩关节横断切面。上面观。（来源：Schuenke M，Schulte E.General Anatomy and the Musculoskeletal System；Thieme Atlas of Anatomy.New York；Thieme；2005. Illustration by Karl Wesker.）

2. 肌肉（图7.15至图7.22）

　　◎ 肌肉包括起点、止点、神经支配和功能（表7.2）

　　◎ 肱二头肌长头腱在70%的患者止于上盂唇的后部或者大部分止于上盂唇的后部，其胶原纤维与上盂唇互相交织

　　◎ 肩袖：冈上肌、冈下肌和小圆肌止于大结节，肩胛下肌止于小结节，冈上肌止点自内向外的宽度平均为14~16mm

3. 解剖孔/间隙（图7.23）

　　◎ 四边孔：小圆肌（上方）、大圆肌（下方）、肱三头肌长头（内侧）和肱骨（外侧）；内有腋神经和旋肱后动脉

　　◎ 三边孔：小圆肌（上方）、大圆肌（下方）和肱三头肌长头（外侧）；内有旋肩胛血管

　　◎ 肩胛骨后方入路是通过冈下肌和小圆肌之间的间隙，避开三边孔

　　◎ 三角间隙：大圆肌（上方）、肱三头肌长头（内侧）和肱三头肌外侧头/肱骨（外侧）；内含桡神经和肱深动脉

　　◎ 肩袖间隙：喙突基底（内侧）、冈上肌（上方）、肩胛下肌（下方）；内含喙肱韧带、盂肱上韧带、二头肌长头腱和盂肱关节囊

4. 神经（参见第9章）（图7.24至图7.27，表7.3）

　　◎ 理解解剖关系有助于明确臂丛神经损伤水平；在前中斜角肌（肌间沟）见于锁骨下动脉伴行出颈

　　◎ 分为根（C5~T1）、干、股、束和具体神经；C5~C6在Erb点形成上干，位于锁骨上方2~3cm，胸锁乳突肌后缘正后方；在锁骨上方分为前后股；束的命名

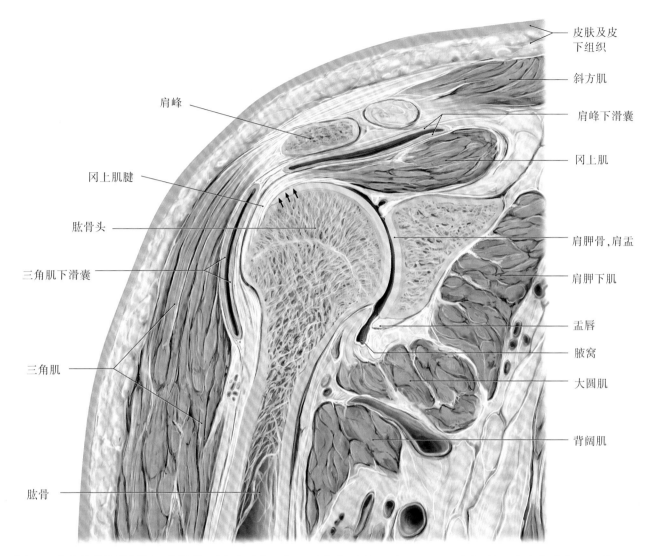

图7.9　右肩关节冠状切面。前面观。（来源：Schuenke M，Schulte E.General Anatomy and the Musculoskeletal System；Thieme Atlas of Anatomy.New York；Thieme；2005. Illustration by Karl Wesker.）

表7.1　盂肱韧带

结构	韧带发挥功能时的上臂位置	功能
喙肱韧带	内收	限制下移、外旋
盂肱上韧带	内收	限制下移、外旋
盂肱中韧带	外展 45°	限制前移
盂肱下韧带	外展外旋	限制前移和下移

取决于其与腋动脉的关系

　　● 锁骨上方的分支：肩胛背神经、胸长神经、肩胛上神经和锁骨下方的神经

　　● 特殊分支（图7.28）

　　a. 肌皮神经：于喙突2~8cm（平均5cm）处穿喙肱肌

　　b. 腋神经：肩峰外缘以远5cm，三角肌下方走行

　　c. 肩胛上神经（通过肩胛上切迹）：支配冈上肌的运动支距肱二头肌长头腱起点3cm，支配冈下肌的运动支距肩盂上缘2cm

　　冈下肌支途径冈盂切迹，后上方盂唇撕裂形成的冈盂窝囊肿可于此处压迫该神经

　　肩胛上切迹的压迫会造成冈上肌和冈下肌同时力弱，冈盂切迹的压迫仅造成冈下肌力弱

　　d. 桡神经：滑车近端13cm处位于桡神经沟内，滑车近端7~10cm穿外侧肌间隔

　　e. 尺神经：在上臂位于肱动脉内侧

　　f. 正中神经：自外向内绕行肱动脉

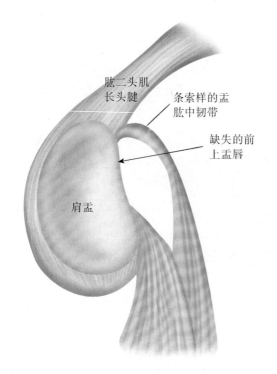

图7.10　Buford复合体。IGHL,盂肱下韧带;MGHL,盂肱中韧带;IGHL 盂肱下韧带。

5. 血管(图7.29和图7.30)

⊙ 锁骨下动脉:左侧起自主动脉,右侧起自头臂干

⊙ 腋动脉:根据与胸小肌的关系分为三段

a. 第一段:胸小肌内侧;一个分支(胸最上动脉)

b. 第二段:胸小肌后方;两个分支(胸肩峰动脉,胸外侧动脉)

c. 第三段:胸小肌外侧;三个分支(肩胛下动脉,旋肱前动脉,旋肱后动脉)

旋肱后动脉:肱骨头的主要血供(约60%),营养大结节后方和肱骨头后下部小部分

旋肱前动脉的前外升支营养肱骨头

6. 肩关节的手术入路

⊙ 前方三角肌胸肌入路(Henry入路)(图7.31)

a. 间隙:三角肌(腋神经)和胸大肌(胸内外侧皮神经)

确认并保护头静脉,三角肌

b. 易伤结构:腋神经(内下方的肩胛下肌处和外侧的三角肌深层,于肌皮神经内侧分离时,向内侧过度牵拉喙肱肌时)

c. 扩张入路:肩关节置换,肩关节不稳定重建,肱骨近端切开复位内固定

⊙ 外侧分离三角肌入路

a. 间隙:分离三角肌:前中三角肌之间或分离中三角肌

b. 易伤结构:腋神经(三角肌分离不超过肩峰外侧缘下方5cm)

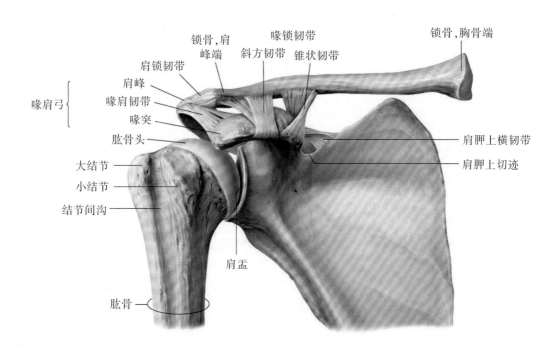

图7.11　肩锁关节及其周围韧带。前面观。(来源:Schuenke M,Schulte E.General Anatomy and the Musculoskeletal System; Thieme Atlas of Anatomy.New York;Thieme;2005. Illustration by Karl Wesker.)

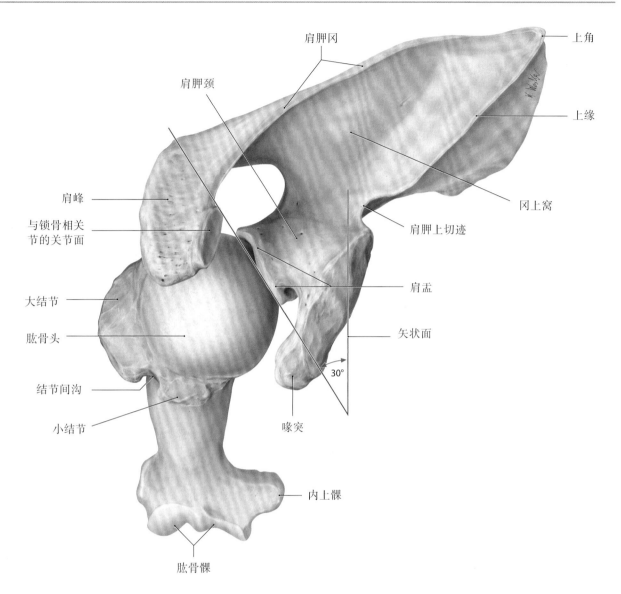

图7.12　肩胛胸关节。前上面观。(来源：Schuenke M，Schulte E.General Anatomy and the Musculoskeletal System；Thieme Atlas of Anatomy.New York；Thieme；2005. Illustration by Karl Wesker.)

c. 切开肩袖修补：大结节切开复位内固定，延长切口可进行肱骨近端切开复位内固定

◉ 后方入路(图7.32)

a. 间隙：冈下肌(肩胛上神经)和小圆肌(腋神经)；也可以横行分离冈下肌，而不经神经界面

b. 易伤结构：在小圆肌下方分离时易伤及四边孔内结构(腋神经和旋肱后动脉)，向内侧过度牵拉可损伤肩胛上神经

c. 后方不稳定重建，肩盂/肩胛骨后方入路的切开复位内固定

◉ 关节镜(图7.33)

a. 后方入路：进入盂肱关节的首个观察入路；肩峰后外角内侧1cm，下方2cm；可能损伤腋神经和肩胛上神经

b. 前上入路：肌皮神经损伤风险

c. 前下入路：避免位于肩胛下肌下方(腋神经和肌皮神经损伤风险)或联合腱内侧

d. 外侧入路：肩峰外缘以远1~3cm

e. 下方入路(前下或后下)：腋神经损伤风险

f. 冈上肌入路(Neviaser入路)：入路太靠内侧可能损伤肩胛上神经

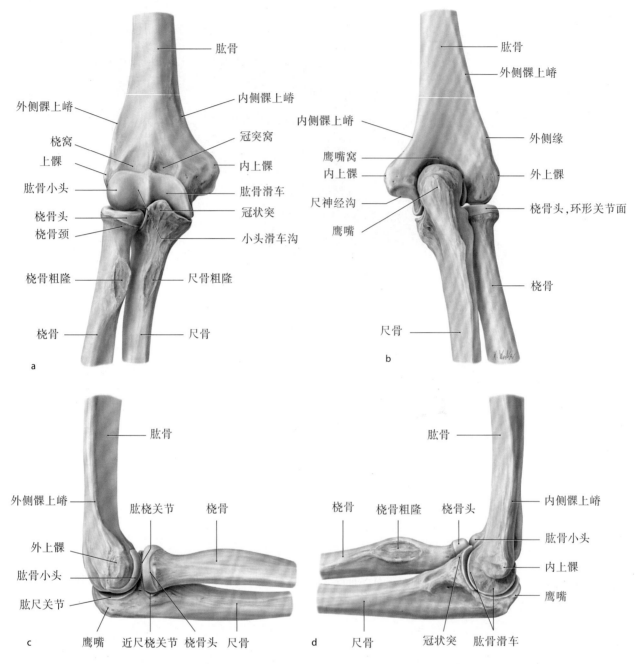

图7.13 肘关节骨和关节解剖。(a)前面观。(b)后面观。(c)外侧观。(d)内侧观。(来源:Schuenke M,Schulte E.General Anatomy and the Musculoskeletal System;Thieme Atlas of Anatomy.New York;Thieme;2005. Illustration by Karl Wesker.)

7. 肱骨的手术入路

⊙ 前方/前外入路

a. 间隙:近端为三角肌(腋神经)和胸大肌(胸内外侧皮神经)

b. 易伤结构:腋神经、桡神经、旋前肱动脉

⊙ 远端前外入路(图7.34)

a. 间隙:肱肌(桡神经和肌皮神经)和肱二头肌(肌皮神经),或劈开肱肌(桡神经和肌皮神经),向内

侧牵拉肱二头肌

b. 易伤结构:桡神经

⊙ 后外入路

a. 间隙:肱三头肌和肱桡肌(均为桡神经)

b. 易伤结构:近端有桡神经

⊙ 后方入路

a. 间隙:肱三头肌外侧头和长头之间(桡神经)

b. 易伤结构:桡神经和肱深动脉,可于外上髁

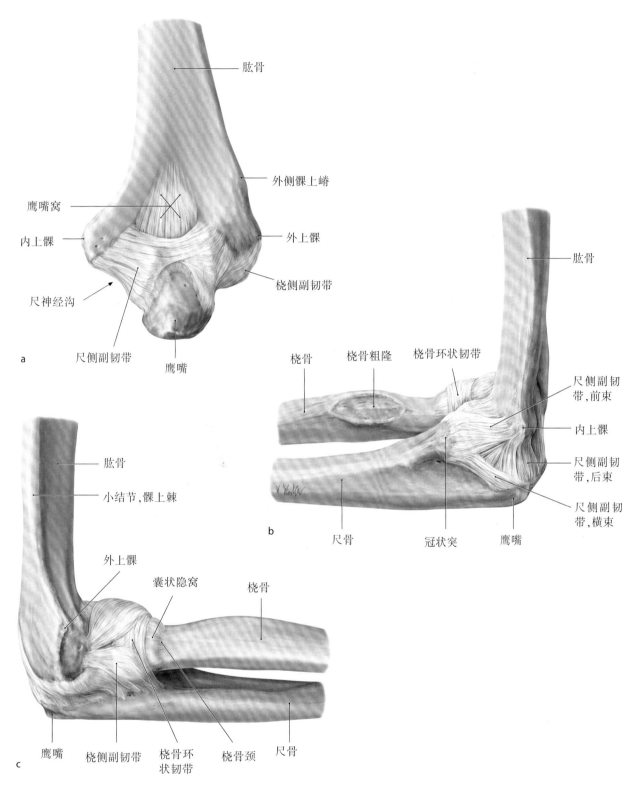

图7.14 右肘关节屈肘90°的关节囊和韧带结构。(a)后面观。(b)内侧观。(c)外侧观。(来源:Schuenke M,Schulte E.General Anatomy and the Musculoskeletal System;Thieme Atlas of Anatomy.New York;Thieme;2005. Illustration by Karl Wesker.)

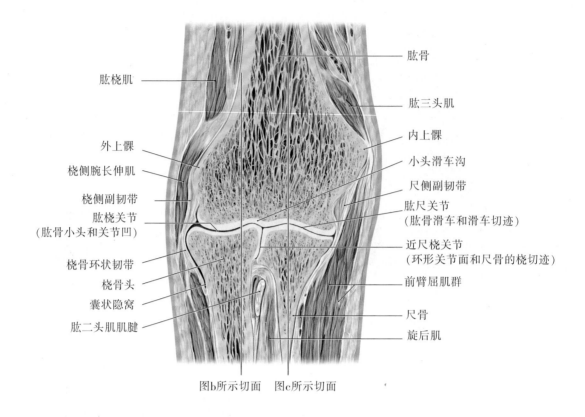

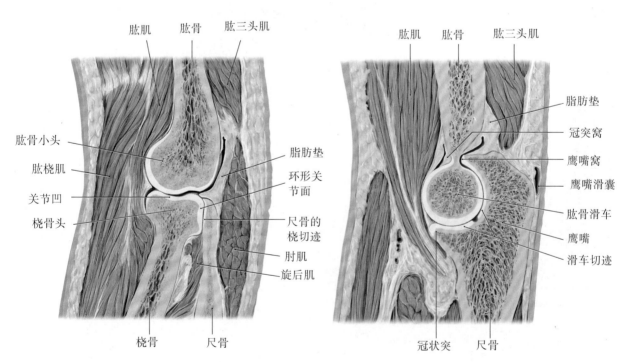

图7.15　肱尺关节的冠状和矢状剖面。(来源:Schuenke M,Schulte E.General Anatomy and the Musculoskeletal System;Thieme Atlas of Anatomy.New York;Thieme;2005. Illustration by Karl Wesker.)

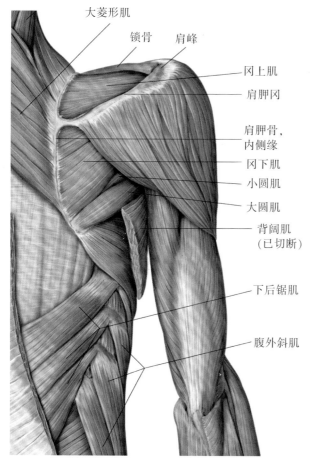

图7.16 肩关节和上臂后方肌肉。(来源:Schuenke M, Schulte E.General Anatomy and the Musculoskeletal System; Thieme Atlas of Anatomy.New York;Thieme;2005. Illustration by Karl Wesker.)

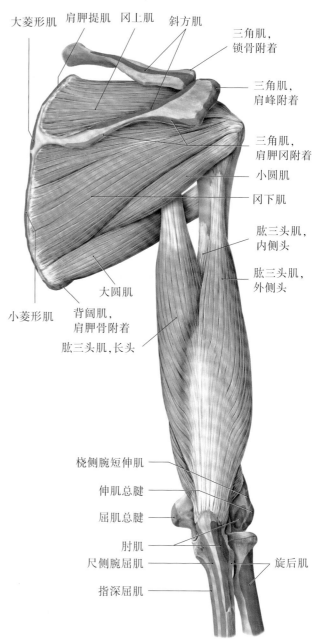

图7.17 肩关节和上臂后方肌肉。(来源:Schuenke M,Schulte E.General Anatomy and the Musculoskeletal System;Thieme Atlas of Anatomy.New York;Thieme;2005. Illustration by Karl Wesker.)

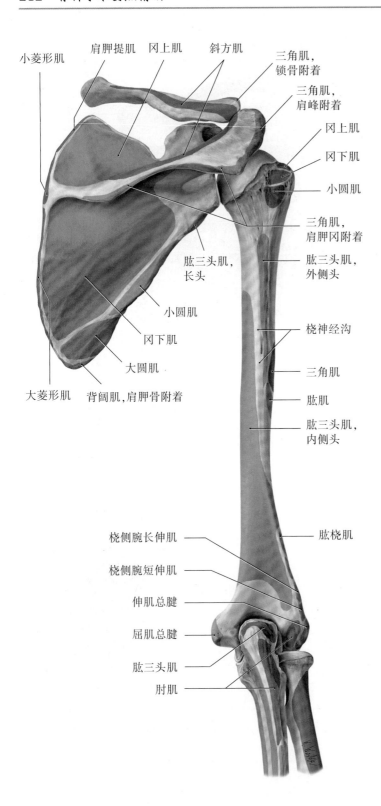

小菱形肌
肩胛提肌
冈上肌
斜方肌
三角肌，锁骨附着
三角肌，肩峰附着
冈上肌
冈下肌
小圆肌
三角肌，肩胛冈附着
肱三头肌，外侧头
肱三头肌，长头
小圆肌
冈下肌
大圆肌
桡神经沟
三角肌
肱肌
肱三头肌，内侧头
大菱形肌
背阔肌，肩胛骨附着
桡侧腕长伸肌
桡侧腕短伸肌
伸肌总腱
屈肌总腱
肱三头肌
肘肌
肱桡肌

图7.18 肩关节和上臂肌肉的起止点。(来源：Schuenke M，Schulte E.General Anatomy and the Musculoskeletal System；Thieme Atlas of Anatomy.New York；Thieme；2005. Illustration by Karl Wesker.)

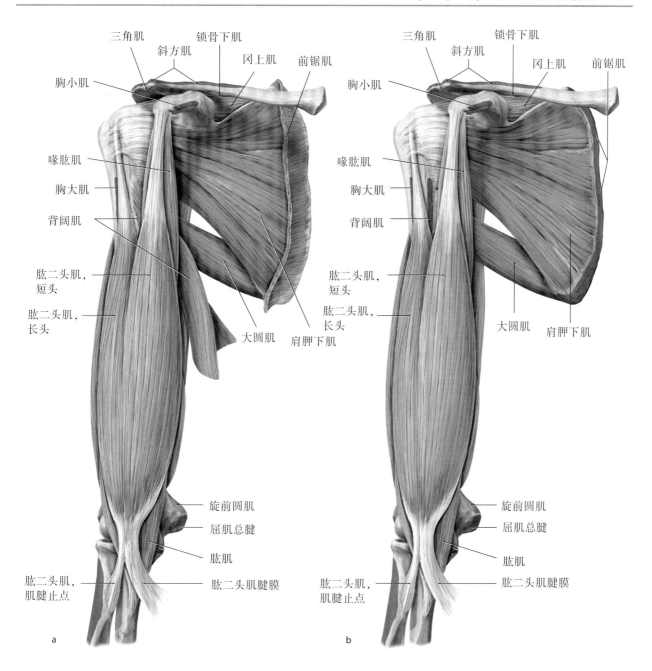

图7.19 右肩关节和右上臂肌肉的前面观。肌肉的起止点由不同颜色标出,起点为红色,止点为蓝色。(a)去掉了胸部的骨,也只保留了背阔肌和前锯肌的止点。(b)完全切除背阔肌和前锯肌。(来源:Schuenke M,Schulte E.General Anatomy and the Musculoskeletal System;Thieme Atlas of Anatomy.New York;Thieme;2005. Illustration by Karl Wesker.)

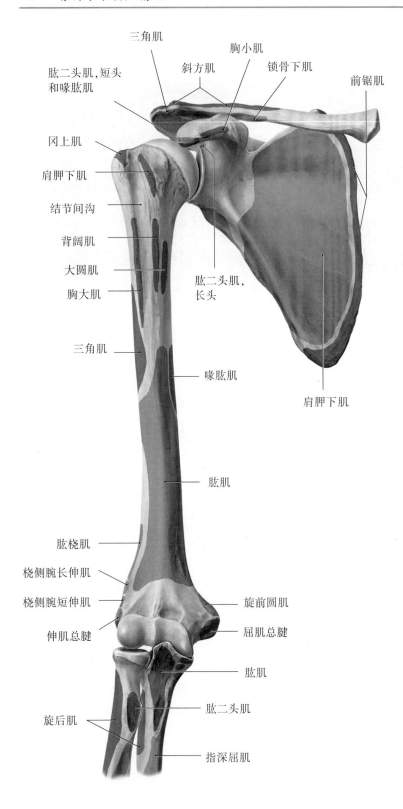

三角肌

肱二头肌,短头
和喙肱肌

冈上肌

肩胛下肌

结节间沟

背阔肌

大圆肌

胸大肌

三角肌

肱桡肌

桡侧腕长伸肌

桡侧腕短伸肌

伸肌总腱

旋后肌

斜方肌

胸小肌

锁骨下肌

前锯肌

肱二头肌,
长头

肩胛下肌

喙肱肌

肱肌

旋前圆肌

屈肌总腱

肱肌

肱二头肌

指深屈肌

图7.20　右肩关节和右上臂肌肉的前面观。去掉了所有肌肉。(来源:Schuenke M,Schulte E.General Anatomy and the Musculoskeletal System;Thieme Atlas of Anatomy.New York;Thieme;2005. Illustration by Karl Wesker.)

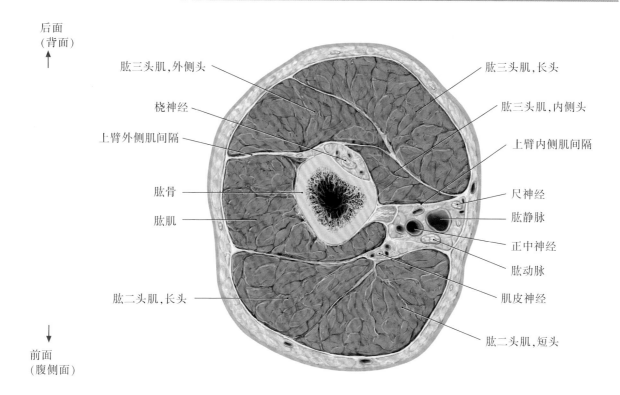

后面
(背面)

肱三头肌,外侧头

桡神经

上臂外侧肌间隔

肱骨

肱肌

肱二头肌,长头

前面
(腹侧面)

肱三头肌,长头

肱三头肌,内侧头

上臂内侧肌间隔

尺神经

肱静脉

正中神经

肱动脉

肌皮神经

肱二头肌,短头

图7.21　肱骨的手术入路。(来源:Schuenke M,Schulte E.General Anatomy and the Musculoskeletal System;Thieme Atlas of Anatomy.New York;Thieme;2005. Illustration by Karl Wesker.)

近端15~16cm分离肱三头肌(桡神经在此处环绕肱骨)

8. 肘关节手术入路

○ 后方入路(图7.35)

a. 入路

掀起肱三头肌:自鹰嘴处带一薄骨片切断

鹰嘴截骨:远端chevron截骨,将鹰嘴截骨块连同肱三头肌向近端翻转

翻肱三头肌(Bryan-Morrey入路):游离肱三头肌和肘肌并向外侧提起

TRAP(肱三头肌肘肌瓣翻开入路):扩大暴露,但维持了肱三头肌和肘肌连续性,保护肘肌的神经血管束;内侧间隙近端是肱三头肌,远端是肘肌和尺侧屈腕肌;外侧间隙是肘肌和尺侧伸腕肌间

保留肱三头肌:保留肱三头肌近端在尺骨上的止点

劈肱三头肌:在中线处纵行切开肱三头肌筋膜和肌腱,再纵行分离肌腱和肌肉

b. 易伤结构:尺神经,桡神经

○ 内侧入路(图7.36)

a. 间隙:近端为肱肌(桡神经和肌皮神经)和肱

三头肌(桡神经)间,远端为肱肌和旋前圆肌(正中神经)间

b. 易伤结构:尺神经和前臂内侧皮神经

内侧分离入路:分离屈肌,可用于尺侧副韧带重建和冠状突骨折

外侧劈伸肌入路:指总伸肌和桡侧腕短伸肌间,浅层是桡侧腕长伸肌;深层须切开尺侧副韧带前方的环状韧带;可行肱骨小头、外上髁和桡骨头骨折手术,也可进行肘关节松解

○ 前外入路(Henry入路)

a. 间隙:近端劈肱肌,远端为旋前圆肌(正中神经)和肱桡肌(桡神经)间

b. 易伤结构:前臂外侧皮神经,肱动脉,正中神经,必要时应结扎桡返动脉

○ 后外入路(Kocher入路)(图7.37)

a. 间隙:肘肌(桡神经)和尺侧腕伸肌(骨间后神经)间

b. 易伤结构:骨间后神经(前臂旋前使其向前方和桡侧移动,以保护该神经)

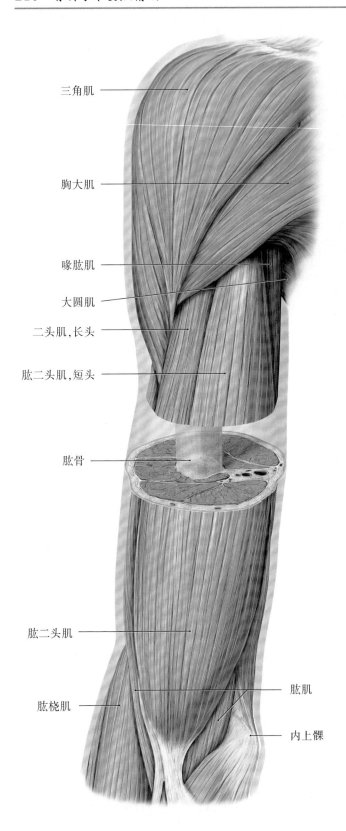

图7.22 右上臂"开窗"像。前面（腹侧）观。（来源：Schuenke M,Schulte E.General Anatomy and the Musculoskeletal System;Thieme Atlas of Anatomy.New York;Thieme;2005. Illustration by Karl Wesker.）

三角肌

胸大肌

喙肱肌

大圆肌

二头肌,长头

肱二头肌,短头

肱骨

肱二头肌

肱桡肌

肱肌

内上髁

表7.2　肩关节/上臂的肌肉

肌肉	起点	止点	运动	神经支配
斜方肌	棘突(C7~T12)	锁骨,肩胛骨	旋转肩胛骨	第 XI 脑神经
背阔肌	棘突(T6~S5),髂骨	肱骨	后伸、内收、内旋肱骨	胸背神经
大菱形肌	棘突(T2~T5)	肩胛骨内缘	内收肩胛骨	肩胛背神经
小菱形肌	棘突(C7~T1)	肩胛冈内侧	内收肩胛骨	肩胛背神经
肩胛提肌	横突(C1~C4)	肩胛骨内上角	上提并旋转肩胛骨	C3,C4
胸大肌	胸骨,肋骨,锁骨	肱骨	内收、内旋上臂	胸内外侧神经
胸小肌	第 3~5 肋骨	喙突	前伸肩胛骨	胸内侧神经
锁骨下肌	第 1 肋骨	锁骨下部	下拉锁骨	锁骨下神经
前锯肌	第 1~9 肋骨	肩胛骨前内侧	防止翼状肩胛	胸长神经
三角肌	锁骨外侧,肩胛骨	肱骨	外展上臂	腋神经
大圆肌	肩胛骨下方	肱骨	内收、内旋、后伸上臂	下肩胛下神经
小圆肌	肩胛骨后外侧	大结节	外旋上臂	腋神经
肩胛下肌	肩胛骨前方	小结节	内旋上臂	上下肩胛下神经
冈上肌	肩胛骨冈上窝	大结节	外展、外旋上臂	肩胛上神经
冈下肌	肩胛骨冈下窝	大结节	外旋上臂	肩胛上神经
喙肱肌	喙突	肱骨	前屈、内收上臂	肌皮神经
肱二头肌	喙突(短头)、盂上结节(长头)	桡骨粗隆	前臂旋后、屈肘	肌皮神经
肱肌	肱骨	尺骨近端	屈肘	肌皮和桡神经
肱三头肌	盂下结节(长头),肱骨后方(外侧头和内侧头)	鹰嘴	伸肘	桡神经

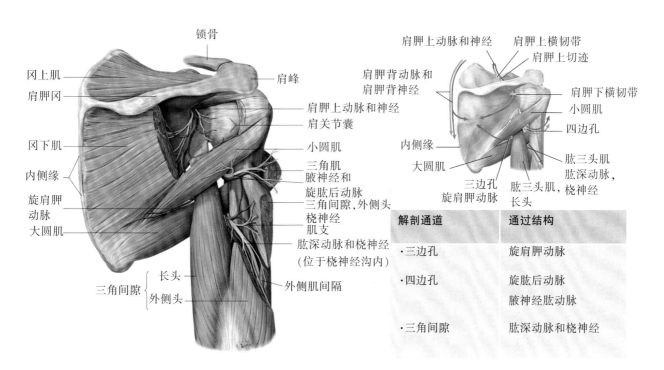

解剖通道	通过结构
·三边孔	旋肩胛动脉
·四边孔	旋肱后动脉 腋神经肱动脉
·三角间隙	肱深动脉和桡神经

图7.23　肩关节后方的解剖孔和间隙。(来源:Schuenke M,Schulte E.General Anatomy and the Musculoskeletal System;Thieme Atlas of Anatomy.New York;Thieme;2005. Illustration by Karl Wesker.)

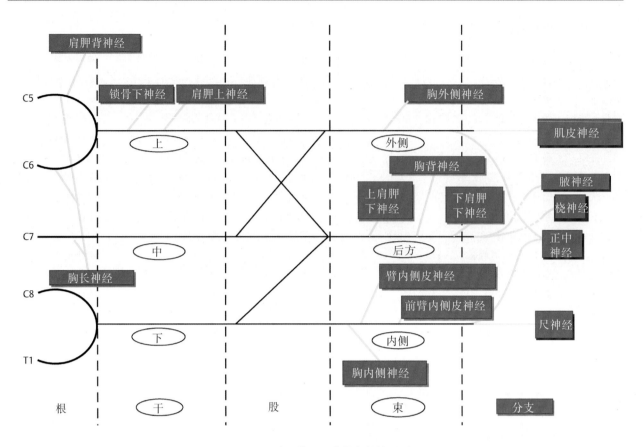

图7.24 臂丛神经及其分支的线形图。

⦿ 关节镜入路(图7.38)

a. 入路

前外入路：外上髁以远1cm，前方1cm；在关节扩张后建立；损伤桡神经和前臂外侧皮神经风险

近端前内入路：内上髁以远2cm，前方2cm；损伤正中神经和前臂内侧皮神经风险

外侧入路：经肘肌

后方入路：鹰嘴近端2~3cm

后外入路：鹰嘴近端2~3cm，肱三头肌腱外侧

后内入路：最危险，可能损伤尺神经，不建议使用

b. 并发症：最常见的神经损伤是尺神经一过性麻痹

有人认为尺神经病变和尺神经移位手术史是关节镜的禁忌证；但可以在制作关节镜入路前游离并保护该神经

检查肘关节后方的最安全的入路是后方和后外入路

Ⅱ. 肩关节疾病

1. 体格检查(表7.4)

2. 肩关节影像学检查

⦿ 纯正位（Grashey位）：X线球管垂直于肩胛骨，与盂肱关节平行

⦿ 外展45°纯正位：盂肱关节间隙

⦿ 腋位：外展70°~90°，球管指向腋窝；脱位/半脱位，盂肱关节炎

⦿ 出口位(Y位)：患者站立，患肩转向片盒；肩峰形态

⦿ Zanca位：10°头倾；肩锁关节

⦿ Serendipity位：40°头倾；胸锁关节

⦿ 西点位：患者俯卧位，球管指向腋窝，内倾25°，前倾25°；评估Bankart损伤

⦿ Stryker切迹位：患者仰卧位，上臂前屈上举120°，球管10°头倾；评估Hill-Sachs损伤

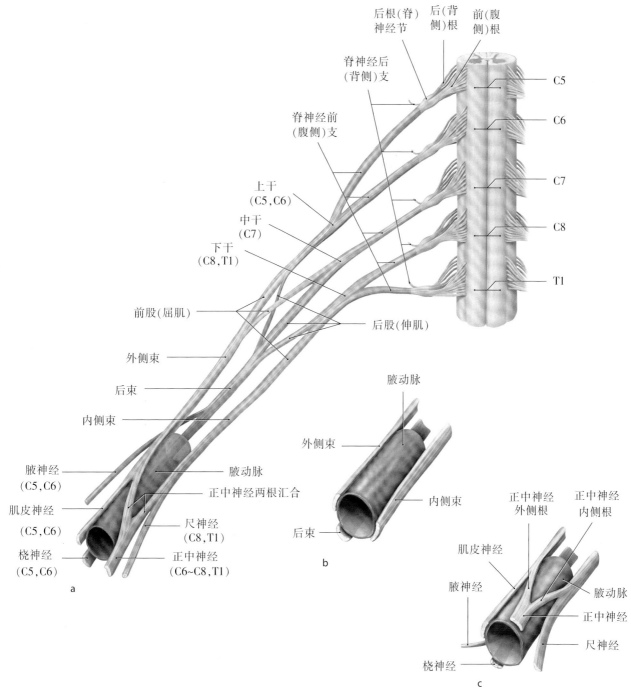

图7.25　臂丛神经。(a)臂丛神经各部分的名称及顺序。(b)臂丛神经外侧束、内侧束和后束与腋动脉的关系。(c)臂丛神经束的主要分支。(来源 :Schuenke M,Schulte E.General Anatomy and the Musculoskeletal System;Thieme Atlas of Anatomy.New York; Thieme;2005. Illustration by Karl Wesker.)

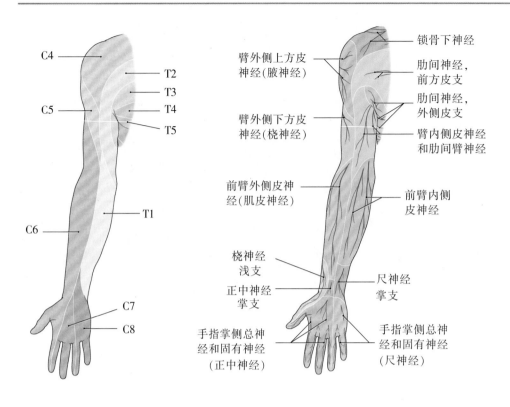

图7.26　上臂的神经支配。（来源：Schuenke M, Schulte E.General Anatomy and the Musculoskeletal System；Thieme Atlas of Anatomy. New York；Thieme；2005. Illustration by Karl Wesker.）

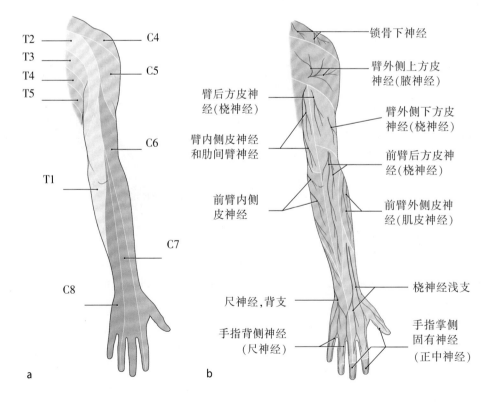

图7.27　(a)右侧上肢的皮神经节段分布（皮节）后面观。(b)右侧上肢的周围感觉皮神经支配。后面观。（来源：Schuenke M, Schulte E.General Anatomy and the Musculoskeletal System；Thieme Atlas of Anatomy.New York；Thieme；2005. Illustration by Karl Wesker.）

表7.3　臂丛神经主要组成的数量和位置

组成	数量	位置
臂丛神经根(C5~T1 脊神经前支)	5	前中斜角肌间(肌间沟)
初始神经干:上、中、下干	3	肌间沟外侧,锁骨上方
三支前股和三支后股	6	锁骨后方
外侧束内侧束和后束	3	腋窝,胸小肌后方

3. 肩关节不稳定:盂肱关节是人体主要关节中最常见脱位的

○ 创伤性盂肱关节脱位

a. 前向脱位

机制:上臂外展外旋;肩关节后方受直接暴力

临床表现:疼痛、内旋受限

合并损伤

◆ Bankart损伤:前盂唇撕裂;前下盂唇、盂肱中韧带和盂肱下韧带撕脱;<40岁的创伤性肩关节前脱位患者术中最常见表现

　▲ 骨性Bankart损伤:肩盂前下缘骨折,年轻患者中多见

　▲ 不同的盂唇损伤

◆ Perthes病:未移位的盂唇撕裂,内侧的肩胛骨骨膜完整

◆ ALPSA (前方盂唇-韧带-骨膜袖套样撕脱)损伤

◆ 盂唇断裂:盂唇撕裂延伸进关节软骨

◆ Hill-Sachs损伤:肱骨头后上方软骨撞击损伤

◆ 肩袖损伤:>40岁患者多见

　▲ 后上:冈上/冈下肌

　▲ 前方:肩胛下肌

◆ HAGL损伤 (盂肱下韧带肱骨侧损伤):可造成复发性不稳定;合并肩胛下肌损伤

◆ 腋神经损伤:前脱位中最常见的神经损伤

诊断和评估

◆ 闭合复位前后均进行体格检查:评估肩袖肌力;力弱提示急性肩袖损伤

◆ 神经血管评估

◆ 复位前后X线片

◆ 排除肩盂和肱骨近端骨折

◆ CT扫描评估骨性情况:肩盂骨折

◆ MRI评估肩袖情况

治疗

◆ 闭合复位

　▲ 关节腔内局麻,静脉给药,镇静

　▲ 轻柔手法复位

◆ 制动:吊带或外旋30°支具;外旋固定可降低复发率(有争议)

◆ 复发率与初次脱位年轻负相关

◆ 修复手术:降低年轻患者的复发率

　▲ 大多数患者非手术治疗是首选

　▲ 急性肩盂骨折:关节镜或切开修复

b. 后向脱位

机制:后向的轴向应力;高能量创伤,惊厥,电击;橄榄球边锋

临床表现:外旋受限

合并损伤

◆ 后方盂唇损伤

　▲ 反Hill-Sachs损伤:肱骨头前内侧软骨

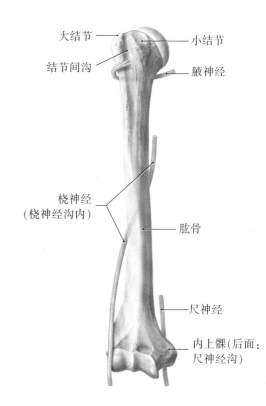

图7.28　紧邻肱骨的神经。右侧肱骨。前面观。(来源:Schuenke M,Schulte E.General Anatomy and the Musculoskeletal System;Thieme Atlas of Anatomy.New York;Thieme;2005. Illustration by Karl Wesker.)

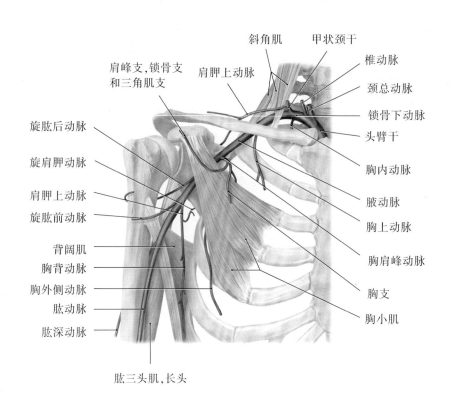

斜角肌　甲状颈干

肩峰支,锁骨支
和三角肌支　　肩胛上动脉

椎动脉
颈总动脉
锁骨下动脉
头臂干

旋肱后动脉
旋肩胛动脉
肩胛上动脉
旋肱前动脉
背阔肌
胸背动脉
胸外侧动脉
肱动脉
肱深动脉

胸内动脉
腋动脉
胸上动脉
胸肩峰动脉
胸支
胸小肌

肱三头肌,长头

图7.29　腋动脉的来源和分支。右肩。前面观。(来源:Schuenke M,Schulte E.General Anatomy and the Musculoskeletal System;Thieme Atlas of Anatomy.New York;Thieme;2005. Illustration by Karl Wesker.)

撞击损伤;后向脱位时发生

诊断和评估

◆ 病史

◆ 体格检查:上臂外旋受限,保持内旋

◆ 影像学检查:常漏诊

　▲ 纯正位片上肱骨头与肩盂缘重合;平片或CT

　▲ 可见灯泡征;肱骨内旋

　▲ 排除肱骨近端骨折

　▲ CT评估反Hill-Sachs损伤大小

治疗

◆ 闭合复位:内旋牵引,使肱骨头与肩盂解锁

◆ 头缺损<20%(反Hill-Sachs损伤):闭合复位,保守治疗;外旋位固定

◆ 头缺损20%~40%:McLaughlin手术;小结节移位

◆ 头缺损>40%:异体骨移植或关节置换

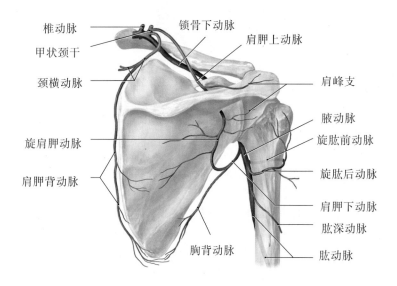

椎动脉
甲状颈干
颈横动脉

锁骨下动脉
肩胛上动脉

肩峰支
腋动脉
旋肱前动脉
旋肱后动脉
肩胛下动脉
肱深动脉
肱动脉

旋肩胛动脉
肩胛背动脉

胸背动脉

图7.30　肩胛区的血供。右肩。后面观。(来源:Schuenke M,Schulte E.General Anatomy and the Musculoskeletal System;Thieme Atlas of Anatomy.New York;Thieme;2005. Illustration by Karl Wesker.)

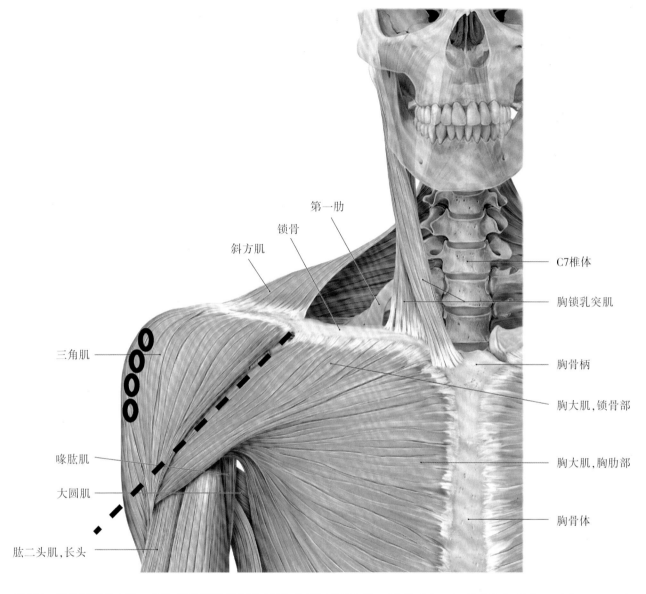

图7.31 肩关节手术入路。虚线−三角肌胸肌入路，圆圈−分离三角肌入路。(来源:Schuenke M,Schulte E.General Anatomy and the Musculoskeletal System;Thieme Atlas of Anatomy.New York;Thieme;2005. Illustration by Karl Wesker.)

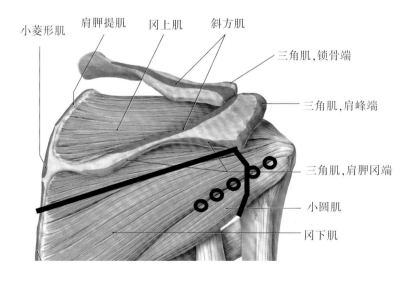

图7.32 肩关节后方入路。实线−皮肤切口,圆圈−神经界面。(来源:Schuenke M,Schulte E.General Anatomy and the Musculoskeletal System;Thieme Atlas of Anatomy. New York;Thieme;2005. Illustration by Karl Wesker.)

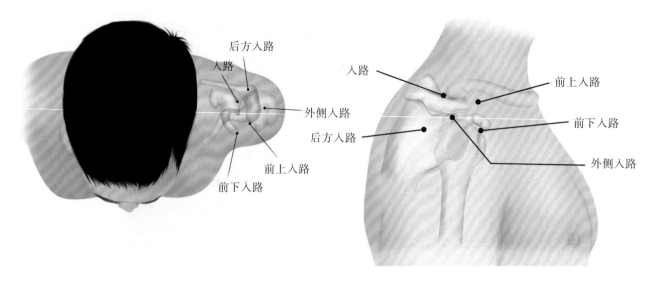

图7.33 肩关节关节镜入路。

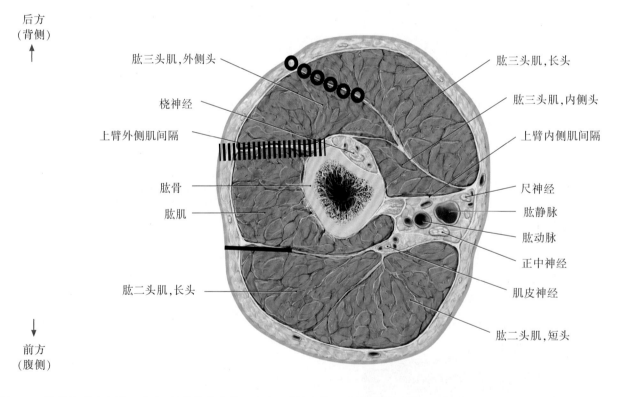

图7.34 肱骨的手术入路。实线–远端前外入路，竖线–后外入路，圆圈–后方入路。（来源：Schuenke M, Schulte E. General Anatomy and the Musculoskeletal System; Thieme Atlas of Anatomy. New York; Thieme; 2005. Illustration by Karl Wesker.）

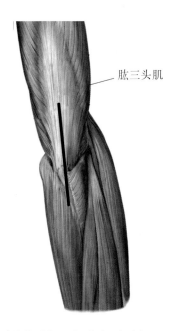

肱三头肌

图7.35　肘关节后方入路。实线-皮肤切口。(来源:Schuenke M,Schulte E.General Anatomy and the Musculoskeletal System;Thieme Atlas of Anatomy.New York;Thieme;2005. Illustration by Karl Wesker.)

　　▲ 下方脱位:直举性脱位;上臂完全外展,向下脱位
　　◎ 复发性/慢性盂肱不稳定
　　a. 病理
　　　TUBS(创伤性单向Bankart损伤):常需要手术
　　　AMBRI(非创伤/多向/双侧/康复有效/存在下方不稳定):关节囊成形术
　　b. 评估
　　　损伤机制的病史
　　　◆ 前向:肩关节外展外旋
　　　◆ 创伤性(橄榄球边锋存在的复发性后向半脱位)与非创伤性
　　　◆ 多向:通常为非创伤性;患者更多主诉疼痛而非不稳定
　　　体格检查
　　　◆ 激发试验
　　　　▲ 前向抽屉试验,改良抽屉试验,前方恐惧-复位试验
　　　　▲ 多向凹陷征
　　　　▲ 后向:Jerk和Kim试验;抽屉试验
　　　◆ 不稳定分级
　　　　▲ 0:正常,轻度位移

　　　　▲ 1:肱骨头可至肩盂缘
　　　　▲ 2:肱骨头与肩盂缘重合,可自动复位
　　　　▲ 3:肱骨头与肩盂缘重合,锁定
　　　◆ 陷凹征:检测多向不稳定性
　　　　▲ 分级:肩峰肱骨头距离
　　　　▲ 1:<1cm
　　　　▲ 2:1~2cm
　　　　▲ 3:>2cm
　　c. 影像学检查
　　　X线片:肩关节系列(纯正位、腋位、Y位);西点位评估肩盂骨缺损/骨性Bankart损伤;Stryker切迹位评估Hill-Sachs损伤
　　　MRI:MR可增加发现盂唇损伤的特异性
　　　CT/CTA:评估骨性病变
　　　矢状位MRI或CT评估肩盂骨缺损
　　d. 病理解剖
　　　前向
　　　◆ 前方关节囊盂唇损伤
　　　◆ 肩盂缘骨折
　　　◆ Hill-Sachs损伤
　　　多向
　　　◆ 罕见盂唇损伤;常见盂唇发育不良;关节囊容积增大
　　　◆ 全身韧带松弛
　　　后向
　　　◆ 创伤性后脱位可见后方盂唇损伤
　　　◆ Kim损伤:后下盂唇不完全和隐匿性撕脱;见于后向和多向不稳定
　　e. 非手术治疗
　　　前向:康复治疗效果一般欠佳
　　　多向不稳定:康复是首选治疗;时间长,闭链训练
　　　后向:非创伤性患者康复治疗效果更好
　　f. 手术治疗
　　　前向
　　　◆ 适应证:复发性不稳定(半脱位/脱位),保守治疗失败
　　　◆ Bankart修复:盂唇修复,金标准;切开或关节镜
　　　◆ 肩盂骨性重建/增强缺损>25%
　　　　▲ Latarjet:将喙突移位至肩盂前下缘,螺

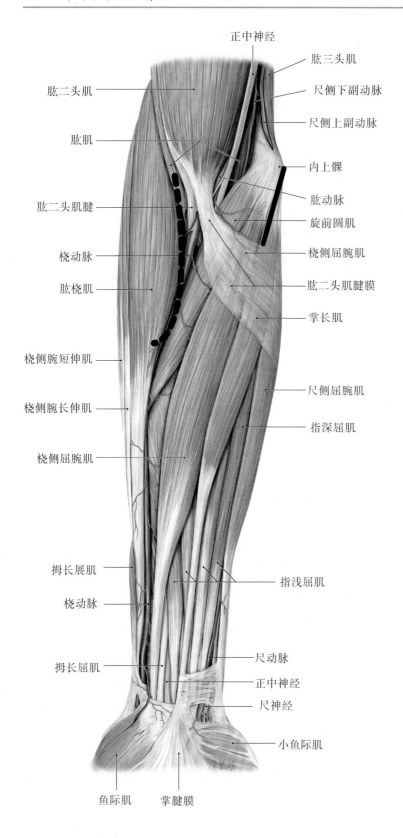

正中神经

肱三头肌

尺侧下副动脉

尺侧上副动脉

内上髁

肱动脉

旋前圆肌

桡侧屈腕肌

肱二头肌腱膜

掌长肌

尺侧屈腕肌

指深屈肌

指浅屈肌

尺动脉

正中神经

尺神经

小鱼际肌

肱二头肌

肱肌

肱二头肌腱

桡动脉

肱桡肌

桡侧腕短伸肌

桡侧腕长伸肌

桡侧屈腕肌

拇长展肌

桡动脉

拇长屈肌

鱼际肌　掌腱膜

图7.36　肘关节手术入路。实线–内侧入路，虚线–前外入路。（来源：Schuenke M，Schulte E.General Anatomy and the Musculoskeletal System；Thieme Atlas of Anatomy. New York；Thieme；2005. Illustration by Karl Wesker.）

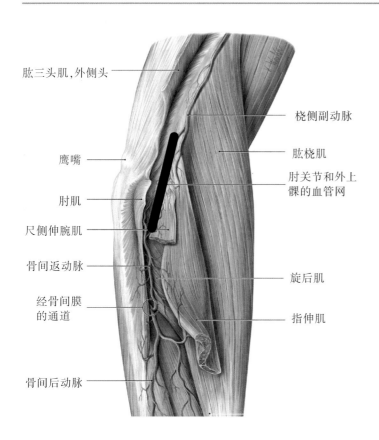

肱三头肌,外侧头

鹰嘴

肘肌

尺侧伸腕肌

骨间返动脉

经骨间膜
的通道

骨间后动脉

桡侧副动脉

肱桡肌

肘关节和外上
髁的血管网

旋后肌

指伸肌

图7.37　肘关节后外入路。粗线–间隙。(来源 ;Schuenke M,Schulte E.General Anatomy and the Musculoskeletal System;Thieme Atlas of Anatomy.New York;Thieme;2005. Illustration by Karl Wesker.)

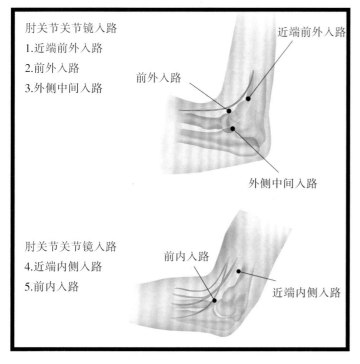

肘关节关节镜入路
1.近端前外入路
2.前外入路
3.外侧中间入路

近端前外入路

前外入路

外侧中间入路

肘关节关节镜入路
4.近端内侧入路
5.前内入路

前内入路

近端内侧入路

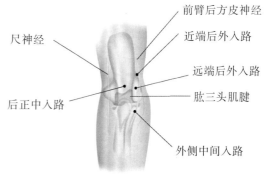

尺神经

后正中入路

前臂后方皮神经

近端后外入路

远端后外入路

肱三头肌腱

外侧中间入路

图7.38　肘关节关节镜入路。

表7.4　肩关节体格检查

检查名称	方法	相应损伤
Neer 撞击征	肩关节被动完全上举时,前上方疼痛	肩峰撞击
Hawkins 试验	肩关节被动前屈>90°,内旋时出现疼痛	肩峰撞击
Jobe 试验	肩关节外展 90°,内旋,前臂旋前,抗组上举时出现疼痛	冈上肌损伤
落臂试验	不能在肩胛骨平面维持肩关节前屈	巨大肩袖撕裂
吹号征	肩关节外展 90°时,不能主动外旋上臂	巨大后上方肩袖撕裂(冈上、冈下,可能涉及小圆肌)
Lift-off 试验	上臂不能抗阻远离腰背部	肩胛下肌损伤
压腹征	不能抗阻保持手部压腹	肩胛下肌损伤
前方恐惧试验	外展 90°外旋时恐惧/疼痛	前向不稳定
复位试验	恐惧试验时施加后向的力使恐惧/疼痛消失	前向不稳定
抽屉试验	肱骨头前后向位移增加	不稳定
改良抽屉试验	患者仰卧位屈肘行抽屉试验	不稳定
Jerk 试验	肩关节前屈、内收、内旋时施加后向的力,可有弹响(类似 Otolani/Barlow 试验)	后向不稳定
陷凹征(Sulcus)	牵引上臂向下,使肩峰肱骨头距离加大	下方松弛
动态挤压试验 (O'Brien)	上臂轻度内收/前屈 90°时抗阻力上举时疼痛,前臂旋前时最剧烈,前臂旋后/上臂外旋时缓解,疼痛处较深	SLAP 损伤,AC 病变,肩袖损伤
前方滑动试验	手置于臀部,抵抗肩关节前上应力时疼痛	SLAP 损伤
Crank 试验	肩关节外展时对肱骨头施加轴向和旋转应力引起疼痛	SLAP 损伤
二头肌张力试验(Speed)	肩胛骨平面抗阻力前屈引起疼痛	长头腱炎
Yergason 试验	抗阻旋前引起疼痛	长头腱炎
Kim 试验	提起患者上臂并保持外展,施加后下的力	后下盂唇损伤
Spurling 试验	颈椎侧弯/后伸/受轴向应力时出现疼痛/放射症状	颈椎病,与肩部疾病鉴别
Wright 试验	头转向健侧,患侧肩后伸/外展/外旋,脉搏消失/神经血管症状	胸廓出口综合征
Adson 试验	头转向同侧,伸颈,深呼吸	桡动脉搏动消失提示胸廓出口综合征

AC,肩锁关节;SLAP,上盂唇前后损伤表

钉固定,风险包括不愈合,关节面损伤,喙突移位和神经损伤

　　▲ 其他骨移植物
　◆ 既往其他术式
　　▲ Putti-Platt:肩胛下肌和前关节囊重叠缝合;限制外旋;晚期关节退变
　　▲ Magnuson-Stack:肩胛下肌移位至结节间沟外侧;限制外旋;晚期关节退变
　　　▲ Bristow:将喙突尖及其附着的联合腱经肩胛下肌移位至肩胛颈前方
　　◆ 结果:关节镜下 Bankart 修复手术效果与切开 Bankart 修复手术效果相当

　◆ 并发症
　　▲ 切开修复:张力过大,肩胛下肌损伤
　　▲ 关节镜修复:张力过大,做下方入路或缝合下关节囊时可造成腋神经损伤
　　▲ 锚钉移位
后向
　◆ 适应证:复发性不稳定(半脱位/脱位),保守治疗失败
　◆ 后方 Bankart 修复:切开或关节镜
　　▲ 后方盂唇修复:Kim 损伤,保守治疗失败
　　▲ 如存在多向不稳定,盂唇完整,行关节囊成形术

　　▲ 关闭肩袖间隙,减轻后方不稳定

　　◆ 术后外旋位(持枪位)制动

　　◆ 并发症:后下盂唇修复时可能损伤腋神经(下方关节囊下方1mm内有腋神经走行)

　　多向

　　◆ 适应证:症状持续,保守治疗失败

　　◆ 关节囊成形术:经关节镜切开;将关节囊向上方成形;金标准;风险是张力过大

　　◆ 关闭肩袖间隙

　　◆ 不再采用热固缩进行治疗;可合并腋神经损伤、软骨溶解和关节囊缺损

　　4. 长头腱和上盂唇前后(SLAP)的损伤

　　◎ 发病机制

　　a. SLAP损伤分型(图7.39)

　　　Ⅰ型:长头腱磨损,其附着区完整

　　　Ⅱ型:最常见,长头腱附着区自肩盂分离

　　　Ⅲ型:上盂唇桶柄样撕裂,长头腱完整

　　　Ⅳ型:上盂唇桶柄样撕裂累及长头腱

　　　Ⅴ型:前盂唇撕裂+SLAP

　　　Ⅵ型:上方的瓣状裂

　　　Ⅶ型:关节囊损伤+SLAP

　　b. 长头腱腱病:常见于肩袖损伤;可单独存在

　　c. 长头腱半脱位:合并肩胛下肌、喙肱韧带和肱横韧带损伤(隐匿损伤)

　　◎ 临床表现

　　a. SLAP:疼痛,长头腱区压痛;O'Brien试验、前方滑动试验、Crank试验和动态盂唇剪切试验阳性;年轻的运动过度者遭受轴向应力后出现的疼痛

　　b. 长头腱炎:疼痛,长头腱区压痛,Speed & Yergason试验阳性

　　c. 长头腱半脱位:上臂外展/外旋时可及弹响

　　◎ 诊断方法

　　a. MRA:诊断盂唇损伤的敏感性和特异性都高

　　◎ 治疗:有症状的SLAP和(或)长头腱损伤

　　a. SLAP

　　　患者年龄<40岁:Ⅰ、Ⅲ、Ⅳ型清理;Ⅱ、Ⅴ、Ⅶ型修复;Ⅵ型可固定或修复

　　　患者年龄>40岁:长头腱切断或固定

　　b. 长头腱炎/半脱位

　　　保守治疗:首选治疗;力量训练,激素注射

　　　手术治疗:顽固性病例进行肌腱切断或固定,半脱位患者可视情况修复肩胛下肌

　　◎ 康复

　　a. SLAP修复:术后即刻被动活动避免关节僵硬,术后4~8周开始肩胛骨平面的主动活动,最后开始力量锻炼

　　◎ 效果

　　a. 挤压螺钉固定长头腱:初始固定强度最大,有效防止肌腱向远端退缩

　　b. 切开与关节镜固定对比:理论上可以更好地将长头腱从结节间沟中拉出(也有争论认为没有明显优势)

　　◎ 并发症:长头腱切除可能导致"大力水手"征,痉挛感,长头腱切除引起的畸形要比其自发断裂少

　　5. 肩袖损伤

　　◎ 发病机制

　　a. 发病率随年龄增大而增长:>70岁患者中30%~60%为全层撕裂,>60岁患者中50%撕裂为双侧,其中50%的患者对侧撕裂没有症状

　　b. 大多数撕裂是退变性的

　　c. 外部撞击综合征(肩峰撞击)造成滑囊侧撕

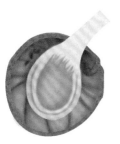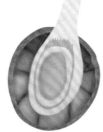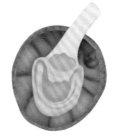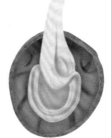

　　　Ⅰ型　　　　Ⅱ型　　　　Ⅲ型　　　　Ⅳ型

图7.39　SLAP损伤Ⅰ型至Ⅳ型。

裂

外撞击造成滑囊侧撕裂,内撞击造成关节侧撕裂

d. 内撞击(肱骨头和后上盂唇间的后上肩袖)造成关节侧撕裂

e. 可见于>40岁的肩关节脱位患者

f. 暴力外旋:创伤性肩胛下肌撕裂

g. 喙突下撞击:长喙突或喙突外位(喙突和肱骨之间距离<7mm为异常),后关节囊过紧

◉ 临床表现

a. 肩关节外侧疼痛:过度活动时加重;夜间痛;力弱;主被动活动不一致(罕见);严重肩胛下肌撕裂可见外旋增大

b. 撞击试验阳性:Neer撞击征,Hawkins征

c. Lag征阳性

d. 冈上/冈下肌:Jobe试验,落臂征,吹号征

e. 肩胛下肌:Lift-off试验,改良Lift-off试验,压腹试验,环抱(bear-hug)试验

◉ 诊断方法

a. X线:肩峰骨刺和喙肩韧带内骨化,大结节退变及囊变,慢性巨大肩袖撕裂可见肱骨头上方移位

b. 超声

c. MRI:可评估肌肉萎缩和肌腱退缩

肩胛下肌撕裂时可见长头腱半脱位、结节间沟空虚

◉ 治疗

a. 保守治疗

适应证:大多数肩袖损伤的首选治疗;撞击,慢性非创伤性撕裂,关节侧部分撕裂

方法:拉伸、肩袖肌力和肩胛骨稳定的锻炼,抗炎药,肩峰下激素注射,喙突下注射(针对喙突下撞击)

b. 手术治疗

肩峰下减压:4~6个月保守治疗失败

巨大不可修复撕裂:清理,长头腱切断,大结节成形,保留喙肩弓,背阔肌移位

肩袖修复:切开,小切口,关节镜

◆ 技术:单排,双排,缝线桥;双排修复较单排修复可承受更高的拉伸负荷;部分研究显示,双排联合缝线桥技术较单排和双排技术再撕裂率更低

◆ 适应证:慢性全层肩袖撕裂,急性撕裂,冈

上肌关节侧部分撕裂(PASTA)且关节面外侧足印区骨暴露<7mm或超过50%肌腱受累;修复肩胛下肌,如长头腱半脱位视情况行固定或切断

◆ 对巨大肩袖撕裂可视情况进行部分肩袖修复

背阔肌移位至大结节:活跃的不可修复冈上及冈下撕裂;肩胛下肌撕裂是相对禁忌证

胸大肌移位:慢性不可修复肩胛下肌撕裂

喙突切除或关节镜下喙突成形:慢性喙突下撞击

关节镜下PASTA清理,盂唇修复:内撞击

◉ 康复:早期被动活动度锻炼(有争议),逐渐过渡到闭链锻炼(术后4~6周)以刺激肩胛骨肌肉和肩袖肌肉安全地协同收缩;推迟力量锻炼以保证修复愈合

◉ 结果

a. 工伤患者肩峰下减压和肩袖修复术后结果较差

b. 肩胛下肌修复:联合长头腱固定或切断结果更好

c. 背阔肌移位:男性比女性结果好,术前肩胛下肌和三角肌功能影响术后结果;Lift-off试验阳性者术后结果差

◉ 并发症

a. 不愈合:早期未愈合与肌腱质量有关;高龄(>65岁)是不愈合的最常见风险因素;大撕裂,高龄,术前肩袖肌肉脂肪浸润严重与术后再撕裂率相关

b. 感染:痤疮杆菌

c. 僵硬/活动受限

d. 缝合锚失效

6. 关节退变和关节置换

◉ 发病机制:与肩关节不稳定(罕见)、肩袖损伤和类风湿关节炎相关

a. 原发性骨性关节炎:病因不明,可能与基因相关

b. 创伤性关节炎:不愈合,畸形愈合,缺血性坏死,内固定并发症

c. Charcot关节病(罕见):神经性疾病,如脊髓空洞症

d. 医源性损伤,如关节囊修复过紧,内植物原因

e. 软骨溶解,关节囊热固缩术或关节内放置止

疼泵

f. 骨坏死:激素,镰状细胞病,创伤

g. 炎性关节病

◎ 临床表现:疼痛,主被动活动度下降;Charcot关节病中可见无痛性主动活动下降;假性麻痹,合并肩袖损伤性关节病时可见主动上举不能

a. <10%的原发性骨性关节炎患者合并肩袖损伤

◎ 诊断方法

◎ 肩袖损伤性关节病可见肱骨头上方移位,骨性关节炎可见后方磨损和肱骨头向后半脱位;类风湿关节炎可见肩盂侵蚀;脊髓空洞症导致的Charcot关节可见盂肱关节破坏

a. X线:骨性关节炎可见后方肩盂磨损和肩盂后倾增加;类风湿关节炎可见肩盂中心性磨损和肱骨头内移;肩袖损伤性关节病可见肱骨头上方移位

b. MRI:如术前体格检查怀疑存在肩袖损伤,则全肩关节置换术前进行MRI检查以评估肩袖（5%~10%的全肩关节置换患者中存在全层肩袖撕裂）

怀疑脊髓空洞症造成的Charcot关节时进行颈椎MRI

c. CT扫描:评估骨性解剖、肩盂骨缺损和肩盂倾斜、肱骨畸形愈合

◎ 治疗

a. 保守治疗:理疗,非甾体消炎药物(NSAID),关节内注射;是首选治疗,特别对年轻劳动者

b. 手术治疗

关节镜:关节清理和关节囊松解;对症状不太严重的患者,可进行鉴别诊断;姑息治疗

活动度逐渐下降,疼痛且日常生活受限时建议行关节置换

关节置换禁忌证:三角肌和肩袖肌肉无功能,感染活动期,Charcot关节,难治性不稳定,患者一般情况差,严重骨缺损

半肩关节置换适于早期肱骨头缺血坏死、肩盂正常的年轻患者

肱骨头置换,肩盂打磨

肱骨头置换,肩盂软组织衬垫

肱骨头表面置换:适于晚期类风湿关节炎,合并肩袖损伤或肩盂骨缺损时。对主动上举可达90°肩袖损伤性关节病患者的选择:保留喙肩弓以防止肱骨头向前上脱位

全肩关节置换:适于原发性骨性关节炎和炎性关节病

◆ 肱骨头后倾20°~30°

◆ 术前CT评估盂肱关节对位,观察肱骨头后方半脱位,肩盂骨量(也可拍摄腋位)

◆ 肩袖必须完整且有功能

◆ 单纯冈上肌撕裂,如没有回缩,则并非禁忌证,应在关节置换时修复

◆ 肩盂缺损的选择:偏心打磨肩盂,轻度肩盂后方缺损靠前打磨;如肩盂缺损严重行骨移植;加强肩盂侧假体

反球型肩关节置换

◆ 适于肩袖损伤性关节病、需求低、肩盂骨量好、腋神经和三角肌功能好的患者

肩关节置换翻修

◆ 腋神经损伤和三角肌功能不佳是禁忌证

◆ 反球型肩关节置换要求三角肌可主动收缩以维持肩关节功能

◆ Grammont假体使旋转中心内移,同时下移旋转中心以增加肱骨侧偏心距,拉长三角肌,增大三角肌力臂,在肩袖损伤时将三角肌作为肩关节上举的动力

◆ 偏心距外移的设计使旋转中心移到肩盂外侧

关节融合:肩袖和三角肌均无功能时,全肩关节置换失败的挽救性治疗

◆ 最佳适应证:年轻劳动者,手肘功能正常

◆ 融合体位:外展20°~30°,前屈20°~30°,内旋20°~30°

◎ 结果

a. 大多数研究经长期随访证实,对骨性关节炎和类风湿关节炎,关节置换可缓解疼痛,改善关节活动度和功能

b. 对骨性关节炎,半肩关节置换与全肩关节置换相比,疼痛缓解较差,早期翻修率高

c. 术前肩袖完整性是影响全肩关节置换术后肩关节功能的最重要因素

d. 肩袖损伤是全肩关节置换术后结果不佳的最常见原因

e. 半肩关节置换术中,因镰状细胞病造成的肱骨头缺血性坏死结果最好

◎ 康复

a. 全肩关节置换:不同康复计划中被动活动转为主动活动的时机也不相同

有人建议术后即刻主动活动,但要避免过度外旋以保护肩胛下肌,术后6周开始主动肌力锻炼

肩胛下肌修复的牢固程度是影响术后康复计划制订的最重要因素

暴露盂肱关节前方的方式包括肩胛下肌切断,肩胛下肌剥离,小结节截骨;小结节截骨后的骨性愈合比腱腱愈合和腱骨愈合更为牢固

◎ 并发症

a. 感染:痤疮杆菌更多地是在肩关节繁殖而不在髋膝关节,男性更多见

培养应持续至少14天;可造成假体失效

早期:<6周;治疗包括灌洗,清创,静脉抗生素,可保留假体

晚期:培养结果通常是痤疮杆菌;治疗包括假体取出,抗生素和分期翻修

b. 半肩关节置换:磨损造成晚期肩盂侧疼痛

c. 全肩关节置换

臂丛神经损伤是最常见的神经损伤

过度向内侧牵拉联合腱可造成肌皮神经损伤

损伤肩胛下肌造成前向不稳定;尽快行肩胛下肌修复

肩盂侧假体松动:不可修复肩袖损伤中多见(因此不可修复肩袖是全肩关节置换的禁忌证);晚期全肩关节置换失效的常见原因

肩袖损伤:截肱骨头时过度后倾或过低可损伤肩袖;置换术后的肩袖损伤是全肩关节置换失效的常见原因

d. 反球型肩关节置换

常发生前脱位

肩胛骨蚀刻(notching):肩盂假体下置,超过正常肩盂下缘(最重要);有人认为下倾也很重要,还有人建议外移假体;低角度肱骨侧假体既外移了肱骨,又减小了蚀刻

肩盂下移过低可造成肩胛骨蚀刻和全肩关节置换术完全失败

翻修之前的关节置换时,并发症率高

神经损伤

基座失效

肩峰骨折

7. 肌肉断裂

◎ 发病机制

a. 胸大肌:男性,举重者,离心收缩,通常为胸肋部自肱骨的撕脱

b. 三角肌:一般为部分撕裂或拉伤,合并慢性巨大肩袖损伤时可见肩峰侵蚀;医源性损伤见于切开肩袖修复

c. 背阔肌:压痛,内收内旋疼痛

◎ 临床表现

a. 胸大肌:肿胀,瘀斑,可及缺损,内收/内旋力弱

b. 背阔肌:压痛,内收内旋疼痛

◎ 诊断方法:MRI

◎ 治疗

a. 胸大肌:手术修复急性的肌腱断裂(腱骨缝合),慢性断裂使用异体肌腱(半腱肌)重建

b. 三角肌:修复到骨上以达到完全的三角肌重建;一般效果不佳

c. 背阔肌:对要求高的运动员手术修复

◎ 结果:与非手术治疗相比,切开将断裂的胸大肌腱修复到骨上长期结果最好

8. 钙化性肌腱炎

◎ 发病机制:自限性疾病,最常累及冈上肌;女性多见

a. 三期:钙化前期,钙化期,钙化后期

◎ 临床表现:疼痛;如累及冈上肌造成外展受限

◎ 诊断方法

a. X线:最常累及冈上肌

◎ 治疗

a. 保守:首选治疗;热敷,拉伸锻炼,针刺

b. 手术:清理,视情况修复肩袖

9. 黏连性关节囊炎

◎ 发病机制

a. 分辨特发性与其他病因;特发性病因不明;女性更多见,非主力侧

b. 创伤后,长时间制动,手术后,复杂区域疼痛综合征,颈椎病,肺心病

c. 合并疾病:糖尿病,甲状腺疾病

d. 盂肱关节囊内的肌纤维增生

e. 临床分期

疼痛期:弥漫性疼痛;肩关节活动疼痛

僵硬期:疼痛,活动度下降

融化期:疼痛缓解,活动度逐渐改善

f. 镜下改变

纤维性滑膜炎

关节囊缩小,黏连,滑膜炎

滑膜炎减轻,进一步缩小

严重挛缩

◎ 临床表现:活动度下降;活动终末时疼痛

◎ 黏连性关节囊炎最常见的表现是主被动活动一致,且活动终末时疼痛

◎ 诊断方法

a. 体格检查:主被动活动受限程度一致;各方向活动终末时疼痛;盂肱关节活动受限

b. X线:除可见不同程度骨量减少外一般正常

c. MRI:下关节囊和喙肱韧带增厚;静脉造影可见增强,关节囊容积下降(关节囊下方囊袋消失);并非初始评估和治疗的必需检查

◎ 治疗

a. 保守:牵拉(避免力量锻炼),抗炎药物,盂肱关节内皮质激素注射,创伤后僵硬保守治疗效果差

b. 关节腔注射

c. 手术:至少12~16周保守治疗失败;推拿可缓解黏连;关节镜下关节囊松解,麻醉下推拿

◎ 并发症:推拿时骨折/脱位,肩袖损伤

◎ 保守治疗最常见的结果是活动度较未受累关节相比下降

10. 神经损伤

◎ 臂丛神经损伤

a. 发病机制:橄榄球运动员,肩垫和上内肩胛骨压迫臂丛

b. 临床表现:单侧上臂神经症状,一过性的,可完全缓解

c. 治疗:症状完全缓解再恢复运动;如果症状复发,暂停运动,拍颈椎片

◎ 臂丛神经炎(Parsonage-Turner综合征)

a. 发病机制:病因不明;可能与病毒感染有关,类似Bell麻痹

b. 临床表现:最开始为疼痛,逐渐出现力弱;肩关节灼痛,主动活动受限,被动活动正常;仅表现为

运动受限;常为上干受累,C5~C6

c. 诊断方法:X线和MRI表现正常

d. 治疗:观察,活动度练习

e. 结果:大多数可自行缓解

◎ 胸廓出口综合征(见第9章)

a. 发病机制:神经血管受压;颈肋、肩带下垂或斜角肌异常可导致

b. 临床表现:疼痛,尺神经支配区感觉异常,Wright试验阳性

c. 排除压迫性病因,锁骨下静脉血栓,颈肋

d. 治疗

保守:肩胛带肌肉力量锻炼,姿势训练

偶尔须切除第一肋;斜角肌切除

◎ 前锯肌麻痹(翼状肩胛)

◎ 前锯肌麻痹和脊髓副神经麻痹中,肩胛骨的移位方向取决于相应神经支配肌肉麻痹及受累肌肉对肩胛骨的拉力丧失

a. 发病机制

胸长神经麻痹(C5,C6,C7);前锯肌麻痹;见于背包客、举重者和创伤后

b. 临床表现

肩关节和肩胛骨疼痛,过头运动和前屈力弱

肩胛骨下角向内侧旋转,肩胛骨抬起(图7.40)

c. 治疗

观察:大多数可在18个月内缓解

顽固性病例可将胸大肌移位至肩胛骨下角

◎ 斜方肌麻痹

a. 发病机制

脊髓副神经麻痹:斜方肌麻痹;术中医源性

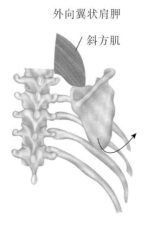
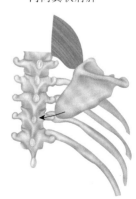

外向翼状肩胛　　　内向翼状肩胛

斜方肌

图7.40　肩胛骨下角向内侧旋转,肩胛骨抬起。

损伤(最常见的是淋巴结活检分离颈后三角时)

　　b. 临床表现

　　　　肩关节和肩胛骨疼痛,头部上方运动和前屈力弱

　　　　肩关节下垂

　　　　肩胛骨下角向内侧旋转,肩胛骨下压

　　c. 治疗

　　　　保守:观察

　　　　手术修复神经:至少观察1年

　　　　顽固性病例或肩胸关节融合可行肩胛提肌和菱形肌移位(Eden-Lange)术

　　◎ 肩胛上神经卡压

　　a. 发病机制:囊肿或筋膜束于肩胛上切迹处压迫(冈上肌支和冈下肌支)或冈盂切迹处压迫(仅冈下肌支);SLAP损伤合并冈盂切迹囊肿;重复性头部上方运动的运动员(棒球、排球)

　　b. 临床表现：肩关节后方疼痛,O'Brien试验阳性(合并SLAP损伤时),冈下窝萎缩,外旋力弱(冈下肌)

　　　　肩胛上切迹压迫:冈上肌和冈下肌力弱、萎缩

　　　　冈盂切迹压迫:仅冈下肌力弱、萎缩

　　c. 诊断方法:MRI定位囊肿位置;肌电图(EMG)/神经传导速度(NCV)评估受累神经和肌肉

　　d. 治疗

　　　　囊肿穿刺:复发率高

　　　　关节镜下囊肿减压和盂唇修复:适于盂唇损伤造成的囊肿压迫出现神经症状时

　　　　囊肿常因盂唇损伤形成;针对病因处理盂唇损伤

　　　　肩胛横韧带松解：适于神经压迫引起症状,且无结构性病变者

　　◎ 四边孔综合征

　　a. 发病机制:见于头部上方运动运动员最大外旋角度期和加速期;大圆肌和肱三头肌长头腱间的纤维束压迫腋神经或旋肱后动脉

　　b. 临床表现：头部上方运动时疼痛和感觉异常;三角肌和小圆肌力弱或萎缩

　　c. 诊断方法:血管造影可见旋肱后动脉受压

　　d. 治疗

　　　　保守:初始治疗;理疗

手术减压,纤维束松解

　　◎ 面肩肱型肌营养不良

　　a. 发病机制:常染色体显性遗传病;6~20岁发病

　　b. 临床表现:面部肌肉异常,翼状肩胛

　　　　不能吹口哨

　　c. 治疗

　　　　保守:初始治疗;理疗

　　　　肩胛胸关节融合

11. 其他肩关节疾病

　　◎ 胸锁关节感染

　　a. 发病机制:静脉药物滥用者风险增高

　　　　静脉药物滥用者可见假单胞菌

　　b. 临床表现:疼痛、肿胀、压痛

　　c. 诊断方法

　　　　X线

　　　　胸部CT:手术前须排除胸部及心包区感染

　　　　MRI

　　d. 治疗:一线抗生素;若失败可手术清理

　　◎ 致密性骨炎

　　a. 发病机制:锁骨近端骨硬化,可能与创伤相关;见于中年女性

　　b. 临床表现:疼痛、肿胀、压痛;肩关节前屈和外展时疼痛加重

　　c. 诊断方法

　　　　X线:锁骨近端可见硬化斑块

　　d. 治疗

　　　　保守:初始治疗;非甾体消炎药

　　　　手术:非手术治疗无效;锁骨近端切除

　　◎ 肩盂发育不良

　　a. 发病机制:常为双侧,并非某综合征的表现

　　b. 临床表现:表现多样,包括无痛性弹响,不稳定,疼痛

　　c. 可发展为盂肱关节骨性关节炎

　　d. 诊断方法

　　　　◆ X线:肩盂下方和后方缺损,锁骨远端增大

　　e. 治疗:理疗是首选治疗;顽固性病例,理疗失败考虑手术治疗

　　◎ 肩峰小骨(图7.41)

　　a. 发病机制:二次骨化中心未融合;发生率3%;中后肩峰骨化中心交界处多见;合并肩袖病变

　　b. 临床表现:疼痛、肩峰压痛;多数为偶然发现

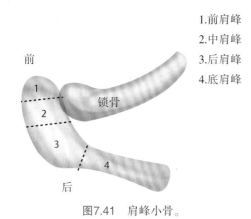

1.前肩峰
2.中肩峰
3.后肩峰
4.底肩峰

前

锁骨

后

图7.41 肩峰小骨。

c.治疗

保守:无症状者观察

手术:症状持续;肩峰成形,切开复位内固定或切除(前或中肩峰型)

◉ 肩关节内旋受限(GIRD)

a.发病机制:很多因素可导致内旋受限

◆ 内撞击:见于年轻头部上方运动运动员存在GIRD者;摆动后期,后上肩袖在肱骨和后上盂唇间发生撞击,某些病例可见关节侧撕裂;合并SLAP损伤

b.临床表现

内旋受限,外旋增加,后关节囊挛缩

内撞击:肩关节后方疼痛,投速下降;外展90°最大外旋时加重疼痛

◆ 内旋受限,外旋增加,后关节囊挛缩

c.影像学:Bennett病变:内撞击/头部上方运动运动员可见后下肩盂的钙化

d.治疗:后方和后下关节囊牵拉;对有肩袖关节侧部分撕裂的运动员,改变活动,停止投掷运动

◉ 锁骨远端溶骨症

a.发病机制:举重者,创伤

b.诊断

X线:锁骨远端骨量下降,骨溶解

MRI:锁骨远端高信号

c.治疗

保守:首选治疗;非甾体消炎药,改变活动,皮质激素注射

手术:保守治疗失败;锁骨远端切除

◉ 少年棒球运动员肩

a.发病机制:年轻的头部上方运动运动员,过劳伤

b.诊断

X线:Salter-Harris I型骨折,肱骨近端解剖颈骨骺增宽

MRI:诊断不清时应用

c.治疗:保守治疗即休息,改变活动,症状消失后即可恢复运动

◉ 肩锁关节退变

a.发病机制:一般为特发性;反复的头部上方重体力活动,少数见于慢性I度或II度肩锁关节损伤

b.临床表现:活动相关的疼痛,头部上方并内收活动疼痛,内旋疼痛,患侧卧位疼痛;肩锁关节压痛,交臂征阳性;内旋位O'Brien试验肩锁关节疼痛,外旋/旋后位缓解

c.诊断

X线:肩锁关节正位,Zanca位

MRI:肩锁关节水肿

d.治疗

保守:首选治疗;非甾体消炎药,改变活动,皮质激素注射

手术:保守治疗失败后的选择

◆ 关节镜下锁骨远端切除

◆ 切开锁骨远端切除(Mumford术):切除范围<1cm,以免损伤喙锁韧带

e.并发症

肩锁关节上下向不稳定:过度的锁骨远端切除,范围>1cm,损伤喙锁韧带

肩锁关节前后向不稳定:损伤了后方和上方的肩锁韧带

其他:异位骨化

◉ 胸锁关节退变

a.临床表现:疼痛,局部压痛,凸起和肿胀

b.诊断:X线(serendipity位)

CT扫描:明确正常解剖还是病变,评估半脱位/脱位

MRI:协助评估感染性病变

c.治疗

保守:首选治疗;非甾体消炎药,改变活动,皮质激素注射(建议超声下引导)

手术:锁骨近端切除;保留胸锁和肋锁韧带

d. 并发症

锁骨近端切除过多,损伤肋锁韧带,造成锁骨不稳定;修复联合移植物重建

损伤胸骨后结构,锁骨下血管

● 肩胛骨疾病

a. 肩胛骨节律异常

发病机制:继发于其他肩关节疾病的异常的肩胛骨运动;也可继发于神经损伤,胸椎后凸,投掷技术不佳

临床表现:肩关节疼痛和功能受限,头部上方运动加重;肩胛胸关节弹响,肩胛骨前提并下移;肩胛骨稳定训练可改善症状;内向翼状肩胛

治疗:保守治疗;肩胛骨稳定训练,非甾体消炎药

b. 肩胛胸关节弹响

临床表现:上臂上举时可有痛性弹响,肩胛骨节律异常,肩胛骨稳定训练可缓解疼痛

诊断:X线和CT评估骨性异常,如肩胛骨骨软骨瘤

治疗

◆ 保守:首选治疗;非甾体消炎药,改变活动,皮质激素注射

◆ 手术:保守治疗失败;滑囊切除;内上肩胛骨切除

12. 其他建议

● 呼吸功能不全是肩关节手术肌间沟阻滞的相对禁忌证

● 肌间沟阻滞的最常见并发症是感觉异常,可达6个月

Ⅲ.肘关节疾病

1. 肘关节体格检查(表7.5)

2. 肌腱疾病

● 外上髁炎(网球肘)

a. 发病机制:伸肌腱过劳伤;微小撕裂是由于桡侧伸腕肌腱(ECRB)起点处的血管成纤维细胞增生

网球肘可见桡侧伸腕肌腱起点处血管成纤维细胞增生

b. 临床表现:外上髁/伸肌腱起点压痛;抗阻伸

表7.5 肘关节体格检查

检查名称	方法	相应损伤
Hook 试验	患者前臂主动旋后,检查者在肱二头肌肌腱处用手指勾触	如未勾触到条索样结构,考虑远端肱二头肌断裂
动态外翻应力试验	屈肘至伸肘过程中施加持续的外翻应力	屈肘 70°~120°肘内侧疼痛最严重提示内侧副韧带损伤
挤奶试验	肘关节屈曲>90°,前臂旋后,施以向下和外翻应力	内侧副韧带损伤
外侧轴移试验	前臂旋后,肘关节伸直至屈曲过程中施以外翻和轴向应力;肱桡关节在屈曲>40°时复位	外侧副韧带损伤

腕疼痛;伸中指疼痛

c. 诊断方法:查体可诊断;平片可发现钙化或骨刺

d. 治疗

保守:主要治疗方式;改变活动,离心力量锻炼,被动牵拉,非甾体消炎药,腕背伸支具,肘部限制支具,皮质激素注射,富血小板血浆(PRP)注射(有争议)

保守治疗是治疗网球肘的金标准;对顽固性病例可以采用手术治疗。皮质激素注射可能改变网球肘的自然病程,延长恢复时间

手术:切开或关节镜下清理/桡侧伸腕肌起点松解;适于顽固性病例

e. 并发症:过度切除可能损伤尺侧副韧带,造成后外旋转不稳定

警惕肘关节脱位或网球肘过度清理造成的后外旋转不稳定

● 内上髁炎(高尔夫球肘)

a. 发病机制:屈肌腱/旋前肌过劳伤

b. 临床表现:内上髁 (屈肌腱/旋前肌起点)压痛,抗阻屈腕和前臂旋前时疼痛

c. 诊断方法:诊断依据临床;平片可发现钙化或骨刺

d. 治疗

保守:主要治疗方式;改变活动,非甾体消炎药,皮质激素注射,被动牵拉,支具

手术:切开或关节镜下清理;适于顽固性病例

e. 并发症:尺神经损伤

◉ 肱二头肌远端肌腱断裂/撕裂

a. 发病机制:男性多见;中度屈肘时受离心负荷;部分撕裂罕见,多见于肌腱止点桡侧

b. 临床表现:肱二头肌畸形,肘前窝疼痛,前臂瘀斑,肱二头肌止点处压痛;Hook试验

c. 诊断方法

X线:多数正常

MRI:怀疑部分撕裂时,明确撕裂部分和回缩程度;为确诊急性完全撕裂不必进行MRI检查

d. 治疗

保守:部分撕裂

手术:恢复旋后肌力;双切口(Boyd-Anderson术)或单切口技术

◆ 剥离并修复保守治疗失败的部分撕裂

e. 并发症

保守治疗:旋后肌力下降可达50%,屈肘肌力下降可达50%

神经损伤:单切口技术中,前臂外侧皮(LABC)神经麻痹是最常见的神经损伤,也是最常见的并发症;双切口技术常见骨间后神经损伤

LABC 神经损伤见于单切口技术,骨间后神经损伤见于双切口

异位骨化:上尺桡融合见于双切口技术;前方骨化见于单切口技术

融合:双切口技术更多见

伸直受限;旋前受限

◉ 肱三头肌远端肌腱断裂/撕裂

a. 发病机制:伸肘减速期;慢性鹰嘴滑囊炎,多次皮质激素注射,合成类固醇,肾性骨营养不良,氟喹诺酮

b. 临床表现:疼痛,不能主动伸肘

c. 诊断方法

d. 体格检查:触及缺损,伸肘力弱

X线:骨片征(flake sign)提示撕脱骨折,特征性表现;鹰嘴骨刺骨折

MRI:明确损伤,确认严重程度

e. 治疗

手术:经骨缝线或缝合锚修复

3. 韧带损伤(图7.13b,c和图7.42)

◉ 内侧副韧带(MCL);尺侧副韧带(UCL)

a. 发病机制:反复外翻应力,投掷运动后摆晚期和加速期;投掷运动时内旋力矩加大增加了肘外翻负荷

尺侧副韧带前束是屈肘时内侧最重要的稳定结构

b. 临床表现:肘关节内侧疼痛,沿内上髁至高耸结节的压痛,25%~50%的患者可见外翻不稳定

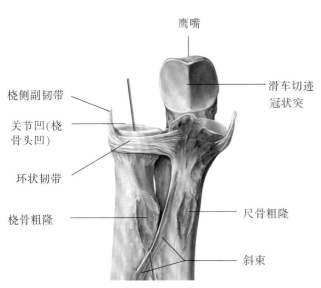
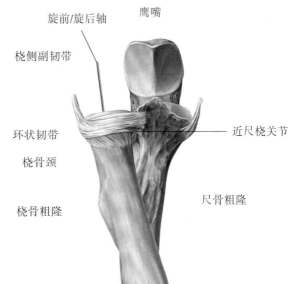

图7.42　近尺桡关节（来源:Schuenke M,Schulte E.General Anatomy and the Musculoskeletal System;Thieme Atlas of Anatomy. New York;Thieme;2005. Illustration by Karl Wesker.）

动态外翻不稳定：动态外翻应力试验及挤奶试验可见

c. 诊断方法

X线：鹰嘴窝后内侧骨赘

MRI：明确诊断；影像学方法的选择

d. 治疗

保守：首选治疗；休息，屈曲/旋前力量练习；着重尺侧屈腕肌，其为肘关节内侧重要的动态稳定结构

手术：高水平运动员要求恢复运动，保守治疗失败

◆ 韧带重建：掌长肌，自体腘绳肌或异体肌腱，八字重建(Tommy John手术)或对接技术；若术前有尺神经症状行尺神经移位

e. 结果：术后1年，75%恢复到同等或更高等级活动；重建优于修复；慢性病例治疗效果优于急性病例

f. 并发症：活动受限，取腱部位并发症

◉ 外侧副韧带(图7.13a)

a. 发病机制

急性损伤：肘关节脱位中最先损伤的韧带(见第3章)

慢性损伤：外侧副韧带尺侧损伤导致后外旋转不稳定

b. 临床表现(后外旋转不稳定)：疼痛，伸肘时弹响或交锁(如用肘关节撑椅子时)

由于肘关节不稳定，患者不能用患肢从椅子上撑起

外侧轴移试验

c. 诊断方法

MRI：慢性病例中作用有限

d. 治疗：慢性损伤

保守：老年/体弱者改变活动

手术：韧带重建联合关节囊折叠术

4. 剥脱性骨软骨炎(OCD)和Panner病

◉ 发病机制

a. OCD：累及肱骨小头；上肢负重或头上运动(体操和投掷类运动员)，遭受反复微创伤和血供不佳时

b. Panner病：肱骨小头骨软骨溶解，年龄<12岁；良性，自限性

◉ 临床表现：肘关节外侧疼痛，关节内异物感，

交锁，早期即出现伸肘受限

◉ 诊断方法

a. X线：肱骨小头形态不规则，碎裂

b. MRI

OCD：肱骨小头软骨剥离，软骨出现裂隙

Panner病：软骨损伤，全部肱骨小头骨化中心受累

◉ 治疗

a. 保守

Panner病：观察；可完全缓解不留后遗症；休息3~6周，逐渐恢复活动；对稳定的OCD也是首选治疗

OCD：首选观察，休息3~6周，逐渐恢复活动

b. 手术：保守治疗失败时，症状持续时

关节面完整，有症状：关节镜下原位钻孔

大的软骨片，部分移位：复位固定

不稳定或游离的软骨片：切除，缺损处钻孔

大的缺损，不能固定：骨软骨移植物(自体骨软骨移植手术)

◉ 效果：对稳定的OCD，保守治疗90%效果满意

5. 投掷肘(小棒球肘)

◉ 发病机制：内上髁应力骨折；投掷运动员，反复外翻应力

◉ 临床表现：肘关节疼痛，投掷能力下降；外翻应力时肘关节内侧疼痛

◉ 诊断方法

a. X线：内上髁骨骺增宽；内上髁增大，可见骨碎片

◉ 治疗

a. 保守：主要治疗；休息，改变活动，限制投掷次数

b. 手术：顽固性病例行内上髁原位固定

6. 肘过度外翻过伸(投掷肘)

◉ 发病机制：同时遭受过度的内侧张力、外侧压力和后方过伸

◉ 临床表现：减速期肘关节后内侧疼痛，暴力屈肘时疼痛，外翻增大，旋前肌肌腹增生，伸肘受限

◉ 诊断方法

a. X线：鹰嘴后内侧骨赘，鹰嘴窝内侧壁软骨软化

治疗

a. 保守:首选治疗;非甾体消炎药,通过训练改善投掷技术,改变活动

b. 手术:保守治疗不能改善症状;关节内清理,切除后内侧骨赘,游离体取出;MCL损伤为禁忌证

并发症:过度切除鹰嘴骨赘导致的外翻不稳定

警惕因过度内侧清理造成的外翻不稳定

7. 鹰嘴应力骨折

发病机制:头上运动运动员,投掷减速期肱三头肌收缩牵拉

临床表现:肘关节后方疼痛

诊断方法

a. X线:可见斜行或横行骨折线

治疗

a. 保守:首选治疗;休息,支具

b. 手术:非手术治疗失败时;切开复位,加压螺钉固定

8. 先天性桡骨头脱位

发病机制:出生时桡骨头即脱位,导致桡骨头成圆顶形,肱骨小头发育不良

临床表现:屈肘和旋后受限;可无疼痛

诊断方法：肘关节X线用于桡骨头形态异常(子弹或圆顶形),肱骨小头形态异常;桡骨头向后半脱位

治疗

a. 保守:适于无症状、有一定活动度者

b. 手术:桡骨头切除以缓解疼痛;可能并不改善活动度

9. 骨性关节炎:原发性退变性关节炎

发病机制:体力工作者,主要为男性

临床表现:活动受限,活动终末时疼痛

诊断方法

a. X线:可见骨赘,冠突尖、鹰嘴尖、冠突窝和鹰嘴窝处多见;关节间隙变窄;桡骨颈骨刺;肱尺关节/关节面常变薄

治疗

a. 保守:改变活动,非甾体消炎药,关节腔注药

b. 手术

关节镜清理,游离体取出,软组织松解以增

大活动度;早期关节炎;年龄小,重体力工作者

无法行全肘置换时行间置成形术;年轻活跃患者,疼痛严重,关节炎晚期,关节形态完整

肱尺关节置换(切开/外桥–Kashiwagi,或关节镜下骨赘切除、关节囊松解);年轻活跃患者

全肘置换(TEA):罕见;年老,需求低患者

c. 康复:理疗以维持关节活动度(见下节的康复)

10. 类风湿性关节炎(RA)

发病机制:病因不明;可能与细胞介导的免疫应答有关

临床表现:全运动弧疼痛,活动受限,严重者可见不稳定

诊断方法

a. X线

类风湿:Larsen分型系统(图7.43)

◆ Larsen 1型:影像学表现接近正常

◆ Larsen 2型：关节周围侵蚀，轻度软骨磨损,软组织肿胀,骨量减少

◆ Larsen 3型:明显的关节间隙狭窄

◆ Larsen 4型:病变突破软骨下骨

◆ Larsen 5型:严重关节破坏,关节形态改变

治疗

a. 保守:药物控制,支具,关节腔注药

b. 手术

Larsen 1型、2型:关节镜下滑膜切除,切开滑膜切除及桡骨头切除

Larsen 3~5型:全肘置换

◆ 适应证:保守及手术治疗后仍症状持续

◆ 禁忌证:Charcot关节,感染活跃期

康复：翻肱三头肌的Bryan-Morrey手术进行的全肘关节置换;持续≤5磅;支具固定5~10天利于软组织愈合;开始主动屈肘和被动伸肘;6~8周内不做力量锻炼

效果:全肘关节置换生存率在类风湿关节炎患者中最高

全肘关节置换在类风湿关节炎中效果最好;可能与患者需求低、体弱有关

并发症

a. Bryan-Morrey术后伸肘装置失效

松动:联合假体

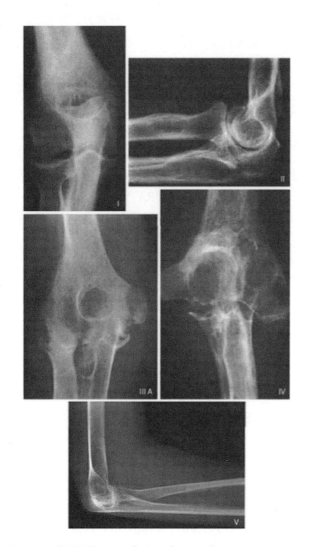

图7.43 类风湿的Larsen分型。(来源:Morrey BF.Linked total elbow arthroplasty in patients with rheumatoid arthritis.In:Morrey's The Elbow and Its Disorders,4th ed.New York:Elsevier; 2009.Reprinted with Permission.)

不稳定:非联合假体

　感染:慢性感染时,如骨量足够,行分期翻修

11. 肘关节挛缩

◉ 发病机制:创伤,关节退变;关节内、关节外或二者联合

◉ 临床表现:活动度下降

◉ 诊断方法

a. X线:桡骨头窝、鹰嘴窝、冠突窝增生,异位骨化

◉ 治疗

a. 保守

　观察:脱位造成的轻度活动受限;理疗;铰链式支具

　活动度目标30°~130°(100°运动弧可满足大多数功能要求)

　b. 手术

　劈韧带的切开关节囊松解及关节囊切除;外侧或内侧柱入路

　松解MCL后斜束以恢复屈曲

　松解/切除前方关节囊以恢复伸肘

　如屈肘受限严重,行尺神经松解或移位,避免术后尺神经症状

◉ 效果:病因和患者对治疗的依从性决定治疗是否成功

第8章

运动医学和下肢运动损伤

Stephen Klinge，Gregory A.Sawyer，Paul Fadale

Ⅰ. 髋部

A. 解剖学

1. 髋臼有着15°~20°的前倾和45°的外展

2. 股骨颈相对应股骨髁有着15°前倾和平均126°前倾角

3. 髋关节是一个球窝关节,也是稳定关节的次要骨结构;而这种次要稳定性是由纤维软骨性质的盂唇和关节囊组成;关节囊由髂股韧带(Bigelow韧带)、坐股韧带及耻股韧带组成(图8.1)

4. 正常髋关节活动度(ROM)(图8.2)

- 屈曲140°
- 背伸20°
- 外展80°
- 内收20°
- 内旋40°
- 外旋50°

5. 髋部肌肉组成和神经支配(表8.1)

6. 大转子是髋关节外旋和外展肌肉的止点,位于外侧;小转子是髂腰肌的止点,位于后内侧

7. 股骨头的血液供应主要来自旋股内侧动脉(股深动脉分支)、旋股外侧动脉(股深动脉分支)和圆韧带动脉(闭孔动脉分支)

8. 成人主要血液供应来自旋股内侧动脉,自后方逆向流动至股骨头

> 采用髋关节后内侧手术入路时应注意保护旋股内侧动脉

9. 在成年期,旋股外侧动脉及圆韧带动脉对于股骨头的血供是可以忽略的

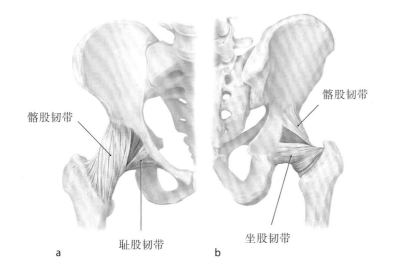

髂股韧带

髂股韧带

耻股韧带

坐股韧带

a
b

图8.1 髋关节关节囊是由髂股韧带、耻股韧带和坐股韧带组成 (来源:Schuenke M,Schulte E. Gengral Anatomy and the Musculoskeletal System: Thieme Atlas of Anatomy.New York:Theme;2005. Illustration by Karl Wesker.)

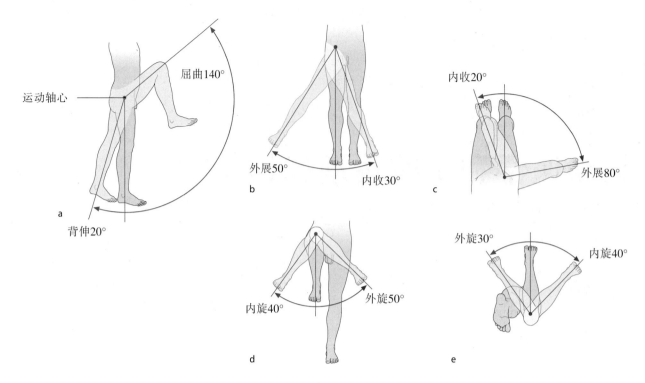

图8.2 (a-e)：髋关节活动度，采用中立零度位方法。(来源：Schuenke M,Schulte E.General Anatomy and the Musculoskeletal System；Thieme Atlas of Anatomy.New York；Thieme；2005.Illustration by Karl Wesker.)

B. 体格检查(表8.2)

1. 坐骨结节位于后方,轻柔的触诊有利于发现一些原发性下肢筋膜损伤

2. 长内收肌在腹股沟区可触及,并且易被牵拉(腹股沟牵拉伤)

3. 单足站立试验阳性提示髋外展疾患;当患者患侧肢体单独站立,对侧骨盆会低于水平线(图8.3)

C. 髋关节镜检查

1. 指征:盂唇损伤,关节内游离体,髋关节撞击综合征,感染性关节炎,软骨损伤和滑膜疾病

2. 常见入路:前入路,前外侧入路,后外侧入路

● 前入路:通过髂前上棘(ASIS)的垂线与通过大转子的水平线交点，注意避开股外侧皮神经及股血管

● 前外侧入路:位于大转子表面,注意避开臀上神经

● 后外侧入路位:于大转子后侧表面,注意避开坐骨神经;内旋大腿避免损伤神经

3. 并发症:最常见的并发症是阴部神经麻痹和入路周围血管神经损伤

D. 髋关节病理学

1. 滑囊炎

● 大转子滑囊炎

a. 发患者群:中年女性或经常在斜坡锻炼的女性奔跑者

b. 临床表现:髋关节外侧轻微疼痛,正常被动关节活动,对抗外展和内旋动作时疼痛

与之相关的是髂胫束紧张,Ober试验阳性。Ober试验的操作方法是:患者侧卧位,患侧髋关节外展、背伸,患侧膝关节背伸或屈曲。当患者不能将髋关节内收通过中线时,该项试验阳性

髂胫束紧张可以导致外侧弹响髋

当髂胫束滑过转子时,外侧弹响髋可以被触及；当髋关节被动活动由屈曲/外旋位至背伸/内旋位时,引起内侧弹响髋的发生

髋关节弹响

表8.1　髋部肌肉组成和神经支配

	起点	止点	神经支配	髋关节活动[1]
前群				
髂腰肌	胸 12–腰 5 椎体/髂窝	小转子	股神经	前屈
股直肌	髂前下棘/髋臼上缘	髌骨上极	股神经	前屈
缝匠肌	髂前上棘	胫骨体上端内侧面	股神经	前屈、外展、外旋
后群				
梨状肌	骶椎前侧	大转子	骶丛分支 L5~S2	外旋
上/下孖肌	坐骨小切迹临近骨面	大转子	骶丛分支 L4~S3	外旋
闭孔内肌	闭孔膜内面及周围骨面	大转子	骶丛分支 L5~S2	外旋、外展
闭孔外肌	闭孔膜外面及周围骨面	股骨转子窝	闭孔神经	外旋内收
股方肌	坐骨结节	转子间嵴	骶丛分支 L4~S1	外旋内收
臀大肌	髂骨翼外面后部,骶骨背面, 骶结节韧带	臀肌粗隆及髂胫束	臀下神经及坐骨神经分支	背伸、外旋
股二头肌	长头:坐骨结节 短头:股骨粗线	腓骨头	胫神经	背伸
半膜肌	坐骨结节	多止点[2]	胫神经	背伸
半腱肌	坐骨结节	鹅足深面	胫神经	背伸
外侧群				
臀中肌	髂骨,臀大肌下缘	大转子	臀上神经	外展、内旋
臀小肌	髂骨,臀中肌下缘	大转子	臀上神经	外展、内旋
髂胫束	髂前上棘	Gerdy 结节	臀上神经	屈曲、外展、内旋
内侧群				
长收肌	耻骨支前面,耻骨结节下方	股骨粗线内侧唇中 1/3 部	闭孔神经	内收、屈曲
短收肌	耻骨下支	股骨粗线内侧唇上 1/3 部	闭孔神经	内收
大收肌	闭孔前下缘,坐骨结节	股骨粗线内侧唇上 2/3 部, 收肌结节	闭孔神经	内收、屈曲/背伸[3]
股薄肌	耻骨下支前面	鹅足深面	闭孔神经	内收、屈曲、内旋

[1]根据髋关节轴心旋转对应关系,髋关节周围部分肌肉拥有多种运动模式

[2]多指点包括后斜韧带、后关节囊、胫骨中后缘、腘肌及内侧半月板

[3]大收肌的肌肉部分屈髋,筋膜伸髋

表8.2　髋关节体格检查

试验	操作技巧	意义
前撞击试验	被动屈髋、内收、内旋	提示髋臼撞击
外侧撞击试验	内收位屈髋	髂胫束绞索大转子
内侧撞击试验	由外旋屈曲位活动致内旋背伸位	髂腰肌肌腱绞索小转子[1]
Ober 征	侧卧位,先使大腿屈曲,再外展、伸直	髂胫束紧张
FAIR	髋关节 FAIR	梨状肌牵拉加重梨状肌综合征症状

FAIR,屈曲/内收/内旋

[1]髂腰肌韧带也可能绞索髂前上棘或髂耻隆起

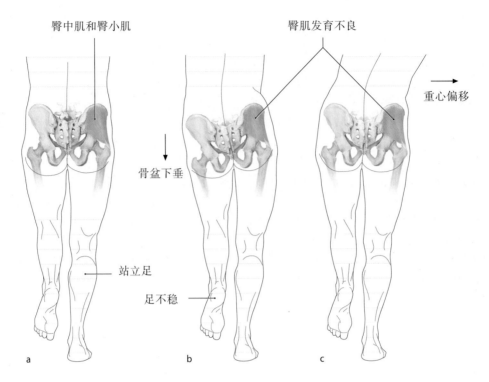

臀中肌和臀小肌　　　　　　臀肌发育不良

骨盆下垂　　　重心偏移

站立足

足不稳

a　　　　　　b　　　　　　c

图8.3　(a)正常步态。(b)观察单足站立,对侧髋下垂。(c)观察单足站立,同侧躯干偏移。(来源:Schuenke M,Schulte E.Gengral Anatomy and the Musculoskeletal System:Thieme Atlas of Anatomy.New York:Thieme;2005. Illustration by Karl Wesker.)

c. 病理学:臀中肌或臀小肌肌腱发生变性

d. 影像学:无,临床诊断

e. 治疗:保守治疗有非甾体消炎药(NSAID),伸展运动,休息,皮质类固醇药物局部注射

外科处置包括变性肌腱清除和再修复（髋肌腱套修复）

髋关节弹响的治疗方法是髂胫束成形术

◉ 髂腰肌滑囊炎

a. 统计学:年轻运动员(体操、田径)和芭蕾舞者

b. 临床表现:反复髋关节屈曲/背伸活动后髋关节前方疼痛

当活动髋关节由屈曲/外旋位至背伸/内旋位时,引起"内侧"撞击(可闻及撞击声音)和疼痛

c. 病理学：关节囊与髂腰肌韧带之间的炎症,撞击是由韧带在髂耻线或股骨头上方滑动所致

d. 影像学:传统的动态超声可用来与髂腰肌韧带撞击鉴别

e. 治疗:保守治疗包括休息、NSAID、髋部屈肌拉伸/力量训练以及皮质醇激素局部封闭治疗

外科技术应用较少;关节镜松解髂腰肌韧带

带轮匝肌是一种环状关节囊组织,也是关节镜下髂腰肌分界的解剖标志

2. 肌肉损伤(劳损/撕裂)

◉ 小腿肌肉拉伤

a. 由半腱肌、半膜肌和股二头肌(长头和短头)组成

b. 统计学:各年龄段常见损伤,尤以快速奔跑者较多见

c. 临床表现:髋关节屈曲和膝关节伸直状态下疼痛,大腿后侧有瘀斑形成

d. 病理学:劳损或撕裂,频繁的肌肉封闭治疗

e. 影像学:在小儿患者当中,X线显示坐骨结节撕脱;MRI主要用于损伤的诊断以及分级

f. 治疗

保守治疗是金标准；拐杖保护下负重锻炼,拉伸及力量训练

外科手术治疗针对于高水平运动员的韧带近端撕裂

◉ 腹直肌损伤

a. 由直接和间接部分组成,直接部分起自髂前上棘(AIIS),间接部分起自髋臼上缘和髋关节囊

b. 统计学:年轻运动员,尤其是足球和橄榄球运动员

c. 临床表现:对抗屈髋运动时产生大腿前方疼痛(远端或者近端)

d. 病理:近端起点、中段或远端止点的劳损或撕裂

e. 影像学:X线对于鉴别诊断髂前上棘撕脱骨折有着临床意义,常见于青春期

f. 治疗:保守治疗包括休息、非甾体消炎药及4~6周的拉伸训练

◎ 内收肌

a. 由长收肌、短收肌及大收肌组成

b. 统计学:所有运动员

c. 临床表现:当下肢处于外展位,强行外旋造成损伤,表现为腹股沟区疼痛及沿耻骨方向的压痛

d. 病理学:腱腹联合部损伤或起点撕裂

e. 影像学:MRI的耻骨异常信号提示撕脱骨折

f. 治疗:保守治疗包括休息、冷疗、非甾体消炎药和保护下负重,后期行拉伸、力量等功能康复锻炼

3. 运动疝

◎ 统计学:各年龄段运动员,以足球和曲棍球运动员为主,男性多于女性

◎ 临床表现:骨盆前区或腹股沟区疼痛,结合体格检查排除腹股沟疝的可能,当活动后增加腹部内侧压力时(Valsalva试验,坐-立试验等),症状加重,长收肌起点处柔软

a. 次要原因是频繁的腹部过伸和髋外展运动

b. 容易与耻骨骨炎相混淆,耻骨骨炎表现为当腹直肌抗阻力运动时疼痛以及耻骨联合上方压痛

◎ 病理学:目前知之甚少并且存在争议;由于过度使用造成前腹壁(腹直肌、腹斜肌或腹横筋膜)和内收肌细微撕裂伤

◎ 影像学:排除性诊断;X线和MRI对于排除其他病因非常有意义

◎ 治疗：保守治疗休息6~8周后行功能康复锻炼

a. 外科治疗专注于并发症的预防,包括盆底重建、内收肌松解和腹直肌修复

b. 对于内收肌慢性疼痛和MRI显示正常的患者,单纯皮质醇局部封闭可以减轻症状

4. 股骨颈应力性骨折

◎ 统计学:年轻女性运动员,尤以跑步者为主

◎ 临床表现:在那些训练过度或近期加大训练量的运动员身上,腹股沟区域负重时疼痛明显,体格检查往往是良好的

◎ 病理学:慢性、反复的负重是造成股骨颈微骨折的原因,分为张力侧(外上)和压力侧(内下)

◎ 影像学:X线在骨折愈合过程中可以鉴别骨折线,MRI用于诊断那些X线检查正常的病例

◎ 治疗

a. 压力侧应力骨折:依从性较高的患者可以采取保守治疗, 当疼痛消失后可在拐杖辅助下负重,8~12周内禁止剧烈运动

b. 压力侧:保守治疗;张力侧:手术治疗

c. 张力侧应力骨折:当损伤超过股骨颈50%,应采用经皮螺钉固定的外科治疗

5. 髋臼撞击综合征(FAI)

◎ 髋关节撞击症状是由股骨和髋臼指间的非正常接触形成的

◎ 统计学:年轻人和中年人,发育性髋关节功能障碍,盂唇病变以及继发性关节炎

◎ 三种髋臼撞击综合征分型：凸轮撞击型,钳夹撞击型,混合型

a. 凸轮撞击型:股骨近端的非正常结构,包括不对称股骨头,股骨下沉,异常头颈比,股骨颈向后弯曲(陈旧性骨折或股骨骨骺滑脱),常见于年轻运动员

b. 手枪样畸形是股骨头/颈联合一种不规则的轮廓,提示凸轮撞击型

c. 钳夹撞击型:髋臼异常,包括髋臼向倾、髋臼突出、髋臼过深和髋臼的前上边缘多余,常见于中间患者

d. X线交叉征提示髋臼后倾,多见于钳夹撞击

e. 混合型:包括股骨和髋臼

◎ 临床表现:活动性腹股沟疼痛,尤以极度屈髋时明显,机械症状明显,检查发现髋关节屈曲,内收活动受限

a. 前撞击试验阳性:屈曲、内收、内旋时产生症状

b. 病理学:凸轮撞击型、钳夹撞击型、混合型会造成盂唇病变或软骨损伤

盂唇损伤多见于髋臼的前上象限

　　c.影像学:X线有利于评估股骨近端和髋臼解剖

　　骨盆前后位评估交叉征,提示髋臼后倾以及钳夹撞击;评估手枪样畸形提示凸轮撞击

　　错位影像:非常重要,使用频繁(图8.4)

　　CT:评估骨骼解剖

　　MR血管造影:评估盂唇

　　MRI:用于评估损伤未治及类型,需要特别注意的是假阳性结果很常见

　　d.治疗

　　保守治疗:对于症状轻微且没有机械性并发症的患者大多是有效的

　　外科治疗:开放或关节镜手术;开放手术是金标准,然而,最新资料表明与关节镜手术结果相近,外科手术有助于正确分型

　　凸轮撞击型:股骨头/颈的骨软骨成形术,股骨截骨术

　　钳夹撞击型:髋臼的骨软骨成形术,盂唇清理或修复术65°

　　对于有明显关节炎改变的患者髋关节成形是可以考虑的

　　6.髋部神经卡压综合征

　　◎腹股沟神经卡压

　　a.病理学:腹肌肥厚可导致感觉过敏和疼痛

　　b.临床表现:腹股沟感觉迟钝,髋关节过伸时麻木加重

　　c.治疗:保守治疗;改良的拉伸运动;如果症状持续存在行外科松解

　　◎闭孔神经卡压

　　a.病理学:内收肌肥厚可导致大腿内侧慢性疼痛

　　b.神经传导研究有助于诊断

　　c.治疗:保守治疗,拉伸运动

　　◎股外侧皮神经卡压

　　a.临床表现:大腿近端外侧区域疼痛、感觉迟钝,持续屈髋和紧绷大腿时症状加剧

　　b.治疗:保守治疗,拉伸运动

　　◎坐骨神经卡压

　　a.病理学：发生在坐骨结节水平或梨状肌(梨状肌综合征),引起臀部或大腿后侧区域疼痛

　　b.治疗:保守治疗,拉伸运动;手术松解较少需要

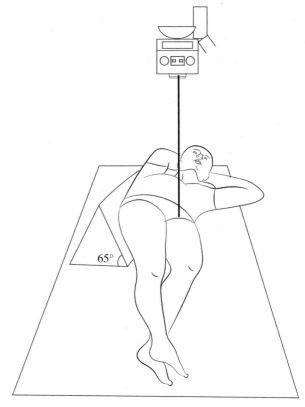

图8.4　描述患者体位,X线投射角度,获得错位影像资料。

E. 其他

　　1.髂前上棘撕脱骨折

　　◎统计学:青春期运动员,见于缝匠肌的突出收缩或阔筋膜张肌收缩

　　◎治疗:保守治疗,保护下负重

　　a.对于疼痛不缓解或范围>3cm的患者,可采用外科手术治疗

　　2.股四头肌损伤

　　◎由于肌肉内部出血或低风险骨筋膜间室综合征所致

　　◎急性期处置措施:冰敷,屈曲位制动(120°)

Ⅱ.膝关节

A. 解剖学(图8.5)

　　1.股骨髁,包含两个面(图8.6)

　　◎外侧面:宽,中-后位,投射更靠前

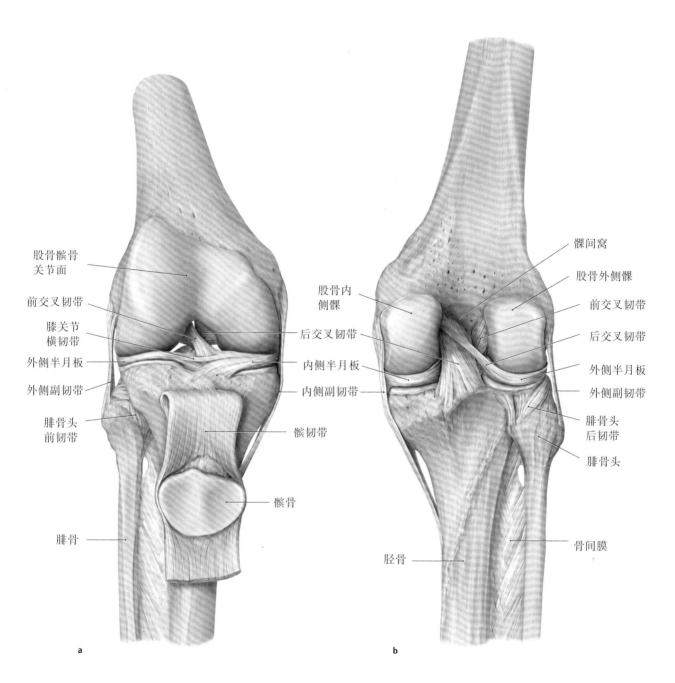

图8.5　膝关节解剖。(a)前面观。(b)后面观。(来源：Schuenke M,Schulte E.General Anatomy and the Musculoskeletal System：Wesker Thieme Atlas of Anatomy.New York：Thieme；2005. Illustration by Karl Wesker.)

◎ 内侧面:大、较弯曲,投射靠远端/后侧

2.胫骨平台,7°~10°后倾

◎ 内侧平台:内侧平台较大,呈椭圆形,有两个凹面;(图8.7)

◎ 外侧平台:外侧平台较小,呈圆形,凸(矢状面)/凹(冠状面)

3.胫骨近端

◎ 胫骨结节位于前方,与髌韧带附着

◎ Gerdy结节位于髂胫束止点外侧2~3cm

◎ 关节囊位于关节线后方深处的下方1.5cm

◎ 固定针不应在关节线范围1.5cm打入,因为存在打入关节腔风险

4.腓骨近端

◎ 近端胫腓关节相对于膝关节靠远端

◎ 腓骨小头,是参与稳定膝关节外侧的结构(图8.8)

a.从前到后插入的顺序排开:外侧副韧带(LCL),腘腓韧带,股二头肌韧带

5.髌骨,最大的籽骨,最厚的软骨(最厚处5mm)

◎ 增加股四头肌强度

◎ 二分髌骨(上外侧),有别于髌骨骨折

6.髌股关节稳定

◎ 符合骨/软骨解剖学(图8.9)

◎ 支持带和伸肌装置肌肉组织

◎ 髌股韧带:内侧髌股韧带(MPFL)最强大

◎ 内侧髌股韧带对于稳定髌骨外侧所提供的约束超过总量的50%

a.起源:股骨由前向后移动与Blumensaat线的交叉点(图8.10),位于大收肌止点的远端、前方,位于股骨内侧髁和收肌结节之间

b.止点位于髌骨中段表面的内上关节

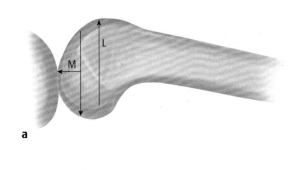
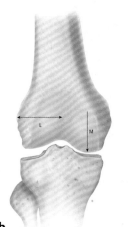

图8.6　股骨髁解剖。(a)外侧观和(b)前面观。M,内侧髁尺寸,L,外侧髁尺寸。

图8.7　在轴面观察胫骨平台内侧平台与外侧平台的解剖学差异。(a)内侧平台较大,呈椭圆形,有两个凹面。(b)外侧平台较小,呈圆形,凸(矢状面)/凹(冠状面)。

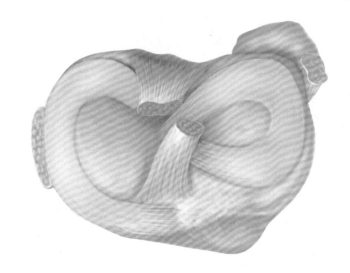

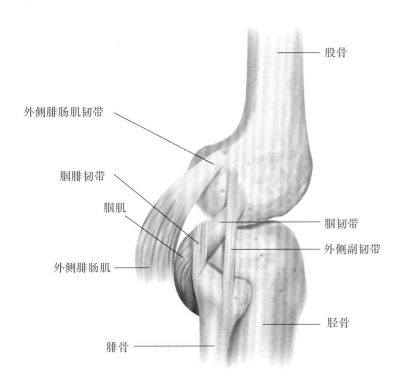

图8.8 膝关节外侧稳定结构的起点/止点。(来源：Schuenke M，Schulte E.General Anatomy and the Musculoskeletal System；Thieme Atlas of Anatomy.New York；Thieme；2005.Illustration by Karl Wesker.)

股骨

外侧腓肠肌韧带

腘腓韧带

腘肌

外侧腓肠肌

腓骨

腘韧带

外侧副韧带

胫骨

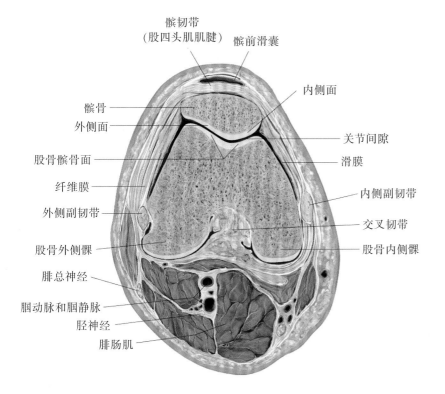

髌韧带
(股四头肌肌腱)

髌前滑囊

内侧面

髌骨

外侧面

股骨髌骨面

纤维膜

外侧副韧带

股骨外侧髁

腓总神经

腘动脉和腘静脉

胫神经

腓肠肌

关节间隙

滑膜

内侧副韧带

交叉韧带

股骨内侧髁

图8.9 髌股关节水平的横截面。(来源：Schuenke M，Schulte E.General Anatomy and the Musculoskeletal System；Thieme Atlas of Anatomy.New York；Thieme；2005.Illustration by Karl Wesker.)

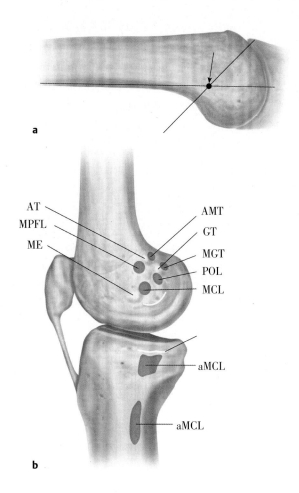

图8.10　(a)内侧髌股韧带(MPFL)的止点是股骨由前向后移动与Blumensaat线的交叉点。(b)膝关节内侧其他相关解剖。aMCL,前内侧副韧带;AMT,大收肌肌腱;AT,收肌结节;GT,腓肠肌结节;MCL,内侧副韧带;ME,内上髁;MGT,内侧腓肠肌肌腱;POL,后斜韧带。

7. 前交叉韧带(ACL)

● 附着/止点,模式(图8.11)

● 束:前内侧束和后外侧束

● 前内侧束在屈曲位紧张,后外侧束在伸直位紧张

　a. 前内侧束(AM):粗大,参与稳定胫骨前方,屈曲位紧张

　b. 后外侧束(PL):参与旋转稳定,伸直位紧张

　　单纯AM损伤:膝关节屈曲90°位时,向前移动范围加大

　　单纯PL损伤:膝关节屈曲30°位时,旋转稳定以及胫骨移动范围加大

● 强度:2200N(在膝关节完全伸直情况下最为

紧张)

8. 后交叉韧带(PCL)

● 附着/止点,模式(图8.12)

● 束:前外侧束和后内侧束

● 各束的功能与后交叉韧带完全相反

　a. 前外侧(AL):参与稳定胫骨后方,屈曲位紧张(重建此韧带采用单束重建)

　b. 后内侧(PM):控制旋转稳定

● 力量:2500~3000N

9. 前交叉韧带与后交叉韧带的常见特征

● 前束:屈曲位紧张;后束:伸直位紧张

● 膝关节内翻、外翻的第二稳定结构

● 构成:90% I 型胶原蛋白和10% III 型胶原蛋白

● 血液供应:主要是中间部分的膝外上动脉

● 神经支配:胫神经的后关节支

10. 内侧稳定结构(图8.13和表8.3)

● 膝关节内侧结构有三层;内侧副韧带的静态稳定结构和动态稳定结构

　a. 内侧副韧带浅层:垂直分布,位于鹅足深部,起点位于股骨内伤口近端3mm,后方5mm,止点位于关节线远端4~6cm

　　主要功能外翻稳定,屈曲位前半部分紧张,伸直位后半部分紧张

　b. 内侧副韧带深层:关节囊深层,半月板股骨和半月板胫骨连接体

● 后内侧角(PMC)原件(表8.3)

　a. 功能:膝关节内侧旋转稳定结构

11. 外侧稳定结构(图8.13和表8.4)

● 外侧(或腓侧)副韧带(LCL)

　a. 绳样结构:直径3~4mm,长度6cm

　b. 膝关节内翻稳定结构,单纯屈膝30°,也是次要的前后稳定结构(与MCL一起)

● 其他外侧稳定结构(图8.8)

　a. 膝关节外侧结构有三层,静态稳定结构和动态稳定结构

　b. 腘肌:内旋胫骨

　　起自胫骨后方,止于前方、下方以及LCL起点深层

　　关节内部分通过腘肌裂孔(外侧半月板的后外侧面)

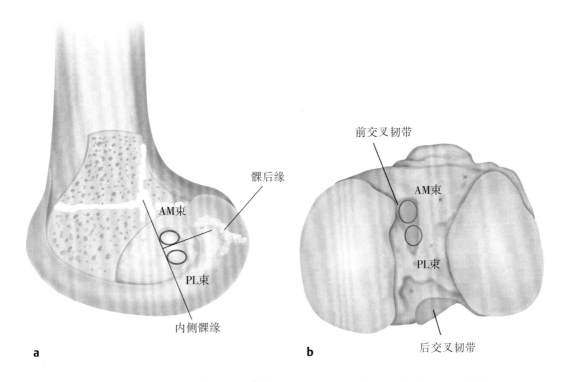

图8.11 (a,b)前交叉韧带解剖：映射位置和束的起点/止点。AM,前内侧;PL,后外侧。

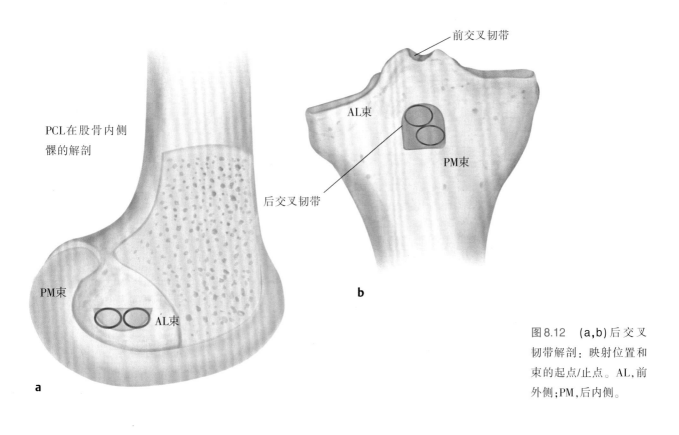

图8.12 (a,b)后交叉韧带解剖：映射位置和束的起点/止点。AL,前外侧;PM,后内侧。

图8.13　内侧和后外侧膝关节稳定结构。(来源:Schuenke M,Schulte E.General Anatomy and the Musculoskeletal System:Thieme Atlas of Anatomy.New York:Thieme;2005.Illustration by Karl Wesker.)

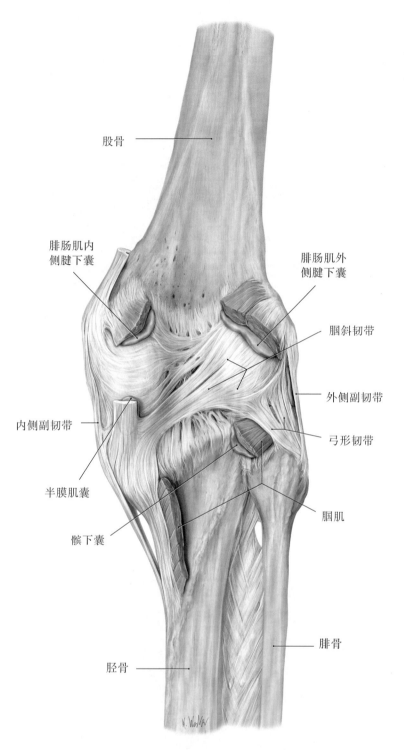

股骨

腓肠肌内侧腱下囊

腓肠肌外侧腱下囊

腘斜韧带

外侧副韧带

内侧副韧带

弓形韧带

半膜肌囊

腘肌

髌下囊

腓骨

胫骨

腘纤维韧带分支组成腘肌

● 后外侧角(PLC)结构(表8.4)

a. 功能:膝关节外旋稳定

12. 半月板

● 新月形,横截面呈三角形

● 前方通过内侧半月板韧带相连,周边通过冠

状韧带相连

● 半月板股骨韧带有着不同的表现形式(MFLs),70%

a. Humphrey韧带(PCL前方),Wrisber韧带(PCL后方),起于后角,止于股骨内侧髁/PCL

● 半月板纤维类型(环状,放射状,斜形)

表8.3　膝关节内侧层次/动态稳定

内侧层次

I	缝匠肌/股内侧肌筋膜
II	MCL表层,后斜韧带,半膜肌,MPFL
III	MCL深层及关节囊
动态稳定	半膜肌,股薄肌,半腱肌,缝匠肌,股内侧肌
PMC	后斜韧带(起自收肌结节)
	腘斜韧带(关节囊后方深层,与MCL深层连续)
	半膜肌(多韧带止点)

MCL,内侧副韧带;MPFL,内侧髌骨股骨韧带;PMC,后内侧角

　a. 环状纤维最丰富,缓冲应力

　b. 纤维软骨材料,主要由I型胶原组成

　◉ 血液供应(膝上外侧动脉)

　a. 周边1/3血供良好(红区),中间1/3血供相对好(红白区),内侧1/3无血供(白区,依赖周围渗血)(图8.14)

　　后角的血液供应来自膝上外侧动脉中间支

　　通过腘肌裂孔的半月板后外侧部分没有血供

　◉ 内侧半月板与外侧半月板(图8.15)

　a. 模式

　内侧半月板:C型,移动范围小(5mm),较多软组织附着/关节附着

　外侧半月板:圆形,宽大,移动范围大(11mm),较少软组织附着

　b. 血液供应

　内侧半月板:外周20%~30%

表8.4　膝关节外侧层次/动态稳定

外侧层次

I	髂胫束,股二头肌长头腱,扩筋膜
II	外侧髌骨持带/髌骨股骨韧带
III	LCL,豆腓韧带,弓形/冠状韧带,腘肌腱/腘腓韧带及关节囊
动态稳定	二头肌长头腱,腘肌,髂胫束,腓肠肌外侧
PLC复合体	腘肌,腘腓韧带,股二头肌长头腱,外侧关节囊,髂胫束,豆腓韧带,弓状韧带

LCL,外侧副韧带;PLC,后外侧角

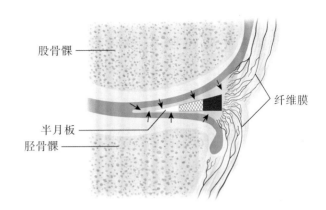

图8.14　内侧和外侧半月板模式图。半月板血供由多到少分为(a)红-红区。(b)白-红区。(c)白-白区,箭头指示联合部分。(来源:Schuenke M,Schulte E.General Anatomy and the Musculoskeletal System:Thieme Atlas of Anatomy.New York:Thieme;2005.Illustration by Karl Wesker.)

　外侧半月板:外周10%~25%

　◉ 功能/生物力学

　a. 通过增大接触面积减少膝关节接触压力,增强膝关节稳定性,加深膝关节凹度

　b. 负重状态下阻止环形压力

　◉ 在ACL有缺陷的膝关节中,内侧半月板提供了限制胫骨前移的次要阻力

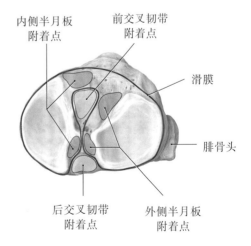

图8.15　半月板和交叉韧带的附着点。(来源:Schuenke M,Schulte E.General Anatomy and the Musculoskeletal System:Thieme Atlas of Anatomy.New York:Thieme;2005.Illustration by Karl Wesker.)

B. 膝关节肌肉组成和神经支配（表8.5）

C. 膝关节体格检查（表8.6）

D. 膝关节开放手术入路

1. MPFL/内侧韧带复合体入路
- 表浅间隔，缝匠肌（股神经）和髌骨内侧支持带
- 深部，半膜肌（坐骨神经）和MCL
2. 移植肌腱切取/开放内侧半月板半修复手术入路
- 肌腱走向：股薄肌/半腱肌从MCL深部斜行通过到达缝匠肌筋膜（位于内侧结构Ⅰ层和Ⅱ层之间）
- 隐神经血管束存在损伤风险
  a. 当膝关节伸直位时，缝匠肌分支位于半腱肌前方，髌下分支延续至膝关节前内侧
  b. 水平止点：膝关节屈曲/髋关节内旋降低神经损伤风险（结构放松）
3. LCL/腘肌/PLC复合体/开放性外侧半月板修复入路
- 间距：髂胫束（臀上神经）和股二头肌长头（坐骨神经），位于腓肠肌后外侧
- 腓总神经在外侧结构Ⅰ和Ⅱ层之间，从股二头肌后方空隙穿过，存在损伤风险，膝外上动脉穿行于腓肠肌外侧头和后外侧关节囊之间
4. 髌韧带移植/胫骨结节入路（前中线）
- 存在风险的解剖结构：隐神经髌下分支终末分支，导致切口外侧麻木

表8.5 膝部肌肉组成和神经支配

	起点	止点	神经支配	膝关节运动
大腿前区				
股外侧肌	粗线外	髌骨外侧缘	股神经	伸膝
股内侧肌	粗线内	髌骨内侧缘	股神经	伸膝 [2]
股中间肌	股骨近端前方	髌骨	股神经	伸膝
大腿后区				
股二头肌长头	坐骨结节内侧	胫骨近端	胫神经	屈膝 [1]
股二头肌短头	粗线外侧、远端	胫骨外侧髁	腓神经	屈膝
半膜肌	坐骨结节近端/外侧	多止点 [3]	胫神经	屈膝 [2]
半腱肌	坐骨结节远端/内侧	鹅足远端/深部	胫神经	屈膝 [2]
大腿内侧				
股薄肌	耻骨弓前方	鹅足深部/近端	闭孔神经	内侧稳定
缝匠肌	髂前上棘	鹅足表面	股神经	内侧稳定
大腿前区				
髂胫束	髂棘前方	Gerdy 结节	臀上神经	屈膝 [2,4]
小腿后区				
头/外侧头 腓肠肌内侧	股骨后髁（内侧/外侧）	跟骨	胫神经	屈膝 [1,2]
腘肌	股骨外侧髁 [5]	胫骨近端后方	胫神经	内旋胫骨 [1]

[1] 有助于膝关节外侧动态稳定

[2] 有助于膝关节内侧动态稳定

[3] 多止点包括后斜韧带、后关节囊、胫骨后内侧和内侧半月板

[4] 膝关节屈曲20°~30°时，髂胫束也有伸膝功能

[5] 腘腓韧带附着在腘肌上止于腓骨近端

表8.6 膝关节体格检查

试验名称	操作技巧	重要临床意义
前交叉韧带(ACL)		
Lachmann 试验	膝关节屈曲 30°位胫骨前移	ACL 损伤(最敏感)
轴移试验	外翻/内旋位,从伸直到屈曲	ACL 损伤(最特异)
后交叉韧带(PCL)		
后抽屉试验	膝关节屈曲 90°位胫骨后移	PCL 损伤
反向轴移试验	外翻/外旋位,从伸直到屈曲	PCL 损伤
胫骨凹陷	膝关节屈曲 90°位胫骨后移	PCL 损伤
股四头肌运动	股四头肌收缩,凹陷加深	PCL 损伤
半月板		
关节缝隙触诊	轻柔触摸关节线内侧、外侧	半月板损伤
McMurrary 征(内侧)	膝关节完全伸直到完全屈曲的同时外旋小腿(外翻膝)	内侧半月板损伤(内侧半损伤)
McMurrary 征(外侧)	膝关节完全伸直到完全屈曲的同时内旋小腿(内翻膝)	外侧半月板损伤
研磨试验	麦氏征的做法,俯卧位/屈膝 90°位	半月板损伤
内侧副韧带(MCL)/外侧副韧带(LCL)/后外侧角(PLC)		
30°位内翻/外翻应力	膝关节屈曲 30°位内侧/外侧关节间隙张开	MCL/LCL 损伤
0°位内翻/外翻应力	膝关节完全伸直内侧/外侧关节间隙张开	MCL/LCL 损伤合并 ACL 或 PCl
30°位点按试验	俯卧位,对比健侧外旋增加	后外侧角损伤
90°位点按试验	俯卧位,对比健侧外旋增加	PCL 撕裂
髌骨		
恐惧试验	屈膝 20°~30°位,向外侧推动髌骨	不舒服,髌骨脱位
研磨试验	被动活动关节,触摸闻及捻发音	髌股关节病
挤压试验	主动伸膝,向后方压迫髌骨	髌股关节病
滑动试验	膝关节屈曲 20°~30°,向外侧推动,正常活动范围是两个象限	外侧髌骨不稳移动 3 个象限以上

5. 膝关节后侧/PCL

◎ 有着重要作用的小隐静脉位于切口内

◎ 牢记取内侧切口时,尽可能避免损伤小腿内侧皮神经

◎ 腘血管和胫神经穿行于腓肠肌头之间

E. 膝关节镜

1. 膝关节内病变诊断的金标准（对比开放手术）

2. 小切口,低损伤,快速康复,较好的可视化

3. 手术入路(图8.16)

◎ 前内侧/前外侧:标准手术通道

a. 位于髌骨下方相邻位置;屈曲位操作

b. 经此入路,能降低隐神经髌下分支损伤风险

◎ 外上切口/内侧切口,不常用

a. 伸直位操作

b. 其他入路

后内侧入路:MCL后方1cm,隐神经/隐静脉损伤风险

后外侧入路：位于LCL和二头肌腱指间(靠上,靠外)

经髌骨入路:膝眼下方1cm,正中入路

低位前内侧、内侧切口(ACL重建)和远离内侧、外侧切口取出游离体

4. 诊断技术:完成所有检查

◎ 利用Gillquist策略评估后内侧切口入路,70°镜头有助于可视化操作,位于PCL和股骨髁指间

◎ 避免医源性软骨损伤(首要并发症),感染,仪器破损

◎ 腘动脉在腘静脉前方,膝关节去90°位时,腘

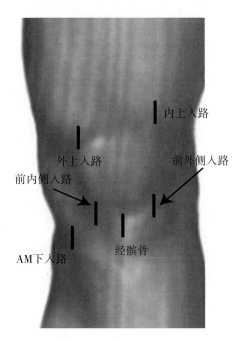

内上入路

外上入路

前内侧入路

前外侧入路

AM下入路

经髌骨

图8.16　膝关节镜手术入路定位。AM,前内侧切口。

动脉距离胫骨平台后缘9mm

F. 膝关节病理学

1. 前交叉韧带损伤

◉ ACL韧带损伤的诊断很细微,因此当高度怀疑时必须谨慎对待

◉ 损伤机制:常常与运动相关,非接触性,过伸,减速,常常可闻及"嘭"声

a. 直接暴力损伤较为少见

◉ 统计学:女性>男性[(2~10):1]

a. 首要危险因素:神经肌肉控制改变导致生物力学改变,尤其是动态外翻畸形,但是ACL损伤有着较多发病因素,比如高强度股四头肌相关的腿部肌肉活动

b. 临床表现:急性疼痛,肿胀(>70%)和"无力感",急性渗出(关节积血),旋前松弛

Lachman试验(最敏感):膝关节屈曲20°~30°位,固定股骨,向前方移动胫骨

轴移试验(最特异):膝关节完全伸直到屈曲30°~40°的过程中内旋并应力外翻胫骨

◆ 当胫骨向前移动范围减少,则为阳性,麻醉状态下最为明显

拨号试验可用来提示后外侧角损伤

◉ 影像学/补充试验

a. X线:Segond骨折-外侧胫骨关节囊撕脱骨折(半月板胫骨韧带),特殊类型ACL损伤

胫骨撕脱骨折在小儿人群中发病率较高

b. MRI:用来确诊,但不是必须的,尤其是对于敏感病例以及评估合并症(见后面合并症)

c. KT-1000/2000关节测量仪:膝关节屈曲20°~30°位,前方负重30磅

与健侧对比,差距>3mm才有临床意义

◉ 相关损伤

a. 骨小梁微骨折("骨挫伤")大于50%

位于胫骨平台后外侧和股骨外侧髁中间面

骨小梁瘀斑的情况正好与最初损伤的"轴移"相符合

b. 半月板损伤(70%以上)

ACL损伤通常合并有外侧半月板损伤,这种损伤可以修复

内侧半月板损伤(后角退行性变,难以修复),常并发于慢性ACL损伤,因为半月板会限制平移

c. 有别于骨软骨骨折或髌骨骨折、髌骨脱位、股四头肌或髌韧带断裂

相同症状

◉ 治疗

a. 早期处理:物理治疗(PT)/早期活动以获得较大的关节活动范围,渗出液吸收,正常步态

b. 根据年龄、活动水平、稳定性、相关损伤/合并症制订个体化治疗方案

c. 保守治疗

适应证:单侧ACL损伤,相对无症状,久坐不动或低水平运动患者

康复锻炼:与手术接近,加强腿部肌肉力量训练,本体感觉训练,支具的使用存在争议

d. 外科手术治疗

适应证:不稳定症状重,尤其是参与竞争/休养期间的运动员,为的是提升功能和避免继发损伤

禁忌证:股四头肌功能缺失,内侧不稳,明显的骨性关节炎

外科手术操作技巧:解剖型单股韧带重建(目前最常采用)

◆ 切口低于前内侧入路,以便更好地钻取股骨骨道

◆ 横向移植位于解剖足印的中心（2点钟或10点钟方向）

◆ 经胫骨打骨道，垂直移植后拉紧韧带(12点钟方向）

◆ 膝关节屈曲30°,拉紧全部韧带

◆ 双股重建（较为少见）

▲ 区别前内侧束/后外侧束及各自骨道

▲ 生物力学测试结果显示双股重建较单股重建在临床效果上并没有显著的提升

e. 移植物选择-自体肌腱

骨–髌腱–骨（BTB）移植

◆ 适用于直接接触或旋转动作的年轻运动员

◆ 强度：10mm的BTB拥有2900N（对比自身ACL的2200N）

◆ 最快速度回到运动场,骨对骨愈合

◆ 最大的影响是膝关节前方疼痛(尤其是跪地时)/不能完全伸直(对比选用腿部肌腱移植)

◆ 存在髌骨骨折、韧带断裂风险,以及髌下摩擦综合征(刚度)

双股腿部肌腱移植(取自股薄肌和半腱肌)

◆ 强度最高（4000N以上）,对比自身ACL、10mmBTB或10mm股四头肌肌腱

◆ 双股腿部肌腱移植有着最高的强度,但是临床效果却是一致的

◆ 半腱肌强度大于股薄肌

◆ 骨骼与肌腱愈合成为影响因素

◆ 在年轻运动员，对比BTB移植失败率是增长的

各种各样的自体移植,整体程度上成功率是相近的

同种异体移植

◆ 对于老年/翻修患者,有着较好的结果

◆ 在年轻、活动量大的患者中,失败率增加

◆ 感染/免疫排斥风险

▲ HIV风险是1:160万

▲ 在过去的20年报道有难辨梭状芽孢杆菌;乙肝、梅毒、艾滋病的感染在20多年前有报道

▲ 胚胎植入前的培养用处不大

▲ 骨栓移植的抗原排斥较高

f. 康复锻炼

早期物理治疗

◆ 2周内0°~90°,最小范围的制动;术后关节腔积血持续引流,不能做开放链运动

渐进式力量/耐力训练(2周~3个月)

◆ 早期收缩,闭链(固定肢体远端)运动;抗压/可控力量训练;保护移植肌腱

▲ 最低拉紧状态是当膝关节屈曲60°位时,等距收缩腿部肌肉

◆ 在6周的时候开始开放链活动（避免过早）,高分散量活动膝关节,由0°~60°

◆ 3~4个月后开始跑步或特定运动

▲ 包括离心训练和功能锻炼

◆ 6~12个月后恢复体育运动

▲ 需要等力量恢复至≥健侧的80%

◆ 术后支具存在争议(对于滑雪爱好者有好处)

◉ 愈后

a. 临床效果一般都很优秀

75%~97%的患者在KT-1000仪器上的测试结果<3mm（较健侧）,2/3患者恢复至受伤之前的水平,1/2患者重新加入激烈竞争

术后患者轴移试验关联阳性结果

◉ 并发症

a. 移植失败(2%~5%):超过2/3的患者由于骨道异常或硬件放置异常(图8.17a)

首要的错误是:股骨隧道靠前;限制屈曲,移植物受损(需要清晰可视的后侧切口)

股骨上垂直或不正常解剖关系的移植物位置

胫骨骨道:太靠前导致切口撞击,太靠后导致PCL撞击

◆ 胫骨骨道靠后于Blumensaat线，引起伸直撞击

股骨骨道:太靠前屈曲位紧张,伸直位松弛;太靠后伸直位紧张

过于分散的界面螺钉>15°~30°,固定不牢固

b. 不稳定或僵硬

垂直移植限制选择稳定，尤其是变向运动(术后患者轴移试验阳性)(图8.17b)

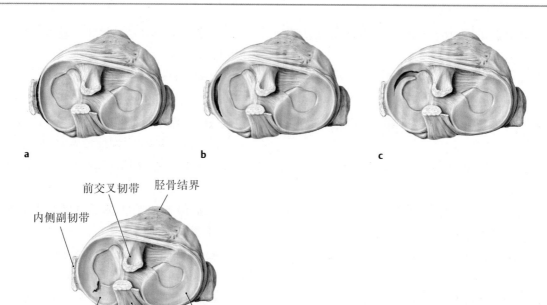

图8.17　不同类型的半月板损伤,右侧胫骨平台,近端观。(a)边缘撕裂。(b)桶柄状撕裂。(c)前脚纵形撕裂或瓣状撕裂。(d)后角放射状撕裂。

膝眼病变:前方瘢痕显示伸直

ACL韧带囊肿引起疼痛、活动受限,MRI用于诊断,需要清理囊肿

关节纤维化:早期,侵袭性,早期锻炼是关键

c. 深部感染:<1%,一旦怀疑感染,必须冲洗引流

d. 来自髌骨BTB移植会可能造成术后8~12周的患者发生骨折

e. 腿部肌腱的切取可能会损伤到隐神经(位于股薄肌前方,缝匠肌与股薄肌之间)

◎ 小儿ACL损伤的思考

a. 由于参与运动过早,发生率增加

b. 小儿骨骼成熟度影响治疗(存在争议)

c. 青春期Ⅰ-Ⅱ:建议物理保守治疗

d. 青春期Ⅲ-Ⅳ:手术治疗效果优异,对于儿童生长无明显干扰

◎ 预防

a. 神经肌肉控制/本体感觉支配可能是有效的(尤其对于女性运动员);最少6周的增强训练/膝关节屈肌练习

b. 没有证据显示预防对于减低损伤风险有意义

2. PCL损伤

◎ 损伤机制：极度屈曲位置来自前方的力量(仪表盘损伤)或伸膝;高处坠落时屈膝、跖屈

◎ 临床表现:疼痛、肿胀,不稳定较少见(对比ACL)

a. 后抽屉试验(最准确):膝关节屈曲90°位,向后推动胫骨,90°位置增加外旋度数(拨号试验)

◎ 影像学:X线/CT平扫可能提示胫骨后方撕脱骨折

a. 慢性后交叉韧带功能不足与内侧复合体/髌骨股骨关节炎有关

b. MRI:可确诊,有助于评估伴随病理

◎ 分级:基于胫骨相对股骨脱位的程度分级

a. Ⅰ级:单纯PCL损伤,胫骨相对于股骨髁依然靠前

b. Ⅱ级:单纯PCL损伤,胫骨与股骨在同一平面

c. Ⅲ级:经常为多韧带损伤,胫骨位于股骨后方

◎ 治疗

a. 早期治疗:物理治疗/早期活动以获得较大的关节活动范围,渗出液吸收,正常步态,(与ACL损伤一致)

b. 保守治疗:最适用于单纯Ⅰ级和Ⅱ级损伤

c. 手术治疗:持续关节不稳,Ⅲ级损伤或合并其他损伤

经胫骨重建技术:180°急转角可能会造成移植物的衰减或损伤

胫骨嵌入：存在损伤胭血管和胫神经的风险,但是可以避免急转角

单束重建前外侧束,应该在膝关节屈曲90°位时拉紧(双股重建前内侧束应在膝关节屈曲30°位时拉紧)

Achilles同种异体肌腱常被使用

d. 康复锻炼:立即主动伸膝,从0°~90°(股四头肌保护);直到移植物愈合不允许主动屈膝关节

股四头肌力量是保护移植物不受损伤的首要因素

愈后:经常有术后残余韧带松弛(相对于ACL损伤);伴随有韧带损伤

3. 半月板损伤

最常见的需要手术修复的膝关节损伤

病理:在年轻人为急性创伤性损伤;在年老患者为退行性损伤

a. 内侧>外侧(3:1):外侧相关的是水平劈裂,中间1/3损伤的是囊肿,盘状半月板

b. 外侧损伤多合并有急性ACL损伤

c. 在慢性ACL功能缺陷的膝关节中, 内侧半月板后角损伤较为常见

临床表现:亚急性肿胀,疼痛,屈曲位关节绞索(后角损伤)或伸直位绞索(前角损伤);渗出;浮髌试验阳性

d. McMurray征阳性:在患肢,当屈/伸膝关节的过程中在股骨上旋转胫骨,可触及弹响或疼痛,应力内翻或外翻膝关节时引起半月板疼痛

影像学:X线显示阴性

MRI:用来确认体格检查

双PCL征:内侧半月板桶柄状撕裂

T2 MRI图像提示半月板囊肿(滑液由滑膜产生聚集至半月板)或Baker囊肿(液体聚集在半膜肌和内侧腓肠肌之间)

分型(图8.17b)

治疗

a. 保守治疗:物理治疗,无症状损伤行力量训练,尤其是退行性损伤

b. 手术治疗:桶柄状撕裂、关节绞索、机械症状、保守治疗无效和交叉韧带损伤

对于不能修复的损伤类型,采用半月板部分切除术

◆ 目标:最少的切除,维持轮廓

◆ 切除半月板后Baker囊肿症状缓解

半月板修复术：适用于在红区的边缘型、纵型损伤,尤其是年轻人

◆ 合并ACL损伤和滑膜皱襞, 环钻术有助于愈合

◆ 较大的急性边缘型桶柄状撕裂经常采用手术修复

由内向外的垂直褥式缝合是金标准,但是完全内部缝合变得越来越流行

结合ACL重建往往有着较好的愈后

同种异体移植

a. 对于那些全部切除或接近全部切除的年轻患者是一种选择

b. 利用骨栓,尤其是新鲜冰冻的

移植半月板的大小必须与人体自身半月板相匹配,在5%~10%范围之内,这是手术成功的首要因素

需要完整的ACL、PCL以及正常的力线来保护移植物

禁忌证:Ⅲ级~Ⅳ级的骨性关节炎或感染性关节炎

愈后:观察发现,损伤的半月板切除与否都会增加骨性关节炎的发生率, 切除后会造成接触面压力的成比例增大

盘状半月板

a. X线：关节间隙增宽增大，股骨外侧髁呈方形,外侧平台凹陷

b. MRI:连续3个或更多矢状面切片(5mm)是圆形半月板;"领结"征

c. 治疗:无症状选择继续观察;关节镜下半月板切除术

如果有症状,采用蝶形手术或修复(边缘损伤)

d. 并发症

半月板修复术：中间入路可能损伤隐神经

（缝匠肌前方）；外侧入路可能损伤腓神经，腘动脉（位于股二头肌前方）

4. MCL损伤

⊙ 机制：突然的外翻应力，损伤常位于股骨侧

a. 膝关节韧带损伤最常见类型

⊙ 临床表现：疼痛，30°位时外翻应力不稳

a. 完全伸直外翻应力不稳提示后内侧关节囊和十字韧带损伤（侧副韧带是屈曲30°位）

b. Ⅱ型损伤有大量渗出，但是Ⅲ型渗出较少，这是由于渗出液通过撕裂关节囊外渗

内侧半月板损伤和内侧副韧带损伤的区别在于内侧副韧带损伤往往没有渗出而是关节外肿胀明显

c. 影像学

X线：关节间隙增宽；Pellegrini-Stieda（PS）病变提示慢性损伤，合并有股骨起点处的钙化；应力像可以区分生长性损伤

MRI：损伤定位及损伤程度，伴随其他损伤

⊙ 分型（表8.7）

⊙ 治疗

a. 保守治疗

Ⅰ/Ⅱ级损伤或Ⅲ级损伤在伸直位是稳定的，不合并十字韧带损伤

铰链型膝支具保护下循序渐进地加大关节活动范围；通过直腿抬高训练加强股四头肌

近端和中段的损伤愈合较好

◆ 需要引起注意和密切关注的是，内侧副韧带近端损伤过于频繁会造成关节僵硬

采用预防性保护支具对于避免MCL损伤是有效的（如橄榄球进攻前锋）

b. 外科手术治疗

少见：适用于持续不稳定的Ⅲ级MCL损伤或完全伸直位的外翻应力松弛患者（合并十字韧带损

表8.7　副韧带损伤类型

内侧副韧带（MCL）/外侧副韧带（LCL）损伤分级[1]	结果
Ⅰ（轻度）	1~5mm
Ⅱ（中度）	6~10mm
Ⅲ（严重）[2]	>10mm

[1] 相对于健侧的松弛度
[2] 止点处总的松弛度

伤或关节囊破裂，但后内侧不稳定）

损伤韧带卡入关节或软组织卡绊（Stener病变）的情况，需要手术修复

位于中段的韧带损伤可以通过直接缝合的方法来修复，但需要先修复后斜韧带（POL）

慢性损伤或损伤不能修复的须行同种异体韧带移植重建术（比如，半腱肌）

5. LCL损伤

⊙ 机制：突然的内翻应力；单纯外侧副韧带损伤较少见

⊙ 临床表现：疼痛，膝关节30°位内翻应力不稳（单侧LCL）

a. 完全伸直位内翻应力不稳提示合并十字韧带损伤后外侧关节囊破裂

⊙ 影像学

a. X线：外侧关节间隙增宽

b. MRI：有利于评估损伤分型

⊙ 分级（表8.7）

⊙ 治疗

a. 保守治疗：单纯部分损失的患者，物理治疗

b. 外科手术治疗：完全断裂或合并其他损伤；急性损伤修复；慢性损伤重建

6. 后外侧角损伤（PLC）

⊙ 机制：膝关节过伸，内翻，外旋

a. 常见于运动员损伤、车祸伤

b. 常见于多韧带损伤的一部分，常合并PCL

⊙ 临床表现：疼痛、不稳；点按试验阳性，即对比健侧，平卧位时外旋膝关节异常活动大于10°

a. 屈曲90°阳性提示：PCL损伤

b. 屈曲30°阳性提示：单侧PLC损伤

c. 屈曲30°阳性和屈曲90°阳性提示：PCL损伤合并PLC损伤

d. 将近30%的病例有腓神经损伤表现

e. 慢性损伤患者，在走路时能看到明显的内翻或过伸畸形

⊙ 影像学

a. X线：下肢全长片用来测量下肢力线偏移角度

b. MRI：后内侧角异常信号有助于评估损伤

⊙ 治疗

a. 保守治疗：低等级损伤，稳定型好的损伤，可以采用物理治疗

b. 外科手术治疗:急性早期修复,中段直接缝合,合并撕脱骨块的采用锚钉固定

c. 在治疗过程中必须纠正位置不正确的韧带排序

d. 合并十字韧带损伤的病例须行重建手术

e. 慢性损伤合并不稳定的患者:解剖重建LCL和腘肌/腘腓韧带

正确的内翻韧带排序可以有效地避免PLC重建失败

7. 膝关节多韧带损伤

◎ 机制:高能量创伤,或低能量创伤的肥胖患者

◎ 当同时有3条以上韧带损伤时,应高度怀疑膝关节脱位

◎ 临床表现:疼痛、血管神经损伤风险极高

◎ 分级(表8.8)

◎ 影像学

a. X线:诊断和确认复位

b. MRI:评估所有相关韧带损伤和软组织损伤

◎ 治疗

a. 早期闭合复位,监测血管状态,推荐48~72h

b. 保守治疗:高龄、要求不高的基础疾病患者

c. 外科治疗:开放损伤,血管损伤,合并筋膜间隙综合征

物理治疗后二期韧带重建

首先固定骨折,早期活动是减低相关关节纤维化发生率的关键

8. 伸肌肌腱炎

◎ 病理:退行性病变,肌腱疾患,跳跃膝

a. 机制:重复运动,超量的偏心负重

b. 统计学:年轻人群影响髌骨;中老年人群影响股四头肌

c. 临床表现:髌骨软化/肿胀

股四头肌/腘绳肌腱不稳定

合并更高概率的髌腱炎

d. 影像学:MRI用于肌腱增厚

e. 治疗

保守治疗:改良运动,物理治疗,负载绷带,离心性运动(最重要)

手术治疗:少见;退行性肌腱病变可行中线清理术

f. 并发症:避免皮质醇激素注射,断裂风险

9. 伸肌装置骨突炎

◎ 病理:小儿患肢过度应用/牵引伤

a. Osgood-Schlatter (胫骨结界),Sinding-Larson-Johansson病(位于髌骨下极)

◎ 治疗:保守治疗;对于有症状的患者,对于保守治疗无效的,小骨块切除较少见

10. 伸肌装置肌腱断裂(图8.18)

◎ 机制:偏重心站立,半屈膝

◎ 临床表现:疼痛,不能触及,伸膝不能或伸腿

表8.8 膝关节脱位分级(KD)

损伤等级[1]	损伤类型
I[2]	ACL 或 PCL(单一损伤)±MCL 或 LCL
II	ACL 和 PCL(同时损伤)
III	ACL 和 PCL 和 MCL 或 LCL
IV	ACL 和 PCL 和 MCL 或 LCL
V	骨折脱位(关节周围)

缩略词:ACL 前交叉韧带,PCL 后交叉韧带,MCL 内侧副韧带,LCL 外侧副韧带

[1] 通过胫骨移位方向分级

[2] 少见的

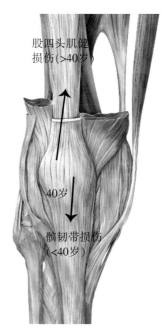

图8.18 股四头肌肌腱断裂与髌韧带断裂的典型年龄范围。

不能

　　a. 股四头肌(年龄>40岁)对比髌骨(年龄<40岁)

　　b. 风险:肥胖,糖尿病,其他系统性疾病,激素代谢异常,局部激素应用,BTB移植术之前

　　◎ 影像学

　　a. X线:高位髌骨(髌腱断裂)与低位髌骨(股四头肌肌腱断裂)(图8.19)

　　b. MRI:部分损伤与全部损伤,潜在的肌腱疾患

　　◎ 治疗

　　a. 保守治疗:制动/部分损伤采用物理治疗,完全伸直位

　　b. 手术治疗:对于完全损伤患者,应尽早治疗,通过在髌骨上打洞进行锁边缝合固定

　　◎ 康复锻炼(目标是保护修复)

　　a. 制动,渐进式的ROM/力量锻炼

　　b. 早期非负重活动,屈曲膝关节(脚后跟滑动)

　　c. 被动伸膝,4~6周内禁止伸膝

　　11. 髌骨外侧不稳(半脱位或脱位)

　　◎ 统计学:十几岁至20多岁年轻人,复发更多见于女性,初期男女发病率相同

　　◎ 风险因素/病理学

　　a. Q角过大(在正常女性平均为17°),膝外翻,高位髌骨,滑车发育不良(浅),韧带松弛

　　b. 髌骨外侧倾斜,股骨前倾,胫骨扭转

　　c. 异常胫骨结界偏移滑车槽(>15mm)

　　d. 既往不稳定病史(复发最高风险)

　　◎ 机制:典型的非接触式轴向移动;小腿/足外旋

　　◎ 临床表现:肿胀(急性期),中度疼痛,失控;向外侧推动髌骨引起髌骨恐惧;先天性或慢性髌骨

脱位不存在渗出

　　◎ 影像学

　　a. X线:提示撕脱骨折或压缩骨折,较为少见

　　b. MRI:髌骨内侧面以及股骨外侧髁前面的骨挫伤或骨软骨损伤

　　c. MPLF损伤的描述

　　　股骨端软组织撕脱(最常见)

　　　中间部分或髌骨端软组织损伤

　　　内侧撕脱骨折(最少见)

　　◎ 治疗

　　a. 保守治疗:肢体伸直,核心与力量锻炼

　　b. 手术治疗:存在争议;目前MPFL重建越来越流行

　　关节镜用于清理骨屑碎片

　　通过胫骨结界远端来调整髌骨高度,通过内侧结界调整髌骨横向距离(偏移>15mm)

　　如果合并有显著的内侧髌骨面关节炎,则须行前内侧调整

　　相比于缓解疼痛,手术往往能后获得更好的稳定性

　　12. 髌骨外侧面高压综合征

　　◎ 病理:髌骨外侧支持带紧张或内侧支持带松弛

　　◎ 临床表现:外侧柔软,髌骨活动正常

　　◎ 影像学:X线的切线照提示髌骨外侧倾斜角度提高,通常在5°以内(图8.20)

　　◎ 治疗

　　a. 保守治疗:初期物理治疗,加强内侧肌肉力

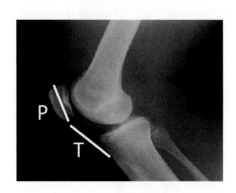

图8.19　Insall-Salvati指数:高位(T/P≥1.2,髌韧带破裂)对于低位(T/P≤0.8,股四头肌断裂)。P,髌骨;T,髌腱。

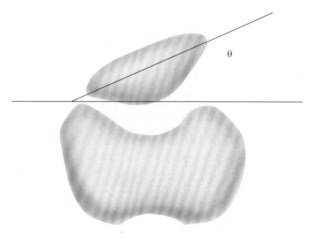

图8.20　髌骨外侧倾斜。通常在5°或更小(左侧)外侧;(右侧)内侧;θ,倾斜角。

量锻炼,尤其是股内斜肌

b. 手术治疗:如果是难治的,髌骨外侧倾斜(外侧口缺如),既可以采取关节镜松解也可以切开松解

13. 髌骨股骨退行性病变(术语"髌骨软化"已不再使用)

◎ 临床表现:膝前区疼痛,坐下或上下楼梯时疼痛明显,膝关节屈曲时强直、僵硬

◎ 影像学

a. X线:严重病患的关节间隙变窄

b. MRI:对于髌骨软骨损伤较为敏感

◎ 治疗

a. 保守治疗:初期物理治疗,做等距闭链运动;加强力量训练但要避免进一步磨损

b. 手术治疗:如果是难治的,关节镜清理术,松解术,髌骨股骨关节成形术,髌骨切除术

c. 愈后:软骨修复的过程中往往有不一致的结果

14. 膝关节周围其他疾患

◎ 髌前滑囊炎:与长时间跪地相关

a. 治疗:保护衬垫,引流(排除感染)

◎ 鹅足滑囊炎:位于缝匠肌筋膜上方、股薄肌/半腱肌下方之间的炎症

a. 治疗:理疗,抗炎药物,局部注射

b. 髂胫束摩擦综合征

常见于股骨外上髁刺激(跑步者)

治疗:交叉训练/拉伸训练,部分切除术较少见

c. 髌下脂肪垫综合征(Hoffa病)

"捏夹"痛/膝关节前下方纤维化

髌下脂肪垫创伤相关改变所致

保守治疗,局部注射;如果是难治愈的,可行手术切除

d. 腓肠肌损伤("网球腿")

急性剪断样疼痛肿胀;腓肠肌内侧头腱腹联合部撕裂

治疗:保守治疗;大部分患者在最初期需要固定以减轻疼痛

跖肌端断裂较为少见

15. 剥脱性骨软骨炎(OCD)

◎ 病理:病因不明,血供因素/创伤损伤,关节软骨与软骨下骨分离

◎ 流行病学:青少年表现为骨骺未闭合;成年表现为骨骺闭合

● 青少年OCD更倾向于缓解症状

◎ 临床表现:疼痛(位置不固定);可能有渗出和(或)捻发音

◎ 影像学

a. X线:软骨下透明,常见于股骨内侧髁面(少数15%~20%位于外侧髁),30°负重位, 前后位(PA)像显示清晰

b. MRI:能最好地显示损伤;液体弥漫包绕病损区域提示愈后较差

◎ 治疗

a. 保守治疗:年轻患者保护下负重,在骨骺闭合以前往往效果优良

b. 外科手术治疗:适用于有机械症状、游离体、保守治疗失败的患者

c. 关节表面如果是稳定,可行逆向钻孔减压术

d. 切除/清理术:软骨损伤合并小于3mm的软骨下骨损伤

e. 效果:大部分青少年OCD病例通过非手术治疗症状缓解(青春期有50%的机会自行缓解,成年人少见)

16. 骨软骨损伤/缺损

◎ 机制:急性创伤,剪切或旋转性暴力

◎ 临床表现:疼痛(位置不固定),可能有渗出和(或)捻发音

◎ 治疗

a. 保守治疗:针对非负重病变

b. 手术治疗:适用于负重有症状的病变

原位钻孔:稳定/完整的病损

低帽螺钉固定:适用于不稳定的/游离但完整的病损(≥3mm的软骨下骨)

切除/清理术:软骨损伤合并<3mm的软骨下骨损伤

软骨再生:适用于全层软骨损伤(须通过清理术来稳定基层)

◆ 小范围至中范围(<2cm²)

▲ 微骨折:软骨下骨打洞,纤维软骨修复(Ⅰ型胶原);80%以上能早期临床恢复

▲ 同种自体骨软骨栓/镶嵌式成型术:适用于软骨和骨缺损;受限于供体大小/健全与否

◆ 大范围(>2cm²)

▲同种自体软骨移植(ACI)：通过培养自身软骨产生透明软骨(Ⅱ型胶原)，需要完整的骨质，受限于花费高和需要多阶段治疗

▲骨软骨同种异体移植：适用于大量骨缺损，受限于感染风险和移植物排斥风险

其他建议：软骨再生的过程是不断发展的治疗选择，也是长期的；持续再生能否取代自身Ⅱ型软骨仍是难以捉摸的

17. 滑膜病变

◎皱襞：胚胎发育中折叠；考虑正常解剖结构；少有临床症状

◎滑膜软骨瘤病：增生性软骨病变，多发游离体(见第2章)

a. 治疗：有症状的话可行切除/清理术

G. 运动相关腿部病理

1. 慢性劳累性腔室症候群

◎病理：常见于腿肌肉发达的运动员；多见于前室

◎临床表现：症状同急性骨筋膜间室综合征，但是非急性的，逐渐出现的，休息后减轻

◎诊断：运动后间室压力测定，阳性结果有以下几种：

a. 静息：>15mmHg

b. 运动后5分钟：>20mmHg

c. 运动后1分钟：>30mmHg

◎治疗：如果主动治疗属于难治性的话，选择间室筋膜切开减张

◎鉴别诊断

a. 腘动脉卡压：脚踝、跖底动脉搏动减弱；以内侧腓肠肌松解术治疗

b. 腓浅神经卡压：主动踝关节趾屈/翻转引起疼痛；治疗采用筋膜松解±神经松解

c. 隐神经卡压：膝关节前内侧区域疼痛

2. 胫骨应力骨折

◎病理：由于重复性的细微创伤；常见于跑步运动员，尤其是女性，在训练强度改变和提高后

◎临床表现：运动相关的小腿前方疼痛，缓慢发作

◎影像学

a. X线：可能显示阴性

持续存在的Lucent线提示胫骨应力性骨折

b. 骨扫描：对于损伤高度敏感

c. MRI：首选方式(T1和T2增强信号)；提示水肿和骨折

◎治疗：首先是保护下负重；如果症状减轻，行交叉训练；髓内固定用于治疗持续存在Lucent线的骨干中段骨折

◎其他

a. 应力性损伤有骨性痛点和骨扫描焦点区域，对比胫骨骨膜炎(胫骨骨刺)，有着胫骨远端1/3弥散性疼痛和骨扫描弥漫性区域

b. 前胫骨骨干：由于拉伸应力导致存在高风险延迟愈合或不愈合，来自近端的后内侧应力损伤引起延迟愈合或不愈合的风险较低

3. 跟腱损伤

◎病理：继发于跟腱无血供区域的退变

◎损伤与血供差密切相关，分水岭位于距离跟腱在跟骨止点4cm位置

◎损伤类型

a. 跟腱炎与肌腱变性：过度疼痛对比损伤和退变

治疗：离心性力量训练，清理/修复术

b. 部分损伤的治疗：离心性力量训练，如有必要行清理/修复术

c. 完全损伤

临床表现：小腿远端急性疼痛，Thompson试验不正常(通常在小腿收缩跖屈时观察)

治疗：对比非手术治疗，外科手术修复能有效降低断裂风险、早期活动和跖屈，然而越来越多的并发症出现(比如，伤口/皮肤问题，感染)

d. 美国骨科医师协会(AAOS)临床标准：强有力的证据证明，利用保护装置，在术后2~4周内允许活动；中等证据：对于糖尿病、神经病变、免疫功能不全、年龄大于65岁、吸烟、久坐不动的、体重指数(BMI)>30、外周血管疾病的患者，手术治疗必须引起重视；术后2周内保护下负重

H. 运动医学的其他方面

1. 脑震荡

◎病理：代表性的是大脑和轴突的传导性弥漫

性损伤

◎ 临床表现:困惑、头痛、易怒、不能专注或丧失意识

◎ 诊断

a. CT:长时间的意识丧失(>5分钟),首选CT检查

b. 神经心理学测试(基线水平和伤后水平):用来评估认知力(如,注意力、本能和记忆)

评估脑震荡的标准(SAC)

借助电脑,脑震荡后应立刻评估认知力测试

c. 当前的评估技术并不能充分准确地对脑震荡进行分级

◎ 分级(表8.9)

◎ 回归

a. 医师必须保证运动员大脑的最大获益

要求:患者需要在渐进活动中完全没有症状,回到神经心理学的基线水平

b. 当天回归 (并不建议)

尤其是失忆,症状>15分钟,有脑震荡史或受压后症状再出现

如果以上都是阴性,并且患者在测试中回到基线,有人提倡回归

c. 7~30天回归:在第一次脑震荡以后,轻微温和等级

d. 30天回归:在第一次脑震荡以后,严重等级

e. 下季度回归:反复脑震荡,任何等级

f. 治疗和回归的建议随着文献中流行病学数据不断更新

◎ 其他考虑

a. 建议头部保护;可显著降低头部损伤发生率,尤其是在马术和有身体接触的运动中

b. 严重的弥散性轴突损伤:失去意识>6h,建议终止运动生涯

c. "二次受击"综合征:少见;常与近期脑震荡后二次打击有关;可能脑疝和自我调节功能紊乱;较高的死亡率(>50%),回到日常生活的关键是要有严格的依从性

2. 现场脊柱损伤处理措施

◎ 初期治疗:所有怀疑有脊柱损伤的都必须严格仔细处置

a. 保留肩垫或头盔原位

b. 稳定头部–颈椎,滚木式滑动放置于硬板上

c. 只有当需要心肺复苏时才可以移开面罩

◎ Burner/stinger(臂丛神经损伤/神经失用症)

a. 机制:同侧肢体压低,对侧肢体向外侧弯曲,承受直接打击

b. 临床表现:瞬间(大多<1分钟,没有>15分),不能外展、上抬,皮肤没有灼痛的感觉(±虚弱);没有颈部疼痛

c. 治疗:保守治疗/支持疗法

d. 回归:一旦症状缓解,功能正常,力量恢复;一个季度三次,在回归以前需要一次检查

e. 非典型症状:轴向颈部疼痛,持续或双边症状

射线、肌电图(EMG)或磁共振(MRI)检查,(针对双边症状,多是因为椎间盘突出)

f. 复发:第一次受伤后有三倍的复发风险

◎ 瞬间四肢瘫痪

a. 机制:过屈/过伸位时,颈部轴向受力

b. 临床表现:症状与臂丛神经损伤相似,但为双面症状或完全瘫痪

c. 影像学:X线或MRI可排除相关损伤/条件

d. 治疗:脊柱制动,滚木样,硬板床(直至检查阴性,否则不能回归)

e. 回归运动场的禁忌证

先天性颈椎融合或狭窄(隧道<13mm,"相对狭窄"与<10mm,"绝对狭窄")

长期症状

回归的禁忌证仍存在争议

3. 医疗处置问题

◎ 心脏异常

a. 病理:在年轻运动员中,肥厚性心肌病(HCM)是引起心脏骤停的首要因素

b. 体格检查史

最有意义的筛选工具

表8.9　AAOS脑震荡分级

分级	区别
I	没有 LOC,无失忆或<30 秒
II	LOC<5 分钟,失忆 30 分~24h
III	LOC≥5 分钟,失忆>24h

LOC,意识丧失

问诊包括胸痛、头晕、晕厥或呼吸困难

问诊家族病史,尤其是否有年轻猝死的

杂音:舒张期或随Valsalva强度增加,考虑HCM

c. 正规的心脏评估(如果初筛阳性)

心电图;超声心动图最为敏感

肥厚性心肌病对于活动/运动是绝对禁忌

◉ 心震荡(运动相关的心脏挫伤)

a. 机制:由于球类比赛中的钝性创伤所致;预后较差

b. 治疗:心肺复苏,紧急心复率

◉ 脾脏损伤/脾肿大

a. 最容易受伤的固体器官,钝性创伤

b. 脾肿大由单核细胞增多症引起

治疗:感染单核细胞增多症后4周可回归运动

治疗时应避免共用餐具等

◉ "女运动员三角"(图8.21)

a. 病理:闭经,应力骨折,进食障碍

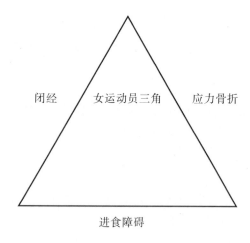

图8.21　女运动员三角。

b. 继发闭经(>6个月)较常见(50%精英跑者)

经常是由于热量摄入不足(首要因素)或过量训练

如果超过1年,应力骨折的风险显著增加

c. 治疗:仔细检查所有三部分,临床咨询是必要的(月经史,饮食问题)

第9章

手与微血管

Eric Cohen，Byung J. Lee and Arnold-Peter Weiss

Ⅰ. 解剖

1. 骨与关节解剖

◉ 前臂

a. 骨骼学(图9.1和图9.2)

桡骨与尺骨

桡骨头是肘关节内结构

桡骨头前外侧的软骨下骨含量较少,因而此处易发生骨折

桡骨结节是肱二头肌腱的止点,在前臂旋后时其稍偏于尺侧

桡骨的弓形结构使其能沿尺骨旋转;恢复桡骨弧度及长度是手术固定桡骨的两个要点

桡骨与尺骨之间的稳定性主要依靠远近端尺桡关节及骨间膜

b. 骨间膜:传递从腕部向肘部传导的挤压力

由骨间固有韧带、近端骨间束及副束组成

Lister结节位于远端桡骨背侧;拇长伸肌腱(EPL)沿其走行,止于远节拇指

背侧第三伸肌间室位于 Lister 结节尺侧,内含拇长伸肌腱。Lister 结节也是腕关节镜用来建立3/4通道的骨性标志

c. 关节活动度(ROM):旋后80°~90°,旋前75°~90°

腕关节大约有 10°~15°的旋转

◉ 桡尺远侧关节(图9.3至图9.5)

◉ 旋后位时桡尺远侧关节最为稳定

◉ 桡骨远端尺侧的乙状切迹是与尺骨头相关节的骨沟结构,与尺骨形成下尺桡关节

a. 桡骨远端被前/后骨嵴分成两个关节面:舟骨与月骨

b. 尺骨隐窝位于尺骨茎突基底,是桡尺韧带深层纤维的附着点；这些韧带也参与形成三角纤维软骨复合体(TFCC)

c. 腕关节只有10°~15°的旋前旋后范围

◉ 腕骨

a. 桡腕关节(图9.6至图9.8)

包括桡骨远端、舟骨、月骨及三角骨

韧带包括桡腕掌侧及背侧韧带以及桡侧、尺侧副韧带

掌侧桡腕韧带是最强力的支持韧带

活动范围(图9.9)

◆ 伸直到75°,屈曲到80°

◆ 桡偏15°~25°,尺偏30°~45°

b. 近排腕骨:舟骨、月骨、三角骨(籽骨、豆状骨)

近排腕骨没有肌肉和肌腱附着,为镶嵌体

舟骨主要血供来自于桡动脉,它是腕远处舟骨背侧嵴的分支;近极血供是由远极血管以逆流的方式提供

◉ 腕横韧带附着于掌侧结节

a. 远排腕骨:大多角骨、小多角骨、头状骨、钩骨

b. 豆状骨是尺侧腕屈肌(FCU)肌腱内的籽骨;同时它也是小指展肌的起点

c. 重要的腕关节韧带

舟月韧带:背侧最强健韧带,撕裂会导致背伸中间体不稳定(DISI)

月三角韧带:掌侧最强健韧带,撕裂导致掌屈中间体不稳定(VISI)

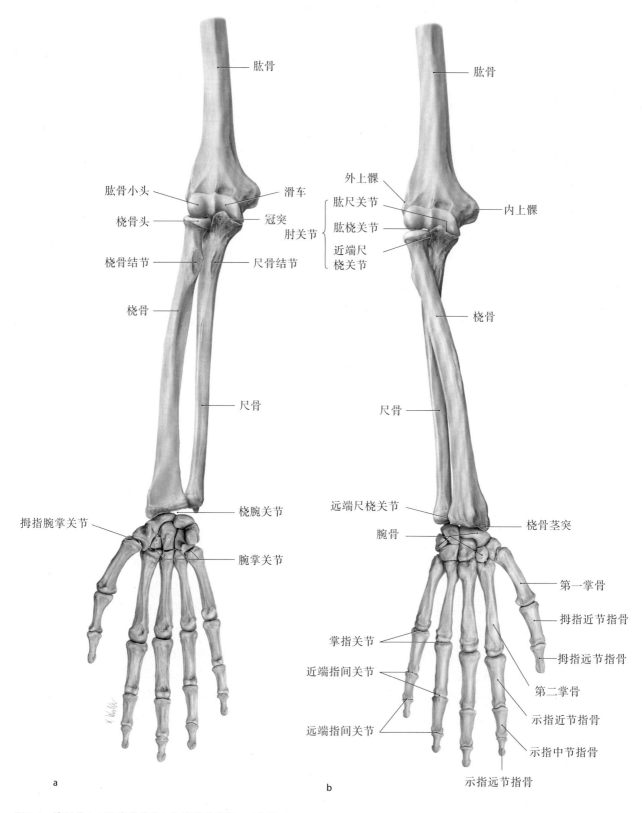

图9.1　旋后位(a)及旋前位(b)右前臂尺桡骨。(来源:Schuenke M, Schulte E. General Anatomy and the Muscloskeletal system: Thieme Atlas of Anatomy. New York: Thieme; 2005. Illustration by Karl Wesker.)

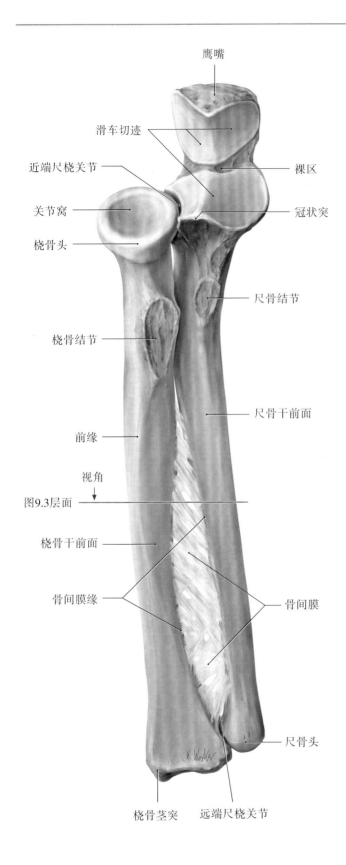

鹰嘴

滑车切迹

近端尺桡关节

关节窝

桡骨头

桡骨结节

前缘

视角

图9.3层面

桡骨干前面

骨间膜缘

桡骨茎突

裸区

冠状突

尺骨结节

尺骨干前面

骨间膜

尺骨头

远端尺桡关节

图9.2　右前臂尺桡骨，前上方视角。远近端尺桡关节由尺桡骨之间的骨间膜相联系。(来源：Schuenke M. Schulte E. General Anatomy and the Musculoskeletal System：Thieme Atlas of Anatomy. New York：Thieme；2005. Illustration by Karl Wesker.)

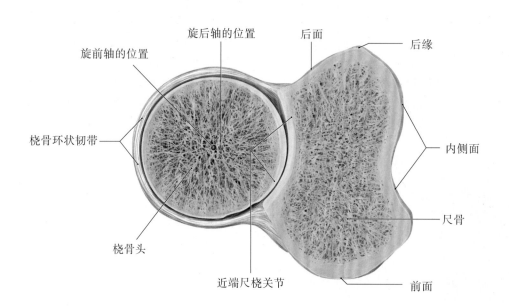

图9.3　右侧近端尺桡关节旋前位横截面图。由于桡骨头呈微椭圆形，旋前时桡骨头的旋转轴会向桡侧移动约2mm。当前臂旋前时，这种机制会为旋转的桡骨结节提供足够的空间。（来源：Schuenke M, schulte E. General Anatomy and the Musculoskeletal System；Thieme Atlas of Anatomy. New York：Thieme；2005. Illustration by Karl Wesker.）

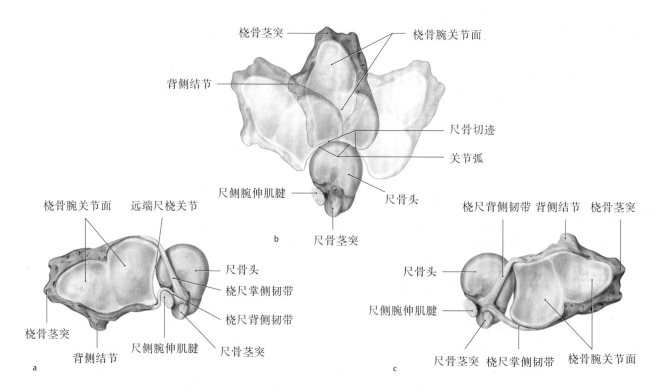

图9.4　旋后位(a)、半旋前位(b)及旋前位(c)远端尺桡关节。掌背侧桡尺韧带是"尺腕复合体"的一部分，参与稳定远端尺桡关节。尺桡骨远端关节面的接触方式，取决于尺桡骨的相对位置。（来源：Schuenke M, Schulte E. General Anatomy and the Musculoskeletal System；Thieme Atlas of Anatomy. New York：Thieme；2005. Illustration by Karl Wesker.）

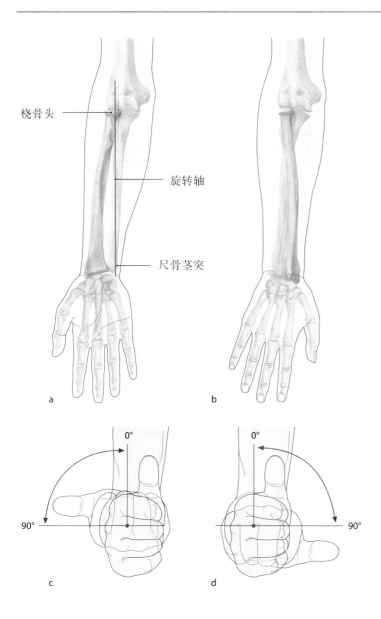

桡骨头
旋转轴
尺骨茎突

a

b

0°
90°
90°

c

d

图9.5　右手旋转轴及活动范围。前臂中立位
(0°)被称之为半旋前位。旋转轴由近端桡骨头至
远端尺骨茎突。(a)旋后位,(b)旋前位,(c)肘关
节屈曲时旋后位,(d)肘关节屈曲时旋前位。(来
源:Schuenke M, Schulte E. General Anatomy and
the Musculoskeletal System;Thieme Atlas of
Anatomy. New York;Thieme;2005. Illustration by
Karl Wesker.)

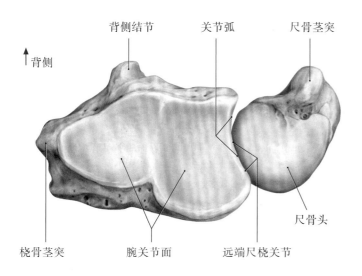

背侧结节　关节弧　尺骨茎突

↑背侧

桡骨茎突　腕关节面　远端尺桡关节　尺骨头

图9.6　右前臂远端尺桡关节关节面。(来源:
Schuenke M, Schulte E. General Anatomy and
the Musculoskeletal System;Thieme Atlas of
Anatomy. New York;Thieme;2005. Illustration by
Karl Wesker.)

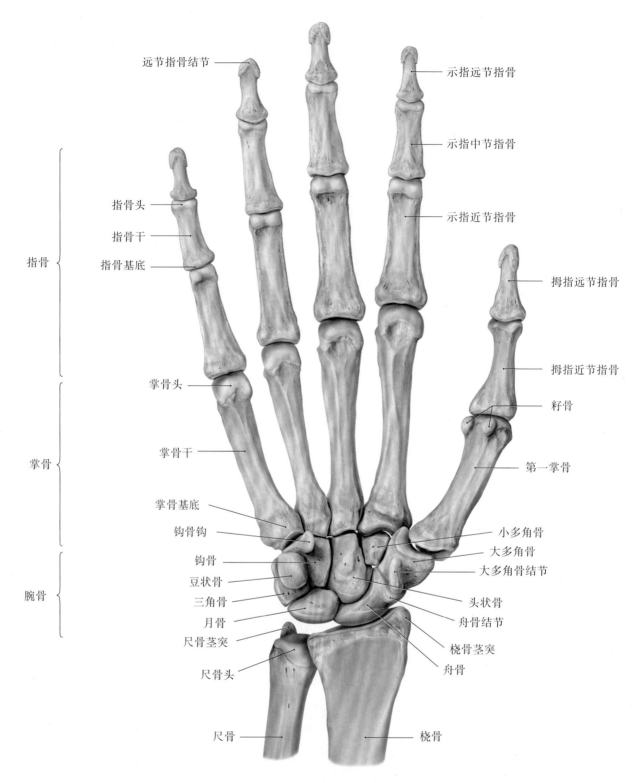

远节指骨结节

示指远节指骨

示指中节指骨

指骨头

指骨干

指骨基底

示指近节指骨

指骨

拇指远节指骨

掌骨头

拇指近节指骨

籽骨

掌骨干

第一掌骨

掌骨

掌骨基底

钩骨钩

小多角骨

大多角骨

大多角骨结节

钩骨

豆状骨

三角骨

头状骨

月骨

舟骨结节

腕骨

尺骨茎突

桡骨茎突

尺骨头

舟骨

尺骨

桡骨

图9.7 右手诸骨，掌面观。（来源：Schuenke M，Schulte E. General Anatomy and the Musculoskeletal System：Thieme Atlas of Anatomy. New York：Thieme；2005. Illustration by Karl Wesker.）

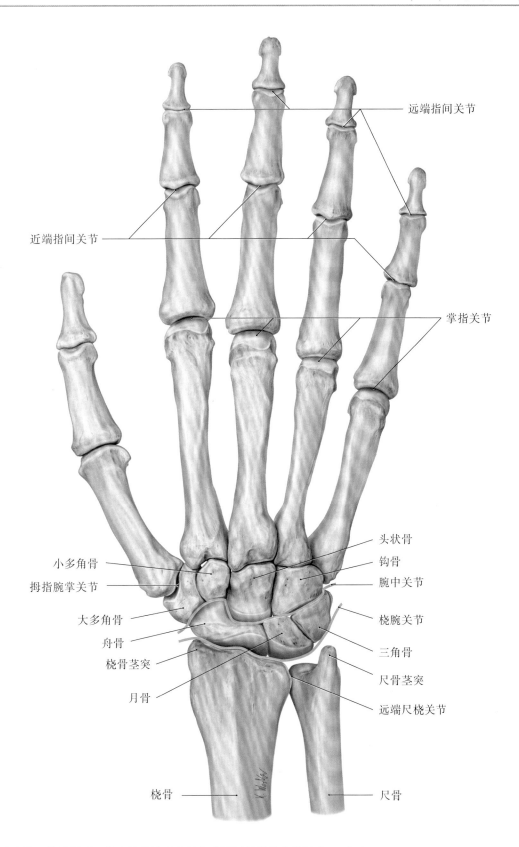

远端指间关节

近端指间关节

掌指关节

头状骨

钩骨

腕中关节

小多角骨

拇指腕掌关节

桡腕关节

大多角骨

舟骨

三角骨

桡骨茎突

尺骨茎突

月骨

远端尺桡关节

桡骨

尺骨

图9.8 右手诸骨，掌背侧观。桡腕关节及腕中关节分别用绿线及蓝线标出。(来源:Schuenke M, Schulte E. General Anatomy and the Musculoskeletal System:Thieme Atlas of Anatomy. New York:Thieme;2005. Illustration by Karl Wesker.)

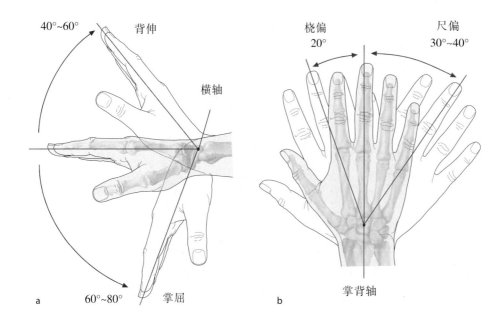

图9.9　桡腕关节及腕中关节活动。开始于中立位(0°)：(a)掌屈及背伸是横轴的运动,而桡偏及尺偏(b)是掌背轴的运动。横轴穿过桡腕关节的月骨和腕中关节的头骨。尽管掌屈背伸活动,桡腕关节及腕中关节都有参与,但桡偏及尺偏,仅有桡腕关节参与。(来源：Schuenke M, Schulte E. General Anatomy and the Musculoskeletal System：Thieme Atlas of Anatomy. New York：Thieme；2005. Illustration by Karl Wesker.)

d. 腕骨骨化(图9.10)

最开始骨化的是头状骨,在1岁时；最后骨化的是豆状骨,约12岁；以逆时针方向,顺次骨化

● 手指

a. 手的功能位(图9.11)

b. 拇腕掌关节(CMC)

外形呈马鞍状,保证有较大的活动范围

拇腕掌关节由关节囊、桡背侧韧带、尺侧副韧带、前斜韧带及后斜韧带提供稳定性

前斜韧带(喙状韧带)是最主要的稳定结构

c. 指腕掌关节(图9.12和图9.13)

滑动关节

稳定结构包括关节囊、掌背侧腕掌韧带及骨间韧带

背侧腕掌韧带最为强健

d. 掌指关节(MCP)

椭圆球形,活动时产生凸轮效应

稳定结构包括掌板、侧副韧带及掌骨深横韧带

关节活动度：伸直/屈曲0°~90°,内收/外展 0°~20°(图9.14)

e. 指间关节(IP)

铰链关节,关节活动无凸轮效应

关节囊及斜侧副韧带

关节活动度

◆ 近端指间关节(PIP)：伸直/屈曲0°~110°

◆ 远端指间关节(DIP)：伸直/屈曲0°~80°

2. 伸肌间室(图9.15和图9.16)(共6个间室)

● 应学会识别轴位核磁图像上每个间室内包含的肌腱

● 被腕关节背侧的伸肌支持带所包绕

● Ⅰ：拇长展肌(APL),拇短伸肌(EPB)

a. De Quervain腱鞘炎

b. 拇长展肌肌腱有很多束；手术中需要评估拇短伸肌是否有一单独的腱鞘需要松解

● Ⅱ：桡侧腕长伸肌(ECRL)及桡侧腕短伸肌(ECRB)

a. 交叉综合征：腕关节活动时,在第一及第二间室之间,可触及捻发感

● Ⅲ：拇长伸肌(EPL)

a. 桡骨远端骨折后肌腱会在Lister结节处断裂

b. 治疗采用示指固有伸肌(EIP)转位

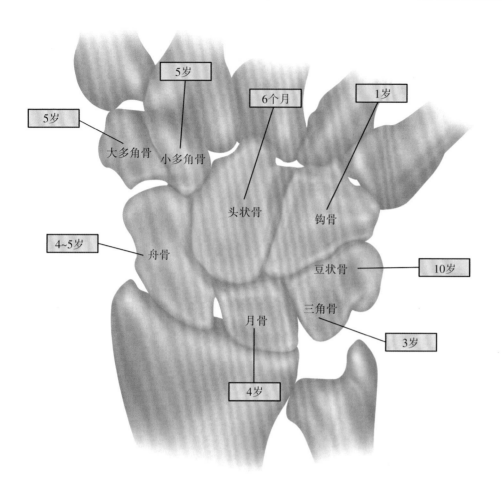

图9.10 腕骨骨化。8
个腕骨按逆时针顺序
顺次骨化（从右腕掌
侧观察），从钩状骨到
豌豆骨。

⊙ Ⅳ:指总伸肌,示指固有伸肌(EIP)

a. 桡神经损伤后示指固有伸肌最后恢复功能

b. 骨间后神经位于第四间室底

⊙ Ⅴ:小指伸肌

a. Vaughan-Jackson 综合征是指类风湿关节炎患者出现伸肌腱自尺侧向桡侧方向逐个断裂;最先断裂的是小指伸肌(EDM)

⊙ Ⅵ:尺侧腕伸肌(ECU)

a. 病理:尺骨茎突处可能存在不稳定

3. 肌腱

⊙ 屈肌腱

a. 指深屈肌(FDP):屈曲远端指间关节;止于远节指骨

b. 指浅屈肌(FDS):屈曲近端指间关节。在止于中节指骨之前,指浅屈肌分成两束形成Camper交叉。指深屈肌穿过Camper交叉止于远节指骨

c. 屈肌腱分区(图9.17)

⊙ 屈肌腱鞘

a. 通过腱纽向肌腱提供营养

b. 保护肌腱

⊙ 滑车

a. 5个环形滑车(A1~A5)和3个交叉滑车(C1~C3)

b. A2,A4:分别起自近节及中节指骨骨膜;对防止肌腱出现"弓弦"起重要作用

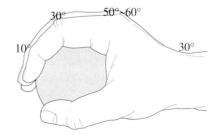

图9.11 右手功能位。术后应用石膏、夹板或者其他装置固定手部时,应将腕关节及手指固定于此位置。否则手部韧带将会缩短,导致手部无法保持休息位。(来源:Schuenke M, Schulte E. General Anatomy and the Musculoskeletal System: Thieme Atlas of Anatomy. New York:Thieme;2005. Illustration by Karl Wesker.)

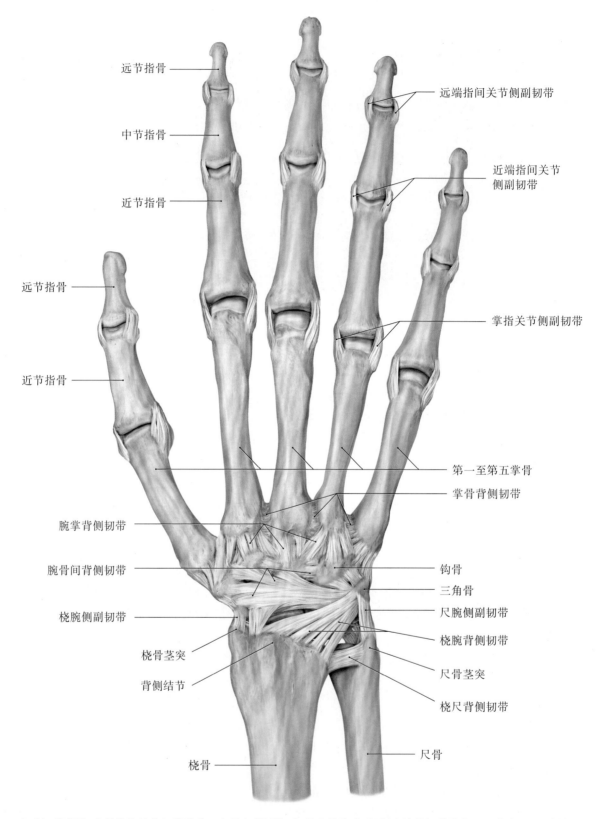

远节指骨

中节指骨

近节指骨

远节指骨

近节指骨

远端指间关节侧副韧带

近端指间关节
侧副韧带

掌指关节侧副韧带

第一至第五掌骨

掌骨背侧韧带

腕掌背侧韧带

腕骨间背侧韧带

桡腕侧副韧带

桡骨茎突

背侧结节

钩骨

三角骨

尺腕侧副韧带

桡腕背侧韧带

尺骨茎突

桡尺背侧韧带

桡骨

尺骨

图9.12　右手韧带背侧。大量的腕关节韧带形成一个紧密的网络，加强腕关节囊。根据腕关节韧带的位置及分布，可以将其分为四组。（来源：Schuenke M, Schulte E. General Anatomy and the Musculoskeletal System：Thieme Atlas of Anatomy. New York：Thieme；2005. Illustration by Karl Wesker.）

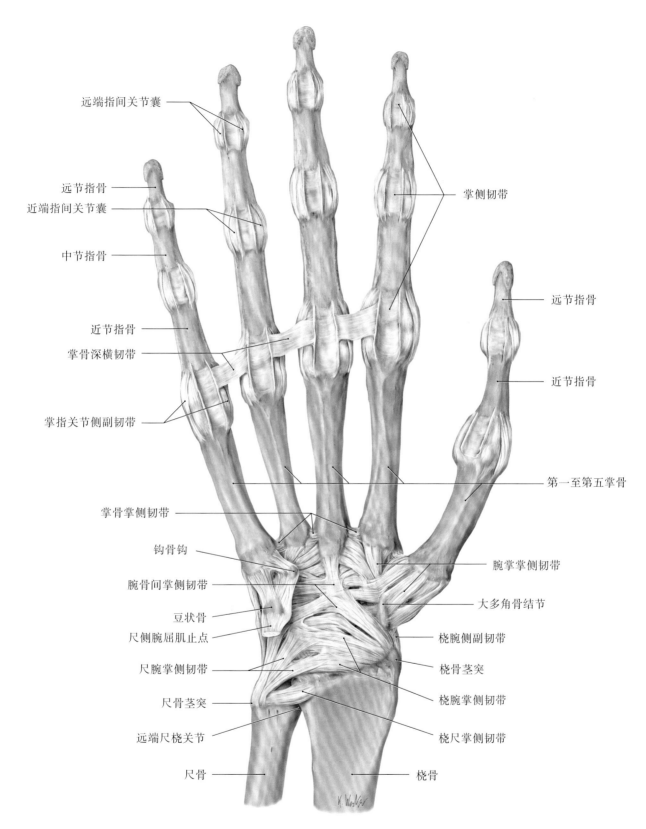

远端指间关节囊

远节指骨

近端指间关节囊

中节指骨

掌侧韧带

近节指骨

掌骨深横韧带

远节指骨

掌指关节侧副韧带

近节指骨

第一至第五掌骨

掌骨掌侧韧带

钩骨钩

腕掌掌侧韧带

腕骨间掌侧韧带

大多角骨结节

豆状骨

桡腕侧副韧带

尺侧腕屈肌止点

桡骨茎突

尺腕掌侧韧带

桡腕掌侧韧带

尺骨茎突

桡尺掌侧韧带

远端尺桡关节

尺骨

桡骨

图9.13　右手韧带掌侧。腕骨间韧带将腕骨紧密固定在一起,又可以分为内部韧带和表面韧带。内部韧带在深层连接各个腕骨,包括腕部骨间韧带(此处未显示)。表面韧带则包括掌侧及背侧腕部韧带。(来源:Schuenke M,Schulte E. General Anatomy and the Musculoskeletal System:Thieme Atlas of Anatomy. New York:Thieme;2005. Illustration by Karl Wesker.)

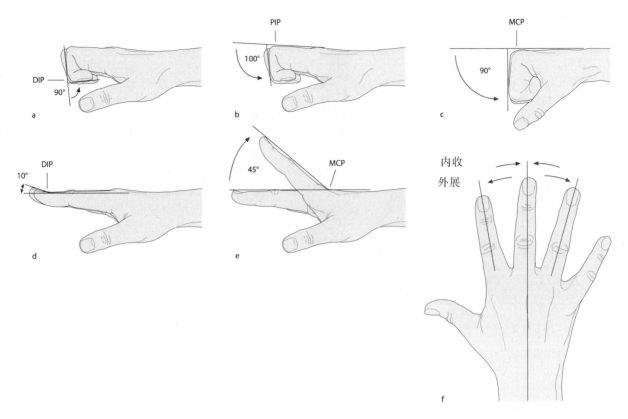

图9.14　手指关节活动范围。(a)远端指间关节屈曲。(b)近端指间关节屈曲。(c)掌指关节屈曲。(d)远端指间关节伸直。(e)掌指关节伸直。(f)掌指关节的外展与内收。(来源:Schuenke M, Schulte E. General Anatomy and the Musculoskeletal System:Thieme Atlas of Anatomy. New York:Thieme;2005. Illustration by Karl Wesker.)

　　c. A1,A3,A5:分别起自掌指关节、近端指间关节、远端指间关节的掌板

　　d. 扳机指A1滑车受累

　　肌腱的血供分为两部分:一是血管直接供血,二是通过滑液鞘扩散(图9.18)

　　Ⅱ区(图 9.17)的肌腱血供主要依赖滑液扩散

　　4. 神经(图9.19至图9.21)

　　● 正中神经(图9.22和图9.23)

　　a. 进入腕关节时, 在腕管内位于指浅屈肌及拇长屈肌(FPL)之间

　　b. 支配拇指、示指、中指及环指桡侧半的感觉

　　c. 重要的终末支

　　在前臂,支配包括旋前圆肌、桡侧腕屈肌、掌长肌及指浅屈肌的肌支

　　掌皮支神经

　　◆ 走行于掌长肌与桡侧腕屈肌之间

　　◆ 掌皮支于腕横纹以近 4~6cm 从正中神经发出,桡骨远端行掌侧 Henry 入路时,可能因牵拉导致该神经损伤,出现大鱼际感觉异常

　　◆ 同时支配手掌中心的感觉

　　运动返支支配拇对掌肌、拇短展肌及拇短屈肌

　　骨间前神经支配示指及中指的指深屈肌、拇长屈肌及旋前方肌

　　第一及第二蚓状肌由正中神经指神经分支支配

　　● 尺神经(图9.24)

　　a. 经肘管进入前臂前方间室,然后经Guyon管进入腕(图9.25)

　　b. 支配环指尺侧半及小指的感觉

　　c. 重要的终末支

　　在前臂, 肌支支配尺侧腕屈肌及环小指的指深屈肌

　　腕关节以近5~7cm发出背侧皮支

　　Guyon管内,尺神经分为两支

　　◆ 浅支为感觉支,但也支配掌短肌

　　◆ 深支支配所有骨间肌、三四蚓状肌、小指展肌、小指对掌肌、小指屈肌、拇内收肌及拇短屈肌

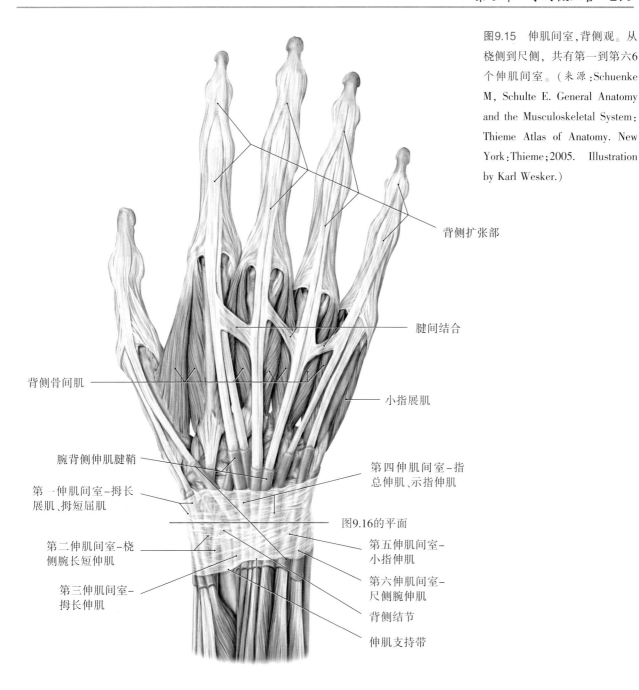

图9.15　伸肌间室,背侧观。从桡侧到尺侧,共有第一到第六6个伸肌间室。(来源:Schuenke M, Schulte E. General Anatomy and the Musculoskeletal System: Thieme Atlas of Anatomy. New York:Thieme;2005. Illustration by Karl Wesker.)

背侧扩张部

腱间结合

背侧骨间肌

小指展肌

腕背侧伸肌腱鞘

第一伸肌间室-拇长展肌、拇短屈肌

第四伸肌间室-指总伸肌,示指伸肌

图9.16的平面

第二伸肌间室-桡侧腕长短伸肌

第五伸肌间室-小指伸肌

第三伸肌间室-拇长伸肌

第六伸肌间室-尺侧腕伸肌

背侧结节

伸肌支持带

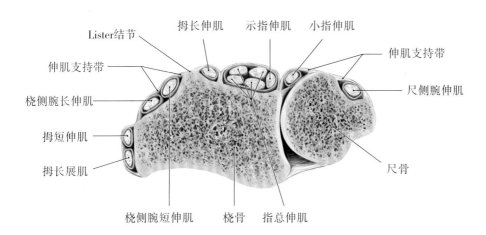

Lister结节

伸肌支持带

桡侧腕长伸肌

拇短伸肌

拇长展肌

拇长伸肌　示指伸肌　小指伸肌

伸肌支持带

尺侧腕伸肌

尺骨

桡侧腕短伸肌　桡骨　指总伸肌

图9.16　远端尺桡关节及腕伸肌间室轴位。由伸肌支持带及间隔形成6个骨纤维管道,分别包含不同伸肌肌腱。注意Lister结节将拇长伸肌腱引向拇指。(来源:Schuenke M, Schulte E. General Anatomy and the Musculoskeletal System:Thieme Atlas of Anatomy. New York:Thieme;2005. Illustration by Karl Wesker.)

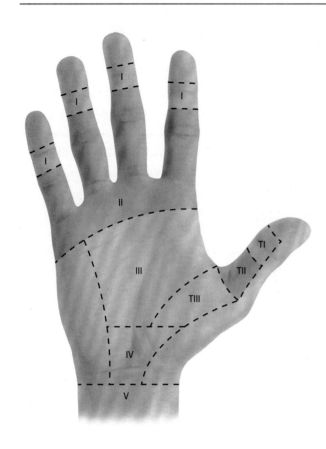

图9.17 手屈肌腱分区。分区有助于分类屈肌腱损伤并指导治疗。Ⅰ区指指深屈肌腱(FDS)指点以远。Ⅱ区指远端掌横纹和FDS之间。Ⅲ区指手掌中部。Ⅳ区指腕管。Ⅴ区是前臂远端。

的深头

○ 桡神经(图9.26)

a. 在前臂近端分为深浅两支

b. 支配虎口区感觉

c. 重要的终末支

肌支支配肱三头肌、肘肌、桡侧腕长伸肌、肱桡肌[偶尔支配桡侧腕短伸肌(ECRB)]

骨间后神经(PIN)：是桡神经的延续，支配桡侧腕短伸肌、旋后肌、指总伸肌、小指固有伸肌、尺侧腕伸肌、示指固有伸肌、拇长展肌、拇长伸肌、拇短伸肌

桡神经浅支：桡神经的分支，距离桡骨茎突近端7cm处，从肱桡肌和桡侧腕长伸肌肌腱之间走行为浅支

5. 血管

○ 尺动脉：在前臂尺神经的桡侧走行，主要供应掌浅弓(图9.27)

○ 与正中神经伴行，但在前臂近端时走行在旋前圆肌深头的深处。正中神经位于旋前圆肌两头之间

○ 桡动脉：在前臂走行在肱桡肌和桡侧腕屈肌之间，主要供应掌深弓(图9.28和图9.29)

○ 指神经血管束：在手指处，指神经位于指动脉掌侧

6. 肌肉

○ 手部肌肉(图9.30至图9.34和表9.1)

○ 前臂肌肉(图9.35至图9.40和表9.2,表9.3)

7. 上肢体格检查

○ 肘

a. 视诊

总体的畸形或肿胀可能预示着骨折

提携角：男性平均为11°，女性为13°；小于5°

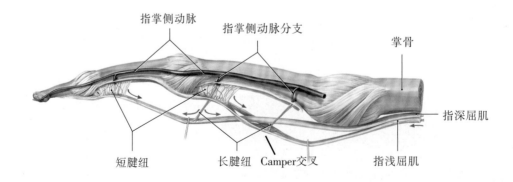

图9.18 屈肌腱的血供。屈肌腱依靠指掌侧动脉的分支通过长短腱纽营养。指深屈肌肌腱穿过Camper交叉，止于远节指骨。(来源：Schuenke M, Schulte E. General Anatomy and the Musculoskeletal System; Thieme Atlas of Anatomy. New York：Thieme；2005. Illustration by Karl Wesker.)

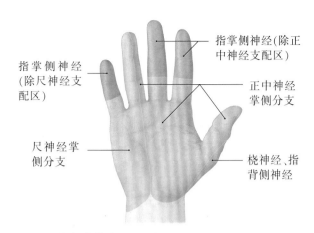

图9.19　手掌感觉支配。（来源：Schuenke M, Schulte E. General Anatomy and the Musculoskeletal System：Thieme Atlas of Anatomy. New York：Thieme；2005. Illustration by Karl Wesker.）

提示肘内翻，大于15°为肘外翻

　　b. 触诊

　　　内上髁压痛：高尔夫肘或内侧副韧带(MCL)疾病

　　　外上髁压痛：网球肘

　　　桡骨头压痛：骨折，关节炎

　　　触诊肱二头肌肌腱，若空虚则提示肱二头肌肌腱断裂

　　c. ROM

　　　屈伸ROM：0°至140°~150°

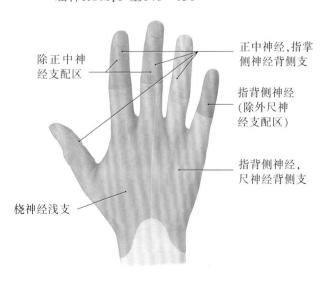

图9.20　手背感觉支配。（来源：Schuenke M, Schulte E. General Anatomy and the Musculoskeletal System：Thieme Atlas of Anatomy. New York：Thieme；2005. Illustration by Karl Wesker.）

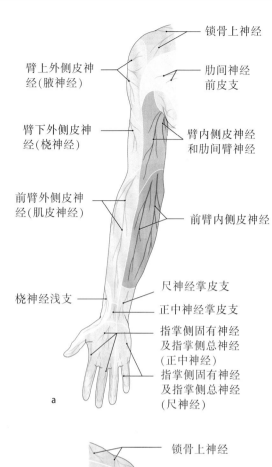

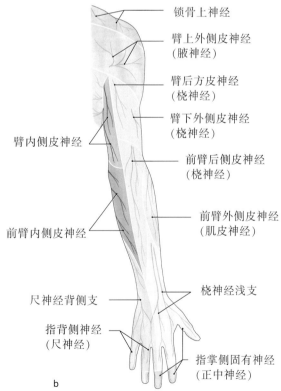

图9.21　上肢前方 (a) 及后方 (b) 的感觉支配。（来源：Schuenke M, Schulte E. General Anatomy and the Musculoskeletal System：Thieme Atlas of Anatomy. New York：Thieme；2005. Illustration by Karl Wesker.）

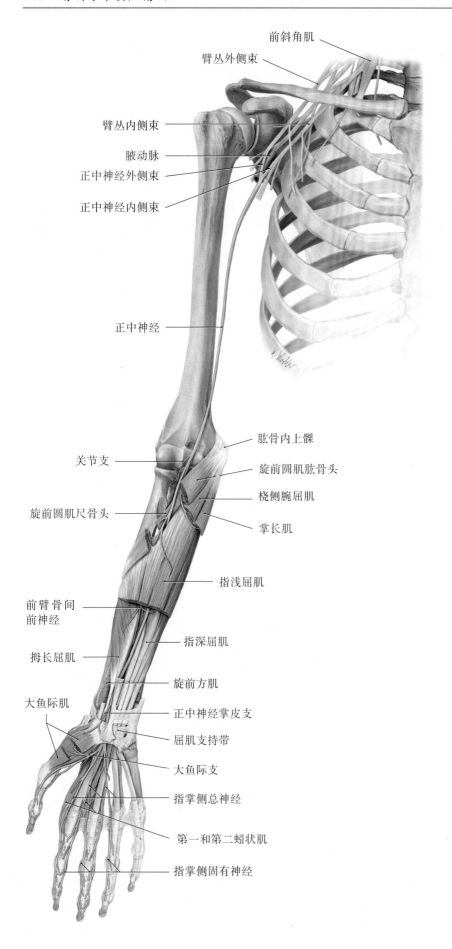

前斜角肌

臂丛外侧束

臂丛内侧束

腋动脉

正中神经外侧束

正中神经内侧束

正中神经

关节支

旋前圆肌尺骨头

前臂骨间
前神经

拇长屈肌

大鱼际肌

肱骨内上髁

旋前圆肌肱骨头

桡侧腕屈肌

掌长肌

指浅屈肌

指深屈肌

旋前方肌

正中神经掌皮支

屈肌支持带

大鱼际支

指掌侧总神经

第一和第二蚓状肌

指掌侧固有神经

图9.22　正中神经走行。正中神经由臂丛的内外侧束形成，在上臂走行于内侧肱二头肌沟内，肘部在肱二头肌腱膜下，在旋前圆肌两头之间到前臂。在旋前圆肌以远发出骨间前神经后，正中神经走行于指深屈肌及指浅屈肌之间到达腕部。它穿过腕管并发出终末支。(来源：Schuenke M, Schulte E. General Anatomy and the Musculoskeletal System；Thieme Atlas of Anatomy. New York：Thieme；2005. Illustration by Karl Wesker.)

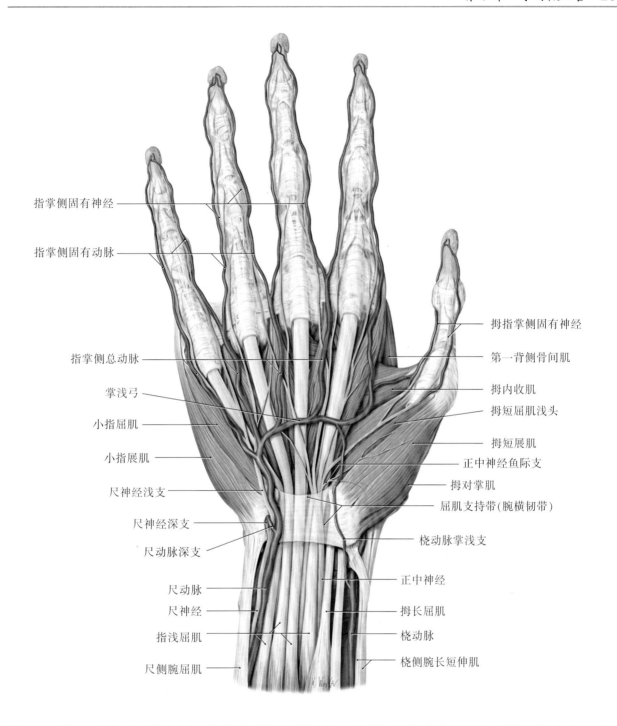

指掌侧固有神经

指掌侧固有动脉

指掌侧总动脉

掌浅弓

小指屈肌

小指展肌

尺神经浅支

尺神经深支

尺动脉深支

尺动脉

尺神经

指浅屈肌

尺侧腕屈肌

拇指掌侧固有神经

第一背侧骨间肌

拇内收肌

拇短屈肌浅头

拇短展肌

正中神经鱼际支

拇对掌肌

屈肌支持带(腕横韧带)

桡动脉掌浅支

正中神经

拇长屈肌

桡动脉

桡侧腕长短伸肌

图9.23　腕管。正中神经在腕管内走行于指深屈肌及指浅屈肌之间。正中神经运动返支的走行多变,腕横韧带上方占50%,韧带下占30%,余下20%为穿过韧带。(来源:Schuenke M, Schulte E. General Anatomy and the Musculoskeletal System;Thieme Atlas of Anatomy. New York;Thieme;2005. Illustration by Karl Wesker.)

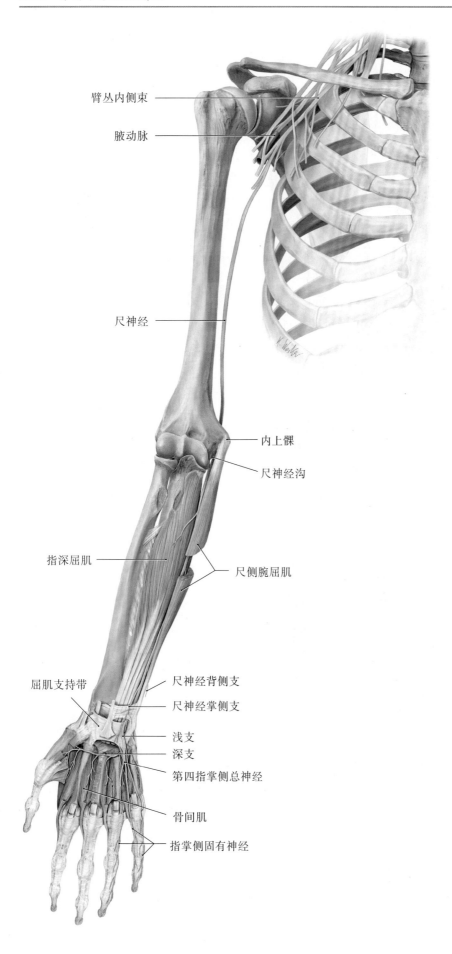

臂丛内侧束

腋动脉

尺神经

指深屈肌

屈肌支持带

内上髁

尺神经沟

尺侧腕屈肌

尺神经背侧支

尺神经掌侧支

浅支

深支

第四指掌侧总神经

骨间肌

指掌侧固有神经

图9.24　尺神经走行。尺神经由臂丛内侧束发出，在上臂中部穿过内侧肌间隔。在肘关节位于肌间隔及肱三头肌内侧头之间，在内侧外上髁以远穿过肘关节，走行于尺侧腕屈肌两头之间。在前臂，尺神经位于尺侧腕屈肌深面。尺神经在腕部穿过尺管达到手部，分成浅层感觉支及深层肌支。（来源：Schuenke M，Schulte E. General Anatomy and the Musculoskeletal System；Thieme Atlas of Anatomy. New York；Thieme；2005. Illustration by Karl Wesker.）

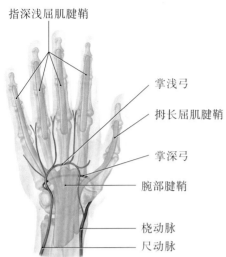

指深浅屈肌腱鞘

掌浅弓

拇长屈肌腱鞘

掌深弓

腕部腱鞘

桡动脉

尺动脉

图9.25　尺管（Guyon管）的骨性标志。尺侧骨性标志为豌豆骨，桡侧及远端标志为钩状骨的钩。底部为腕横韧带，腕掌侧韧带则为Guyon管的顶部。（来源：Schuenke M，Schulte E. General Anatomy and the Musculoskeletal System；Thieme Atlas of Anatomy. New York：Thieme；2005. Illustration by Karl Wesker.）

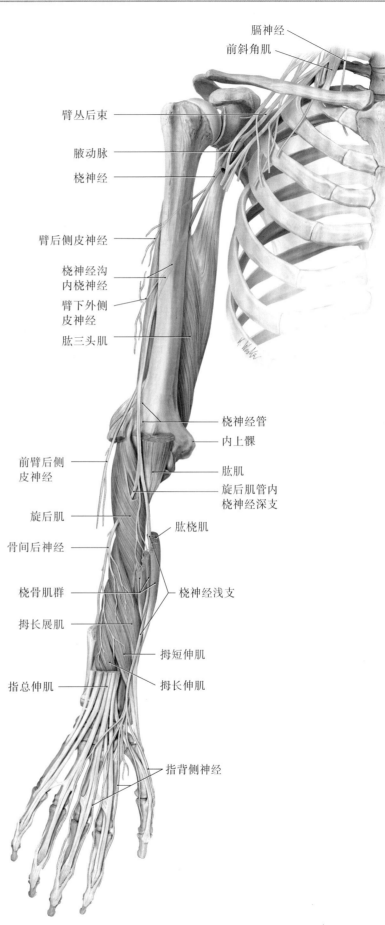

膈神经

前斜角肌

臂丛后束

腋动脉

桡神经

臂后侧皮神经

桡神经沟内桡神经

臂下外侧皮神经

肱三头肌

桡神经管

内上髁

肱肌

旋后肌管内桡神经深支

前臂后侧皮神经

旋后肌

骨间后神经

桡骨肌群

拇长展肌

指总伸肌

肱桡肌

桡神经浅支

拇短伸肌

拇长伸肌

指背侧神经

图9.26　桡神经走行。桡神经由臂丛后束发出，在肱深动脉后方伴行，走行于桡神经沟内。大约在外上髁近端10cm穿过外侧肌间隔，走行于肱桡肌及肱肌之间。在前臂近端，桡神经分为浅支及深支。深支即骨间后神经，穿过骨间膜直至腕部。浅支则伴行于桡动脉，位于肱桡肌深层。（来源：Schuenke M，Schulte E. General Anatomy and the Musculoskeletal System；Thieme Atlas of Anatomy. New York；Thieme；2005. Illustration by Karl Wesker.）

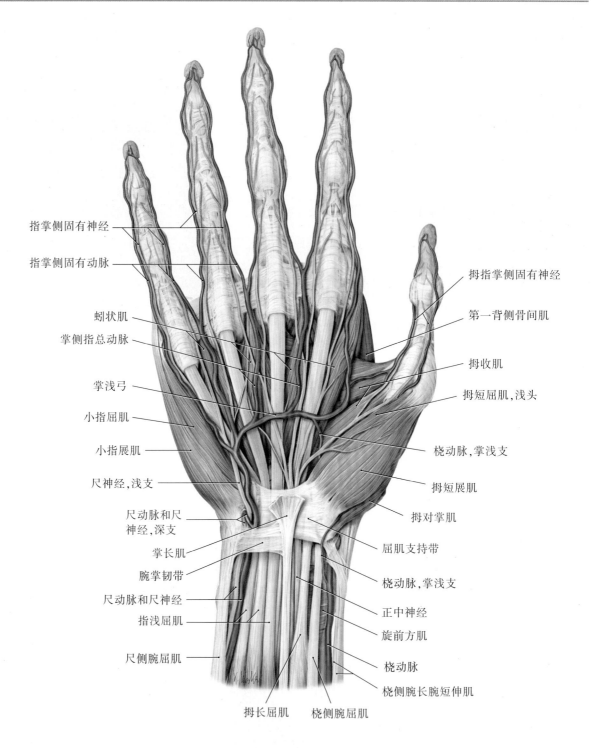

指掌侧固有神经

指掌侧固有动脉

蚓状肌

掌侧指总动脉

掌浅弓

小指屈肌

小指展肌

尺神经,浅支

尺动脉和尺神经,深支

掌长肌

腕掌韧带

尺动脉和尺神经

指浅屈肌

尺侧腕屈肌

拇长屈肌

桡侧腕屈肌

拇指掌侧固有神经

第一背侧骨间肌

拇收肌

拇短屈肌,浅头

桡动脉,掌浅支

拇短展肌

拇对掌肌

屈肌支持带

桡动脉,掌浅支

正中神经

旋前方肌

桡动脉

桡侧腕长腕短伸肌

图9.27 掌浅弓及其分支。掌浅弓是尺动脉的主要分支。（来源：Schuenke M，Schulte E. General Anatomy and the Musculoskeletal System：Thieme Atlas of Anatomy. New York：Thieme；2005. Illustration by Karl Wesker.）

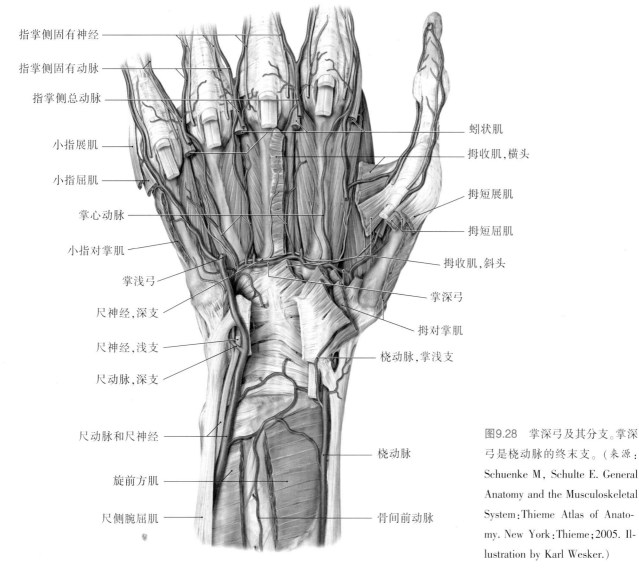

指掌侧固有神经

指掌侧固有动脉

指掌侧总动脉

小指展肌

小指屈肌

掌心动脉

小指对掌肌

掌浅弓

尺神经,深支

尺神经,浅支

尺动脉,深支

尺动脉和尺神经

旋前方肌

尺侧腕屈肌

蚓状肌

拇收肌,横头

拇短展肌

拇短屈肌

拇收肌,斜头

掌深弓

拇对掌肌

桡动脉,掌浅支

桡动脉

骨间前动脉

图9.28　掌深弓及其分支。掌深弓是桡动脉的终末支。(来源：Schuenke M, Schulte E. General Anatomy and the Musculoskeletal System:Thieme Atlas of Anatomy. New York:Thieme;2005. Illustration by Karl Wesker.)

旋后80°~90°,旋前75°~90°

　　d. 神经

　　检查运动和感觉

　　屈曲:肱二头肌C5,肱桡肌C6,肱三头肌C7;如果活动缺失或减低则提示神经根病变

　　e. 特殊检查

　　网球肘(外上髁炎):诱发试验包括抗阻伸腕

　　病理改变为 ECRB 肌腱的成血管纤维的增生

　　高尔夫肘(内上髁炎):诱发试验包括抗阻屈腕和前臂旋前;同时在前臂旋后和伸腕伸肘时内上髁的疼痛

　　桡管:中指抗阻伸直

　　轴移试验:患者仰卧位,伸肘上举过顶。前臂旋后, 在肘关节屈曲时给予外翻应力。如果患者恐

惧或可以触及半脱位的桡骨头,则试验阳性,说明后外侧旋转的不稳定

　　肱二头肌抗阻力试验:当肱二头肌肌腱断裂时无法勾起肱二头肌

　　Tinel征:敲击尺神经沟引起尺神经支配区的麻木或放射痛

　　◎ 腕

　　a. 视诊

　　总体的畸形或肿胀可能预示着骨折

　　手腕背侧或掌侧的肿胀或可触性肿物可能提示腱鞘囊肿

　　肌肉萎缩:大鱼际萎缩可能是正中神经病变

　　b. 触诊

　　鼻烟窝压痛可能提示舟骨骨折

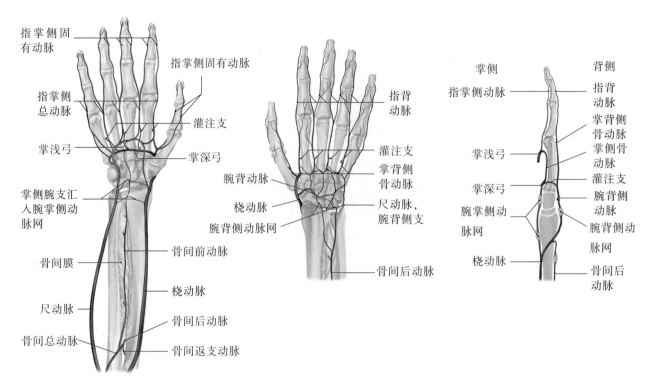

图9.29　手部动脉交通支。尺动脉、桡动脉通过掌浅弓、掌深弓、灌注支、腕背侧动脉网相交通。(来源:Schuenke M, Schulte E. General Anatomy and the Musculoskeletal System;Thieme Atlas of Anatomy. New York;Thieme;2005. Illustration by Karl Wesker.)

桡侧茎突,尺侧茎突或者腕骨的压痛可能提示着骨折。月骨压痛可能为Kienbock病

尺骨茎突远端压痛可能为TFCC撕裂

触诊伸指肌腱。第一腕背间室的压痛可能是de Quervain腱鞘炎

c. ROM

伸直75°,屈曲80°

桡偏15°~25°,尺偏30°~45°

腕关节只有10°~15°的旋前和旋后

d. 神经

检查运动和感觉

e. 特殊检查

Durkan压迫试验:直接用手压迫腕管可以引起腕管综合征的症状

◆ **腕管综合征最敏感的试验**

Phalen试验:屈腕诱发腕管综合征的症状

Tinel征:敲击腕管引起正中神经支配区的麻木或放射痛

Finkelstein征:掌心握住屈曲拇指并尺偏手腕。在第一腕背间室的疼痛可以提示de Quervain腱鞘炎

Watson舟骨漂移试验:将手腕从尺偏被动活动至桡偏的过程中,按压舟骨结节掌侧,可以诱发疼痛或弹响;与对侧对比;检查因舟月韧带损伤引起的腕关节不稳定

琴弦征:稳定尺骨的同时将桡骨向掌背侧活动;有半脱位或松弛则提示下尺桡关节(DRUJ)的损伤

● **手**

a. 视诊

总体的畸形或肿胀可能预示着骨折

手指的旋转或者成角畸形提示骨折。检查旋转畸形时,令患者握拳,所有的手指均应指向舟骨且没有重叠

手指位置:屈曲的手指可能继发于急性屈指肌腱腱鞘炎,肌腱断裂,或是Dupuytren挛缩

手指梭形肿胀见于急性感染,例如急性屈指肌腱腱鞘炎

由骨性关节炎引起的DIP关节肿胀:Heberden结节

由骨性关节炎引起的PIP关节肿胀:Bouchard结节

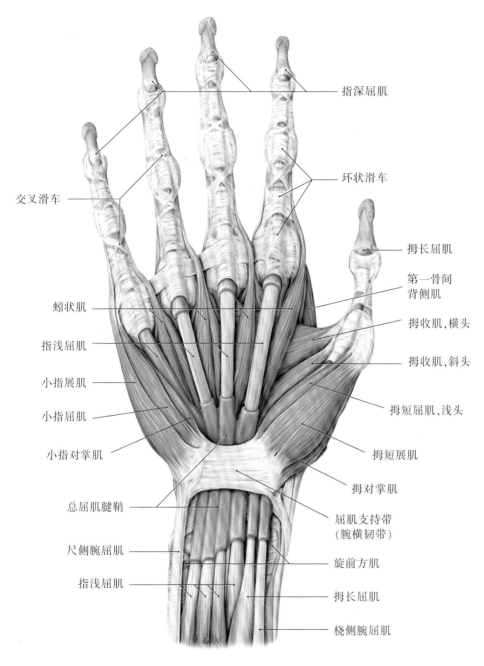

图9.30 移除掌腱膜后的浅层肌肉。(来源：Schuenke M, Schulte E. General Anatomy and the Musculoskeletal System：Thieme Atlas of Anatomy. New York：Thieme；2005. Illustration by Karl Wesker.)

指深屈肌

环状滑车

交叉滑车

拇长屈肌

第一骨间背侧肌

拇收肌,横头

拇收肌,斜头

拇短屈肌,浅头

蚓状肌

指浅屈肌

小指展肌

小指屈肌

小指对掌肌

拇短展肌

拇对掌肌

总屈肌腱鞘

屈肌支持带（腕横韧带）

尺侧腕屈肌

旋前方肌

指浅屈肌

拇长屈肌

桡侧腕屈肌

MCP肿胀见于类风湿性关节炎(RA)

类风湿性关节炎主要影响手腕和MCP关节

尺侧偏移或钮孔样畸形见于RA

◆ 小鱼际或虎口背侧的萎缩提示尺神经损伤。大鱼际的萎缩提示正中神经损伤

b. 触诊

结节：Dupuytren病,囊肿,腱鞘巨细胞瘤

Garrod垫：Dupuytren病中位于PIP关节背侧的指垫

A1滑车压痛：扳机指

屈指肌腱掌侧的压痛：急性屈指肌腱腱鞘炎

c. ROM

MCP：伸直/屈曲0°~90°,内收/外展0°~20°

PIP：伸直/屈曲0°~110°

DIP：伸直/屈曲0°~80°

d. 神经血管

触诊肱、桡、尺动脉

Allen试验(见后面"Ⅸ.血管疾病",将解释如何实施这个检查)

采用多普勒评价手指的灌注；毛细血管充盈

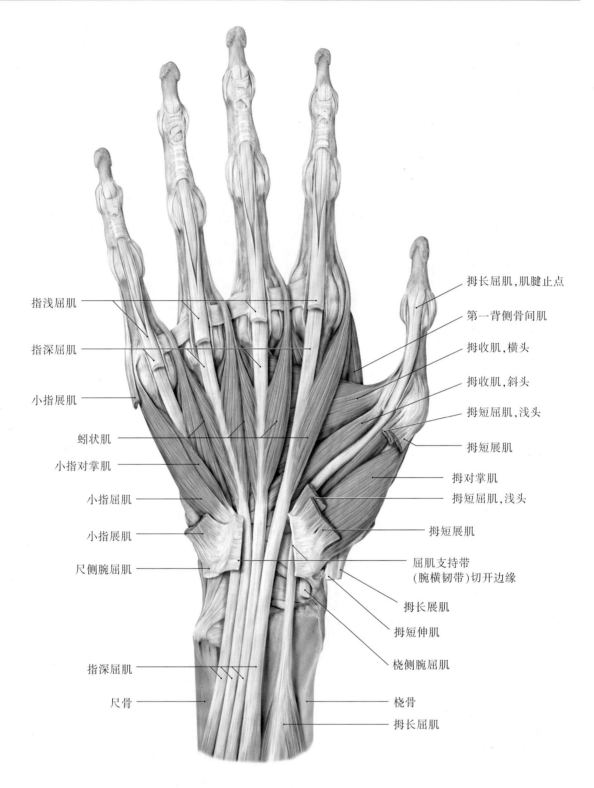

指浅屈肌

指深屈肌

小指展肌

蚓状肌

小指对掌肌

小指屈肌

小指展肌

尺侧腕屈肌

指深屈肌

尺骨

拇长屈肌,肌腱止点

第一背侧骨间肌

拇收肌,横头

拇收肌,斜头

拇短屈肌,浅头

拇短展肌

拇对掌肌

拇短屈肌,浅头

拇短展肌

屈肌支持带
(腕横韧带)切开边缘

拇长展肌

拇短伸肌

桡侧腕屈肌

桡骨

拇长屈肌

图9.31　手部肌肉。移除指浅屈肌的肌肉,同时在掌指关节水平发出其四个肌腱的止点。切开部分腕横韧带,暴露腕管。(来源:
Schuenke M, Schulte E. General Anatomy and the Musculoskeletal System;Thieme Atlas of Anatomy. New York;Thieme;2005. Il-
lustration by Karl Wesker.)

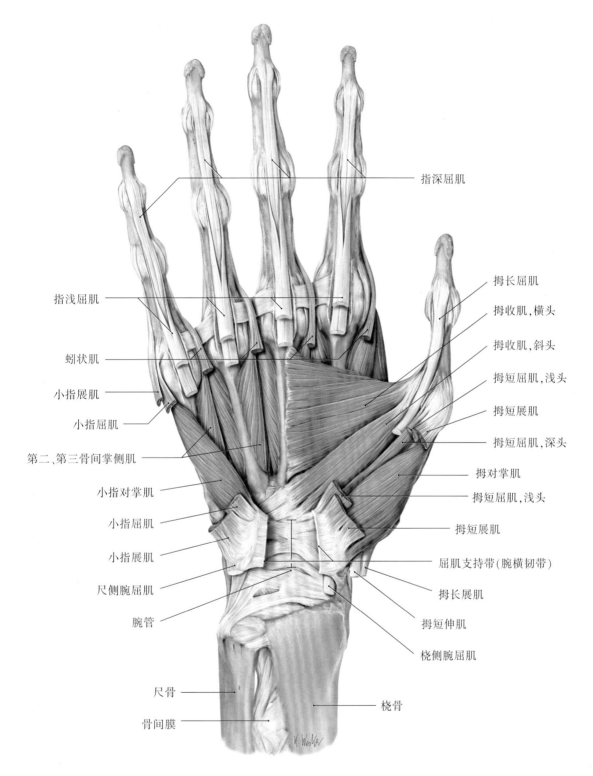

图9.32 手部肌肉。移除指深屈肌的肌肉,同时切开其肌腱止点和源自肌腱的蚓状肌。拇长屈肌和小指屈肌的肌肉也被移除。(来源:Schuenke M, Schulte E. General Anatomy and the Musculoskeletal System:Thieme Atlas of Anatomy. New York:Thieme; 2005. Illustration by Karl Wesker.)

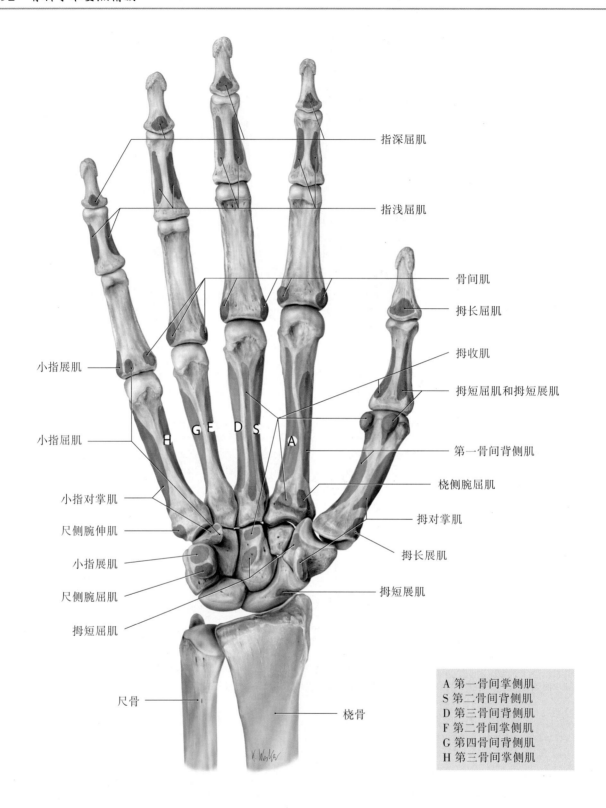

指深屈肌

指浅屈肌

骨间肌

拇长屈肌

拇收肌

拇短屈肌和拇短展肌

第一骨间背侧肌

桡侧腕屈肌

拇对掌肌

拇长展肌

拇短展肌

小指展肌

小指屈肌

小指对掌肌

尺侧腕伸肌

小指展肌

尺侧腕屈肌

拇短屈肌

尺骨

桡骨

A 第一骨间掌侧肌
S 第二骨间背侧肌
D 第三骨间背侧肌
F 第二骨间掌侧肌
G 第四骨间背侧肌
H 第三骨间掌侧肌

图9.33　手掌侧肌肉的起止点。红色,起点;蓝色,止点。(来源:Schuenke M, Schulte E. General Anatomy and the Musculoskeletal System;Thieme Atlas of Anatomy. New York:Thieme;2005. Illustration by Karl Wesker.)

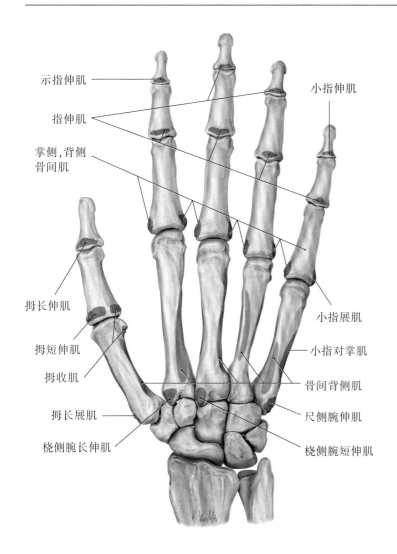

示指伸肌

指伸肌

掌侧、背侧
骨间肌

拇长伸肌

拇短伸肌

拇收肌

拇长展肌

桡侧腕长伸肌

小指伸肌

小指展肌

小指对掌肌

骨间背侧肌

尺侧腕伸肌

桡侧腕短伸肌

图9.34 手背侧肌肉的起止点。红色，起点；蓝色，止点。(来源：Schuenke M, Schulte E. General Anatomy and the Musculoskeletal System；Thieme Atlas of Anatomy. New York：Thieme；2005. Illustration by Karl Wesker.)

时间小于2秒

检查运动和感觉

e. 特殊检查

Froment 征、Wartenberg 征、内在肌萎缩、爪形手均是尺神经损伤的表现

Elson试验：在桌子上将患者手指屈曲90°，主动抗阻伸直PIP关节。如果DIP关节可弯曲，同时中节指骨伸直，则表明中央束完好。如果DIP关节固定且无法伸直PIP关节，则表明中央束断裂，侧腱束正在伸直DIP

Froment征：当拇指和示指对捏时，因为拇收肌(尺神经)无力，而屈曲拇指指间关节；见于肘管综合征和尺神经损伤

Wartenberg征：小指处于外展位，因为缺少EDM的拮抗牵拉，而且第三骨间肌(尺神经)无力；见于肘管综合征和尺神经损伤

Jeanne征：因为拇收肌(尺神经)无力，在侧捏时，EPL(桡神经)牵拉引起拇指MCP关节的过伸

拇指不稳定试验：在拇指伸直位和屈曲30°位时被动桡偏拇指，分别检测尺侧副韧带和尺侧韧带(UCL)

◆ 大于30°的松弛即表明不稳定性的撕裂。在伸直位时，应力检查的是尺侧副韧带和掌板。在屈曲30°位时，应力检查的是尺侧韧带

CMC研磨试验：轴向按压并旋转CMC关节；疼痛提示为CMC关节炎

指深屈肌腱检查：固定PIP关节的同时屈曲DIP关节；如果不能屈曲DIP关节，则提示FDP损伤

指浅屈肌腱检查：伸直所有手指，然后屈曲某一手指的PIP关节；无法屈曲PIP关节则提示FDS损伤

急性屈肌腱腱鞘炎的Kanavel征：①手指静息

表9.1　手部肌肉

肌肉	功能	神经	起点	止点	间室
拇短展肌(APB)	掌侧旋前	正中神经	舟骨,大多角骨	拇指近节指骨	大鱼际间室
拇短屈肌(浅头和深头)	屈曲拇指 MCP	正中/尺神经 双重支配	腕横韧带,大多角骨	拇指近节指骨(基底)	大鱼际间室
拇对掌肌	拇指对掌	正中神经	大多角骨	拇指掌骨(外侧)	大鱼际间室
掌短肌	握拳时紧张掌侧皮肤	尺神经	TCL	掌腱膜	小鱼际间室
小指短屈肌	屈曲小指 MCP	尺神经	TCL 和钩骨	小指近节指骨(基底)	小鱼际间室
小指对掌肌	小指对掌	尺神经	TCL 和钩骨	第五掌骨(尺侧缘)	小鱼际间室
小指展肌(ADM)	外展小指	尺神经	豆骨	小指近节指骨(尺侧基底)	小鱼际间室
拇收肌(斜头和横头)	内收拇指和屈曲 MCP	尺神经	头状骨,第二和第三掌骨(斜头),第三掌骨(横头)	拇指近节指骨(基底)	收肌间室
蚓状肌:第一和第二	伸直 PIP,屈曲 MCP	正中神经	FDP 肌腱(桡侧 1-2)	桡侧外侧束	内在肌,不认为是一个间室
蚓状肌:第三和第四	伸直 PIP,屈曲 MCP	尺神经	FDP 肌腱(3-5)	桡侧外侧束	内在肌,不认为是一个间室
背侧骨间肌 背侧和掌侧骨间肌 DAB=背侧外展 PAD=掌侧内收	外展手指,屈曲 MCP	尺神经	掌骨	伸肌扩张部和近节指骨	背侧骨间肌(四个)
掌侧骨间肌	内收手指,屈曲 MCP	尺神经	掌骨	伸肌扩张部和近节指骨	掌侧骨间肌(三个)

FDP,指深屈肌;MCP,掌指关节;PIP,近节指骨;TCL,腕横韧带

为屈曲位;②被动伸直时疼痛;③梭形肿胀;④掌侧腱鞘的压痛

8.影像学

◎ 肘

a. 标准位包括前后位(AP)、侧位和斜位

b. 牵拉下摄片,有助于详细描述肱骨远端骨折

c. Greenspan位可评价桡头关节对位;适用于桡骨头骨折;投照时前臂位于旋转中立位,射线向头侧倾斜45°

◎ 前臂

a. 标准位包括AP位和侧位;斜位可用来进一步评估骨折

◎ 腕

a. 标准位包括PA位、侧位和斜位

b. 舟骨位用来评价舟骨骨折;腕关节旋后30°且尺偏

握拳后前(PA)位用以评价舟月韧带损伤;舟月间隙>3mm 则提示损伤

c. 腕管位用来评价钩骨钩骨折;投照时腕关节极度背伸,手掌置于暗箱上,射线向肘侧倾斜15°,投向手掌

d. 腕背切线位:腕关节极度屈曲,使投照射线沿桡骨长轴;用在掌侧钢板固定时,寻找背侧突出螺钉时

◎ 手

a. 标准位包括PA位、侧位和斜位

b. Robert位用以评价CMC和舟骨-大多角骨-小多角骨(STT)关节;为拇指旋前AP位

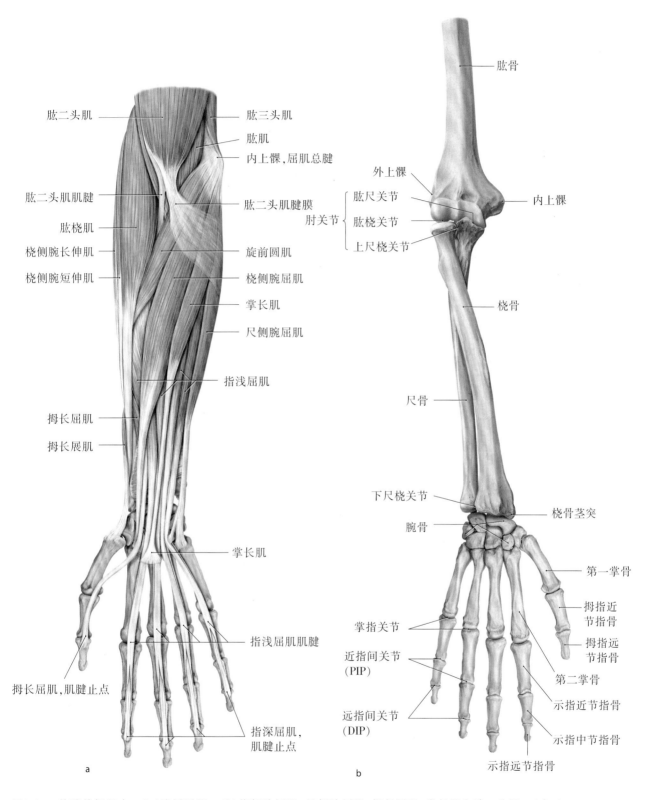

图9.35　前臂前侧肌肉。(a)浅层屈肌。(b)桡侧腕屈肌、尺侧腕屈肌、拇长展肌、掌长肌和肱二头肌。(来源:Schuenke M, Schulte E. General Anatomy and the Musculoskeletal System:Thieme Atlas of Anatomy. New York:Thieme;2005. Illustration by Karl Wesker.)

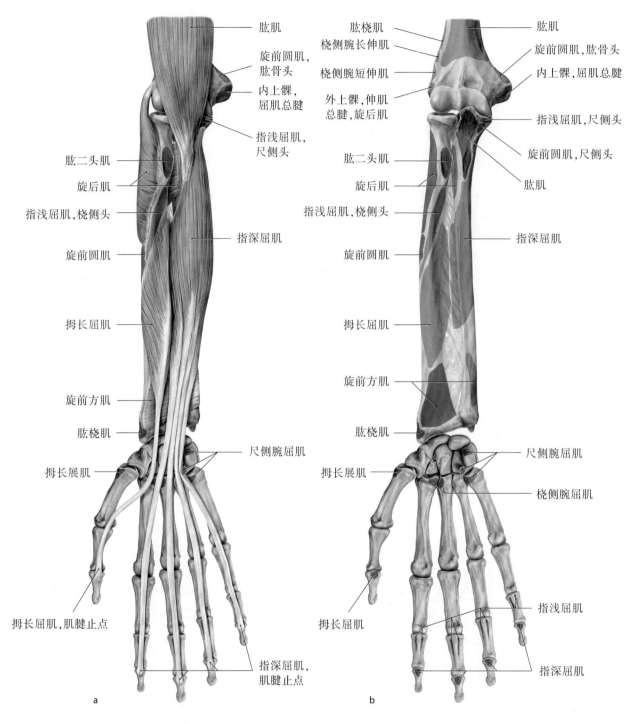

图9.36 前臂前侧肌肉。(a)移除旋前圆肌以及指浅屈肌后。(b)移除所有肌肉。红色,起点;蓝色,止点。(来源:Schuenke M, Schulte E. General Anatomy and the Musculoskeletal System;Thieme Atlas of Anatomy. New York;Thieme;2005. Illustration by Karl Wesker.)

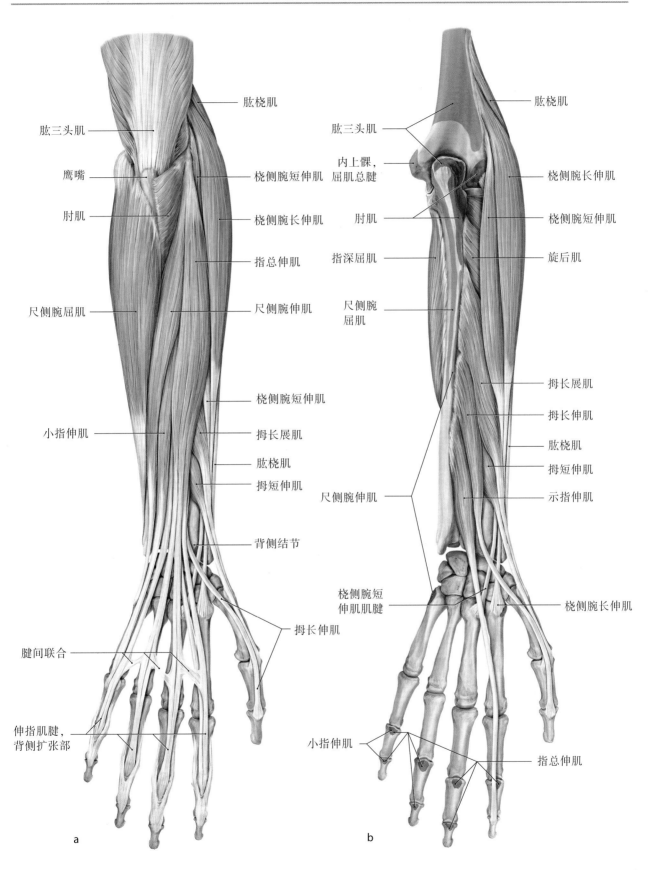

图9.37　前臂后侧肌肉。(a)显示伸肌浅层。(b)移除了肱三头肌、肘肌、尺侧腕屈肌、尺侧腕伸肌以及指总伸肌。(来源：Schuenke M，Schulte E. General Anatomy and the Musculoskeletal System：Thieme Atlas of Anatomy. New York：Thieme；2005. Illustration by Karl Wesker.)

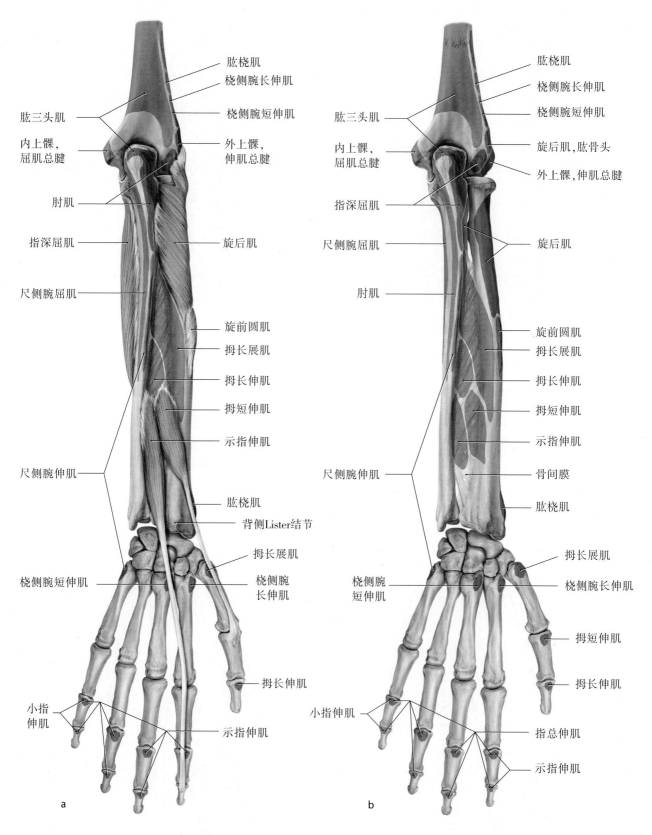

图9.38 前臂后侧肌肉。(a)移除拇长展肌、拇长伸肌后。(b)移除所有肌肉。红色,起点;蓝色,止点。(来源:Schuenke M, Schulte E. General Anatomy and the Musculoskeletal System:Thieme Atlas of Anatomy. New York:Thieme;2005. Illustration by Karl Wesker.)

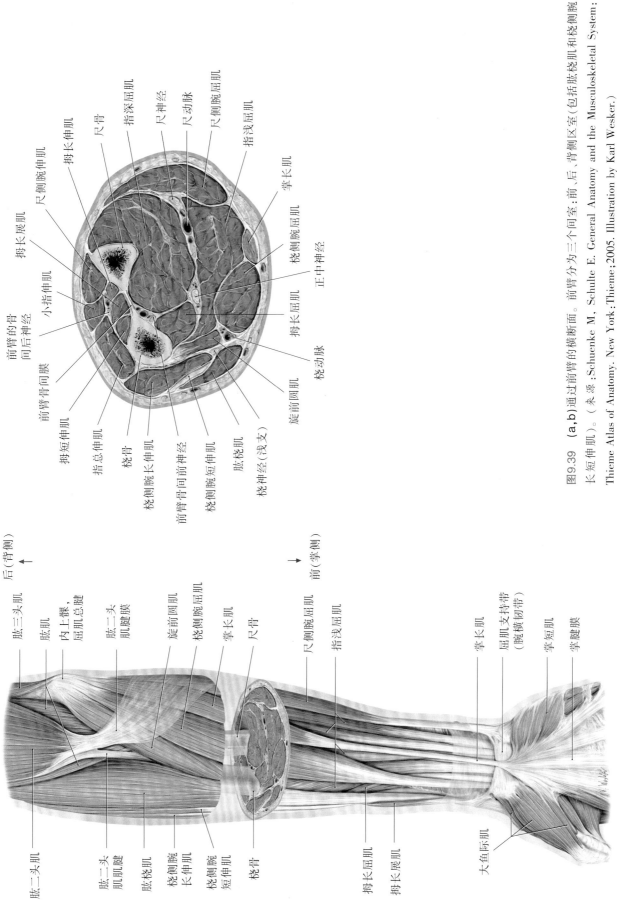

图9.39　(a,b)通过前臂的横断面。前臂分为三个间室:前、后、背侧区室(包括肱桡肌和桡侧腕长、短伸肌)。(来源:Schuenke M, Schulte E. General Anatomy and the Musculoskeletal System: Thieme Atlas of Anatomy. New York:Thieme;2005. Illustration by Karl Wesker.)

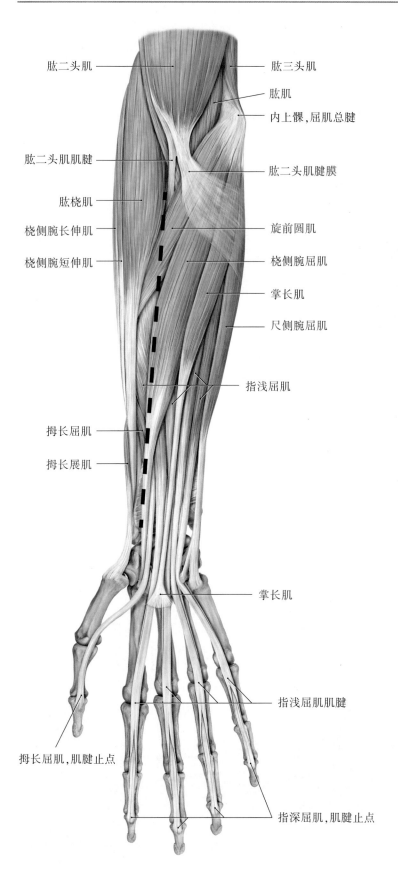

肱二头肌

肱三头肌

肱肌

内上髁，屈肌总腱

肱二头肌肌腱

肱二头肌腱膜

肱桡肌

桡侧腕长伸肌

旋前圆肌

桡侧腕短伸肌

桡侧腕屈肌

掌长肌

尺侧腕屈肌

指浅屈肌

拇长屈肌

拇长展肌

掌长肌

指浅屈肌肌腱

拇长屈肌，肌腱止点

指深屈肌，肌腱止点

图9.40　Henry前入路。近端在肱桡肌和旋前圆肌之间，远端在桡侧腕屈肌和桡动脉之间。（来源：Schuenke M，Schulte E. General Anatomy and the Musculoskeletal System；Thieme Atlas of Anatomy. New York：Thieme；2005. Illustration by Karl Wesker.）

表9.2　前臂肌肉

肌肉	功能	神经	起点	止点	间室
桡侧腕屈肌(FCR)	屈曲桡偏手腕	正中神经	内上髁	第二/第三掌骨基底	前间室(浅层)
掌长肌	屈曲手腕	正中神经	内上髁	屈肌支持带,掌腱膜	前间室(浅层)
旋前圆肌（肱骨头和尺骨头）	旋前屈曲前臂	正中神经	内上髁,尺骨近端	桡骨中外侧	前间室(浅层)
尺侧腕屈肌(FCU)	屈曲尺偏手腕	尺神经	内上髁,鹰嘴和尺骨近端	第五掌骨,豌豆骨,钩骨钩	前间室(浅层)
指浅屈肌(FDS)	屈曲 PIP 关节	正中神经	内上髁,尺骨桡骨近端	中节指骨	前间室(浅层)
指深屈肌(FDP)	屈曲 DIP 关节	AIN;尺神经(RF,SF,偶尔 MF)	尺骨前方,骨间膜	远节指骨	前间室(深层)
拇长屈肌	屈曲拇指 IP 关节	AIN	桡骨前方,尺骨近端	拇指远节指骨	前间室(深层)
旋前方肌(PQ)	旋前前臂	AIN	尺骨远端	桡骨前方	前间室(深层)
指总伸肌(EDC)	伸直手指	PIN	外上髁	伸肌扩张部	后间室(浅层)
小指伸肌(EDM)	伸直小指	PIN	外上髁	小指的伸肌扩张部	后间室(浅层)
尺侧腕伸肌(ECU)	伸直内收手部	PIN	外上髁	第五掌骨基底	后间室(浅层)
肘肌	伸直肘关节	桡神经	外上髁	近端尺骨背侧	后间室(浅层)
拇长展肌(APL)	伸直外展 CMC 关节	PIN	桡骨/尺骨近端背侧	第一掌骨基底	后间室(深层)
旋后肌	旋后前臂	PIN	尺骨后内侧	桡骨后外侧	后间室(深层)
拇短伸肌(EPB)	伸直拇指 MCP 关节	PIN	桡骨近端背侧	拇指近节指骨(基底)	后间室(深层)
拇长伸肌(EPL)	伸直拇指 IP 关节	PIN	尺骨近端背侧	拇指远节指骨(基底)	后间室(深层)
示指固有伸肌(EIP)	伸直示指	PIN	尺骨近端背侧	示指伸肌扩张部	后间室(深层)
肱桡肌	屈曲前臂	桡神经	外髁	桡骨远端	背侧区室
桡侧腕长伸肌	伸直手腕	桡神经	外髁	第二掌骨基底	背侧区室
桡侧腕短伸肌	伸直手腕	桡神经/PIN	外髁	第三掌骨基底	背侧区室

AIN,骨间前神经;CMC,腕掌关节;DIP,远指间关节;IP,指间关节;MCP,掌指关节;MF,中指;PIN,骨间后神经;PIP,近指间关节;RF,环指;SF,小指

表9.3　臂肌肉

肌肉	功能	神经	起点	止点	间室
喙肱肌	屈曲,内收上臂	肌皮神经	喙突	肱骨中段	前
肱二头肌(长头,短头)	旋后,屈曲前臂	肌皮神经	盂上结节(长头),喙突(短头)	桡骨结节	前
肱肌	屈曲前臂	肌皮神经(内),桡神经(外)	肱骨前方	尺骨结节	后
肱三头肌(长头,外侧头,内侧头)	伸直前臂	桡神经	盂下(长头),肱骨后侧(外侧头和内侧头)	鹰嘴	后

注:参见第 7 章

c. 旋前30°位:用于寻找第四、第五CMC关节脱位

9. 手术入路

◎ 前臂

a. 前方(Henry入路):近端在肱桡肌(桡神经)和旋前圆肌(正中神经)之间;远端在桡侧腕屈肌(正中神经)和桡动脉之间(图9.40)

b. 后方(Thompson入路):在桡侧腕短伸肌(桡神经)和指总伸肌(PIN)之间(图9.41)

c. 尺侧:在ECU(PIN)和FCU(尺神经)之间

◎ 腕

a. 背侧:在第三(拇长伸肌)和第四(指总伸肌)伸肌间室之间;PIN位于第四间室的底层;切除可以将腕骨去神经化(图9.42)

b. 掌侧舟骨:在桡侧腕屈肌和桡动脉之间

◎ 指

a. Bruner:掌侧Z字形切口跨过掌横纹,可以探查屈肌腱,并防止掌横纹的横行瘢痕(图9.43)

b. 侧位:切口位于神经血管束的背侧,神经血管束位于指间关节横纹的背侧连线

c. 轴位:侧方切口,在指骨的中间

◎ 关节镜(图9.44)

a. 适应证:TFCC撕裂,可疑舟月骨或月三角骨撕裂,舟骨骨折,尺腕撞击,滑膜炎清扫,腕腱鞘囊肿,在桡骨远端骨折中评价关节面对合,摘除游离体,感染性腕关节行冲洗和清创

b. 通道(以与伸肌间室的关系命名)

1-2通道:损伤桡神经浅感觉支的风险

3-4通道:位于Lister结节远端1cm处

4-5通道:紧邻第四间室尺侧;因为桡骨的倾斜,其实位于3-4通道的近侧

6R通道:ECU肌腱的桡侧

6U通道:ECU肌腱的尺侧;损伤尺神经背侧感觉支的风险

腕中桡尺侧通道

c. 并发症:神经损伤(桡神经浅感觉支或尺神经背支最常见),MCP关节因牵拉而继发疼痛,医源性肌腱损伤(EPL或EDM最常见),感染

在关节镜下无法直视ECU肌腱

Ⅱ. 创伤

1. 桡骨远端骨折

◎ 老年人中,桡骨远端骨折以及椎体压缩骨折提示将来有髋部骨折的风险

◎ 在年龄>50岁的女性桡骨远端骨折患者应行双能X线吸收测量仪(DEXA)

◎ 合并伤:尺骨茎突骨折,DRUJ损伤

a. 初始骨折移位程度更大

b. 基底骨折伴TFCC撕裂

c. 仅在合并DRUJ不稳定时行尺骨茎突的切开复位内固定(ORIF)

◎ 影像学

a. 正常(图9.45)

PA相:桡骨高度,12mm;倾斜角:23°

侧位相掌倾角:11°

比较对侧腕关节影像

b. 尺骨变异:中立,正值,负值

c. 通过侧位片评估DRUJ

d. 公认的复位标准:参考美国骨科医师协会(AAOS)指南

◎ 分型

a. 多种可用分型:AO,Frykman,Fernandez,Mayo等

b. 常见骨折

Smith:向掌侧移位的关节外骨折

Barton:桡腕关节冠状面剪切骨折/脱位

Colles:向背侧移位的低能量关节外骨折

Chauffer:桡骨茎突骨折

Die Punch:月骨窝关节面压缩骨折

◎ 治疗

a. 保守治疗:闭合复位制动

适用于大部分关节外桡骨远端骨折

连续影像学随访(3周,每周一次)

整体制动时间(约6周)

对于老年患者(>65岁),不稳定桡骨远端骨折的保守治疗结果和手术固定相比没有明显区别

b. 手术治疗

手术治疗适应证

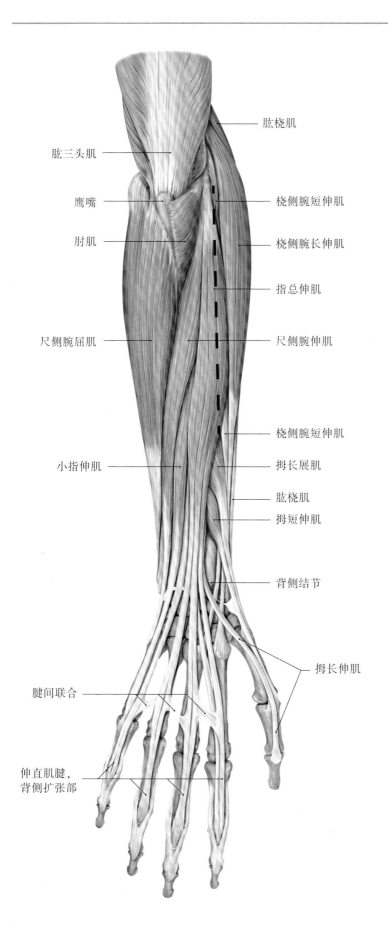

肱三头肌

鹰嘴

肘肌

尺侧腕屈肌

小指伸肌

腱间联合

伸直肌腱，
背侧扩张部

肱桡肌

桡侧腕短伸肌

桡侧腕长伸肌

指总伸肌

尺侧腕伸肌

桡侧腕短伸肌

拇长展肌

肱桡肌

拇短伸肌

背侧结节

拇长伸肌

图9.41　桡骨后侧入路。可以暴露桡骨近侧 1/3，以及桡侧腕短伸肌（桡神经）和指总伸肌（骨间后神经）的间隙。（来源：Schuenke M, Schulte E. General Anatomy and the Musculoskeletal System；Thieme Atlas of Anatomy. New York：Thieme；2005. Illustration by Karl Wesker.）

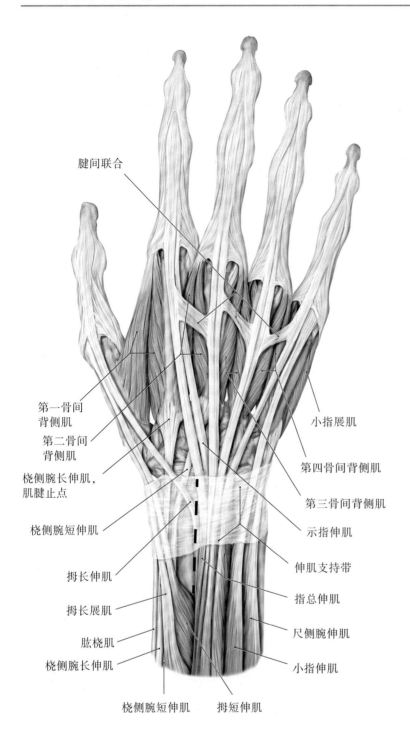

腱间联合

第一骨间
背侧肌

第二骨间
背侧肌

桡侧腕长伸肌，
肌腱止点

桡侧腕短伸肌

拇长伸肌

拇长展肌

肱桡肌

桡侧腕长伸肌

桡侧腕短伸肌   拇短伸肌

小指展肌

第四骨间背侧肌

第三骨间背侧肌

示指伸肌

伸肌支持带

指总伸肌

尺侧腕伸肌

小指伸肌

图9.42 手腕背侧入路。第三伸肌间室（拇长伸肌）和第四伸肌间室（指总伸肌）的间隙。用于桡骨远端切开复位内固定（ORIF），或者腕骨骨折，近排腕骨切除，腕关节融合，骨间后神经(PIN)切断术，或者伸肌肌腱修复或腱鞘切除。（来源：Schuenke M，Schulte E. General Anatomy and the Musculoskeletal System；Thieme Atlas of Anatomy. New York：Thieme；2005. Illustration by Karl Wesker.）

◆ AAOS 临床诊疗指南：桡骨远端骨折复位后手术固定（中等强度证据）；复位后桡骨短缩>3mm，背侧倾斜角>10°，关节内移位或台阶>2mm；并不需要使用稳定固定即可急性早期主动腕关节活动（中等强度证据）；使用维生素 C 作为辅助治疗（中等强度证据）

　　◆ 开放骨折

　　◆ >2mm关节内移位

◆ 掌侧斜行骨折

◆ 关节内掌侧剪切骨折

◆ Die-Punch骨折

◆ 背侧明显粉碎骨折

固定方式

◆ 闭合复位经皮穿钉治疗

　　▲ 适用于关节外不稳定桡骨远端骨折

　　▲ 单纯经皮穿钉不适于掌侧粉碎的骨折

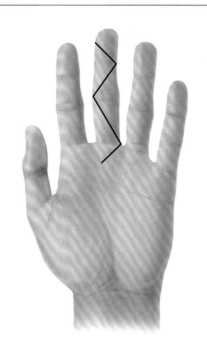

图9.43　Bruner切口。

◆ 切开复位内固定

　　▲ 桡骨远端掌侧锁定板能够抵抗桡骨短缩以及背侧成角,桥接桡骨远端(生物力学来说比背侧置板更强)

　　▲ 掌侧置板常见屈肌腱断裂部位是FPL,掌侧置板最常见伸肌腱损伤部位是EPL,由于突出螺钉导致

　　▲ 背侧水平位透视确保没有背侧突出螺钉

◆ 外固定

　　▲ 通过韧带整复发挥作用

　　▲ 可能损伤桡神经感觉支

　　▲ 过度牵拉可能会产生复杂性局部疼痛综合征,僵硬和手指活动范围受限

　　▲ 桥接钢板作为内置的外固定架,和掌侧钢板相比能够提供更好的生物力学优势和相似的临床效果

○ 康复

a. 物理治疗与在家锻炼相比,疗效没有明显差异

○ 并发症

b. 急性腕管综合征

　　最常见的神经系统并发症;低能量损伤中1%~12%,高能量损伤可达30%

如果麻木持续进展或者对复位没有反应,并且持续超过24~48小时,则行神经减压术

　c. 尺神经损伤合并DRUJ损伤

　d. 骨筋膜室综合征

　e. EPL断裂

　　最常见的肌腱断裂,由于摩擦或者机械撞击导致的局部缺血

　　通过EIP转移至EPL治疗

　f. ECU或EDM卡压伴DRUJ损伤

　g. 腱鞘炎:第一和第三间室最常见

　h. 畸形愈合

　　超过6周时通过截骨术,ORIF和植骨术进行翻修

　　通过尺侧短缩截骨治疗桡侧短缩截骨畸形愈合

　i. 反射性交感神经萎缩症/慢性复杂性局部疼痛综合征

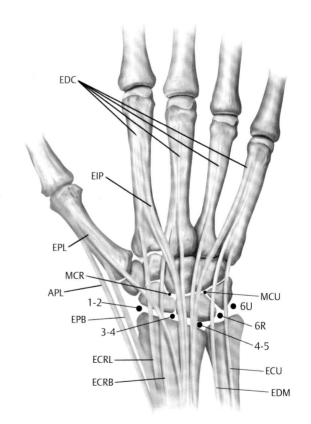

图9.44　腕关节镜通路。APL,拇长展肌;ECRB,桡侧腕短伸肌;ECRL,桡侧腕长伸肌;ECU,尺侧腕伸肌;EDC,指总伸肌;EDM,小指伸肌;EIP,示指伸肌;EPB,拇短伸肌;EPL,拇长伸肌;MCR,桡侧腕中通路;MCU,尺侧腕中通路。

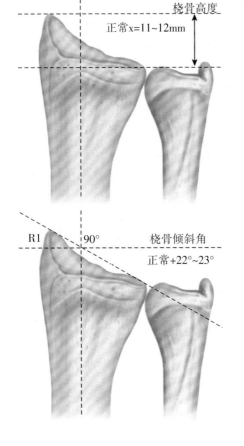

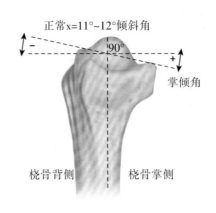

图9.45　桡骨远端影像学指标。

桡骨远端骨折患者使用维生素 C(500mg/d)，可减少 Ⅰ 型慢性复杂性局部疼痛综合征的风险

2. 腕骨骨折

◉ 舟骨

a. 血供：桡动脉腕背支在背侧结节进入舟骨结节(80% 血供通过逆行供应近端舟骨)；桡动脉掌浅支进入远端结节并供应远端20%舟骨

b. 机制：摔倒时腕关节过伸、桡偏

c. 表现：鼻咽窝压痛，在舟骨结节处压痛明显(掌侧)，第一掌骨轴向压痛明显

d. 影像学

获得后前位(PA)、侧位和舟骨位观(腕关节背伸30°，尺偏20°)

◆ 初始平片常可能为阴性

◆ 如果临床高度怀疑，使用拇指人字形支具制动，两周后复查X线片

MRI：24 小时内诊断隐匿性骨折最敏感的检查

MRI：能够评估骨折部位，合并韧带损伤以及血供

骨扫描：72 小时内能够用于诊断舟骨隐匿性骨折

计算机断层扫描(CT)：在评估骨折形态和移位程度方面最佳，和MRI和骨扫描相比在诊断隐匿性骨折方面稍差

e. 分型

部位：腰部(最常见)，结节，远极，近极

青少年舟骨骨折最常见发生于远端 1/3，因为远端先骨化，但近来数据提示骨折可能也会发生在其他部位

稳定性：稳定型(横断)对比不稳定(斜行，粉碎或移位)

f. 治疗

非手术治疗

仅有无移位的舟骨腰部、结节或远端骨折才应该接受保守治疗(不是近极)

◆ 拇指人字形石膏制动适用于无移位骨折(一项研究提示在无移位腰部骨折中不需要将拇指也制动)

◆ 骨折越偏近端，石膏制动时间越长；腰部

远段需要制动3个月,腰部中段制动4个月,近段制动5个月

◆ 对于短臂石膏还是长臂石膏目前尚无优劣报道

手术

◆ 适应证:>1mm的移位,舟骨间角度>35°,不稳定垂直或斜行骨折,舟骨骨折合并月骨周围脱位,近极骨折,对腕关节活动要求高的职业者及运动员

◆ 经皮穿钉可用于微小移位舟骨骨折

▲ 经皮穿钉:和切开手术相比,螺钉突出软骨下骨的风险更高

▲ 经皮穿钉治疗无移位腰部骨折:缩短愈合时间,可以早期重返工作岗位或者恢复运动,费用与石膏类似

◆ 切开复位内固定

▲ 通过将较长的螺钉置于中心来达到最佳固定

▲ 位于中心的螺钉生物力学强度最佳

▲ 近极舟骨骨折最好使用背侧无头加压螺钉治疗

▲ 近极不愈合使用血管移植±无头加压螺钉

▲ 血管移植适用于近极不愈合或者既往已行植骨的骨折不愈合

▲ 腰部不愈合使用皮质松质复合骨块或松质骨伴无头加压螺钉

g. 并发症

缺血性坏死:近端骨折发生率升高

不愈合:延迟治疗超过28天增加了不愈合的风险,可能会导致舟骨骨折不愈合进一步塌陷(参照后文"关节炎"章节"创伤后"条目)

受伤至治疗时间超过1个月不愈合的风险增加

● 豌豆骨骨折:不常见,使用支具制动治疗,如果不愈合出现疼痛,则行切除手术

● 钩骨骨折

a. 机制:手掌钝性损伤,常见于棒球、曲棍球和网球类运动

b. 症状:钩骨局部疼痛,可能导致尺神经卡压或者屈肌腱激惹

c. 影像学:腕管相或CT扫描(注意:二分钩骨有平滑的皮质骨边缘)

d. 治疗:石膏制动4~6周。愈合失败持续疼痛通过切除术来进行治疗

3. 腕关节不稳定

● 背侧腕骨间不稳定(DISI):月骨背伸

a. 机制:摔倒时手腕过伸、尺偏

b. 生物力学:腕关节后伸时通过舟骨窝传导的暴力更大,而腕关节中立位时,通过月骨窝传导的暴力更大

c. 常因舟月韧带破裂导致,背侧舟月韧带比掌侧更结实

d. 导致舟骨过屈,月骨过伸

e. 表现

鼻咽窝压痛,腕关节背侧疼痛,握力下降

Watson试验:腕关节由尺偏转为桡偏时,舟骨结节掌侧压痛或弹响,需要与对侧对比

f. 影像学检查:前后位X线片:握拳相舟月间隙>3mm(Terry Thomas征)。皮质环征,侧位X线片:舟月角>60°

g. 关节镜:用于诊断的金标准

h. 治疗:舟月韧带修补(早期)或重建(晚期)

● VISI:月骨屈曲

a. 机制:摔倒时腕关节桡偏、过伸

b. 常因月三角韧带破裂导致,掌侧月三角韧带比背侧更结实

c. 影像学:侧位X线片:舟月角度减小(<30°)

d. 治疗:闭合复位经皮穿钉(CRPP)或急诊行韧带修补术,慢性不稳定应行月三角(LT)融合术

● 月骨周围脱位

a. 机制:高能量损伤,上臂外展时摔倒,腕关节尺偏

b. 表现:腕关节肿胀、瘀斑以及疼痛;25%的月骨向掌侧脱位患者可出现急性腕管综合征;经常被漏诊,常同时发生舟骨骨折

c. 影像学:后前位X线片,Gilula线中断,腕骨相重叠;侧位X线片;月骨或中腕关节脱位

首先观察腕关节后前位,如果Gilula线已中断,那么说明腕骨序列不良

Mayfield分型:逆时针按照韧带破裂的顺序进行分型

◆ Ⅰ期：舟月韧带

◆ Ⅱ期：舟头韧带

◆ Ⅲ期：月三角韧带

◆ Ⅳ期：月骨脱位

d. 不稳定进展顺序：舟骨伸长，Poirier间隙张开，舟骨损伤，远排腕骨分离，三角骨过伸，LT韧带损伤，腕骨背侧脱位

e. 治疗：急诊行闭合复位可减轻正中神经症状和软骨细胞死亡；立即行ORIF，韧带修补，以及可能的急诊腕管松解

4. DRUJ损伤(详见后面DRUJ章节)

5. CMC关节骨折/脱位

◎ 影像学：旋前30°X线片寻找背侧第四、第五CMC关节脱位，CT扫描可观察到更多细节

◎ 拇指CMC骨折：Rolando/Bennett骨折的变形应力，拇长展肌(PIN)和拇内收肌(尺神经)

◎ 小指CMC骨折(baby Bennett)：变形应力ECU

◎ 治疗：尝试闭合复位。这些损伤通常不稳定，需要行CRPP或ORIF

6. 掌骨骨折

◎ 拳击手骨折：第五掌骨颈骨折

◎ 内收肌导致向背侧尖端成角

◎ 治疗：闭合复位(Jahss动作)，制动3~4周或行CRPP/ORIF。手术指征：关节内骨折，旋转对位不良，多发掌骨干骨折，显著成角(表9.4)

◎ 多发掌骨干骨折应行 ORIF 治疗，从而可以术后即刻活动

◎ 每短缩2mm伸直度数减少7°(表9.4)

7. 守门员/滑雪人拇指

◎ 由于拇指MCP的尺侧副韧带损伤产生的外翻畸形

◎ 滑雪人拇指(急性)对比守门员拇指(慢性)

◎ UCL两部分：固有韧带(提供MCP屈曲时的稳定性)、副韧带(提供MCP伸直时的稳定性)

◎ 体格检查：双侧拇指伸直和屈曲30°时桡偏

表9.4　掌骨骨折可接受成角

	示指/中指	环指	小指
掌骨干(度数)	10~20	30	40
掌骨颈(度数)	10/20	30~40	50~60

拇指检查UCL固有韧带和副韧带的松弛程度；<20°为部分撕裂

◎ Stener病变：内收腱膜卡在撕裂的 UCL 中间时会出现

◎ 如果X线片上撕脱骨折移位明显常伴有此病变，往往固有韧带和副韧带都已断裂，是手术修复的指征

◎ 治疗：部分撕裂制动4~6周。韧带修复的手术适应证为：和对侧相比>30°的韧带松弛或者Stener病变

8. 指骨骨折

◎ 任何导致手指旋转的指骨骨折均应做固定

◎ 近节指骨骨折

a. 最常见向掌侧成角：中央束后伸远端骨折块，骨间肌屈曲近端骨折块

b. 手术适应证：不稳定骨折，>10°成角，2mm短缩，以及旋转畸形

c. 伴有骨块在结节下窝阻挡PIP屈曲的近节指骨骨折不愈合，需要将阻挡的骨块切除

◎ 中节指骨骨折

a. 治疗：手术适应证包括不稳定骨折，>10°成角，2mm短缩，旋转畸形

b. 中节植骨基底骨折通过掌板成形术治疗，必须切除或松解侧副韧带，从而能够让中节指骨在近节指骨的关节面上滑动

◎ 远节指骨骨折

a. 治疗：常合并甲床损伤；必须移除指甲，灌洗并修复甲床

甲床损伤：直接修复对比氰基丙烯酸酯(Dermabond)：效果类似但Dermabond更快

b. 远节指骨不愈合：可以用ORIF治疗但常需要在愈合后移除内固定

c. 远节指骨不愈合或者纤维愈合很常见，仅在症状明显时才需要治疗

d. Seymour 骨折：远节指骨(P3)骨骺合并甲床损伤。治疗：冲洗，清创，骨折复位及甲床修补

9. PIP脱位

◎ 背侧脱位：掌板及侧副韧带损伤

a. 常合并中节指骨(P2)近端掌板撕脱骨折

b. 慢性脱位导致鹅颈畸形

c. 掌板可能卡压在中间并阻挡复位；不要纵行

牵拉复位

　　d. 治疗：闭合复位以及背侧阻挡夹板；闭合复位失败多由于掌板卡压导致，必要时行切开复位。40%以上的关节出现PIP骨折/脱位或者不稳定则需要ORIF或CRPP

　　◉ 掌侧脱位：伸肌腱中央束和侧副韧带损伤

　　a. 慢性损伤可导致纽扣样畸形（PIP屈曲，DIP过伸）

　　b. 治疗：闭合复位，后伸位制动

　　10. DIP脱位

　　◉ 难复性背侧脱位常由于掌板被卡压所致

　　◉ 治疗：轻微屈曲位闭合复位并制动；由于掌板卡压导致的闭合复位失败常需要切开复位

Ⅲ. 肌腱疾病

　　1. 肌腱损伤

　　◉ 肌腱修复期

　　a. 炎症期（0~1周）：修复力量取决于缝合。巨噬细胞吞食坏死组织，成纤维细胞向损伤部位迁移。在修复后7~10天肌腱力量最为薄弱

　　b. 增生期（1~3周）：力量增加，成纤维细胞开始产生Ⅲ型胶原，然后转换为Ⅰ型胶原

　　c. 重塑期（3~12周）：直到这时肌腱才开始重获张力，患者能够耐受主动活动度锻炼，胶原纤维重组，排列更加线性

　　◉ 伸肌腱血供

　　a. 在腕关节伸肌腱血供通过系膜弥漫。在远端，小血管通过腱旁组织供应肌腱

　　◉ 屈肌腱血供

　　a. 小的节段动脉通过长短腱组供应肌腱。在手掌近端，来自肌腹的较粗纵行血管进入肌腱

　　b. 分水岭区域位于近节指骨，由滑液弥漫营养。Ⅱ区损伤主要通过滑膜鞘弥漫供应

　　◉ 屈肌腱损伤修复

　　a. 屈肌腱部分撕裂>60%或有引起弹响的表现应行修复

　　b. 应修剪小的肌腱活瓣预防弹响

　　c. 屈肌腱修复强度最重要的因素是跨越修复区域的核心缝线数量

　　d. 4~6股核心缝线可以为术后早期主动ROM提供足够的强度

　　e. 腱周缝合能够减少间隙，改善力量和外形（10%~50%）

　　f. 保留A2和A4滑车，保留拇指的斜行滑车

　　g. 肌腱断裂的风险在术后3周达到最高，常发生在打结处

Ⅳ. 屈肌腱分区（图9.17）

　　1. Ⅰ区：远端到FDS止点

　　◉ Jersey指：FDP撕脱损伤

　　a. 机制：握拳时DIP关节用力过伸

　　b. 体格检查：和其他手指相比患指DIP关节轻微过伸

　　c. 分型：Leddy和Packer（表9.5）

　　1型损伤预后最差（肌腱在手掌），而3型最佳

　　d. 治疗：急性期直接修复肌腱（Ⅰ型）或者行碎骨块ORIF术（Ⅲ型）；被动ROM完整的慢性损伤可使用二期移植重建术，首先使用硅棒，然后游离肌腱移植

　　e. 并发症

　　FDP短缩>1cm可影响其他FDP肌腱的滑程，因为它们共享肌腹，可能导致DIP屈曲挛缩

　　再断裂率高达20%

　　2. Ⅱ区："无人区"，FDS止点到远端掌横纹，FDS/FDP在一个腱鞘内，可能同时发生损伤，常合并神经血管损伤，应直接修复两根肌腱，传统上由于粘连导致预后较差，但随着术后康复流程的规范化手术效果有所改善（参考后文康复环节）

　　3. Ⅲ区：手掌；建议直接修复，神经血管损伤发生率高

　　4. Ⅳ区：腕管，直接修复肌腱，应当修复腕横韧带预防弓弦现象

　　5. Ⅴ区：前臂远端，直接修复肌腱

　　6. 拇指TⅠ、TⅡ、TⅢ区：直接修复

表9.5 Ⅰ区屈肌腱断裂的Leddy和Packer分型及治疗

分类	指深屈肌位置	修复时机
Ⅰ	回缩至手掌	7天内
Ⅱ	仍在腱鞘内，提示腱组仍完整	伤后6周内
Ⅲ	远端指间关节骨性撕脱碎骨块	伤后6周内

◎ 被动活动度完整的慢性 FPL 撕裂可行环指 FDS 转位术

7. 康复

◎ 早期主动活动度锻炼程序:可能减少粘连但仍有再断裂和间隙形成的风险

◎ Kleinert程序:低力量、低滑程练习,屈曲45°背侧阻挡支具并用橡皮筋把手指连起来,患者能够主动伸直,然后通过橡皮筋被动屈曲手指

◎ Duran程序:低力量、低滑程练习,使用背侧阻挡支具,主动伸直手指,通过另一只手被动屈曲患指

◎ 如果患者不能配合(如儿童),则使用石膏制动

8. 伸肌腱分区(图9.46)

◎ 分区:单号位于对应的关节背侧

◎ 单号的环形滑车(A1,A3,A5)也是位于关节处,但顺序相反

◎ Ⅰ区:锤状指,伸肌腱末端断裂

a. 机制:指尖伸直时被动过屈

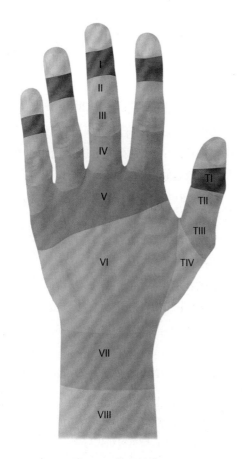

图9.46 伸肌腱分区。

b. 治疗

12周内:DIP伸直支具,手术适应证;远节指骨掌侧半脱位(DIP关节穿针保留复位)

慢性损伤 (大于12周):手术重建伸肌腱末端,慢性损伤可能引起鹅颈畸形,应行修复

疼痛僵硬的DIP关节应行关节融合术

c. 并发症:闭合治疗的损伤常会遗留伸直受限

◎ Ⅱ区:位于中节指骨,常由于撕裂或挤压伤导致

◎ Ⅲ区:纽扣样畸形,中央束破裂,侧束向掌侧半脱位导致PIP关节屈曲,DIP过伸

a. 最常见机制:PIP向掌侧脱位或者撕裂伤

b. 体格检查:Elson试验,在桌上将患者手指屈曲90°,然后PIP关节抗阻主动伸直,如果DIP关节柔软,中节指骨能够伸直,表明中央束是完整的;如果DIP关节僵硬,PIP关节没有伸直,那么说明中央束断裂,侧束在发挥伸直DIP的作用

c. 治疗:佩戴PIP伸直支具3周,保留MCP和DIP关节的活动。慢性损伤常需要重建中央束或者将侧束向背侧转位

◎ Ⅳ区:位于近节指骨,该区域修复肌腱的常见并发症是粘连

◎ Ⅴ区:位于MCP/CMC关节

a. 小心"打斗咬伤",需要冲洗和清创

b. 矢状束破裂"拳击手手指"

常累及中指

尺侧脱位更常见,常由于桡侧矢状束破裂

体格检查:患者不能主动伸直MCP,但如果被动伸直MCP的话能够维持该姿势

矢状束破裂:患者能够维持 MCP 但无法主动做出该动作

治疗:急性损伤(≤1周)使用MCP伸直支具,延迟诊断或治疗(>1周)应行手术重建矢状束

◎ Ⅵ区:位于掌骨

◎ Ⅶ区:位于腕关节,修复后粘连很常见

9. 修复

◎ >60%伸肌腱损伤

10. 重建

◎ 通过EIP到EPL转位重建慢性EPL断裂

11. 并发症

◎ 最常见的并发症为粘连

○ 蚓状肌阳性指:试图屈曲手指时指间关节反常过伸;蚓状肌起自FDP,所以当FDP损伤时,DFP主动屈曲牵拉蚓状肌,导致指间关节伸直;原因包括过长的FDP肌腱移植物,蚓状肌止点远端FDP撕裂,中央束止点以远远节指骨缺失;治疗包括FDP修补(如果撕裂的话),或者蚓状肌松解

12. 狭窄性腱鞘炎(扳机指)

○ 病理:屈肌腱鞘的炎症反应

○ 机制:屈肌腱卡压在A1滑车处

○ 相关疾病:糖尿病,类风湿性关节炎,淀粉样变性

○ 治疗:保守治疗包括夜间支具、非甾体消炎药(NSAID),以及激素注射;激素治疗对于糖尿病患者效果相对较差,如果保守治疗失败,可行手术治疗松解A1滑车

○ 在儿童,除了 A1 滑车之外,还有可能是由于近段 FDS 肌腱分叉,需要松解单根 FDS 活瓣

○ 并发症:拇指扳机指桡侧指神经损伤;AI滑车穿过手术区

13. 支持带囊肿

○ 病理:来自滑车系统的质韧圆形囊肿;并不随着肌腱活动而活动;握拳时可能会疼痛

○ 治疗:需要细针抽吸或者切除

14. 桡骨茎突狭窄性腱鞘炎

○ 病理:第一背侧间室的炎症反应(APL/EPB)

○ 与产后状态、高尔夫球和网球运动相关

○ 体格检查:Finkelstein试验阳性,腕关节桡侧疼痛

○ 治疗:支具,第一背侧间室激素注射,如果保守治疗失败,行第一背侧间室松解

○ 并发症

a. 松解后减压失败常由于没能清楚地辨认出EPB腱鞘

b. 损伤桡侧感觉神经会导致麻木和痛性神经瘤,避免分离过程中手术带来的创伤

15. 交叉综合征

○ 第一背侧间室 (EPL/APB) 跨越第二间室(ECRL/ECRB)交界处的过度劳损导致

○ 腕关节和拇指抗阻背伸产生腕伸直和拇指伸直受阻

○ 与划船运动相关

○ 治疗:第二间室激素注射治疗;松解第一和第二间室

16. ECU弹响

○ 病理:ECU腱鞘深层断裂导致腕关节旋后时ECU肌腱脱位。ECU是唯一拥有独立纤维骨通道的伸肌腱

○ 划船运动员和网球运动员中多见

○ 体格检查:腕关节旋后和尺偏时能听见弹响声,旋前时可复位

○ 治疗:急性(小于6周),前臂旋前桡偏位置制动;慢性:ECU深层腱鞘重建

V. DRUJ

1. TFCC

○ 机制:腕关节旋前时轴向应力

○ 解剖:TFCC稳定DRUJ,由ECU腱鞘深层、关节盘、半月板同系物、背侧和掌侧桡尺韧带、尺月韧带和尺三角韧带组成(图9.47)

○ 中央部分血供较差,周围血供较好

○ 和膝关节半月板一样,仅周围撕裂能够修复

○ 症状/体格检查:尺侧腕关节疼痛,疼痛位于尺骨茎突远端,抗阻尺偏时疼痛

○ 影像学:影像学常为阴性,MRI可发现TFCC撕裂,关节造影提示尺侧腕关节造影剂外溢

○ TFCC分型:Palmer Ⅰ 型(创伤性),Ⅱ型(退变性)(表9.6)

○ 治疗:开始使用NSAIDS和制动治疗,如果保守治疗失败,应行关节镜或切开修补术

2. 不稳定

○ 急性损伤可能为单独损伤,或者合并盖氏骨折(桡骨干远端骨折),Essex-Lopresti损伤,或者尺骨茎突损伤

○ 慢性不稳定常由于TFCC损伤,尺骨茎突不愈合,或者桡骨远端畸形愈合导致

○ 影像学:最好在侧位片上评估,显示尺骨背侧移位,前后相可能显示DRUJ增宽

○ 治疗:在急性盖氏骨折中,固定桡骨后必须评估DRUJ稳定性,如果不稳定,考虑在复位后穿针固定(常在旋后位固定),伴或不伴TFCC修补

a. 由于桡骨远端畸形愈合的慢性不稳定应行

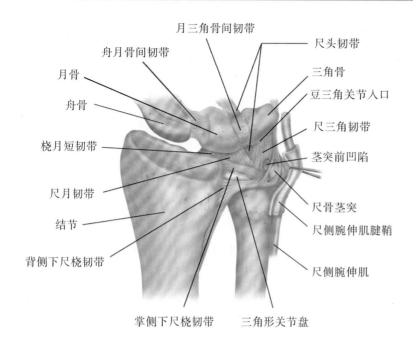

月三角骨间韧带

舟月骨间韧带

月骨

舟骨

桡月短韧带

尺月韧带

结节

背侧下尺桡韧带

尺头韧带

三角骨

豆三角关节入口

尺三角韧带

茎突前凹陷

尺骨茎突

尺侧腕伸肌腱鞘

尺侧腕伸肌

掌侧下尺桡韧带　　三角形关节盘

图9.47　三角纤维软骨复合体解剖。三角纤维软骨复合体(TFCC)由ECU腱鞘深层、关节盘、半月板同系物、背侧和掌侧桡尺韧带、尺月韧带和尺三角韧带组成。

截骨矫正术

　　b. 由于韧带损伤产生的慢性不稳定应行韧带修补或重建手术

　　3. DRUJ关节炎

　　● 体格检查:腕关节背侧疼痛,旋前/旋后加重;可能需要诊断性地给DRUJ注射利多卡因,可以明显改善旋前/旋后以及握力

　　● 影像学：后前位和侧位片提示DRUJ退行性变

　　● 保守治疗:NSAID，激素注射,Munster支具限制前臂旋转

　　● 手术治疗

表9.6　三角纤维软骨复合体撕裂Palmer分型

Ⅰ型:创伤性撕裂	
ⅠA	中央创伤性撕裂
ⅠB	尺侧撕脱
ⅠC	远端撕脱
ⅠD	桡骨乙状切迹处撕脱
Ⅱ型:退行性撕裂	
ⅡA	TFCC 磨损
ⅡB	ⅡA+月骨或尺骨软骨软化
ⅡC	TFCC 穿孔+月骨或尺骨软骨软化
ⅡD	ⅡC+月三角韧带穿孔
ⅡE	ⅡD+尺腕和下尺桡关节关节炎

　　a. 尺骨半切关节成形术:必须修补TFCC以避免不稳定;适用于体力工作者

　　b. Suave-Kapandji手术:DRUJ融合,尺骨远端截骨/假关节,适用于体力工作者

　　c. Darrach手术:切除远端尺骨,可能会产生尺骨远端不稳定,适用于功能要求不高的老年患者,例如类风湿关节炎患者

　　d. 尺骨头/DRUJ置换术

　　4. 尺腕撞击综合征

　　● 病理:由于尺骨变异为正,导致尺骨撞击腕骨

　　● 病因:桡骨远端骨折导致短缩,盖氏骨折,Essex-Lopresti损伤导致短缩，桡骨远端骺损伤,Madelung畸形或者患者本身尺骨变异为正

　　● 体格检查：疼痛位于背侧DRUJ,尺偏时加重,冲击试验阳性(腕关节尺偏时上下移动尺骨)

　　● 影像学:后前位评估尺骨变异,随着旋前和握力增大尺骨变异增加。可以考虑做如下检查:MRI评估TFCC,可能因撞击而撕裂,寻找月骨近端尺骨侧有无骨水肿

　　● 相关损伤:TFCC撕裂

　　● 治疗：对于尺骨变异为正和DRUJ不一致的患者行尺骨短缩截骨术，对于功能要求低的老年患者可行Darrach术

　　● 手术后腕骨的囊性改变可能会缓解

Ⅵ. 关节炎

1. 创伤性

⊙ 舟骨月骨进行性塌陷(SLAC)(表9.7)

a. 病理：慢性舟月骨间韧带撕裂导致舟骨屈曲和月骨后伸(DISI型)，导致不正常的磨损方式

b. 影像学：Watson分型描述了退行性关节炎的可预测改变，从桡骨茎突舟骨到桡舟关节，再到头月关节

腕关节SLAC损伤中桡月关节不受影响

c. 侧位片：舟月角增加，大于60°

d. 后前位片：舟月间隙增加，大于3mm

e. 治疗取决于SLAC关节炎的分期

治疗腕关节 SLAC/舟骨不愈合进行性塌陷(SNAC)取决于哪个关节受累。在腕关节后前位上，明确哪些关节没有受累。在 Ⅰ 期和 Ⅱ 期 SLAC/SNAC，桡月关节应该是正常的，因此近排腕骨切除术 (PRC) 和四角融合术均可采用于治疗。在 Ⅲ 期 SLAC/SNAC 中，头月关节受累，因为头骨头不是正常的，因此Ⅲ期患者不适用于 PRC

PRC 之后，腕关节主要稳定结构是桡舟头韧带，它能够阻挡腕骨向尺侧漂移

⊙ 舟骨不愈合进行性塌陷(SNAC)

a. 病理：舟骨不愈合和腕关节SLAC病变类似，会导致异常磨损模式，从而产生进行性关节炎

b. 影像学：SNAC的影像学分期和SLAC类似，Ⅱ期SNAC腕关节应该有舟头关节的退行性改变

c. 桡月关节一般不受累及

d. 治疗(表9.8)

表9.7　舟骨月骨进行性塌陷(SLAC)影像学分期

分期	X线片表现	治疗
Ⅰ	退行性变局限在桡骨茎突	桡骨茎突切除以及舟骨固定术
Ⅱ	桡舟关节退行性变	近排腕骨切除或者舟骨切除联合四角融合术
Ⅲ	头月关节退行性变	舟骨切除、四角融合，注意：近排腕骨切除禁止用于治疗头月关节炎
Ⅳ	全腕关节炎	全腕融合术,对比全腕关节置换术

表9.8　舟骨不愈合进行性塌陷(SNAC)的影像学分期和治疗

分期	X线片表现	治疗
Ⅰ	退行性变局限在桡侧舟骨和桡骨茎突	桡骨茎突切除术,舟骨植骨固定
Ⅱ	桡舟关节及舟头关节退行性变	舟头关节融合,舟骨远端切除或者舟骨切除、四角融合
Ⅲ	舟骨周围退行性变(除头月关节外)	舟骨切除、四角融合
Ⅳ	全腕关节炎	全腕融合术,对比全腕关节置换术

2. 下尺桡关节关节炎(参见前文Ⅴ.DRUJ章节)

3. 原发性关节炎

⊙ 拇指CMC关节炎

a. 病理

前斜韧带(鸟嘴状)变薄，导致掌骨向桡背侧脱位并产生退行性变

最近有证据显示背侧韧带可能也很重要，甚至更重要

b. 体格检查：拇指腕掌关节压痛，握力和捏力下降，CMC研磨试验阳性，晚期体征包括掌骨内收、MCP代偿性过伸以及挛缩

MCP 过伸可见"肩关节征"和 Z 字形畸形

c. 影像学：Robert位观，拇指旋前前后位(表9.9)

d. 治疗

拇指人字形石膏制动，NSAID和激素注射保守治疗

使用生理盐水、激素或透明质酸注射具有相同的疗效

有许多不同的手术方法和技巧进行大多角骨切除和韧带重建,肌腱填充(LRTI)。大多角骨切除是其中最重要的一步，目前尚没有手术能够比大多角骨切除和血肿牵拉关节成形术效果更优

如果合并MCP过伸(Z字畸形)，可以将MCP穿针固定在屈曲位（过伸10°~20°），掌板紧缩(过伸20°~40°），或者MCP融合术（固定畸形，畸形大于40°,以及进行性关节炎）

⊙ 拇指MCP关节炎

a. 在原发性关节炎中并不常见

b. 治疗：关节固定术

表9.9 拇指腕掌关节(CMC)关节炎的Eaton和Littler分型

分期	影像学表现	治疗
I	正常,除了由于滑膜炎导致的关节间隙轻度增宽	1. 保守治疗 2. 关节镜下清创滑膜切除 3. 如果关节过度松弛并疼痛,重建掌侧韧带 4. 截骨术
II	关节间隙狭窄,骨赘≤2mm	1. 保守治疗 2. 大多角骨切除及LRTI(或移植物) 3. 年轻体力工作者:大多角骨掌骨融合(备选项)或截骨
III	关节间隙显著狭窄,骨赘>2mm	1. 保守治疗 2. 大多角骨切除及LRTI(或移植物) 3. 年轻体力工作者:大多角骨掌骨融合(备选项)或截骨
IV	大多角骨广泛关节炎	大多角骨切除及LRTI(或移植物)

LRTI,韧带重建肌腱间隔术

● STT关节炎

a. 在腕关节桡侧疼痛的患者中,一定要通过影像学鉴别CMC关节炎和STT关节炎

b. 由于舟骨旋转或CMC关节炎产生的腕关节SLAC病变所致,或者为特发性

c. 治疗:单纯STT关节炎需要通过关节融合术或舟骨远端切除术来治疗,广泛大多角骨关节炎应行大多角骨切除术

● 豌豆三角骨关节炎

a. 治疗:通过激素注射行保守治疗,手术治疗包括豌豆骨切除术或融合术

● MCP关节炎

a. 表现:疼痛伴有活动度下降

b. 治疗:

NSAIDS或者糖皮质激素注射

关节成形术:中指最常见,硅棒仍然是金标准,但石墨棒同样有很好的效果

关节融合术:很少需要

● PIP关节炎

a. 体格检查:关节挛缩,侧副韧带纤维化,边缘骨赘引起的Bouchard结节

b. 治疗

侧副韧带切除,掌板松解,以及骨赘切除,适用于挛缩为主、关节受累较轻的患者

关节成形术:和示指、小指相比,更适用于中指、环指,尤其是骨量良好、没有旋转畸形的患者

示指由于在捏合的动作时应力较大,并不适于做置换,更适合做融合

关节融合术:无头螺钉固定融合率最高,从桡侧到尺侧,关节融合时屈曲角度应该逐渐增加:示指:40°,中指:45°,环指:50°,小指:55°

● DIP关节炎

a. 在手部各关节中承担应力最大,导致关节炎、疼痛和畸形发生

b. Heberden结节

c. 指甲分开、畸形或失去光泽

d. 治疗:使用无头加压螺钉固定/钢丝进行融合(屈曲0°~20°)

e. 黏液囊肿:继发于骨关节炎的DIP关节肿物

治疗:手术切除骨赘并清创,能够降低复发风险

Ⅶ. 自身免疫疾病

1. 类风湿性关节炎

● 伸肌表面皮下结节是上肢关节外表现中最常见的表现

● 肌腱病变

a. 由于骨性隆起的磨损或慢性腱鞘炎导致的肌腱断裂

b. 屈肌腱

Mannerfelt结节:FPL由于磨损/滑膜炎引起的肌腱病/STT关节骨赘而断裂,使用肌腱移植重建(掌长肌),FDS环指转位或指间关节融合

腕管屈肌腱腱鞘炎可能表现为正中神经症状。治疗方法为腱鞘切除术联合腕管松解

扳机指:治疗方法为A1滑车松解以及腱鞘切除术

c. 伸肌腱

支配环指和小指的指总伸肌和小指伸肌是最容易断裂的部位

矢状带断裂

Vaughan-Jackson综合征:类风湿关节炎患者伸肌腱磨损性断裂,断裂常从EDM开始,然后向桡侧进展

由于尺骨头远端的隆起,EDM是最容易断裂的肌腱

治疗第四、第五指指总伸肌腱断裂应行EIP转位术,但对于示指背伸并无影响

通过中/环指DFS转位为EDC治疗多发EDC断裂应该从桡骨的桡侧和背侧绕过,从而增强手指的尺偏,避免腕关节滑膜炎

○ 关节

a. 肘关节

弥漫性滑膜炎导致关节破坏和韧带松弛,可能引起桡神经麻痹

体格检查:固定屈曲挛缩,由于环形韧带变薄产生桡侧不稳定,内翻或外翻不稳定,尺神经炎

RA的Larsen影像学分期(表9.10)

Larsen Ⅰ期和Ⅱ期适于行滑膜切除术,关节镜下滑膜切除术对于屈曲弧度<90°的患者更有效

人工假体置换术适用于更严重的患者(Larsen Ⅲ期),在既往行桡骨头切除术的患者中,半限制假体效果更好(相比无限制假体)

半限制假体较限制性假体更优,因为限制性假体松动率过高

b. 腕关节类风湿性关节炎

大量慢性的滑膜炎导致腕关节畸形:旋后,向掌侧脱位,桡偏和尺侧移位

治疗

◆ 疾病早期:ECRL向ECU转位来对抗畸形力量,并行滑膜切除术

◆ 保留中腕关节:桡月关节融合术(Chamay手术)

◆ 进展期疾病:腕关节融合术或腕关节成形术

表9.10 类风湿性关节炎的Larsen影像学分期

分期	影像学表现
Ⅰ	仅有软组织表现,接近正常
Ⅱ	关节周围侵蚀,可能有软组织肿胀或骨量减少
Ⅲ	关节间隙明显变窄
Ⅳ	广泛侵蚀,软骨下骨累及
Ⅴ	广泛关节破坏,外形消失

术(骨质较差的话应附加骨水泥,骨量较好则不需要)

c. 尺骨头综合征

慢性滑膜炎导致DRUJ不稳定,腕骨旋后远离尺骨,背侧半脱位以及尺骨头隆起,导致伸肌腱磨损性断裂

治疗:Darrach手术,Suave-Kapandji手术或者关节成形术

d. PIP关节

纽扣样畸形:中央束变薄导致PIP屈曲时,侧束向掌侧脱位

畸形:PIP屈曲和DIP过伸

◆ 治疗:佩戴PIP伸直支具,慢性损伤需要重建中央束或者侧束向背侧转位

鹅颈畸形:掌板变薄导致PIP过伸时,侧束向掌侧脱位

畸形:PIP过伸,DIP屈曲

◆ 治疗:柔软的畸形应该使用支具制动避免PIP过伸。手术治疗包括FDS肌腱固定术或者Fowler中央束肌腱切断术。僵硬的畸形需要关节融合术治疗

2. 青少年类风湿性关节炎(JRA)

○ 16岁前自身免疫性关节炎持续超过6周

○ 排除性诊断,必须除外感染

○ 大多数患者类风湿因子为血清阴性

○ JRA分型

a. 多关节型:≥5个关节受累,对称性手部最为常见,腕关节尺偏,手指桡偏(相对成人RA来说)

b. 少关节型:最常见,少于5个关节受累,大关节不对称分布

常合并葡萄膜炎或者虹膜睫状体炎,必须行眼科裂隙灯检查

c. 系统型(Still病),急性发作,多个关节累及,发热,脾大,皮疹

3. 银屑病关节炎

○ 皮疹先于关节发病,没有腱鞘炎

○ 典型体征:香肠样手指和指甲凹陷

○ 影像学:DIP关节出现杯中铅笔畸形,与DIP骨关节炎(OA)不同,呈向心型侵蚀

○ 治疗:药物治疗[疾病修饰性抗风湿药物(DMARD)]

4. 痛风

- 关节内尿酸单钠结晶沉积产生炎性反应导致关节破坏,诊断常通过关节液镜检发现
- 影像学:关节旁侵蚀,有时能看到痛风石
- 显微镜下看到针状,弱阴性双折射尿酸单钠晶体
- 治疗:秋水仙碱(抑制粒细胞迁移),吲哚美辛,糖皮质激素用于控制急性发作,别嘌醇(黄嘌呤氧化酶抑制剂)预防发作,丙磺舒(增加尿中尿酸的排泄)

5. 假痛风

- 焦磷酸钙晶体沉积
- 显微镜下杆状,阳性双折射焦磷酸钙晶体
- 影像学:TFCC软骨钙质沉积
- 治疗:NSAIDS,急性发作时支具制动
- 痛风:阴性双折射单钠尿酸晶体
- 假痛风:阳性双折射焦磷酸钙晶体

6. 硬皮病

- 皮肤紧绷,有光泽,水肿,皮纹消失
- 可能表现为雷诺现象,皮肤钙质沉着,PIP屈曲挛缩,指尖萎缩或者手指溃疡
- 治疗

a. PIP关节屈曲挛缩应行关节融合术

b. 难治性雷诺症应行手指交感神经切断术

c. 指尖溃疡应行清创甚至截指

7. 肺性肥大性骨关节病

- 由于肺恶性肿瘤、家族遗传或者肺脏疾病导致
- 杵状指,晨僵,关节痛,以及骨化性骨膜炎
- 影像学:骨膜周围增厚或抬高
- 治疗:治疗肺脏疾病

Ⅷ. 神经疾病

1. 压迫性神经病

- 电生理学

a. 肌电图(EMG):在肌肉细胞电刺激后测量肌细胞的电位,并提供关于颤动、急性波、运动募集和肌肉插入活动的信息

b. 神经传导研究(NCS):测量运动和感觉神经传导速度(NCV)

振幅降低=轴突损伤

延迟减慢=髓鞘变性

- 双卡压现象

a. 近端神经卡压(如,颈神经根病变)可以与远端神经压迫共存。近端的营养物轴突运输中断使得神经更易受远侧压迫的影响

b. 要缓解症状,两个部位的压迫都需要解除

- 正中神经

a. 腕管(图9.48)

解剖:含9个屈肌腱和正中神经;拇长屈肌(1个),指浅屈肌(4个),指深屈肌(4个)

腕管的内容:正中神经,拇长屈肌,指浅屈肌,指深屈肌

桡侧腕屈肌不在腕管内

腕横韧带桡侧附着于舟骨结节/大多角骨,尺侧附着于豌豆骨/钩骨(图9.49)

相关疾病:糖尿病,妊娠,肥胖,炎性关节炎,酗酒,贮积病,慢性肾功能衰竭,甲状腺功能减退,职业重复性劳动

症状:夜间疼痛,感觉异常,或桡侧3个半手指疼痛;无力

体格检查:Durkan正中神经直接压迫试验(最敏感测试),自我管理手部表格(最具体测试),Tinel征,Phalen征,Semmes-Weinstein测试

Semmes-Weinstein测试对早期诊断最敏感;测试缓慢适应纤维的阈值

桡侧3个半手指感觉异常或疼痛;进展期鱼际萎缩;确诊无需肌电诊断

注意:C7神经根病会造成示指、中指和无名指感觉异常;伴三头肌和屈腕无力

中立位腕管压力:正常,2.5mmHg,屈腕30mmHg;腕管综合征患者中立位,30mmHg,屈腕可达90~110mmHg

非手术治疗:夜间夹板,非甾体类和局部类固醇注射

手术治疗:腕管松解

除松解腕管外,行腱鞘切除术没有额外收益

腕管松解术后3个月达到术前握持力和拿捏力

b. 旋前综合征(图9.50和图9.51)

肘/前臂近端压迫性神经病变

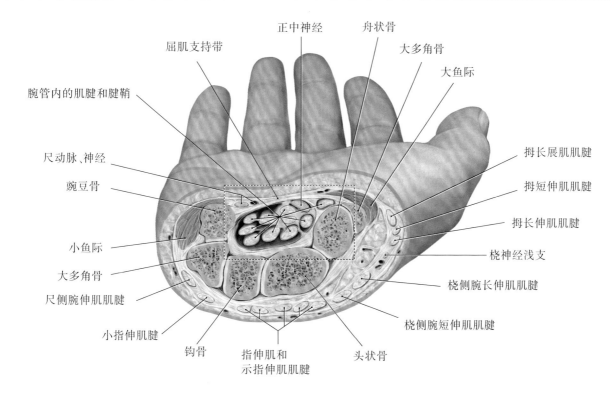

图9.48 腕管。腕管包括9条屈肌腱和正中神经。拇长屈肌(最桡侧结构),4个指浅屈肌肌腱和4个指深屈肌肌腱。桡侧腕屈肌不在腕管内。(来源:Schuenke M, Schulte E. General Anatomy and the Musculoskeletal System: Thieme Atlas of Anatomy. New York: Thieme; 2005.Illustration by Karl Wesker.)

症状:前臂掌侧疼痛和压痛,活动诱发的感觉异常;与腕管综合征相比,缺乏夜间症状

查体:桡侧3个半手指疼痛或感觉异常,诱发检查包括, 如果Lacertus纤维受累则抗阻屈肘疼痛,如果旋前圆肌受累则前臂抗阻旋前疼痛, 如果FDS受累则中指抗阻屈曲疼痛

可能的卡压位置

◆ Struthers韧带:从髁上突到内上髁的残留韧带(图9.52)

◆ 髁上突:肱骨远端前侧骨结构;侧位X线显示最佳;影响1%的患者

◆ Lacertus纤维(二头肌腱膜)

◆ 旋前圆肌两个头之间

◆ FDS腱膜弓

治疗:非手术治疗包括夹板和非甾体消炎药;非手术治疗失败则减压

c. 骨间前神经综合征

解剖:运动支配FPL,示指和长FDP,和旋前方肌;无感觉支配;运动支于肘远端4~6cm自正中神经分离

压迫部位

◆ 旋前综合征的压迫部位

◆ Gantzer肌肉:FPL附属头

◆ 增生的二头肌滑囊

症状:仅运动受损;无感觉主诉

查体:肘最大屈曲时抗阻旋前检查旋前方肌;让患者做出"OK"手势测试FPL和示指FDP;拿捏和抓握力弱

EMG神经检查有助于诊断

Parsonage –Turner 可能引起骨间前神经(AIN)麻痹;麻痹前常伴病毒感染症状;4~6 个月内可有缓解倾向

治疗

◆ 非手术:屈肘90°支具8~12周和非甾体类药物

◆ 手术:非手术治疗失败则减压

◉ 尺神经

a. 肘管

压迫的解剖部位

◆ Struthers弓:深筋膜带覆盖尺神经内上髁

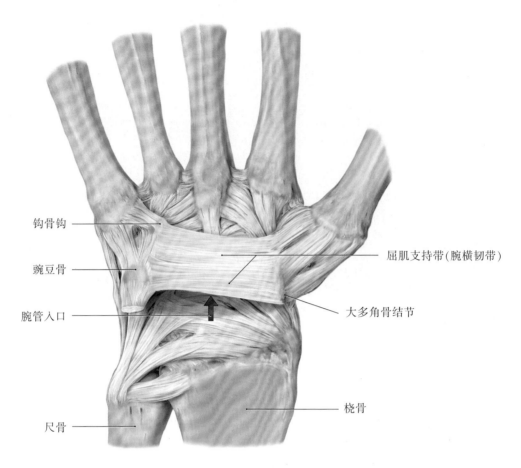

钩骨钩

豌豆骨

腕管入口

尺骨

屈肌支持带(腕横韧带)

大多角骨结节

桡骨

图9.49 腕横韧带。腕横韧带桡侧附着于舟骨结节和大多角骨,尺侧附着于豌豆骨和钩骨(来源:Schuenke M. Schulte E. General Anatomy and the Musculoskeletal System:Thieme Atlas of Anatomy. New York:Thieme;2005. Illustration by Karl Wesker.)

近端8cm,连接肱三头肌的内侧头至内侧肌间隔

◆ 内侧肌间隔

◆ 内上髁

◆ 肘管:底是MCL和肘关节囊,顶是Osbourne韧带(FCU的腱膜附着点)

◆ 滑车上肘肌:肘管减压时10%患者中发现的异常肌肉

◆ 弓状韧带:前臂近端FCU尺骨头和肱骨头之间的腱膜

相关疾病:肘内翻/外翻,烧伤,异位骨化,内上髁的骨折和不愈合,内上髁炎,神经节囊肿,肿瘤

症状:尺侧1个半手指感觉异常、夜间痛;屈肘或肩外展疼痛加重

查体

◆ 发现:第一指蹼萎缩,骨间肌萎缩,环、小指爪形手,内上髁尺神经半脱位,拿捏无力(图9.53)

◆ Froment征:因拇内收无力,当尝试拇指示

指捏持时,指间关节屈曲(图9.54)

◆ Wartenberg征:继发于EDM不受对抗和第三骨间掌侧肌无力的小指外展

◆ Jeanne征:由于拇外展肌(尺神经)无力,捏

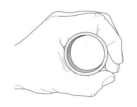

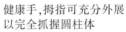

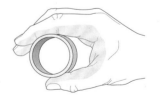

健康手,拇指可充分外展以完全抓握圆柱体

正中神经近端病变,拇指无法充分外展

图9.50 正中神经近端病变的祝福手征。当患者试图握拳时,只能屈曲尺侧手指。可能伴桡侧3个半手指感觉障碍。原因是第一、二蚓状肌和示指、中指FDP无力。(来源:Schuenke M, Schulte E. General Anatomy and the Musculoskeletal System: Thieme Atlas of Anatomy. New York: Thieme; 2005. Illustration by Karl Wesker.)

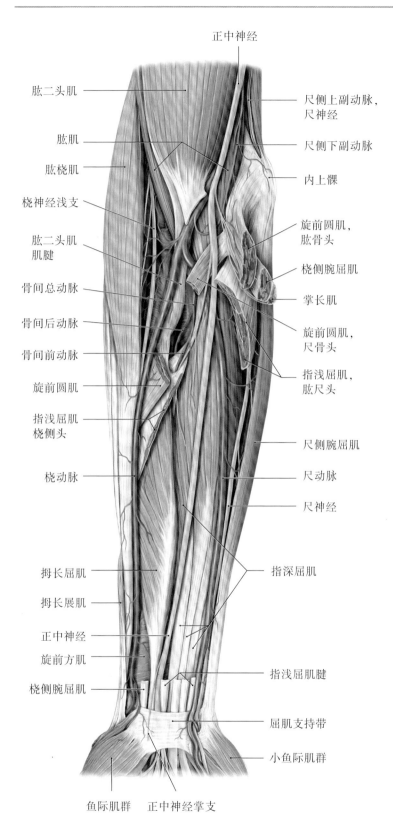

正中神经

肱二头肌

肱肌

肱桡肌

桡神经浅支

肱二头肌肌腱

骨间总动脉

骨间后动脉

骨间前动脉

旋前圆肌

指浅屈肌桡侧头

桡动脉

拇长屈肌

拇长展肌

正中神经

旋前方肌

桡侧腕屈肌

鱼际肌群　　正中神经掌支

尺侧上副动脉，尺神经

尺侧下副动脉

内上髁

旋前圆肌，肱骨头

桡侧腕屈肌

掌长肌

旋前圆肌，尺骨头

指浅屈肌，肱尺头

尺侧腕屈肌

尺动脉

尺神经

指深屈肌

指浅屈肌腱

屈肌支持带

小鱼际肌群

图9.51　前臂正中神经走行。显现的是旋前圆肌撕裂(肱骨头)。正中神经潜在卡压点包括旋前圆肌两头间、FDS腱膜弓、Struthers韧带、内上髁上方髁上突和Lacertus纤维。(来源：Schuenke M, Schulte E. General Anatomy and the Musculoskeletal System: Thieme Atlas of Anatomy. New York: Thieme; 2005. Illustration by Karl Wesker.)

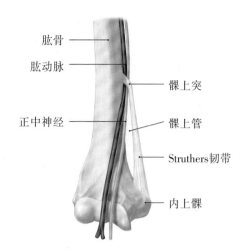

图9.52　肱骨髁上突。髁上突少见(0.7%)；是内上髁上方一骨性突起。存在时，它可被用作Struthers韧带的附着点，该韧带止于内上髁。该髁上纤维-骨管可卡压肱动脉和正中神经。(来源：THIEME Atlas of Anatomy, General Anatomy and Musculoskeltal System, ⓒ Thieme 2005,Illustration byKarl Wesler.)

钥匙时EPL(桡神经)导致拇指掌指关节过伸

◆ **重现症状的其他检查手法：直接压迫试验,Tinel 试验和屈肘试验**

治疗

◆ 使用夜间伸直支具和非甾体类药物的非手术治疗

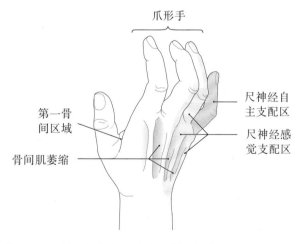

图9.53　尺神经损伤致爪型手。尺神经损伤可表现为爪型手和骨间肌萎缩。感觉异常通常局限于小指。(来源：Schuenke M, Schulte E. General Anatomy and the Musculoskeletal System：Thieme Atlas of Anatomy. New York：Thieme；2005. Illustration by Karl Wesker.)

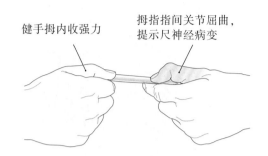

图9.54　Froment征。因拇内收肌无力(尺神经病变)，当尝试拇指示指捏持时，拇指指间关节屈曲。(来源：Schuenke M, Schulte E. General Anatomy and the Musculoskeletal System: Thieme Atlas of Anatomy. New York: Thieme; 2005. Illustration by Karl Wesker.)

◆ **手术减压；即使存在神经半脱位,没有证据表明进行神经皮下前置有益**

并发症

◆ 医源性损伤和前臂内侧皮神经神经瘤形成导致的肘后内侧疼痛

◆ 继发于瘢痕形成或减压不充分导致的复发

b. 尺管/Guyon管(图9.55)

解剖

◆ Guyon管边界

　▲ 顶：腕掌侧韧带,掌短肌,小鱼际脂肪

　▲ 底：腕横韧带,豆钩韧带和豆掌韧带,小指对掌肌

　▲ 内侧(尺侧)壁：FCU,豌豆骨,小指展肌

　▲ 外侧(桡侧)壁：钩骨钩

◆ 损伤区域

　▲ 区域1：尺神经分叉近端,影响运动和感觉

　▲ 区域2：尺神经分叉远端,深层运动支支配骨间肌处(仅影响运动)

　▲ 区域3：分叉远端,表浅感觉支走行处(仅影响感觉)

背侧感觉支位于Guyon管近端, 因此此处压迫时背侧尺神经感觉受损

深部运动神经支配手内在肌 (桡侧2块蚓状肌除外),拇内收肌和拇短屈肌(FPB)深头

病因包括：神经节(最常见)或脂肪瘤(Ⅰ区

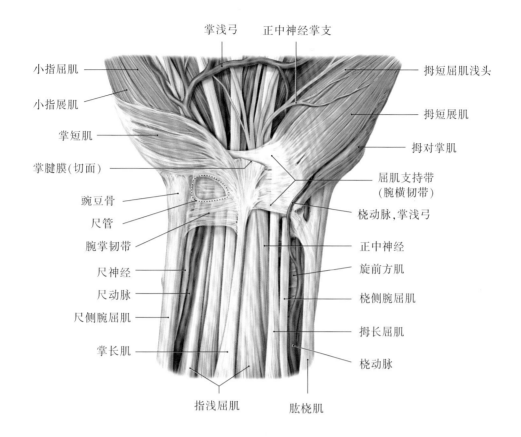

图9.55 尺管内尺动脉和神经走行。尺管(Guyon管)的边界是腕掌韧带(顶)、腕横韧带(底)、钩骨钩(桡侧)和豌豆骨(尺侧)。尺神经在管内分叉为表浅的感觉支和深方的运动支（偏桡侧）。(来源:Schuenke M, Schulte E. General Anatomy and the Musculoskeletal System:Thieme Atlas of Anatomy. New York:Thieme;2005. Illustration by Karl Wesker.)

或Ⅱ区)，反复损伤，钩骨骨折，豌豆骨脱位，尺动脉血栓形成动脉瘤(Ⅲ区)，掌短肌增生

查体：取决于压迫部位;Froment征，Wartenberg征环、小指爪形手

与肘管综合征鉴别，后者爪形手少见，有手背感觉受累，小鱼际肌力减退;肘部诱发Tinel征，屈肘可诱发症状

诊断检查:MRI寻找神经节;CT寻找钩骨钩骨折;多普勒超声(US)评估尺动脉

治疗

◆ 非手术治疗:支具和非甾体类

◆ 手术:症状严重或非手术治疗失败则减压

○ 桡神经(图9.56)

a. 近端压迫/损伤

病因：肱骨干骨折，直接压迫（"周六夜麻痹"），止血带时间过长

查体:伸肘、伸腕、伸指无力

治疗：观察;如果3个月无好转，行EMG/NCS检查;必要时探查

肱骨骨折后桡神经损伤采用非手术治疗，康复率85%~95%

如果6周后EMG显示无恢复，继续观察，12周复查EMG

如果3~6个月无恢复，行探查术

b. PIN综合征

解剖的压迫部位

◆ Frohse弓:旋后肌近端边缘

◆ 旋后肌远端边缘

◆ ECRB边缘

◆ 桡骨头的筋膜带

◆ 桡动脉返支Henry血管袢

◆ 其他原因包括孟氏骨折/脱位，慢性桡骨头脱位，类风湿滑膜炎

症状/查体:肘外侧疼痛，支配腕关节囊背侧

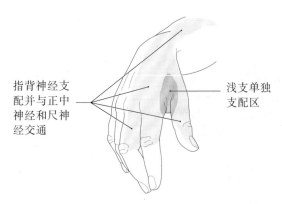

指背神经支配并与正中神经和尺神经交通

浅支单独支配区

图9.56　桡神经受损导致垂腕。(来源:Schuenke M, Schulte E. General Anatomy and the Musculoskeletal System: Thieme Atlas of Anatomy. New York: Thieme; 2005. Illustration by Karl Wesker.)

导致腕关节囊疼痛,肌肉无力;PIN终支走行于背侧第四间室底部;主动伸腕时腕桡偏(ECRL完好,ECU受损);无感觉主诉

与腕腱鞘炎导致的伸肌腱损伤相鉴别

诊断检查:EMG可能有用

治疗:非手术,使用支具,活动限制和应用非甾体类药物;3个月后无效需要减压

c. 桡管综合征

与PIN综合征压迫部位相同,仅有疼痛表现

压迫解剖位置:与PIN综合征相同

症状主要是疼痛,位置比外上髁炎靠前和远端;无运动障碍

查体:无肌力下降;肘外侧和前臂桡背侧疼痛;抗阻中指伸直诱发疼痛;可由诊断性/治疗性注射诊断

可能合并外上髁炎

治疗:非手术,使用支具,非甾体和至少1年的活动限制;非手术治疗失败则手术减压

d. 桡感觉神经卡压

Wartenberg综合征:前臂远端肱桡肌和ECRL之间压迫导致单纯感觉受累(无运动)

病因:直接外伤,外固定,手铐,石膏过紧,表带过紧

症状:手桡背侧疼痛和麻木

查体:诱发手法包括前臂旋前,此时压迫ECRL和肱桡肌间的神经,可再现症状;Tinel征阳性

治疗:非手术治疗,使用支具,非甾体类药物,

以及6个月的活动限制;非手术治疗失败则手术减压;预后不一

● 胸廓出口综合征

a. 神经源性(通常为臂丛下干)或血管(锁骨下血管)

b. 病因:第一颈肋,椎体横突,斜角肌畸形,纤维带,锁骨或颈肋畸形愈合,划船或举重等运动员

c. 症状:隐约上肢疼痛、感觉异常或疲劳

d. 查体:诱发手法

Roos试验:患者手举过头并反复握拳伸指1分钟

Adson试验:手置于体侧,伸颈,头转向手侧,导致桡动脉搏动消失或诱发症状

Wright试验:肩外展,颈伸,头转向对侧

诊断:胸部X线排除Pancoast瘤;颈椎X线评估颈肋;若怀疑血管病变行多普勒超声检查;电生理检查通常无助诊断

治疗:肩胛带局部物理治疗(一线);若持续疼痛或有神经血管受累,针对病因行手术治疗

● 肩

a. 肩胛上神经

解剖:C5~C6神经根;肩胛上神经走行于肩胛横韧带下方;肩胛上动脉在上方穿过,神经在下方;肩胛上神经支配冈上肌后穿过冈盂切迹并支配冈下肌

肩胛上动脉走行于肩胛横韧带上方,神经走行于下方;记法:Army over Navy

卡压部位

◆ 肩胛上切迹:冈上肌和冈下肌受累

◆ 冈盂切迹:仅冈下肌受累

病因:神经节,钝性创伤,骨折

查体:肩后外侧疼痛,肩胛上切迹压痛;肩外展90°时无力(冈上肌),外旋无力,肩胛骨后侧萎缩

诊断检查:MRI寻找包块,EMG/NCS

治疗:如果MRI未见包块,行肩康复治疗。可见肿块或非手术治疗无效则手术减压

b. 肌皮神经

解剖:C5~C7;支配肱二头肌,喙肱肌,一半肱肌;通过前臂外侧皮神经支配感觉

病因:肩脱位压迫喙肱肌,术中牵拉造成医源性损伤

症状/查体:臂外侧感觉异常,屈肘无力

治疗:观察,很少需要手术

c. 胸长神经麻痹

解剖:C5~C7;支配前锯肌;维持肩胛骨位置,协助提肩

损伤导致肩胛下角内旋、肩胛骨抬高

病因:反复牵拉损伤,直接创伤,医源性(如,腋窝淋巴结切除)

治疗

◆ 非手术:观察,支具,肩胛固定至少6个月

◆ 手术:胸大肌移位术

d. 脊副神经麻痹

解剖:第XI脑神经;支配斜方肌和胸锁乳突肌

e. 损伤导致斜方肌麻痹和由此产生的肩胛下角外旋和肩胛骨下移

病因:直接打击,肩锁关节(AC)脱位,医源性损伤(如,颈淋巴结切除)

治疗

◆ 非手术:观察,斜方肌加强锻炼

◆ 手术:改良Eden-Lange手术,涉及大及小菱形肌和肩胛提肌

f. 腋神经压迫(四边隙综合征)

解剖

◆ 四边隙边界:内侧,肱二头肌长头;外侧,肱骨干;上侧,大圆肌;下侧,小圆肌

◆ 腋神经与旋肱后动脉共同穿过四边隙

病因:肩关节前脱位,外伤,投掷运动员

查体:肩外展、抬高和外旋诱发疼痛;四边隙区压痛

诊断:血管造影显示肩外展时压迫

治疗

◆ 非手术:限制活动

◆ 手术:纤维带松解或小圆肌松解

◉ 臂丛神经炎/Parsonage-Turner综合征

a. 罕见疾病,病因不明,表现为上肢疼痛或无力

b. 常出现于病毒感染症状后;剧烈肩痛1~2周后缓解,然后出现无力;经常累及AIN

c. 治疗:观察

2. 神经损伤

◉ 外周神经损伤

a. 分型:Seddon 和 Sunderland(表9.11)

b. 神经再生约1mm/d

c. 最有效的修复是一期外膜修复

d. 使用导管,脱细胞同种异体神经或自体神经移植修复神经缺损

与导管和脱细胞同种异体神经移植相比,自体神经移植预后最好

自体移植供区:腓肠神经、前臂内、外侧皮神经

年龄是神经预后的首要预测因子;年龄>30岁预后较差

部位是次要预测因子;近端差于远端

e. 慢性损伤使用肌腱或神经转移治疗

经典肌腱转移(详见后文肌腱转移部分)

◆ 桡神经麻痹:桡侧腕屈肌代指伸肌(恢复指伸功能);掌长肌代拇长伸肌(恢复拇伸功能);旋前圆肌代桡侧腕短伸肌(恢复腕伸功能)

◉ 臂丛神经(图9.57)

a. 臂丛神经分为根 (roots)、干 (trunks)、股 (divisions)、束 (cords)、支 (branches)。记法:Randy Travis Drinks Cold Beer

◉ 解剖

a. 由近至远:根、干、股、束、支

b. 通常来自于C5~T1

c. 臂丛解剖变异

前置型C4~C8

后置型C6~T2

表9.11 Seddon和Sunderland分型

Seddon	Sunderland	病理	预后
神经失用	1 型	髓鞘损伤	通常完全恢复
轴索离断伤	2 型	轴索损伤,内膜、束膜、外膜完好	通常完全康复,但可能需要几周到几个月
	3 型	轴突和神经内膜损伤,束膜、外膜完好	部分恢复
	4 型	轴突、神经内膜、束膜损伤,外膜完好	预后差
神经离断伤	5 型	神经完全离断	无自发恢复

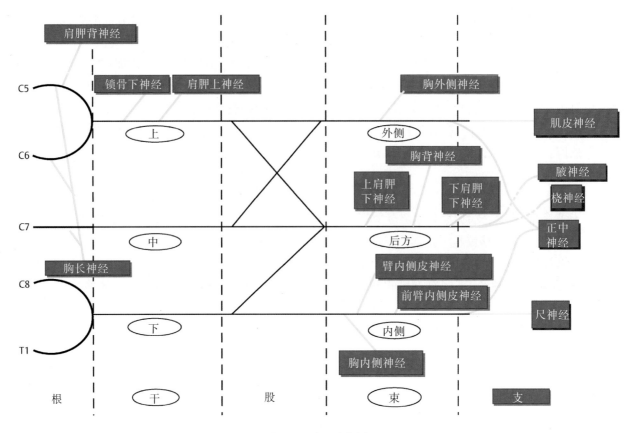

图9.57 臂丛示意图。

d. 发自神经根的终支可帮助确定损伤水平。如果肌肉正常,那么损伤在根的远端

Horner 综合征提示下干(C8~T1)的节前损伤

膈神经(C3~C5)

胸长神经(C5~C7)

肩胛背神经(C5)

椎旁肌

a. 发自干的终支包括肩胛上神经和锁骨下神经

C5 和 C6 神经根汇合形成上干（在 Erb 点）。肩胛上神经在 Erb 点分自上干

b. 股段无终支发出

c. 外侧束终支:肌皮神经和正中神经

d. 后束终支:腋神经和桡神经

e. 内侧束终支:尺神经和正中神经

● 分类

a. 前神经节对比后神经节

b. 节前损伤(神经根损伤)预后最差;不可修复

c. 节后损伤是牵拉伤或撕裂伤。如果存在局灶性神经损伤,可以直接修复或神经移植(腓肠神经移植)

d. 损伤节段的解剖描述:锁骨上,锁骨后,锁骨下。锁骨下损伤预后好于锁骨上损伤

● 受伤机制:摩托车或机动车事故;肩受尾向暴力(易伤及上臂丛);肩受外展暴力(易损伤下臂丛)

● 分娩性臂丛神经损伤:见第4章

● 急性期评估

a. 查体,包括肌力和感觉;检查菱形肌(肩胛背神经)和前锯肌(胸长神经);若有功能,则C5损伤在节后

b. 检查眼睛是否有Horner综合征表现：眼睑下垂、眼球内陷和面部无汗,提示T1节前损伤

c. 完整的血管检查

d. 影像学

胸部X线,关注肩胛胸壁关节分离,锁骨骨折,或第一/二肋骨骨折,这可能提示臂丛神经损伤;如果膈神经受损,同侧膈肌会抬高

颈椎CT,关注多发横突骨折,这可能提示神

经根损伤或颈椎骨折/脊髓损伤

肩部X线

CT椎管造影是评估的金标准；伤后3~4周检查

关注节前损伤中的假性脑膜膨出

在臂丛损伤评估中，MRI已大量替代CT椎管造影检查

○ 长期诊断检查

a. 2~6周间行EMG；可明确节前和节后损伤的差别；必须发生Wallerian变性后EMG才有效

b. NCS

节前损伤的患者，感觉神经动作电位(SNPA)是正常的，因为感觉神经细胞胞体在背根神经节内，未受损

○ 治疗

a. 优先级(重要性从高到低)：肘屈，肩外展，腕伸/指屈，腕屈/指伸，内在肌功能

b. 适应证

穿通伤臂丛损伤，立即探查修复治疗

枪击伤：神经损伤通常由神经失用导致

钝性损伤节前损伤：早期肌腱移位(3~6周)

钝性损伤节后损伤：延迟治疗，以期神经再生(3~6个月)

晚期发现与治疗(伤后1年)：神经移植效果通常较差，最好进行肌腱转移术

c. 神经移植：上干和中干效果较好，因为所支配肌肉更靠近端；下干效果差因为肌肉较远，需要更长的神经再生时间

失神经支配的肌肉，运动终板每天损失约1%，1年损失约50%，因此，神经损伤超过12~18个月未处理，或损伤部位至终板距离远(如高位尺神经损伤)，运动功能恢复可能性较低

来源：腓肠神经，同侧皮神经，同侧带血管尺神经

d. 神经转移：将有功能但非重要运动神经转移至失神经但更重要的肌肉上

臂丛外来源：脊副神经，肋间神经，对侧C7，舌下神经

臂丛内来源：膈神经，尺神经，三头肌运动支

常见转移

◆ 支配FCU的尺神经支转移至肌皮神经，以恢复屈肘功能(二头肌)：Oberlin转移

◆ 三头肌运动支转移至腋神经，以恢复肩外展功能(三角肌)

◆ Oberlin转移：尺神经支转移至肌皮神经以恢复屈肘功能

e. 游离肌肉转移：最常用股薄肌

○ 肌腱转移

a. 适用于迟发表现或早期应用于低位神经根损伤(因距远端肌肉恢复神经支配的时间和运动终板的丢失)

b. 转移会丢失1级肌力；转移5/5级肌力的肌肉

c. 常见肌腱转移

肌皮神经麻痹

◆ 伸肘功能丧失

▲ 游离股薄肌移植

▲ 胸大肌/背阔肌转移至肱二头肌

▲ 或屈肌总腱起点向肱骨更近端转移(Steindler屈肌成形术)

桡神经/PIN麻痹

◆ 伸肘功能丧失

▲ 三角肌、背阔肌或肱二头肌转移至肱三头肌

◆ 伸腕功能丧失

▲ 旋前圆肌转移至ECRB

◆ 伸指功能丧失

▲ 桡侧腕屈肌(FCR)转移至指总伸肌(EDC)(FDS和FCU也有报道)

◆ 伸拇功能丧失

▲ 掌长肌转移至EPL

▲ 或FDS转移至桡侧束

尺神经麻痹

◆ 拇内收功能丧失

▲ FDS、ECRB或BR(肱桡肌)转移至拇内收肌

◆ 指外展功能丧失

▲ APL、ECRL或EIP转移至第一骨间背侧肌

低位正中神经麻痹

◆ 拇对掌和外展功能丧失

▲ 环指FDS通过FCU滑车转移至近节指骨基底或APB(Bunnell对掌成形术)

▲ 或EIP(导向环绕尺骨)转移至近节指骨基底

▲ 小指展肌(ADQ)转移至APB(Huber)

▲ PL转移至APB(Camitz)

高位正中神经麻痹

◆ 拇IP屈曲功能丧失

▲ BR转移至FPL

◆ 示指、中指屈曲功能丧失

▲ 环指、小指FDP边对边转移到示指、中指FDP

IX. 血管疾病

1. 解剖

◎ 尺动脉优势者占88%;主要延续为掌浅弓

◎ 桡动脉主要延续为掌深弓和拇主要动脉

◎ 80%人群有完整动脉弓;无论尺动脉还是桡动脉损伤,都有足够的侧支循环覆盖动脉弓并营养手指;Allen试验可以检测20%的不完整动脉弓的存在

2. 诊断

◎ Allen试验:同时于腕近端压迫尺动脉和桡动脉,嘱患者重复握拳、伸指动作数次。松开桡动脉并持续压迫尺动脉,评估手指再灌注。重复试验,此次松开尺动脉并持续压迫桡动脉

◎ 多普勒超声:评估真性和假性动脉瘤;评估灌注

◎ 三时相骨扫描

a. 时相Ⅰ(2分钟):与血管造影类似;评估灌注

b. 时相Ⅱ(5~10分钟):评估软组织和炎症

c. 时相Ⅲ(2~3小时):不利于评估手部血管病;时相Ⅲ阳性与时相Ⅰ~Ⅱ诊断并不相关;反射性交感神经营养不良症

◎ 动脉造影:诊断血栓形成和栓塞来源的金标准

3. 血管闭塞性疾病

◎ 小鱼际捶击综合征

a. 手部最常见血管闭塞性疾病

b. 小鱼际捶击综合征:创伤后由小鱼际钝性外伤导致的Guyon管部位尺动脉血栓形成

c. 常见于木匠或其他经常把手掌当"锤子"使用的工种

d. 诊断检查:多普勒或血管造影

e. 治疗:血栓段切除,交感神经切除

◎ 血栓栓塞

a. 最常见心源性;其他来源:胸廓出口综合征影响的锁骨下血管

b. 治疗:急诊栓塞切除和抗凝

◎ 血栓闭塞性脉管炎(Buerger病)

a. 手足小血管、中血管炎症继发血栓形成

b. 最常见于年轻男性吸烟者

c. 症状:雷诺现象,严重静息痛,寒冷不耐受,指溃疡或缺血

d. 治疗:戒烟(最重要);避免寒冷和缩血管药物;截肢

◎ 血管痉挛性疾病

a. 雷诺现象:病因已知的血管痉挛性疾病

病因:硬皮病,系统性红斑狼疮(SLE),类风湿关节炎,皮肌炎,CREST综合征(钙质沉着,雷诺现象,食管运动功能障碍,指端硬化和毛细血管扩张),胸廓出口综合征,红细胞增多症,冷蛋白血症(cryo-proteinemia),麦角类药物,β-受体阻滞剂,反射性交感神经营养不良症

症状:单侧,外周脉搏消失

治疗:直接病因治疗;避免吸烟和寒冷刺激

b. 雷诺病:特发性

最经常影响绝经前女性

症状:双侧,外周脉搏存在

治疗:钙离子通道阻滞剂,戒烟,避免寒冷刺激;若保守治疗失败则行指交感神经切断术

4. 动脉瘤/假性动脉瘤

◎ 表现:钝性或穿通性外伤导致的搏动性包块

◎ 诊断:多普勒超声或血管造影;若诊断不明确行MRI检查

◎ 治疗:手术探查结扎,修复或切除病灶

5. 筋膜室综合征

◎ 筋膜室压力升高导致毛细血管血流减少,影响组织灌注/供氧

◎ 病因:高能量创伤,肱骨髁上骨折(儿童最常见),烧伤

◎ 临床诊断:被动牵拉疼痛(最敏感),异常剧烈疼痛,筋膜室紧张;晚期表现包括感觉异常,苍白,

无脉,麻痹

◎ 查体表现可疑,伴高度怀疑或无意识患者,必须进行筋膜室监测

◎ 治疗:急诊筋膜切开术

a. 三个前臂筋膜室:外侧,背侧,掌侧

b. 十个手筋膜室:鱼际,小鱼际,四个骨间背,三个骨间掌,拇内收;注意:腕管松解同时进行

◎ Volkmann缺血性肌挛缩

a. 继发于筋膜室综合征的肌肉纤维化和挛缩

b. 未经治疗的手部筋膜室综合征最常见的查体表现:因较强的外在肌和较弱的内在肌不平衡,出现手内在肌阴性征

X . 骨坏死

(注意:骨坏死最常见于月骨,其次是舟状骨和头状骨)

1. Preiser病

◎ 舟骨缺血性坏死

◎ 不常见;平均发病年龄45岁

◎ 症状:腕桡背侧隐痛;握持力量下降;鼻烟窝压痛;无外伤或既往骨折史

◎ 影像

a. X线:可表现为硬化或碎片形成

b. MRI:评估早期病变和血运;用于分型,完全受累(Ⅰ型)和部分受累(Ⅱ型)

◎ 治疗:没有共识或标准;尝试制动一段时间但成功率有限;其他方法包括髓芯减压,微骨折,再血管化,同种异体置换,或近排腕骨切除、舟骨切除四角融合等挽救性手术

2. Kienböck病

◎ 月骨缺血性坏死

◎ 最常见于20~40岁男性

◎ 病因:多种因素,包括尺骨负变异,月骨单支血管供应[模式Ⅰ(单血管)血液供应风险最高],月骨几何形状改变,反复创伤

◎ 症状:腕背侧疼痛,轻度肿胀,活动度或握持力受限

◎ 影像:腕X线,PA位评估尺骨变异;MRI检测早期病变,T1信号减低

◎ 治疗基于Lichtman分型(表9.12)

表9.12　Lichtman分型

分期	影像学表现	治疗
Ⅰ	X 线无改变;MRI 表现月骨 T1 信号减低	石膏制动
Ⅱ	月骨硬化	■ 尺骨负变异患者进行桡骨短缩截骨和关节高度平衡术 ■ 尺骨正变异;进行头状骨短缩头钩融合 ■ 桡骨远端髓芯减压诱导血管反应 ■ 带血管蒂移植再血管化 ■ 青少年应进行临时舟骨大小多角骨穿针固定
ⅢA	月骨塌陷,舟骨无掌屈旋转	与Ⅱ期相同
ⅢB	月骨塌陷,舟骨固定性掌屈旋转(指环征),头状骨向近端移位;负荷转移到月骨进一步加重塌陷	通过近排腕骨切除或舟骨大小多角骨融合增强腕关节稳定;可考虑桡骨短缩截骨
Ⅳ	月骨塌陷伴中腕或桡腕关节退变	近排腕骨切除或腕关节融合或全髋关节置换

XI . Dupuytren挛缩

1. 解剖/病理解剖

◎ Dupuytren挛缩表现为正常掌腱膜结构病态转化,形成索条(高度有序的胶原结构)和结节(致密肌纤维母细胞团)

◎ 正常的解剖结构一般称为带(band),而病态结构称为索(cord)

◎ 正常结构:腱前带(pretendinous bands),螺旋带(spiral band),指蹼韧带,指侧方腱膜(lateral digital sheet),血管后带(retrovascular band),Grayson韧带

a. Grayson和Cleland韧带分别走行于指血管神经束的掌侧和背侧

b. Grayson 在掌侧,朝向地面

c. Grayson韧带可参与构成螺旋索(spiral cord),

而在Dupuytren挛缩中,Cleland韧带通常并不受累

d. 螺旋带环绕掌骨头,在神经血管束深方(背侧)走行至掌深处,并与指侧方腱膜融合

◎ 病态索条:螺旋索,中央索,侧索,血管后索,第一指蹼连和间索,小指展肌索,指蹼索

　　a. 螺旋索部分成分来自腱前带、螺旋带、指侧方腱膜和Grayson韧带

　　b. 螺旋索增厚变直,牵拉神经血管束向掌侧(表浅侧)和中线侧移位

2. 病生理

◎ 肌纤维母细胞是有可收缩肌动蛋白微丝的纤维母细胞,是Dupuytren挛缩的病理细胞实体

◎ 阶段

　　a. 增殖期:大量无序排列的纤维母细胞和肌纤维母细胞

　　b. 退化期:纤维母细胞沿长轴排列

　　c. 残留期:大量胶原蛋白成分,几乎无细胞

◎ Dupuytren挛缩筋膜中发现更多的Ⅲ型胶原蛋白

◎ 其他可能参与介导病理性细胞增殖因子:基本成纤维细胞生长因子,血小板衍生生长因子,转化生长因子-β

3. 流行病学

◎ 多见于北欧血统人群

◎ 与糖尿病、吸烟、酗酒、HIV、癫痫(可能与抗癫痫药物相关)

◎ Dupuytren易患特质:此病的一种类型,自然病程具有更高侵袭性,更高复发率;相关因素包括发病年龄小,家族史强,双侧发病和其他部位出现腱膜挛缩疾患(ectopic disease)

　　a. 异位点包括背指节垫(Garrod结节),阴茎纤维瘤病(Peyronie病),以及足底纤维瘤病(Ledderhose病)

4. 治疗

◎ 非手术

　　a. 胶原酶:注射用溶组织梭状芽胞杆菌衍生胶原酶,用于溶解和破坏索条;2010年经FDA批准

◎ 手术

　　a. 适应证:MCP挛缩>30°,PIP屈曲挛缩

　　b. 经皮穿刺腱膜切断术:使用小号针头切断索条;比切开手术复发风险高

　　c. 部分掌腱膜切除:通过数个1~1.5cm横行切口,去除大体可见的病态筋膜组织

　　d. 掌腱膜全切:切除包括正常外观在内的全部掌腱膜;并发症多

　　e. 掌腱膜皮肤切除术:去除掌腱膜和覆盖皮肤

有些研究表明此方法较标准腱膜切除术在复发率或活动度方面无优势,但此技术可用于复发或易患特质者

　　f. 皮肤切口和缺损可用不同手段处理,包括V-Y皮瓣推进、植皮、二期治疗和Z字成形

掌腱膜切除旷置术可控制水肿,减少血肿形成,允许早期活动

　　g. 关节融合或截指,病情严重患者可能需要

5. 并发症

◎ 复发是最常见并发症

◎ 血肿

◎ 神经血管损伤,血肿,复杂性区域疼痛综合征(CRPS),感染

Ⅻ. 感染

1. 脓性指头炎

◎ 指腹感染;指腹由间隔隔开的多个皮下脂肪间室构成;脓肿形成,间室内压力升高,手指肿胀,引发疼痛

◎ 最常见病原体:金黄色葡萄球菌

◎ 病因:穿通伤(指尖血糖)或甲沟炎蔓延

◎ 治疗:侧中线切口引流;破开间隔以减压感染的指尖;切口空置

2. 甲沟炎

◎ 甲沟感染

◎ 急性

　　a. 病因:咬指甲,吮吸拇指,或其他轻微外伤

　　b. 最常见的手部感染

　　c. 最常见病原体:金黄色葡萄球菌

　　d. 早期甲沟炎表现为甲皱周围疼痛,红肿;无波动感;治疗,温水浸泡,抗生素,避免刺激行为(咬指甲)

　　e. 甲沟炎进展出现波动感应进行切开引流,部分/全部指甲拔除和抗生素治疗

◎ 慢性

a. 发生于长期接触水的人群(洗碗工、花匠等)

b. 症状：甲皱炎症反复发作；结果造成甲皱变钝回缩；指甲可肥厚

c. 常见病原体：白色念珠菌

d. 治疗

非手术：温水浸泡，外用抗真菌药，避免刺激

手术：袋形外引流术

3. 咬伤

◎ 人："斗殴咬伤"涉及MCP关节

a. 常见病原体：链球菌，葡萄球菌，啮蚀艾肯菌

b. 治疗：切开引流和静脉抗生素

◎ 动物

a. 最常见病原：巴斯德菌，来自狗咬伤(犬巴斯德菌)和猫咬伤(出血败血性巴斯德菌)

4. 屈肌腱鞘炎

◎ 最常见病原体：金黄色葡萄球菌

◎ **Kanavel 征**：①静息呈屈指状态；②被动伸指疼痛；③纺锤形肿胀；④腱鞘掌侧压痛

◎ 马蹄铁脓肿：拇指和小指鞘管在腕部相通；其中一指感染可导致另一指感染

◎ 治疗：若早期发现，静脉应用抗生素治疗。24h无缓解则应手术干预。治疗原则是屈肌腱鞘切开引流

5. 深部间隙感染

◎ 掌深部间隙：鱼际，小鱼际，掌中间隙

◎ 领扣感染：指蹼感染

◎ 治疗：切开引流，静脉抗生素

6. 化脓性关节炎

◎ 常见于穿通伤或"斗殴咬伤"

◎ 最常见病原体：金黄色葡萄球菌

◎ 性活跃者，考虑淋球菌感染

◎ 治疗：切开引流，静脉抗生素

7. 疱疹性瘭疽

◎ 最常见于牙科、呼吸科和儿童

◎ 症状/查体：指尖疼痛，红肿，烧灼痛，伴清晰的小疱；小疱2周合并形成大疱(病毒排毒活跃)

◎ 治疗：口服阿昔洛韦减轻症状；禁行切开引流，会增加细菌双重感染风险

8. 真菌

◎ 甲真菌病：常见病原体红色毛癣菌和念珠菌。治疗，口服抗真菌药和拔甲效果很好

◎ 申氏孢子丝菌：园艺劳动时穿通伤造成伤口内孢子种植，典型例子为玫瑰荆棘刺伤。表现皮下感染伴溃疡和近端淋巴结肿大。治疗：口服伊曲康唑优先于碘化钾，因为副作用较小

◎ 组织胞浆菌病：俄亥俄州密西西比河谷地方病。表现：腱鞘炎，肺部主诉，胸片X线改变。诊断依赖尿抗原检查。治疗：腱鞘切除，静脉输注两性霉素B

◎ 球孢子菌病：美国西南部地方病。表现：滑膜炎，关节炎，骨髓炎和肺部主诉。治疗：手术清创，静脉输注两性霉素B

9. 气性坏疽

◎ 常见病原体：梭菌属

◎ 发生于严重污染伤口

◎ 治疗：大量灌洗和清创

10. 高压注射伤

◎ 高压注射伤意味着广泛的组织损伤/坏死，需要紧急彻底清创，截肢率高达 50%~80%

◎ 高截肢率

◎ 治疗：立即手术灌洗清创

11. 其他

◎ 分支杆菌

a. 症状为慢性丘疹或溃疡，可能发展为腱鞘炎、关节炎或骨髓炎

b. 结核分支杆菌：干酪样肉芽肿；Lowensten-Jensen培养基培养

c. 海洋分支杆菌：常见于海洋环境。治疗：灌洗清创；乙胺丁醇，利福平或克拉霉素

◎ 炭疽

a. 革兰阴性厌氧菌炭疽杆菌

b. 皮肤表现为无痛性小斑疹，溃疡并发展为黑色焦痂；可伴淋巴结肿大和发热

c. 治疗：静脉青霉素，多西环素，喹诺酮类；过渡到口服抗生素

◎ 糖尿病：增加截肢率，与肾功能衰竭和深部多细菌或革兰阴性菌感染相关；抗生素

12. 鉴别

◎ 褐皮隐居蛛咬伤，化脓性肉芽肿，化脓性坏疽，痛风畸形，类风湿关节炎

XIII. 显微血管

1. 断肢/指

再植适应证

a. 拇指

b. 多个手指

c. 儿童断指

d. 手/腕或更近端离断

e. Ⅰ区单指

禁忌证

a. Ⅱ区离断(FDS止点近端)

b. 挤压破坏的断肢伴多系统损伤

c. 长时间缺血

腕近端离断冷缺血>12h或指离断>24h

腕近端离断暖缺血>6h或指离断>12h

d. 多段离断

手术方法

a. 离断组织应湿纱布包裹放入塑料袋内,然后置于冰水中

b. 顺序:稳定骨结构(常应短缩,使去除损伤段的血管能够端端吻合)→修复伸肌腱→修复屈肌腱→修复动脉→修复神经→修复静脉→无张力关闭

多指再植时,按结构顺序再植要快于按手指顺序再植

术后护理

a. 温暖的环境

b. 水化并监测血压和尿量

c. 禁用血管收缩剂,例如咖啡因和尼古丁

d. 监测手指温度,毛细血管再充盈,指腹膨隆程度;温度1h降低>2℃或温度<30℃提示手指灌注减少

结局

a. 并发症

早期失败(<12h)的最常见原因是由持续血管痉挛致血栓形成导致的动脉供血不足;表现为温度降低,毛细血管再充盈消失,多普勒信号消失,颜色灰白

◆ 处理方法包括肝素,松解可能紧张的绷带,肢体下垂,神经节阻滞,或早期探查

晚期失败更常见原因是静脉瘀血,表现为皮色暗红,毛细血管再充盈减慢,组织肿胀

◆ 治疗方法包括松解辅料,抬高患肢,肝素浸透辅料覆盖甲床,水蛭,如果失败的话则尝试探查和翻修

◆ 水蛭:医用水蛭(Hirudo medicinalis)会产生抗凝的水蛭素

▲ 必须注意水蛭相关的潜在嗜水气单胞菌感染;可预防性应用抗生素

b. 影响结局的最重要因素是损伤机制(挤压伤结局最差);男性和吸烟也是负面危险因素

影响结局最重要的因素是损伤机制(挤压伤结局最差)

c. 肌腱粘连分离是最常见的二期手术

d. 最常见并发症是感染;也可发生寒冷不耐受

药理

a. 小剂量阿司匹林(81mg/d)和葡聚糖40(20mL/h)可用于抗凝

b. 静脉肝素(1000U/h)可用于挤压伤

c. 别嘌呤醇:黄嘌呤氧化酶抑制剂,抑制次黄嘌呤向黄嘌呤转化可降低再灌注损伤

2. 软组织覆盖

植皮:组织由供区转移至受区,不带自身血供

a. 中厚植皮(STSG):适用于手背伤口

b. 全厚植皮(FTSG):适用于手掌侧和指尖伤口;更耐用,感觉更好,较中厚植皮(STSG)收缩更少

皮瓣:组织由供区转移至受区,带自身血供;可依据供区、组织类型、血供和转移方法分类

a. 供区:局部对比远位

b. 组织类型

单组织:筋膜、肌肉或骨骼

复合组织:如皮肤皮瓣,筋膜皮瓣,肌肉瓣,骨皮瓣

c. 血供

随意模式:没有命名的动静脉蒂;依赖微循环,故长宽比不应超过2:1;如,邻指皮瓣和鱼际皮瓣

同轴模式:命名的动静脉蒂,从而更可预见血供;如前臂桡侧皮瓣

d. 转移方法

推进:沿线性轴线

旋转:围绕固定点旋转

转位:皮瓣旋转绕过不完整皮肤桥到达受区

Z字成形，采用30°、45°和60°Z字成形的肢体可分别实现25%、50%和75%的延长

交叉皮瓣:完整皮肤之上或之下交叉;若位于完整皮肤上可能需要二期分离皮瓣,如邻指皮瓣

游离皮瓣:带有命名的动静脉血供的皮瓣从供区游离(包括血供分支),并通过显微吻合技术在受区再血管化

◉ 重建阶梯:用于描述由简至繁的覆盖程序的伤口管理等级

  ◉ 重建阶梯

a. 二期愈合

b. 一期闭合

c. 延迟一期闭合

d. 中厚植皮

e. 全厚植皮

f. 随意模式局部皮瓣

g. 同轴模式局部皮瓣

h. 随意模式远位皮瓣

i. 同轴模式远位皮瓣

j. 游离皮瓣

◉ 常见部位/覆盖

a. 指掌侧:邻指皮瓣多用于近端缺损而不是指尖

b. 指尖

幼儿指尖断指可通过换药治疗,即使存在骨外露;也可尝试复合组织皮瓣(不带血管重建的游离组织原位修复)

V-Y推进可用于背侧组织损失较掌侧更多的指尖损伤

鱼际皮瓣可用于示指或中指指尖损伤;潜在并发症是僵硬

邻指皮瓣用于掌侧斜行损伤,邻指背侧皮肤覆盖创面,中厚植皮覆盖供区

c. 拇指指尖

Moberg皮瓣:掌侧推进皮瓣可用于拇指掌侧<2cm小缺损;常见并发症是IP或MCP挛缩

d. 拇指背侧

风筝皮瓣:第一掌背动脉皮瓣

e. 手背

前臂桡侧皮瓣:由桡动脉供应,可包含部分桡骨干、前臂筋膜、肱桡肌和掌长肌

臂外侧皮瓣:由桡后副动脉供应

腹股沟皮瓣:由旋髂浅动脉供应

f. 拇指示指指蹼

Z字成形

◉ 下肢伤口皮瓣覆盖

a. 胫骨近三分之一

内侧:腓肠肌内侧旋转皮瓣;由腓肠动脉内侧支供应

外侧:腓肠肌外侧旋转皮瓣;由腓肠动脉外侧支供应

胫骨中三分之一:比目鱼肌瓣;由胫后动脉穿支和腓动脉供应

胫骨远三分之一:筋膜穿支皮瓣或游离皮瓣(股薄肌,背阔肌或腹直肌)

◉ 骨瓣

◉ 组织扩展

ⅩⅣ. 手部肿瘤(见第2章)

ⅩⅤ. 先天疾病

1. 胚胎学

◉ 肢芽出现在妊娠第4周,于34~38天发生为浆板样,自38~40天起手指分离

◉ 肢芽诱导形成顶外胚层脊(AER),这是正常发育的主要信号中心

◉ 极化活性区(ZPA)是另一个主要信号中心,是沿前-后(桡-尺)轴向发育的必要部分

◉ 背腹轴(伸-屈)由Wnt7a蛋白介导

2. 类型

◉ 形成失败

a. 先天性肢体缺如:一般认为这是由于血管侵犯AER所致,通常发生于前臂近端

治疗采用早期装配假肢

b. 桡侧纵向发育不良(RLD):前臂桡侧、腕和手结构的纵向形成失败

Bayne和Klug分型(表9.13);Ⅳ型桡骨再生障碍最常见

常伴其他先天畸形

◆ 血小板减少和桡骨缺失(TAR):出生时贫

表9.13 桡侧纵向缺陷Bayne和Klug分型

分型	缺陷
Ⅰ	由于桡骨远端骺出现延迟导致短桡骨
Ⅱ	近端和远端桡骨骺的缺陷性生长
Ⅲ	部分桡侧发育不良;最常见桡骨远端依然存在
Ⅳ	桡骨缺如

血,血小板减少,出生1年内有缓解;常染色体隐性遗传;拇指存在

◆ TAR中拇指存在

◆ 范可尼贫血:全血细胞减少;常染色体隐性遗传

◆ 心手综合征:房间隔缺损和心律失常;常染色体显性遗传

◆ VATER(脊柱畸形,肛门闭锁,气管食管瘘,食道闭锁,肾脏发育不全)综合征;散发

检查应包括超声心动、全血细胞计数(CBC)和肾脏超声

与桡侧纵向缺陷相关的综合征包括TAR、范可尼贫血,心手综合征和VATER。检查应包括超声心动、CBC和肾脏超声

治疗

◆ 早期牵拉和石膏固定以牵拉紧张的桡侧结构,保持被动活动

◆ 手术方案包括中央化(将尺骨对齐至第三掌骨)和桡化(将尺骨对齐至第二掌骨)

◆ 当存在明显肘关节僵硬时,避免手术

c. 尺侧纵向发育不良(ULD):前臂尺侧、腕和手结构纵向形成失败

较RLD少见,综合征少见

通常为散发,偶尔表现为常染色体显性遗传模式

腕关节通常稳定,但肘关节功能障碍更常见(肘关节不稳定,桡骨头脱位,肱桡关节骨性融合)

手术方案包括尺骨原基切除,桡骨或肱骨截骨矫形,或单骨前臂术

d. 裂手畸形

通常双侧,累及足,家族性且包括掌骨缺失(与蹼指畸形相反)

治疗目标包括裂关闭和拇指指蹼重建

◉ 分化失败

a. 尺桡骨融合:可以期待疗法,除非双侧受累可能需要截骨融合术,一前臂固定于旋前位,另一前臂固定于旋后位

b. 指关节粘连:先天性指僵硬,可表现为指关节纤维性粘连至骨性融合

遗传型为常染色体显性,可合并可纠正的听力丧失

非遗传型可见并指畸形、Apert综合征和Poland综合征

治疗:通常为观察,但可因美观或功能因素,于生长发育末期行成角截骨

c. 屈指畸形:先天性屈指畸形通常见于小指指间关节

Ⅰ型:见于婴儿,采用牵拉和夹板治疗

Ⅱ型:由蚓状肌止点异常或FDS起/止点异常引起;可采用探查、异常肌腱移位术治疗;青少年女性更常见

Ⅲ型:多指受累的严重屈曲挛缩,通常合并综合征

治疗:一般非手术治疗,但若残留功能障碍,可于骨成熟后行截骨力线重塑

d. 偏斜指畸形:手指在桡尺平面上先天性偏斜畸形;多见于小指

合并唐氏综合征时,常为短小的示指指骨受累

治疗:通常保守,但若三角指骨显著成角,对于三角指骨为独立骨且手指过长者行早期切除术;否则行截骨矫形术

e. 拇指屈曲畸形:可能由于小儿扳机拇或先天性扣拇畸形

f. 小儿扳机拇:机械性扳机指未治疗可能导致指间关节屈曲挛缩

治疗:支具可能有效,或行A1滑车松解术;A1滑车松解术有损伤拇指桡侧指神经风险

A1滑车松解术有损伤拇指桡侧指神经风险

先天性扣拇畸形:拇短伸肌发育不良或缺如导致的拇MCP关节屈曲/内收畸形;僵硬畸形可涉及伸肌发育不良,鱼际肌发育不良,第一指蹼皮肤缺损和尺侧副韧带缺陷

◆ 治疗:组织相对较软的畸形,治疗使用支

具或中/环指屈指浅肌腱（FDS）转位代拇短伸肌腱（EPB）；僵硬畸形可能需要MCP、拇短屈肌腱、拇收肌松解，伸肌腱或对掌肌腱转位和（或）第一指蹼加深

g. 关节挛缩：手部表现为无力，腕屈曲/尺偏，(MCP)/IP僵硬，拇外展

治疗：若可以被动活动，可行肌腱转位术，但有时融合术功能更好

h. 并指畸形：指间细胞凋亡失败导致的先天性指蹼过长或手指融合

分类为不完全性与完全性（累及指甲全长）

根据骨结构是否连接分类为复杂性或简单性

最常见中指、环指受累

严重并指见于Apert综合征，由成纤维生长因子受体2（FGFR2）基因缺陷引起

◆ 也可合并波兰综合征、心手综合征和Carpenter综合征

治疗：通常于9~12个月行手术松解，若手指有束带则更早进行；多发并指畸形，每次只能松解一个手指以避免血运障碍

◆ 最常见术后并发症是指蹼再次向远侧移行

◎ 重复指（多指）

a. 轴前多指症：重复拇（表9.14）

Ⅶ型与心手综合征、范可尼贫血、Blankfan-Diamond贫血、再生障碍性贫血、肛门闭锁、腭裂和胫骨缺损有关

Ⅳ型最常见（43%）

治疗：通常切除较小指；若二指等大，通常保留尺侧拇指以保留并指功能依赖的尺侧副韧带

表9.14　Wassel 轴前多指症分型

分型	描述
Ⅰ	远端二分指骨
Ⅱ	远端重复指骨
Ⅲ	近端二分指骨
Ⅳ	近端重复指骨（最常见）
Ⅴ	二分掌骨
Ⅵ	重复掌骨
Ⅶ	三指节畸形

◆ Bilhaut-Cloquet术：移除重复拇指的中间部分，将桡侧指的桡侧半与尺侧拇指的尺侧半缝合；可用于对称的Wassel Ⅰ、Ⅱ或Ⅲ型

b. 轴后多指症：重复小指

非裔美国人发病率高10倍；常染色体显性遗传

若见于高加索人，可能合并综合征

A型：赘指形成良好；治疗采用尺侧指切除

B型：发育不全的皮赘，可于婴儿期套扎去除

c. 中央多指症：多余环指、中指或示指

较其他形式多指少见，常合并并指

治疗：早期手术，截骨和韧带重建，以避免生长为成角畸形

◎ 生长过度

a. 巨指：非遗传性手指增大

90%单侧，70%累及多个手指

分型

◆ 静止型：出生时存在，随年龄增大而线性生长

◆ 进展型：出生时不存在，随年龄增大而不成比例地生长

治疗：手指达到父母同性别者的相同大小时行骺骨干固定术

◆ 也可行成角或短缩截骨、体积缩减、神经剥离、缩窄截骨

◎ 生长不良

a. 拇指发育不良

Blauth分型（表9.15）

表9.15　Blauth拇指发育不良分型

分型	表现
Ⅰ	轻微短缩和细小
Ⅱ	鱼际发育不良，MCP不稳定，内收挛缩
ⅢA	Ⅱ型+掌骨发育不良，外在肌腱畸形，CMC关节稳定
ⅢB	Ⅱ型+部分掌骨不发育，外在肌腱畸形，CMC关节不稳定
Ⅳ	漂浮拇：鱼际肌和功能性肌腱缺如，通过皮肤桥与手连接
Ⅴ	拇指缺如

CMC，腕掌；MCP，掌指

拇指功能高度依赖CMC稳定性

治疗

◆ Ⅰ型:无须治疗

◆ Ⅱ~ⅢA型(CMC稳定):稳定MCP ULC,指蹼加深,外在伸肌重建

◆ ⅢB~Ⅴ型(CMC不稳定):示指拇化

◆ **拇指发育不良是否行示指拇化高度取决于CMC稳定性(Blauth分型ⅢA和ⅢB的区别)**

◉ 缩窄环综合征:子宫内环或束带限制胎儿组织造成的畸形

a. 四类

单纯缩窄环

远端畸形伴或不伴淋巴水肿

并指畸形

指缺如

b. 治疗:有淋巴或血管受累,行束带切开治疗

◉ 全身的

a. 先天性桡骨头脱位

穹顶样桡骨头常合并其他先天畸形,肱骨小头发育不良,双侧受累

最常见表现为主诉外观畸形,肘后无痛性肿块;前臂旋转和屈伸受累

治疗:无明显疼痛和运动受限者可观察;骨发育成熟后可行桡骨头切除术

波兰综合征:累及单侧肢体的指短粘连畸形,手和前臂发育不良,胸壁发育不良

手和胸壁受累范围不一

指短粘连畸形:中指缺如或短缩导致

胸壁发育不良:胸大肌胸骨肋骨头缺如导致

其他合并症:脊柱侧弯,Sprengel畸形,右位心,胸部不对称,尺桡骨融合,屈/伸肌腱缺如,指甲缺如

单侧,右侧多于左侧

b. Apert综合征:双手/足复杂并指(趾)畸形,颅缝早闭,异形面部特征(前额突出,颅后平坦,眼距增宽)

常染色体显性,FGFR2基因突变

第一腮弓综合征

综合征包括双侧手足复杂蹼指(趾)畸形,指短粘连畸形(IP关节僵直),颅缝早闭,眼距增宽,肩关节盂发育不良,桡侧骨性融合,认知障碍

c. 马德隆曲腕畸形

腕关节畸形,病因为桡骨远端掌/尺侧骨骺生长障碍;常由维克多韧带导致(月骨、桡骨之间的异常韧带)

双侧马德隆曲腕畸形合并Leri-Weill软骨骨生成障碍综合征,病因为X或Y染色体SHOX基因突变或缺失

通常不对称,但可有前臂旋转受限,正中神经压迫,或尺腕撞击症状

治疗:可行早期Vicker韧带松解或者桡骨截骨伴或不伴尺骨远端切除

第 **10** 章

足与踝

Craig R. Lareau, Jason T. Bariteau, Christopher W. DiGiovanni

Ⅰ. 足与踝的解剖

1. 骨

◎ 足部包含26块非籽骨骨：7块跗骨、5块跖骨和14块趾骨（图10.1至图10.4）

◎ 足分为后足（跟骨和距骨）、中足（舟状骨，3块楔骨和骰骨）、前足（跖骨和趾骨）（图10.5）

a. 足中段和足后段所有骨都属于跗骨

◎ 跟骨（图10.6和图10.7）

a. 跟骨载距突（"固定块"）是跟骨前内侧的一个隆突，它支撑着距骨体内侧和距下关节面的前中部，并生成了踇长屈肌下沟（FHL）

跟骨载距突不会随着足后跟异常（如，跟骨骨折）移位，因为其韧带紧连着距骨

跟骨骨折中将骨折碎片重建为固定块

◎ 距骨（图10.8和图10.9）

a. 距骨圆顶前方更宽；踝关节背屈更稳定（DF）

b. 无肌肉或肌腱附着；2/3覆盖着软骨

c. 距骨主要血供：跗骨管动脉（胫后动脉）

d. 距骨次要血供：胫后动脉三角支

e. 距骨头颈部是由吻合形成跗骨窦动脉的足背动脉和腓动脉供血

◎ 舟状骨

a. 足底内侧投影：胫后肌腱附着点

b. 纤细的向心供血

◎ 楔骨：内侧楔骨，中间楔骨，外侧楔骨

◎ 骰骨：腓骨长肌附着于骰骨沟的跖面

◎ 跖骨（MTs）

a. 第一跖骨在踇短屈肌（FHB）包含的籽骨关节内

b. 深横韧带连接跖骨间韧带

第一空间：韧带连接第二跖嵴与腓侧籽骨

c. 趾骨（踇趾有2节趾骨，其余足趾有3节趾骨）

◎ 副骨：三角骨、腓籽骨、副舟骨等

a. 三角骨综合征通常发生在舞者间；若保守治疗失败，则通过关节镜或开放手术治疗

2. 关节

◎ 踝关节

a. 踝关节是由胫骨远端、内踝、外踝与距骨共同构成（图10.10至图10.12）

b. 三角韧带：踝关节站立时的主要稳定结构

浅层三角韧带：由胫舟韧带、前胫距韧带和胫跟韧带组成

◎ 起点：前丘；对抗外翻踝部的力量

◎ 胫距，距下和距舟（TN）关节

深层三角韧带=前后胫距韧带

◎ 起点=后丘

◎ 对抗距骨外翻和外旋

c. 踝关节外侧韧带力量抵抗内翻

距腓前韧带（ATFL）：对抗踝跖屈（PF）反转

◆ 囊内韧带是三韧带中最弱的

跟腓韧带（CFL）：对抗踝部的反转

距腓后韧带（PTFL）：三种韧带中最强韧的，很少撕裂

◆ 下胫腓联合：对抗距骨翻转

a. 凸内侧远端腓骨连接凹腓切迹

b. 由四条韧带组成：下胫腓前韧带，下胫腓后韧带，横向胫腓骨韧带和骨间韧带

下胫腓后韧带是最强韧带，总是最后才受损

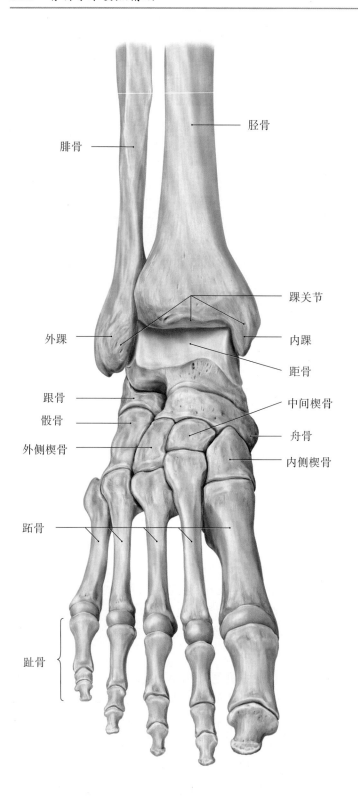

图10.1　右足各关节的结构，跖屈踝关节视图。（来源：Schuenke M，Schulte E.General Anatomy and the Musculoskeletal System；Thieme Atlas of Anatomy.New York；Thieme；2005. Illustration by Karl Wesker.）

腓骨

胫骨

踝关节

外踝

内踝

距骨

跟骨

中间楔骨

骰骨

舟骨

外侧楔骨

内侧楔骨

跖骨

趾骨

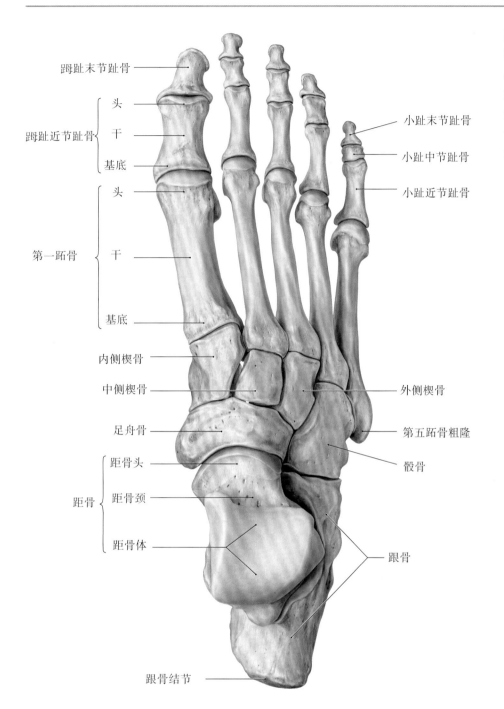

蹈趾末节趾骨

蹈趾近节趾骨 { 头 / 干 / 基底 }

第一跖骨 { 头 / 干 / 基底 }

内侧楔骨

中侧楔骨

足舟骨

距骨 { 距骨头 / 距骨颈 / 距骨体 }

跟骨结节

小趾末节趾骨

小趾中节趾骨

小趾近节趾骨

外侧楔骨

第五跖骨粗隆

骰骨

跟骨

图10.2 右足背面观。(来源：Schuenke M,Schulte E.General Anatomy and the Musculoskeletal System:Thieme Atlas of Anatomy.New York；Thieme；2005. Illustration by Karl Wesker.)

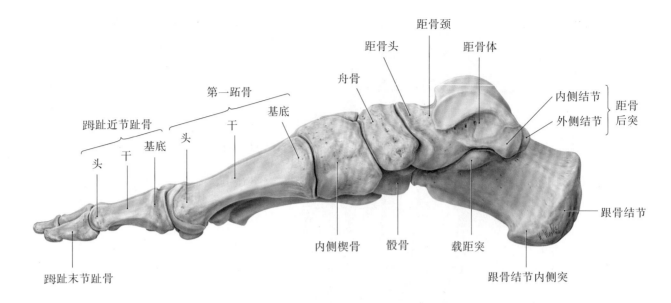

图10.3　右足内侧观。（来源：Schuenke M，Schulte E.General Anatomy and the Musculoskeletal System：Thieme Atlas of Anatomy. New York：Thieme；2005. Illustration by Karl Wesker.）

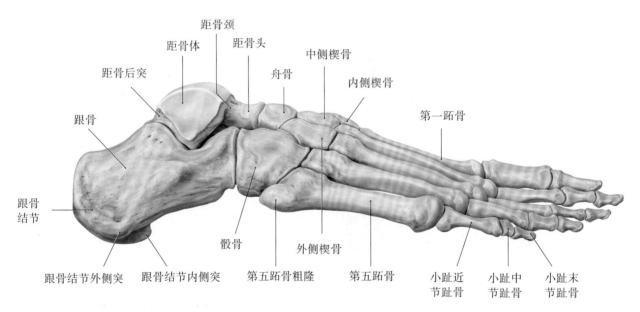

图10.4　右足侧面图。（来源：Schuenke M，Schulte E.General Anatomy and the Musculoskeletal System：Thieme Atlas of Anatomy. New York：Thieme；2005. Illustration by Karl Wesker.）

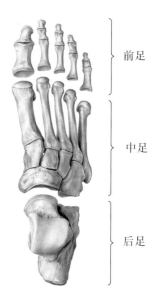

图10.5　右足背视图,基于功能和临床标准细分为:后足(跟骨和距骨),中足(骰骨、舟状骨、楔骨和跖骨),前足(近节、中节和末节趾骨)。(来源:Schuenke M,Schulte E. General Anatomy and the Musculoskeletal System:Thieme Atlas of Anatomy.New York:Thieme;2005. Illustration by Karl Wesker.)

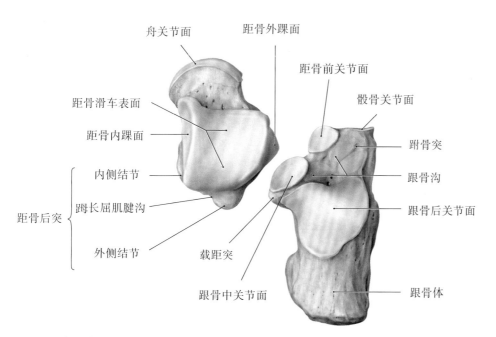

图10.6　右距骨跟骨背面观。这两块骨在距下关节分别展示了它们的关节面。(来源:Schuenke M,Schulte E.General Anatomy and the Musculoskeletal System:Thieme Atlas of Anatomy.New York:Thieme;2005. Illustration by Karl Wesker.)

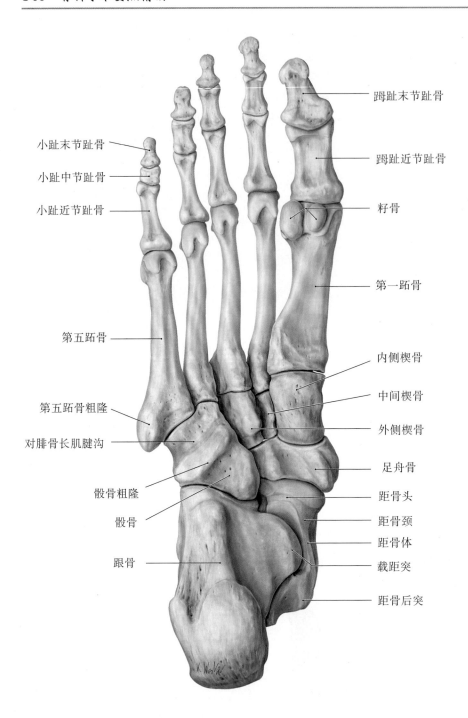

图10.7　右距骨跟骨足底视图。这两块骨在距下关节分别微妙展示了它们的关节面。（来源：Schuenke M,Schulte E.General Anatomy and the Musculoskeletal System：Thieme Atlas of Anatomy. New York；Thieme；2005.Illustration by Karl Wesker.）

蹞趾末节趾骨

小趾末节趾骨

蹞趾近节趾骨

小趾中节趾骨

小趾近节趾骨

籽骨

第一跖骨

第五跖骨

内侧楔骨

中间楔骨

第五跖骨粗隆

外侧楔骨

对腓骨长肌腱沟

足舟骨

距骨头

骰骨粗隆

距骨颈

骰骨

距骨体

跟骨

载距突

距骨后突

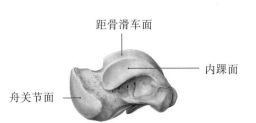

距骨滑车面

内踝面

舟关节面

图10.8　右距骨跟骨内侧观。这两块骨在距下关节分别展示了它们的关节面。（来源：Schuenke M,Schulte E.General Anatomy and the Musculoskeletal System：Thieme Atlas of Anatomy.New York；Thieme；2005. Illustration by Karl Wesker.）

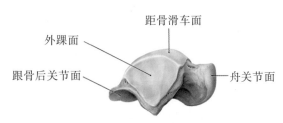

距骨滑车面

外踝面

跟骨后关节面

舟关节面

图10.9　右距骨跟骨外侧观。这两块骨在距下关节分别展示了它们的关节面。（来自：Schuenke M,Schulte E.General Anatomy and the Musculoskeletal System：Thieme Atlas of Anatomy.New York；Thieme；2005. Illustration by Karl Wesker.）

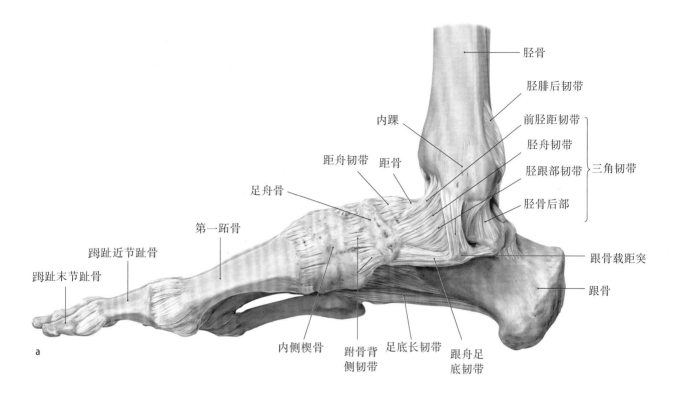

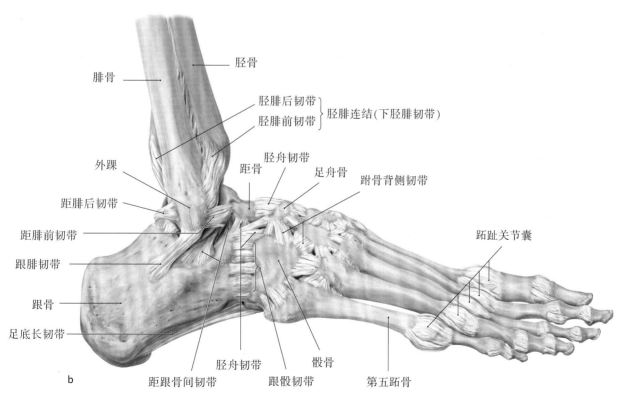

图10.10 （a）右足韧带内视图。（b）右足韧带外视图。（来源：Schuenke M，Schulte E.General Anatomy and the Musculoskeletal System；Thieme Atlas of Anatomy.New York；Thieme；2005. Illustration by Karl Wesker.）

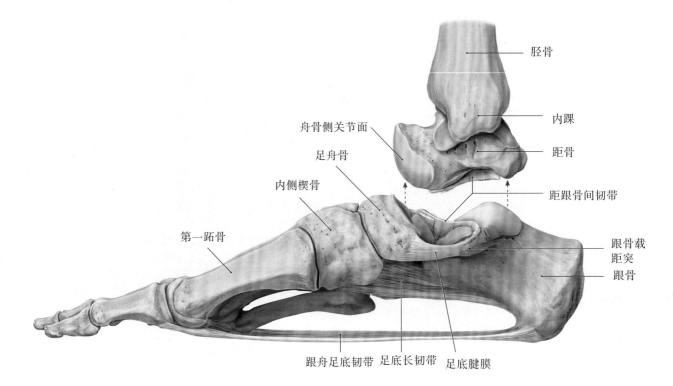

图10.11 距下关节总览图。(来源:Schuenke M,Schulte E.General Anatomy and the Musculoskeletal System:Thieme Atlas of Anatomy.New York:Thieme:2005. Illustration by Karl Wesker.)

◆ 后足关节包括距下(ST)和跗横(Chopart)关节

a. 距下(ST)关节是通过内侧和外侧的跟距关节和颈韧带保持稳定

b. 跗骨间关节:距舟关节和跟骰(CC)关节组成

c. 跟舟足底韧带起源于载距突,是保护足弓的关键

通过磁共振成像(MRI)可看到,此韧带断裂可发生或导致严重的扁平足畸形

● 足中关节包括舟楔关节(NC)、楔骨间关节和跗跖关节

a. 跗跖关节

第一跖骨和第二跖骨基底部间没有韧带连接

所谓的跗跖关节负责连接内侧楔骨和第二跖骨

● 跖趾(MTP)关节:跖板起主要稳定作用

a. 同时也由足底及旁系韧带支持着

3. 肌肉(图10.13至图10.15,表10.1)

● 主要肌肉(外在肌肉)穿过踝关节进入足底

a. 前群:胫骨前肌(TA),蹈长伸肌,趾长伸肌(EDL),第三腓骨肌

b. 侧后群:腓骨长肌(PL)和腓骨短肌(PB)

腓骨短肌位于后踝沟的腓骨长肌的前中部

c. 后群浅层:跟腱(腓肠肌和比目鱼肌的汇合处,是人体最强和最大的肌腱)

旋转约90°:比目鱼肌纤维止于足部跟腱的中间区域;腓肠肌纤维则止于其侧面区域(由于胚胎学肢芽旋转)

d. 后群深层:胫骨后肌(PT),趾长屈肌(PDL)和长屈肌(FHL)

从前区到后区:胫骨后肌、趾长屈肌、静为、动脉、神经、蹈长屈肌;记忆法"Tom, Dick, and a Very Angry Nervous Harry"

◆ 胫后静脉、动脉和胫神经

胫骨后肌始于步行时后足的转化点

在踝部,趾长屈肌在蹈长屈肌的中/前部;穿过足中部,趾长屈肌在此深入屈肌

e. 足底肌层(图10.16至图10.18,表10.2)

内在肌主要位于第1和第3肌层

外在肌则主要在第2和第4肌层

中间和侧面的足底神经游走于第2肌层

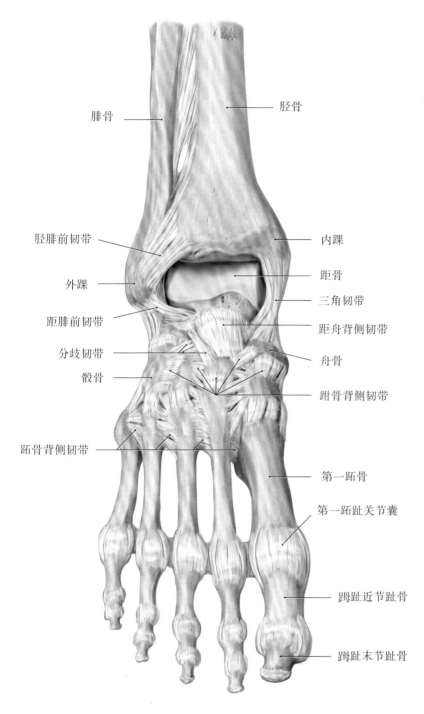

图10.12　右足跖屈胫距关节韧带前视图。(来源:Schuenke M,Schulte E.General Anatomy and the Musculoskeletal System:Thieme Atlas of Anatomy.New York:Thieme:2005. Illustration by Karl Wesker.)

腓骨

胫骨

胫腓前韧带

内踝

外踝

距骨

距腓前韧带

三角韧带

分歧韧带

距舟背侧韧带

骰骨

舟骨

跗骨背侧韧带

跖骨背侧韧带

第一跖骨

第一跖趾关节囊

拇趾近节趾骨

拇趾末节趾骨

足底深弓存在于第4肌层

当骨间肌在足背侧,蚓状肌在足底横韧带

f. 趾短伸肌:唯一的足背内在肌

起自跟骨上外侧

止于近节趾骨基底部(拇趾除外:拇短伸肌)

位于每个足趾趾长伸肌的侧面

g. 足跟骨刺发生于趾短屈肌止点

4. 神经(图10.19至图10.21)

● 胫神经(图10.22)

a. 支配所有内在肌,除了趾短伸肌(由腓深神经支配)

b. 游走在跗骨沟屈肌支持带下方,后分支为足底内侧神经(MPN)、足底外侧神经(LPN)和跟骨感觉支

足底内侧神经支配:拇短屈肌,拇展肌,趾长屈肌和第一蚓状肌,并感知足底内侧3个半足趾

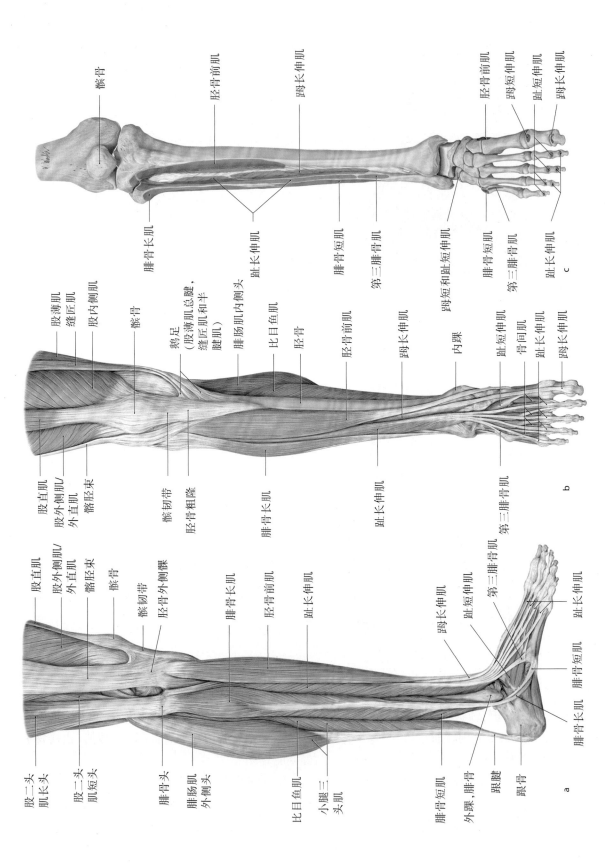

图10.13 右腿肌肉视图。(a)外侧视图,(b)前视图,(c)肌肉移除后视图。(来源:Schuenke M,Schulte E.General Anatomy and the Musculoskeletal System:Thieme Atlas of Anatomy. New York:Thieme;2005. Illustration by Karl Wesker.)

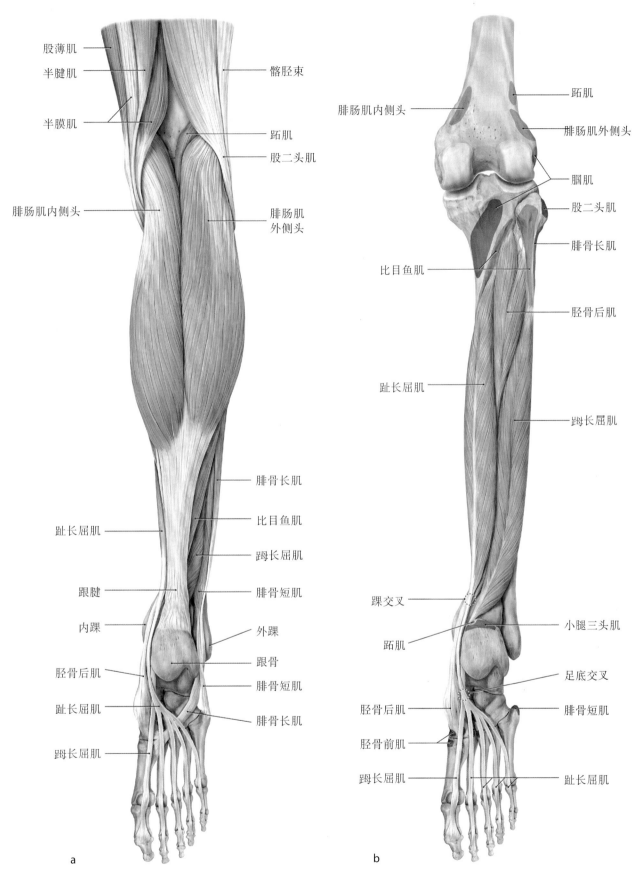

图10.14　右腿肌肉后视图。(a)小腿肚的突出是由于小腿三头肌(比目鱼肌加上腓肠肌两头)造成的。(b)腓肠肌两头都被移除后视图。(待续)

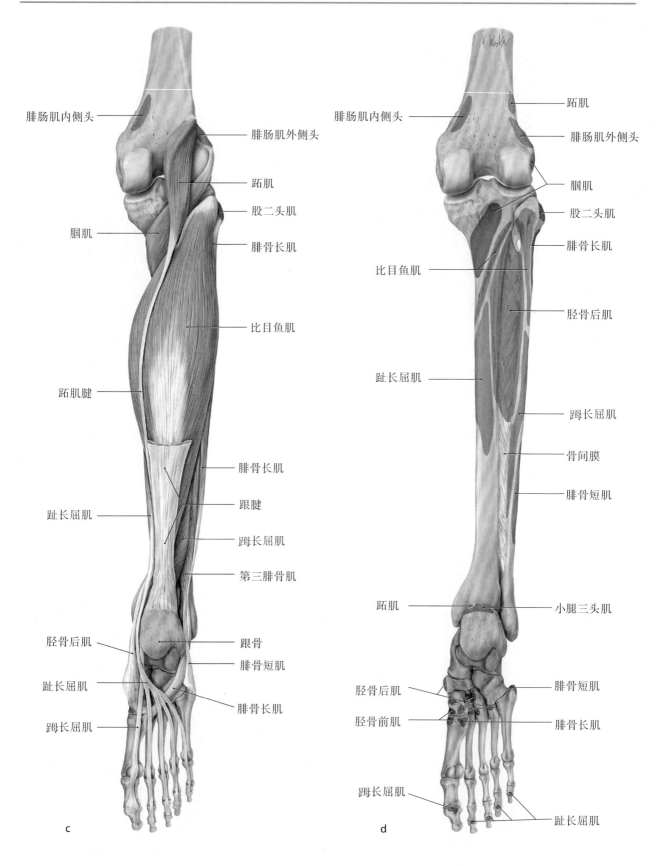

图10.14 （续）(c)小腿三头肌、跖肌、腘肌移除后视图。(d)右足所有肌肉移除后视图。（来源：Schuenke M，Schulte E.General Anatomy and the Musculoskeletal System；Thieme Atlas of Anatomy.New York；Thieme；2005. Illustration by Karl Wesker.）

图10.15 右足腱鞘和支持带。
(a)前视图。(待续)

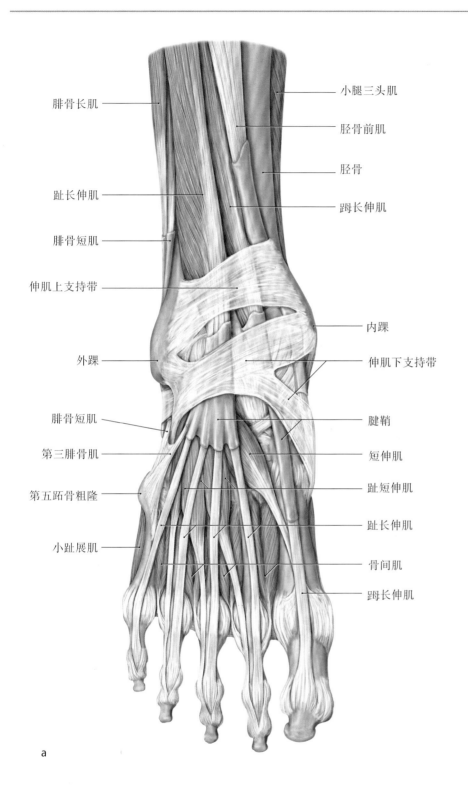

腓骨长肌

趾长伸肌

腓骨短肌

伸肌上支持带

外踝

腓骨短肌

第三腓骨肌

第五跖骨粗隆

小趾展肌

小腿三头肌

胫骨前肌

胫骨

跨长伸肌

内踝

伸肌下支持带

腱鞘

短伸肌

趾短伸肌

趾长伸肌

骨间肌

跨长伸肌

a

图10.15 （续）(b)内视图，(c)外视图。(来源：Schuenke M，Schulte E.General Anatomy and the Musculoskeletal System：Thieme Atlas of Anatomy.New York；Thieme；2005. Illustration by Karl Wesker.)

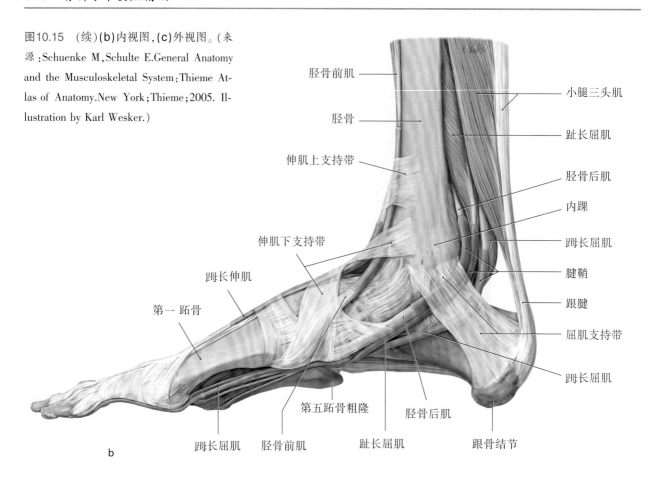

b

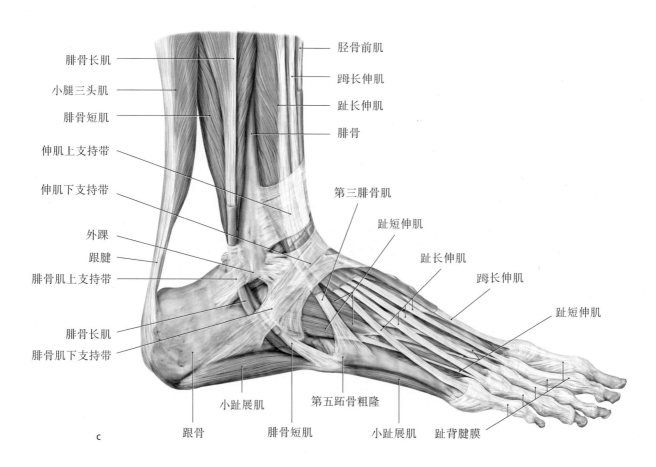

c

表10.1　解剖:肌肉起点和止点,神经支配、作用和分区

肌肉	起点	止点	神经支配	作用	分区
胫骨前肌(TA)	胫骨外侧面,骨间膜	内侧楔骨和第一跖骨足底面	腓深神经	伸踝关节,足翻转	前区
趾长伸肌(EDL)	胫骨前侧及骨间膜	第2~5趾的中节和远节趾骨底	腓深神经	伸踝关节,伸第2~5趾	前区
踇长伸肌(EHL)	腓骨内侧面及骨间膜	趾末节趾骨底	腓深神经	伸踝关节,伸趾	前区
第三腓骨肌	腓骨下1/3前面及骨间膜	第五跖骨底面	腓深神经	协助伸踝趾关节及外翻	前区
腓骨长肌(PL)	腓骨外侧面,上2/3部	内侧楔骨及第一跖骨底	腓浅神经	屈踝关节,足外翻	外侧区
腓骨短肌(PB)	腓骨外侧面1/3	第五跖骨粗隆	腓浅神经	屈踝关节,足外翻	外侧区
腓肠肌	股骨后髁	跟骨结节(经过跟腱)	胫神经	屈踝,膝关节弯曲	后区浅层
比目鱼肌	腓骨头后部,胫骨内侧中部	跟骨结节(经过跟腱)	胫神经	屈踝	后区浅层
跖肌	腘角外下部及膝关节囊后面	跟骨结节(仅跟腱内侧)	胫神经	屈踝,膝关节弯曲	后区浅层
胫骨后肌(PT)	胫腓骨后上方,骨间膜	舟骨结节,内侧楔骨,足底第二至第四跖骨	胫神经	屈踝关机,足内翻	后区深层
趾长屈肌(FDL)	胫骨后面中1/3部	第2~5趾末节趾骨底	胫神经	屈第2~5趾,屈踝,足内翻	后区深层
踇长屈肌(FHL)	腓骨后面下2/3部	趾末节趾骨底	胫神经	屈趾,屈踝关节	后区深层

足底外侧神经支配余下的内在肌,并感知足底外侧1个半足趾

c. 足底内侧神经游走于展肌深部;足底外侧神经游走于足底方肌(QP)下

d. 足底外侧神经(LPN)的第一分支(Baxter神经)支配小趾展肌

◎ 腓浅(SP)神经

a. 腓浅神经内侧和中间的背侧皮神经感知足背,除了第一趾蹼

b. 内侧的背侧皮神经(腓浅神经分支)感知踇趾背内侧,而且易在外翻矫正术中损伤

◎ 腓深(DP)神经

a. 腓深神经外侧末端回支支配趾短伸肌

b. 腓深神经内侧末端感知第一趾蹼

◎ 隐神经(大隐静脉后位)

a. 坐骨神经感知足部所有感觉,除了足内侧(隐神经是股神经的止点)

◎ 腓肠神经:感知足外侧区

◎ 趾足底神经支配跖骨横韧带(叉趾)

◎ 莫尔顿神经瘤最常见在第二或第三间隙发展

5. 血管(图10.20和图10.23)

◎ 足背动脉:是小腿部胫前动脉的延续 (图10.24)

a. 是足底深动脉最大分支,游走于第一和第二跖骨间,并参与构成足底动脉弓(与足骨筋膜室综合征有关)

◎ 胫后(PT)动脉(图10.25)

a. 在展肌下分支为足底内侧支动脉和足底外侧支动脉

b. 更大的足底外侧支动脉与足底深动脉吻合,并在足底第四肌层形成足底动脉弓

6. 手术路径(图10.26至图10.28,表10.3)

7. 关节镜检查(表10.4)

Ⅱ. 足和踝的生物力学

1. 踝关节

◎ 负责足和踝的大多数矢状面运动

◎ 完成内翻/外翻和旋转

2. 韧带联合

◎ 步态时腓骨旋转切迹约2°

◎ 背屈(DF)时,腓骨远端外旋转并向近端平移

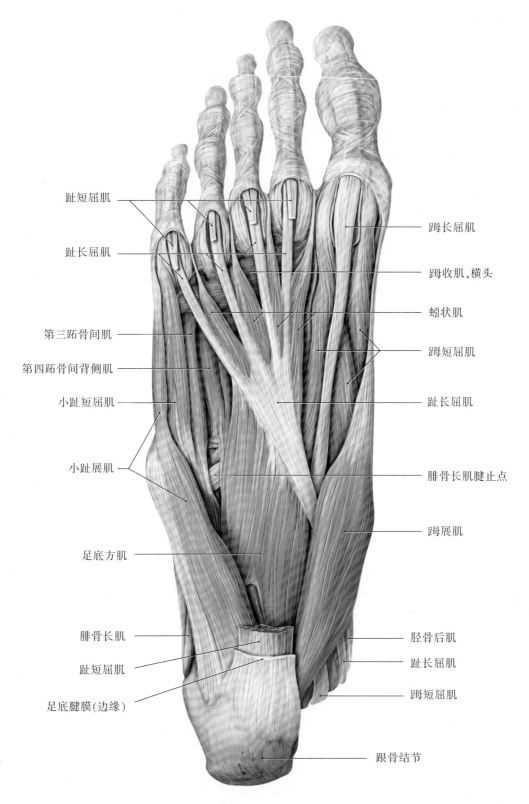

图10.16 右足短肌足底视图。(来源：Schuenke M，Schulte E.General Anatomy and the Musculoskeletal System；Thieme Atlas of Anatomy.New York；Thieme；2005. Illustration by Karl Wesker.)

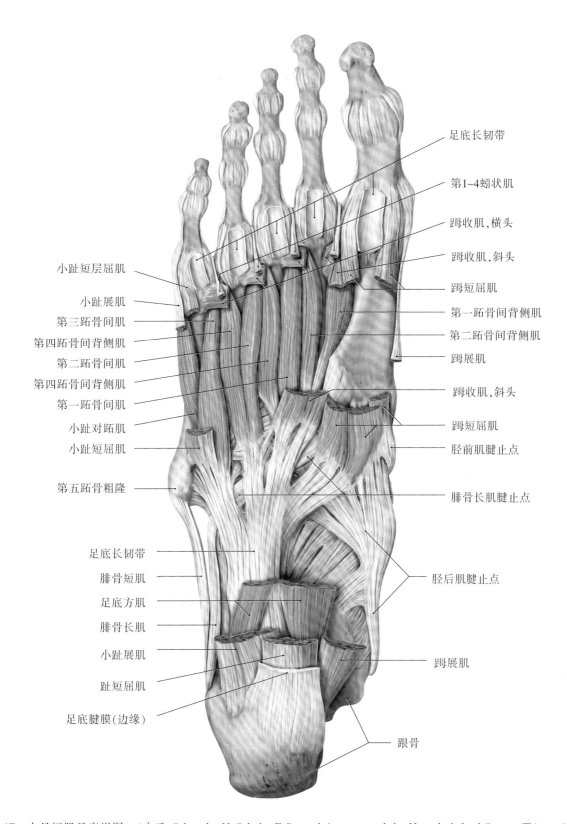

足底长韧带

第1~4蚓状肌

姆收肌,横头

姆收肌,斜头

姆短屈肌

第一跖骨间背侧肌

第二跖骨间背侧肌

姆展肌

姆收肌,斜头

姆短屈肌

胫前肌腱止点

腓骨长肌腱止点

胫后肌腱止点

姆展肌

跟骨

小趾短层屈肌

小趾展肌

第三跖骨间肌

第四跖骨间背侧肌

第二跖骨间肌

第四跖骨间背侧肌

第一跖骨间肌

小趾对跖肌

小趾短屈肌

第五跖骨粗隆

足底长韧带

腓骨短肌

足底方肌

腓骨长肌

小趾展肌

趾短屈肌

足底腱膜(边缘)

图10.17　右足短肌足底视图。(来源:Schuenke M,Schulte E.General Anatomy and the Musculoskeletal System;Thieme Atlas of Anatomy.New York;Thieme;2005. Illustration by Karl Wesker.)

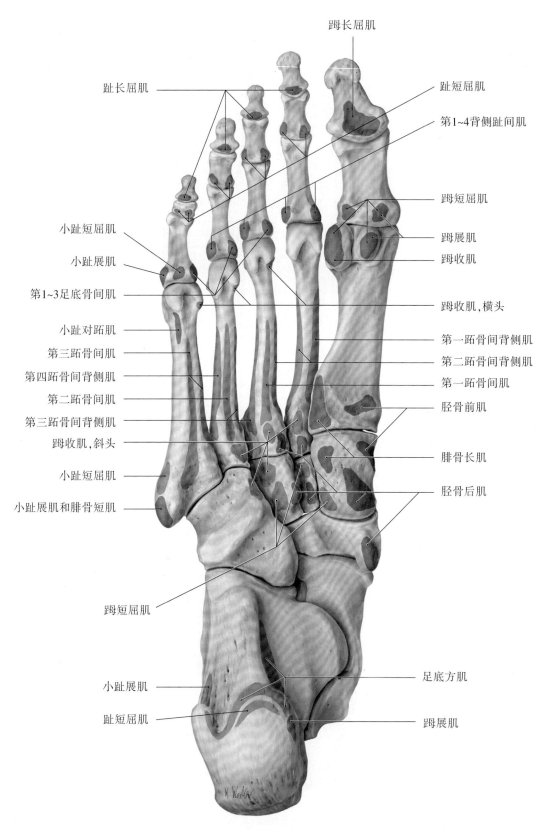

蹞长屈肌

趾长屈肌

趾短屈肌

第1~4背侧趾间肌

蹞短屈肌

蹞展肌

蹞收肌

小趾短屈肌

小趾展肌

第1~3足底骨间肌

蹞收肌,横头

小趾对跖肌

第三跖骨间肌

第四跖骨间背侧肌

第二跖骨间肌

第三跖骨间背侧肌

蹞收肌,斜头

小趾短屈肌

小趾展肌和腓骨短肌

第一跖骨间背侧肌

第二跖骨间背侧肌

第一跖骨间肌

胫骨前肌

腓骨长肌

胫骨后肌

蹞短屈肌

小趾展肌

趾短屈肌

足底方肌

蹞展肌

图10.18 右足肌肉起点和止点足底视图。右足底肌肉标记为红色;肌肉/肌腱止点标记为蓝色。(来源:Schuenke M,Schulte E. General Anatomy and the Musculoskeletal System;Thieme Atlas of Anatomy.New York;Thieme;2005. Illustration by Karl Wesker.)

表10.2　足底肌肉层

第一层	AbH，FDB，ADM
第二层	QP，蚓状肌，FDL，FHL
第三层	FHB，AdH，FDMB
第四层	足底和背侧骨间肌，PL，PT

AbH，展肌；AdH，收肌；ADM，小趾展肌；FDB，趾短屈肌；FDL，趾长屈肌；FDMB，小趾短屈肌；FHB，踇短屈肌；FHL，踇长屈肌；QP，足底方肌；PL，腓骨长肌；PT，胫骨后肌

3. 后足和中足

　◉ 跗横关节

　a. 稳定后足/中足；足跟抬升时的硬板

　b. 在足跟碰撞时（后足外翻，前足外展和踝关节背屈），跗横关节的轴线是平行且柔软的，以适应不平坦的地面（图10.37）

　c. 足尖离地时（后足外翻，前足外展和踝关节背屈），这些关节的轴分开，促使这些关节锁在运动过程中创建一个刚性杆臂

　　胫后肌腱功能不全（PTTI），患者胫后肌（PT）

腱锁定跗横关节失败，导致无法进行单肢足跟抬高

　◉ 足被分为三柱

　a. 内侧柱：第一跖骨，内侧楔骨，足舟骨

　　最小的矢状面运动，在运动过程中的刚性杠杆臂

　b. 中间柱：第二和第三跖骨，中间和外侧楔骨

　c. 外侧柱：第四和第五跖骨，骰骨

　　大部分矢状平面运动；帮助足部适应不平的地面

　◉ 足中韧带的稳定性是由足底及各关节背侧表面的纵向和横向韧带提供

　a. 足底韧带比背侧韧带厚而强

　b. 纵弓的主稳定结构：骨间韧带

　c. 纵弓二级稳定结构：足底筋膜

　◉ Lisfranc关节复合体是由骨和韧带结构稳定的

　a. 中间楔骨的末端更靠近近侧，使得第二跖骨向近侧凹陷（提供骨骼稳定性的"基石"）（图10.38）

　b. 楔骨和第三跖骨底内侧呈梯形（比背部更

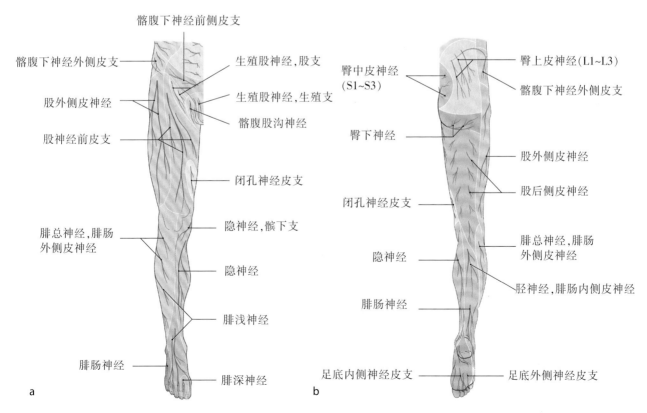

图10.19　(a)右下肢周围感觉神经支配模式图。(b)左下肢周围感觉神经支配模式图。（来源：Schuenke M，Schulte E.General Anatomy and the Musculoskeletal System；Thieme Atlas of Anatomy.New York；Thieme；2005. Illustration by Karl Wesker.）

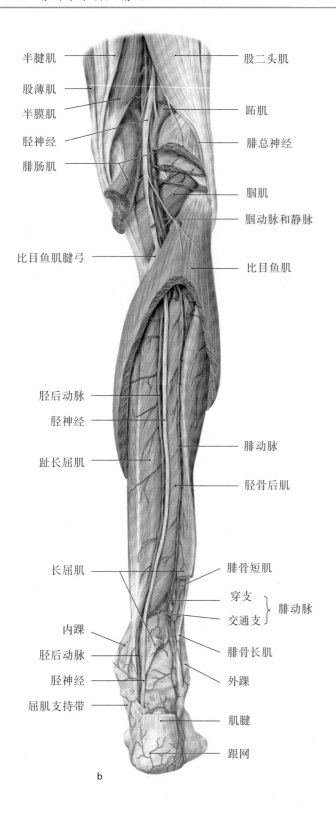

半腱肌

股薄肌

半膜肌

胫神经

腓肠肌

比目鱼肌腱弓

胫后动脉

胫神经

趾长屈肌

长屈肌

内踝

胫后动脉

胫神经

屈肌支持带

股二头肌

跖肌

腓总神经

腘肌

腘动脉和静脉

比目鱼肌

腓动脉

胫骨后肌

腓骨短肌

穿支 ⎫
交通支 ⎬ 腓动脉
　　　 ⎭

腓骨长肌

外踝

肌腱

跟网

b

图10.20　右腿浅表和后外侧神经血管结构后视图。去除部分小腿三头肌和深筋膜后的神经血管结构。腘肌远侧的腘动脉分支为胫前动脉和胫后动脉。胫前动脉穿入骨间膜(此处不显示)并延伸到小腿前部,进入前筋膜室。胫后动脉伴随着胫神经,经比目鱼腱弓下到深后筋膜室,后立即发出腓动脉延伸到内踝后缘直到足底边缘。深后筋膜室是小腿部4个恒定的肌筋膜间室(纤维骨管)之一,是血管损伤后潜在的骨筋膜室综合征发生部位。(来源:Schuenke M,Schulte E.General Anatomy and the Musculoskeletal System:Thieme Atlas of Anatomy.New York:Thieme;2005. Illustration by Karl Wesker.)

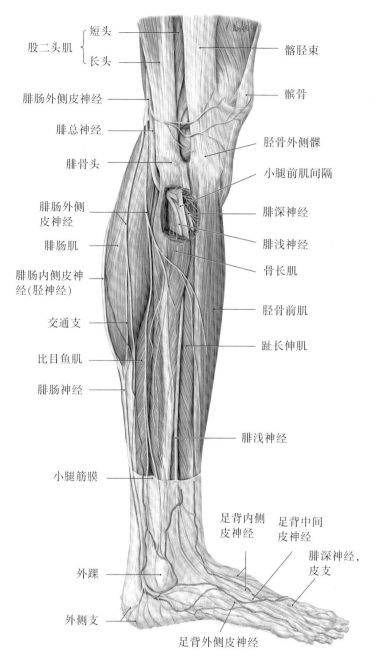

股二头肌 { 短头 长头

髂胫束

髌骨

腓肠外侧皮神经

腓总神经

腓骨头

胫骨外侧髁

小腿前肌间隔

腓肠外侧皮神经

腓深神经

腓肠肌

腓浅神经

腓肠内侧皮神经(胫神经)

骨长肌

交通支

胫骨前肌

比目鱼肌

趾长伸肌

腓肠神经

腓浅神经

小腿筋膜

足背内侧皮神经　足背中间皮神经

腓深神经，皮支

外踝

外侧支

足背外侧皮神经

图10.21　腓总神经发出腓浅、腓深神经两个分支。(来源：Schuenke M，Schulte E. General Anatomy and the Musculoskeletal System；Thieme Atlas of Anatomy. New York；Thieme；2005. Illustration by Karl Wesker.)

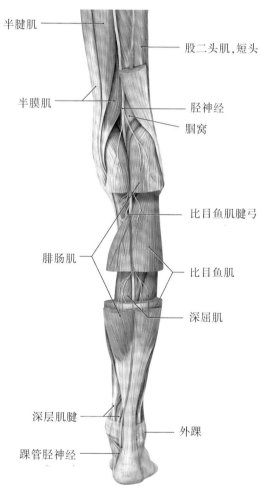

半腱肌

股二头肌，短头

半膜肌

胫神经

腘窝

腓肠肌

比目鱼肌腱弓

比目鱼肌

深屈肌

深层肌腱

外踝

踝管胫神经

图10.22　右下肢运动肌分布后视图。(来源：Schuenke M，Schulte E. General Anatomy and the Musculoskeletal System；Thieme Atlas of Anatomy. New York；Thieme；2005. Illustration by Karl Wesker.)

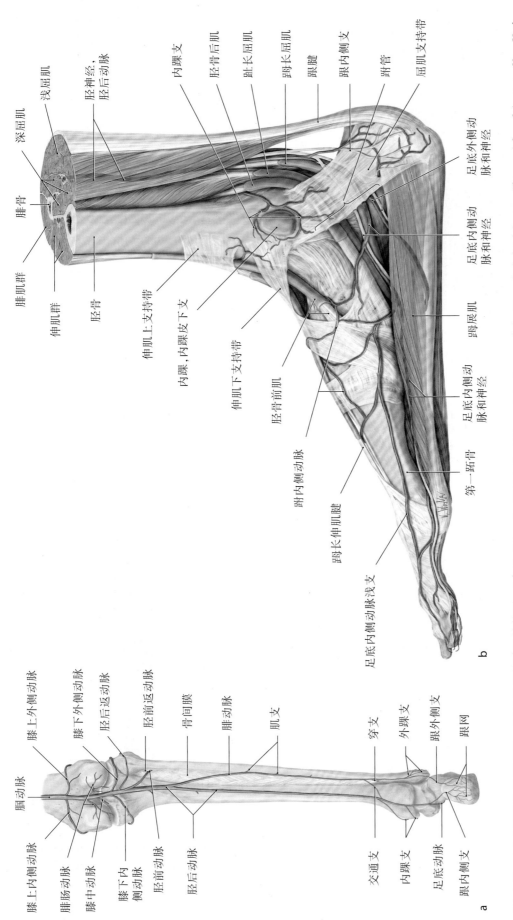

图10.23 (a)小腿部血管后视图。(b)内踝血管神经结构图。(来源:Schuenke M,Schulte E.General Anatomy and the Musculoskeletal System:Thieme Atlas of Anatomy.New York;Thieme;2005. Illustration by Karl Wesker.)

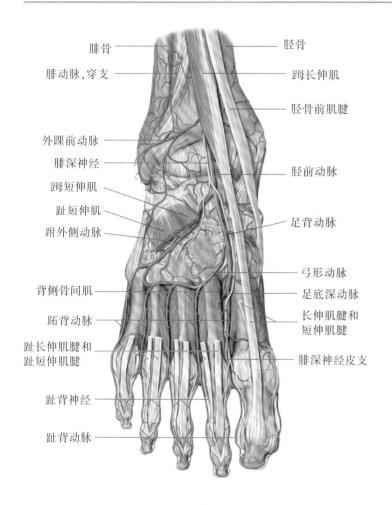

腓骨
腓动脉,穿支
外踝前动脉
腓深神经
踇短伸肌
趾短伸肌
跗外侧动脉
背侧骨间肌
跖背动脉
趾长伸肌腱和
趾短伸肌腱
趾背神经
趾背动脉

胫骨
踇长伸肌
胫骨前肌腱
胫前动脉
足背动脉
弓形动脉
足底深动脉
长伸肌腱和
短伸肌腱
腓深神经皮支

图10.24 足背血管和神经。(来源:Schuenke M,Schulte E.General Anatomy and the Muscu-loskeletal System;Thieme Atlas of Anatomy. New York;Thieme;2005. Illustration by Karl Wesker.)

宽),以负重矢状面来保持稳定性

 c. 背侧和足底韧带从第二跖骨延伸至楔骨

  最大、最强的韧带是Lisfranc韧带,连接第二跖骨底部与内侧楔骨

   Lisfranc韧带损伤导致Lisfranc关节不稳

 4. 前足

  ● 所有结构在跖跗关节远端

  ● 第一跖骨承受着步态中50%的重量

  ● 第二跖骨通常是最长的,并且由于其长度和稳定性(约束)而比其他较小的跖骨受到更多的压力

  ● 内在肌腱通过足底的跖趾(MTP)关节轴下部(屈曲力)和背侧轴上部(伸展力)

  a. Weil截骨术可以导致这一旋转中心的足底移动,并引起"翘起"("浮趾")式足趾畸形(肌腱成为背侧跖趾关节轴而因此延长)

  ● 遗传性运动感觉神经病(HMSN)的内在功能丧失[例如,腓骨肌萎缩症(CMT)]导致爪形趾

 5. 足的位置与足部运动

  ● 足的位置:内翻/外翻(后足),外展/内收(中

足),马蹄足/跟骨(踝关节)

  ● 足部运动(以三个旋转轴定义)(图10.39)

  a. 矢状面运动:DF/PF

  b. 冠状面运动:内翻/外翻

  c. 横向平面运动:前足/中足,外展/内收,踝关节/后足内部/外旋

  d. 三平面运动

   旋后:内收,内翻,PF

   旋前:外展,外翻,DF

  e. 如果足跟位于距下关节的正中位置,前足应与地板平行以满足地面齐平(跖行)

   如果第一跖列隆起,则前足内翻(旋后);如果第一跖列弯曲,则前足外翻(旋前)

   在一个长期的扁平足畸形中,前足通过内翻达到跖行的足

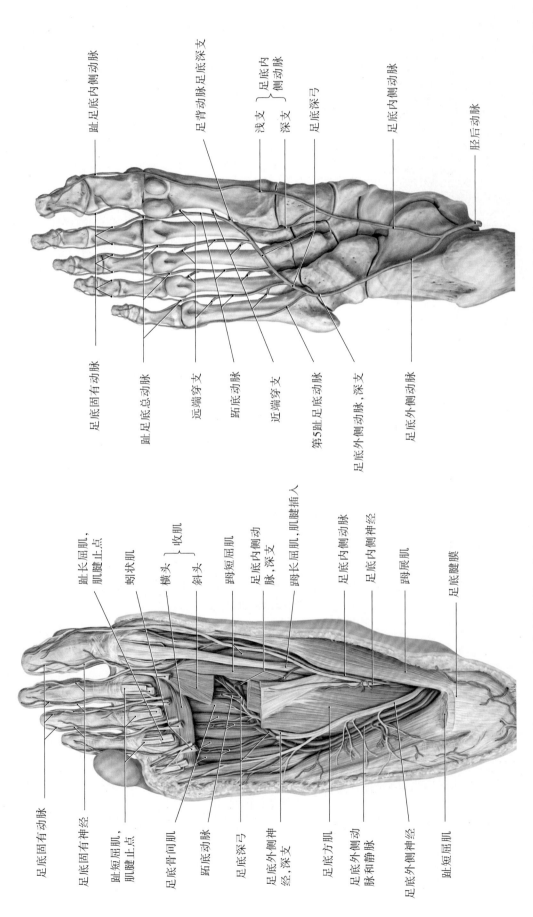

图10.25 (a) 深层足底动脉和神经。(b) 足底总动脉视图。(来源:Schuenke M,Schulte E.General Anatomy and the Musculoskeletal System:Thieme Atlas of Anatomy.New York; Thieme;2005. Illustration by Karl Wesker.)

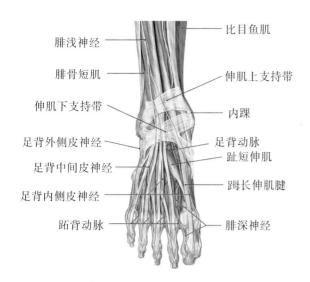

腓浅神经
比目鱼肌
腓骨短肌
伸肌上支持带
伸肌下支持带
内踝
足背外侧皮神经
足背动脉
趾短伸肌
足背中间皮神经
姆长伸肌腱
足背内侧皮神经
跖背动脉
腓深神经

图10.26 足前、足背的神经血管结构。(来源：Schuenke M,Schulte E.General Anatomy and the Musculoskeletal System：Thieme Atlas of Anatomy.New York：Thieme；2005. Illustration by Karl Wesker.)

图10.27 右小腿后视图。小腿三头肌的部分切除后在深后室的神经血管结构以及小腿筋膜的深层。胫后动脉,伴有胫神经,通过比目鱼肌的腱弓下方进入深后室,立即发出腓动脉远端,然后在内踝后方延续至足底。(来源：Schuenke M,Schulte E.General Anatomy and the Musculoskeletal System：Thieme Atlas of Anatomy.New York；Thieme；2005. Illustration by Karl Wesker.)

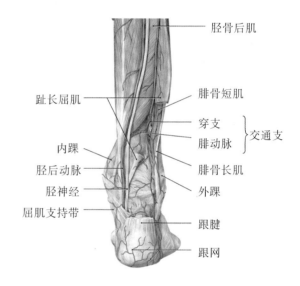

胫骨后肌
趾长屈肌
腓骨短肌
穿支
腓动脉
交通支
内踝
胫后动脉
腓骨长肌
胫神经
外踝
屈肌支持带
跟腱
跟网

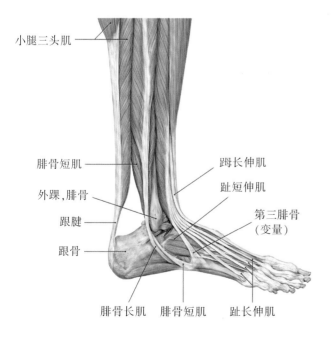

小腿三头肌
腓骨短肌
姆长伸肌
外踝,腓骨
趾短伸肌
跟腱
第三腓骨(变量)
跟骨
腓骨长肌 腓骨短肌 趾长伸肌

图10.28 右小腿肌肉侧视图。(来源：Schuenke M,Schulte E.General Anatomy and the Musculoskeletal System；Thieme Atlas of Anatomy.New York；Thieme；2005. Illustration by Karl Wesker.)

表10.3　手术入路

入路	区间	风险因素
踝前入路(图 10.29)	在 EHL(DP 神经)和 EDL(DP 神经)之间	前 NV 束(向内缩回)
踝前内侧入路(图 10.29)	胫骨前内侧(DP 神经)	隐神经
踝前外侧入路(图 10.29)	EDL 外侧(DP 神经)	SP 神经(前部)
内髁入路(图 10.30)	无神经平面	隐神经 大隐静脉
踝后内侧入路(图 10.31)	跟腱和胫骨后内侧	胫后动脉 胫神经
踝后外侧入路(图 10.29)	腓骨肌群(SP 神经)和 FHL(胫神经)之间	腓动脉 腓肠神经
外踝外侧入路(图 10.29)	皮下	腓肠神经(后部) SP 神经(前部)
跟骨外侧入路(图 10.32)	腓骨肌群(SP 神经)和跟腱(胫神经)之间	腓肠神经
后足外侧入路(跗骨窦入路)(图 10.32)	第三腓骨肌(DP 神经)和腓骨肌群(SP 神经)之间	小隐静脉
内侧切口(距骨和距舟关节入路)(图 10.31)	胫骨前肌(DP 神经)和胫骨后肌(胫神经)	隐静脉及其分支
跖跗关节(足弓)入路(在第一 TMT 关节背侧居中)(图 10.30)	EHL(DP 神经)腱鞘切口和横向筋缩	足背动脉和 DP 神经位于踇长伸肌

DP,腓深;EDL,趾长伸肌;EHL,踇长伸肌;NV,神经血管;SP,腓浅;TMT,跗跖骨

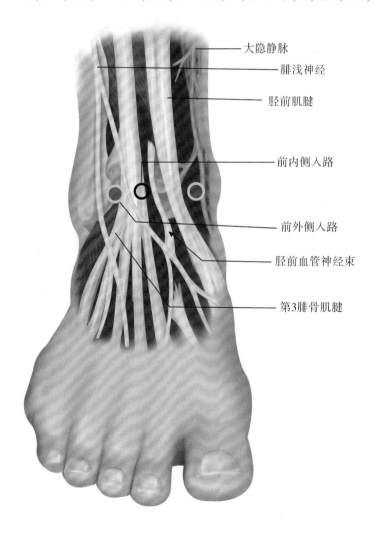

　　大隐静脉
　　腓浅神经
　　胫前肌腱

　　前内侧入路

　　前外侧入路

　　胫前血管神经束

　　第3腓骨肌腱

图10.29　踝关节镜及相关解剖与最常用的前内侧和外侧入路。

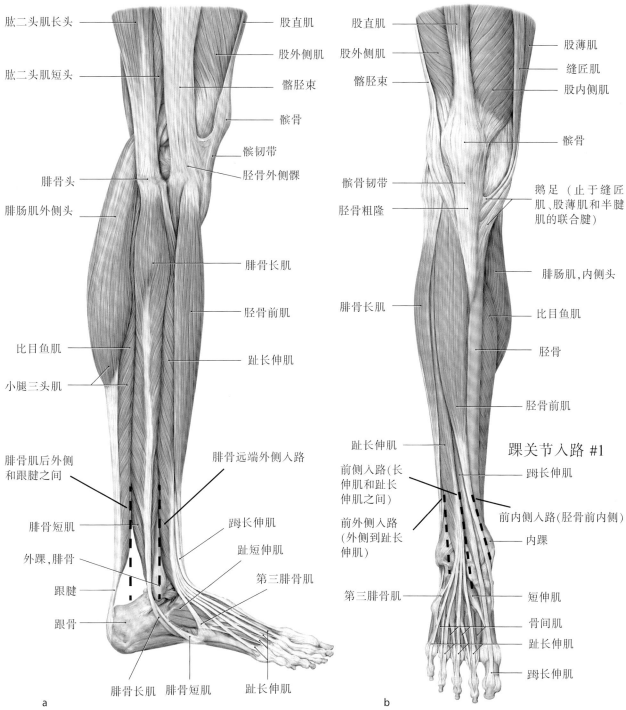

肱二头肌长头

肱二头肌短头

腓骨头

腓肠肌外侧头

比目鱼肌

小腿三头肌

腓骨肌后外侧
和跟腱之间

腓骨短肌

外踝，腓骨

跟腱

跟骨

腓骨长肌　腓骨短肌　趾长伸肌

a

股直肌

股外侧肌

髂胫束

髌骨

髌韧带

胫骨外侧髁

腓骨长肌

胫骨前肌

趾长伸肌

腓骨远端外侧入路

姆长伸肌

趾短伸肌

第三腓骨肌

股直肌

股外侧肌

髂胫束

髌骨韧带

胫骨粗隆

腓骨长肌

趾长伸肌

前侧入路(长
伸肌和趾长
伸肌之间)

前外侧入路
(外侧到趾长
伸肌)

第三腓骨肌

股薄肌

缝匠肌

股内侧肌

髌骨

鹅足（止于缝匠
肌、股薄肌和半腱
肌的联合腱）

腓肠肌，内侧头

比目鱼肌

胫骨

胫骨前肌

踝关节入路 #1

姆长伸肌

前内侧入路(胫骨前内侧)

内踝

短伸肌

骨间肌

趾长伸肌

姆长伸肌

b

图10.30　踝关节入路1。(a) 侧视图；(b) 正面视图。(来源：Schuenke M，Schulte E.General Anatomy and the Musculoskeletal System；Thieme Atlas of Anatomy.New York；Thieme；2005. Illustration by Karl Wesker.)

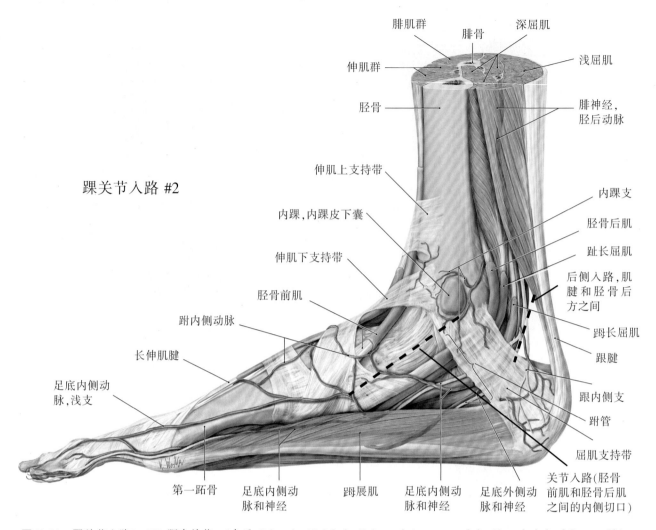

踝关节入路 #2

腓肌群　腓骨　深屈肌

伸肌群

浅屈肌

胫骨

腓神经，胫后动脉

伸肌上支持带

内踝，内踝皮下囊

内踝支

胫骨后肌

趾长屈肌

伸肌下支持带

后侧入路，肌腱和胫骨后方之间

胫骨前肌

跗内侧动脉

蹈长屈肌

跟腱

长伸肌腱

足底内侧动脉，浅支

跟内侧支

跗管

第一跖骨　足底内侧动脉和神经　蹈展肌　足底内侧动脉和神经　足底外侧动脉和神经　屈肌支持带

关节入路（胫骨前肌和胫骨后肌之间的内侧切口）

图10.31　踝关节入路2。TN，距舟关节。（来源：Schuenke M，Schulte E.General Anatomy and the Musculoskeletal System：Thieme Atlas of Anatomy.New York；Thieme；2005. Illustration by Karl Wesker.）

Ⅲ. 足部和踝部检查

1. 检查

● 力线

a. 高弓内翻足：高架纵弓、后足内翻和第一趾幅跖屈（图10.40）

b. 扁平足：扁平纵弓，后足外翻（图10.41）

2. 血管检查

● 如果不能触及DP和PT脉冲，可以考虑无创性检查

● 常用指数

a. 踝臂指数（ABI）>0.5（正常范围0.9~1.3）

b. 足趾血压>40mmHg

c. 经皮氧分压（$Tcpo_2$）>40mmHg

3. 神经检查

● 感觉功能检查

a. 评估足部全部的5条皮神经（图10.42）

b. 无法感知Semmes-Weinstein5.07单丝试验最能预测神经病变患者足部溃疡的发展（为保护性感觉的测试）

● 运动检查

a. 记住肌腱相对于踝关节轴的位置

b. 下面的肌肉应该被测试：

胫骨前肌（L3~L4）：踝关节背屈（DF）

蹈长伸肌（L4~L5）：趾DF

PL和PB（L5~S1）：后足外翻

胫骨后肌（L4~L5）：后足内翻

腓肠肌-比目鱼肌（S1）：踝关节PF

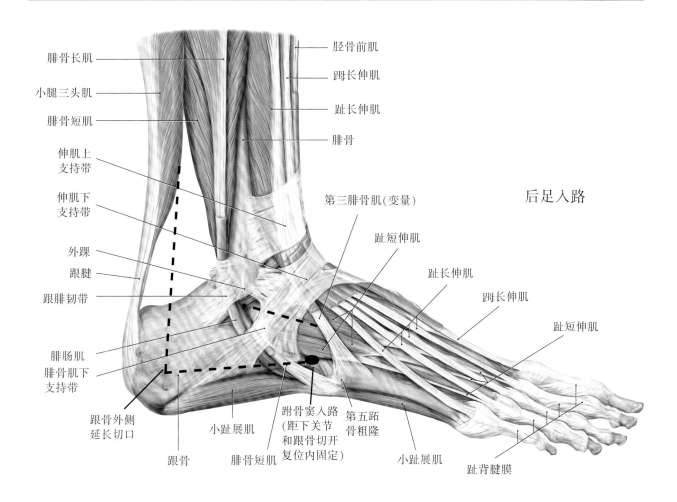

图10.32 后足入路。ORIF，切开复位内固定。(来源：Schuenke M，Schulte E.General Anatomy and the Musculoskeletal System：Thieme Atlas of Anatomy.New York；Thieme；2005. Illustration by Karl Wesker.)

表10.4 关节镜检查(图10.33)

入路	风险因素
前外侧(图10.33 和图10.34)	背侧腓浅皮支神经
前内侧(图10.33 和图10.35)	隐神经和大隐静脉
前正中(不推荐)(图10.33)	足背动脉
后内侧(图10.35 和图10.36)	胫后动脉和胫神经
后外侧(图10.36)	腓肠神经

c. 神经功能缺损可继发于近端病因

4. 触诊和稳定性

● 触诊肌腱肿胀、结节和半脱位

● 可以在以下位置检查Tinel的迹象

a. 跗管(胫神经)

b. 小腿前外侧(SP神经)

c. 前踝和后足背侧在伸肌下支持带(DP神经)：前跗管综合征

d. 在𧿹展肌下缘(Baxter神经)

● 网络空间应触诊指间(Morton)神经瘤和相关的Mulder迹象(可点击再现反射痛时背侧压力作用于足底的网络空间,痛时压缩跖骨头部)

● 踝关节外侧韧带的稳定性评估如下

a. 前抽屉试验

在20°PF下用足踝对后足施加向前的压力以评估ATFL

在中性/DF测试踝关节评估CFL

b. 距骨倾斜试验：>15°倾斜意味着ATFL和CFL断裂

舞蹈者中最常见的急性肌肉骨骼损伤：由于相对腓骨肌无力引起的踝关节内翻扭伤

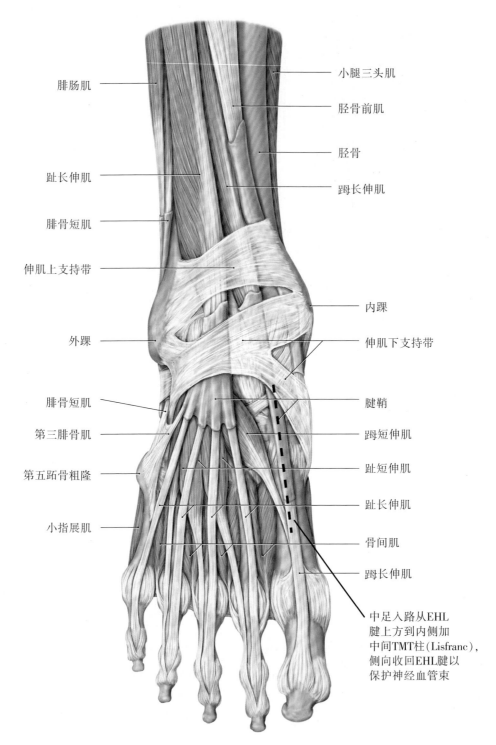

腓肠肌

小腿三头肌

胫骨前肌

胫骨

趾长伸肌

蹬长伸肌

腓骨短肌

伸肌上支持带

内踝

外踝

伸肌下支持带

腓骨短肌

腱鞘

第三腓骨肌

蹬短伸肌

第五跖骨粗隆

趾短伸肌

趾长伸肌

小指展肌

骨间肌

蹬长伸肌

中足入路从EHL
腱上方到内侧加
中间TMT柱（Lisfranc），
侧向收回EHL腱以
保护神经血管束

图10.33 中足入路。EHL，蹬长伸肌；TMT，跖跗关节。（来源：Schuenke M，Schulte E.General Anatomy and the Musculoskeletal System；Thieme Atlas of Anatomy.New York；Thieme；2005. Illustration by Karl Wesker.）

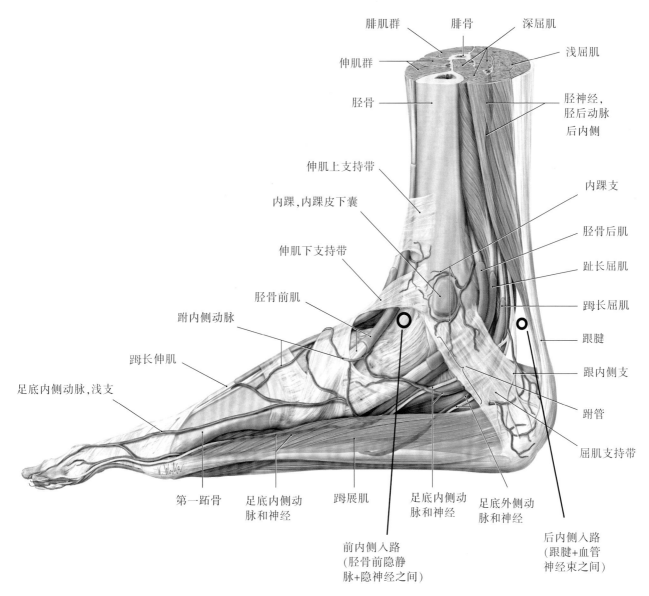

图10.34 关节镜检查入路/风险1。（来源：Schuenke M，Schulte E.General Anatomy and the Musculoskeletal System：Thieme Atlas of Anatomy.New York：Thieme；2005. Illustration by Karl Wesker.）

◉ 如果腓骨上支持带已经被破坏，抵制外翻可能再现腓骨半脱位/脱位

5. 运动范围（图10.43）

◉ 评估主动/被动ROM并与对侧进行比较

◉ 踝关节DF增大可能是跟腱断裂

◉ Silfverskiöld试验：评估踝关节DF与后足在全膝关节屈曲时内翻，然后全膝关节伸展，从腓肠肌和比目鱼肌挛缩综合征来区分离体腓肠肌；基于这样的事实，腓肠肌的起点在膝以上

a. 正常情况下，在膝关节伸展时应有约10°的DF

b. 膝关节屈曲时，踝关节DF应增加10°

踝关节屈曲时DF增加：腓肠肌挛缩

踝关节屈曲时无DF：跟腱挛缩

Ⅳ. 足和踝关节的影像学评价

1. 踝关节

◉ 标准负重的视图：前后（AP），踝穴（15°向内旋转），侧面

a. 踝角正常值：83°±4°

b. 内侧间隙=表面间隙≤4mm

c. 胫腓间隙（腓骨和胫骨切迹内侧壁之间的）<6mm

◉ 重力或手动外旋应力可用于诊断疑似三角

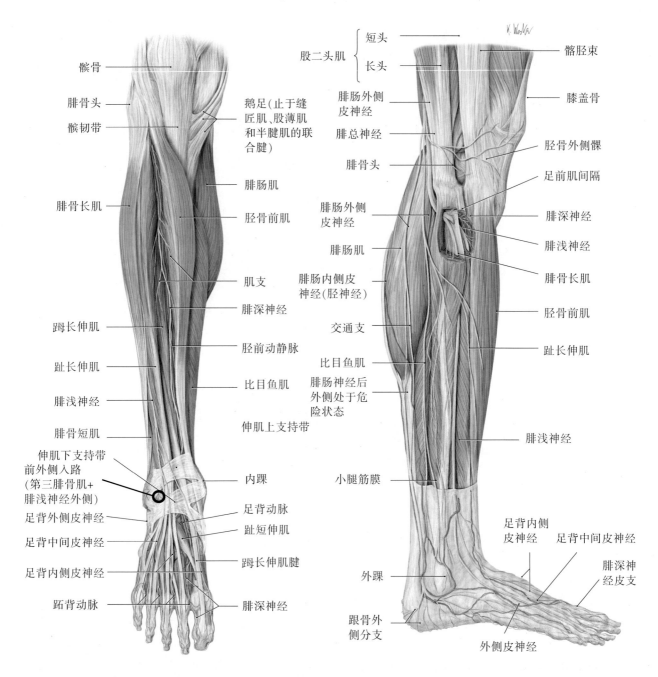

图10.35 关节镜检查入路/风险2。（来源：Schuenke M，Schulte E.General Anatomy and the Musculoskeletal System：Thieme Atlas of Anatomy.New York；Thieme；2005. Illustration by Karl Wesker.）

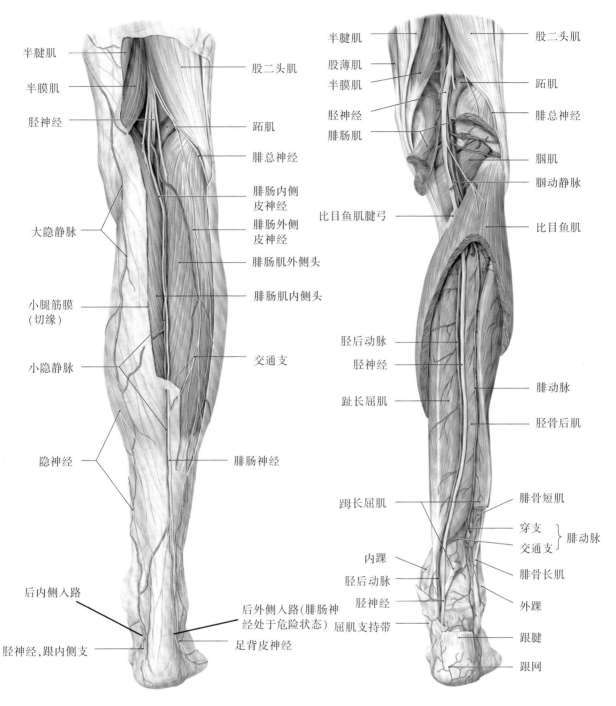

半腱肌
半膜肌
胫神经
大隐静脉
小腿筋膜
（切缘）
小隐静脉
隐神经
后内侧入路
胫神经，跟内侧支

股二头肌
跖肌
腓总神经
腓肠内侧
皮神经
腓肠外侧
皮神经
腓肠肌外侧头
腓肠肌内侧头
交通支
腓肠神经
后外侧入路（腓肠神
经处于危险状态）
足背皮神经

半腱肌
股薄肌
半膜肌
胫神经
腓肠肌
比目鱼肌腱弓
胫后动脉
胫神经
趾长屈肌
踇长屈肌
内踝
胫后动脉
胫神经
屈肌支持带

股二头肌
跖肌
腓总神经
腘肌
腘动静脉
比目鱼肌
腓动脉
胫骨后肌
腓骨短肌
穿支
交通支
腓动脉
腓骨长肌
外踝
跟腱
跟网

图10.36　关节镜检查入路/风险3。（来源：Schuenke M，Schulte E.General Anatomy and the Musculoskeletal System：Thieme Atlas of Anatomy.New York；Thieme；2005. Illustration by Karl Wesker.）

距舟骨

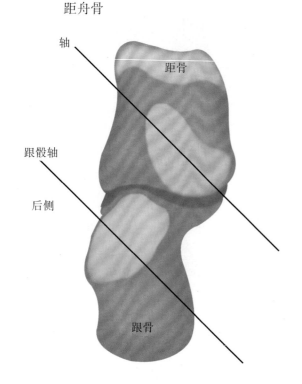

图10.37 在足跟碰撞时（后足外翻，前足外展和踝关节背屈），跗横关节的轴线是平行且柔软的，以适应不平坦的地面。

韧带和胫骨韧带损伤

◉ 前抽屉和距骨倾斜视图有助于诊断踝关节不稳

2. 足

◉ 足的标准承重视图：AP（内侧和中间柱可视化），斜肌（中间和侧柱可视化），侧面

a. 从侧面图看，足的矢状面是用Meary线诊断扁平足或高弓足［距骨–第一跖骨角（正常：0°~4°）］（图10.44）

b. Gissane角（正常：95°~105°）：跟距关节前后关节面之间的夹角

c. Böhler角（正常：20°~40°）：由跟骨结节和跟骨关节突的连线与跟骨前–后关节突连线形成的夹角

3. 特殊视图

◉ Canala视图（马蹄足最大值，15°的旋前，X线束从水平线向头部75°）：最佳的距骨颈视图

◉ Harris轴视图（足最大背伸，光束角度45°）：评估跟骨粉碎，距下关节损伤，足跟对齐、缩短、加宽，腓骨间隙撞击

◉ Broden视图（踝关节内旋40°，中和屈曲，在10°、20°、30°、40°垂直视图）：主要显示ST关节后突（内侧/前突程度较轻）

◉ 籽骨视图：籽骨和跖骨–籽骨关节

4. 比较侧视图或应力视图，应用于疑似韧带损伤的病例（Lisfranc，韧带联合，跗板）

5. 影像检查

◉ 计算机断层扫描（CT）：有助于评估复杂骨折（Pilon，距骨，跟骨，Lisfranc，中足）和跗骨联合

◉ MRI：诊断应力骨折，骨坏死，软组织异常（肌腱、韧带），肿瘤和隐匿性骨软骨炎（OCD）

◉ 骨扫描：诊断应力性骨折，但MRI更好（可同

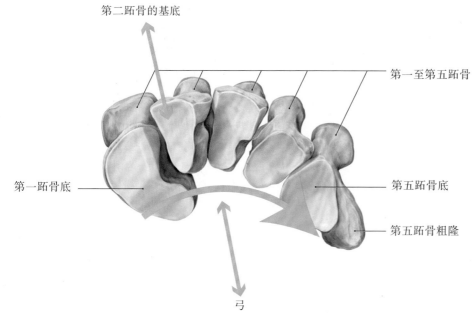

图10.38 近端关节面。右足，近侧视图。跗跖关节：第一至第五跖骨的基底。（来源：Schuenke M，Schulte E.General Anatomy and the Musculoskeletal System：Thieme Atlas of Anatomy.New York；Thieme；2005. Illustration by Karl Wesker.）

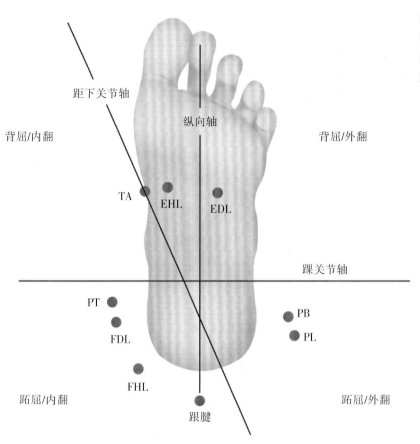

图10.39　足轴和平面的肌肉。EDL,趾长伸肌;EHL, 拇长伸肌;FDL, 趾长屈肌;FHL,长屈肌;PB,腓骨短肌;PL腓骨长肌;PT,胫骨后肌;TA,胫骨前肌。

时评估软组织结构)

◎ 铟标记的白细胞(WBC)扫描:诊断骨髓炎(敏感性和特异性)

Ⅴ. 成人后天扁平足畸形(AAFD)

1. 鉴别畸形是灵活的还是固定的非常关键

2. PTTI:AFFD的最常见原因

◎ 胫后肌腱(PTT)是中足的主要动力支撑

◎ PTTI的病因学是多因素的

a. 缺血区:肌腱止点舟骨2~6cm

b. 肥胖或活动引起的足弓过度

c. 炎症性疾病[如,类风湿性关节炎(RA)]

◎ 弹簧韧带:TN关节的主要静态稳定器

a. 弹簧韧带不全可发生畸形进展

上内侧部分是在AAFD中最常见的衰减

可能涉及三角韧带(合并弹簧韧带)

3. 表现:内侧踝关节/足部疼痛早期,弓逐渐丧失,踝关节外侧疼痛来自底层腓骨的撞击 (之后发现)

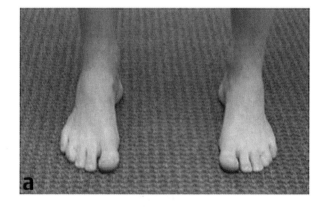

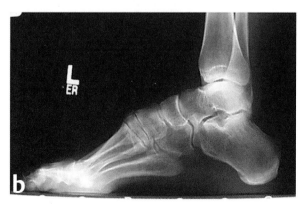

图10.40　高弓内翻足。(a)临床照片,(b)X线片。

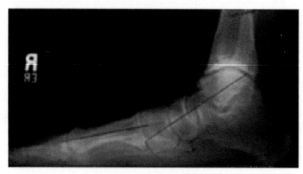

图10.41　扁平足X线片。

4. 物理检查:后足外翻,失弓,前足外展(后视观"太多足趾"),无法进行单腿的足跟上提,马蹄足挛缩

　● 由于后足外翻,跟腱在距下关节旋转轴的侧面,作用是跟骨的外翻肌

5. 影像学检查

　● 负侧踝部第一跖骨(Meary)角

　● 前足外侧测量基于距舟覆盖(表10.2)

6. 治疗:以分期为基础(表10.5)

　● 注意:正常的TN覆盖率和功能性PTT的扁平足可能是由于Lisfranc损伤引起的中足塌陷,中足关节融合术可治疗

　● Ⅰ期

a. 保守治疗:固定,矫形器(如,内侧足跟楔)

b. 手术治疗:滑膜切除术

　● Ⅱ期

a. 保守治疗:踝足矫形器(AFO)或Arizona支具

b. 手术治疗

　FDL转移(在具有相似动态功能的肌肉中)

　腓肠肌延长术(如果挛缩出现)

　◆ ⅡA期:跟骨截骨术(MCO)

　◆ ⅡB期:外侧柱延长术(LCL)±MCO

　◆ ⅡC期(固定前足旋后/内翻):背内侧开放式楔形(Cotton)截骨术

　Cotton截骨术用于矫正扁平足重建后遗留的前足内翻

　● Ⅲ期

a. 保守治疗:AFD或Arizona支具

b. 手术治疗:三关节融合术

　● Ⅳ期

a. 如果踝关节外翻是灵活的:重建三角韧带和后足

b. 如果踝关节畸形是僵硬的:胫距跟关节融合术

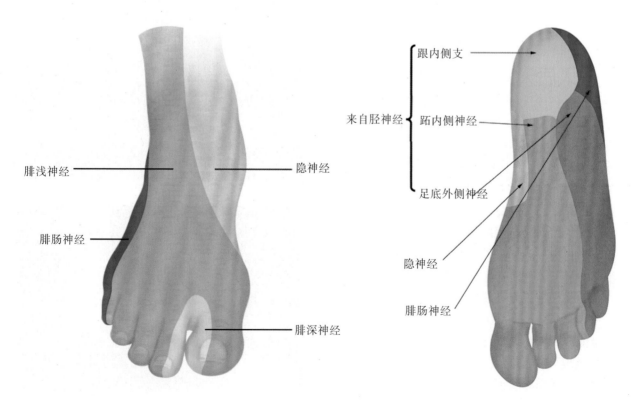

图10.42　足皮神经。所有神经都应该被评估。

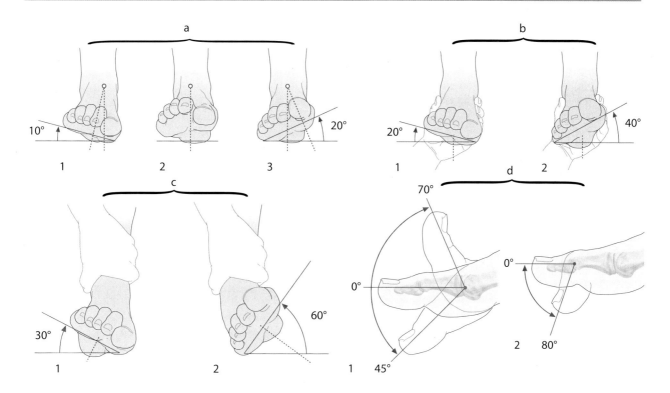

图10.43　(a)距下关节运动范围,右足前视图。1,外翻10°;2,中立(0°)位;3,内翻20°。(b)跗横关节和距跗关节的旋前/旋后范围。1,前足的旋前范围:20°;2,前足的旋后范围:40°。(c)前足和后足运动总距离。右足,前视图。1,前足外翻和旋前:30°;2,前足内翻和旋后:60°。(d)足趾关节的运动范围。侧视图。1,第一跖趾关节屈曲/伸展;2,第一趾间关节。(来源:Schuenke M,Schulte E.General Anatomy and the Musculoskeletal System:Thieme Atlas of Anatomy.New York:Thieme;2005. Illustration by Karl Wesker.)

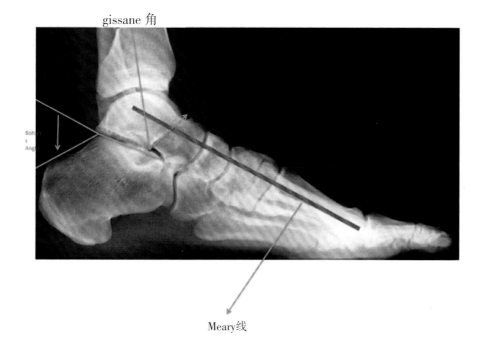

图10.44　Meary线(距骨外侧–第一跖骨角)。

表10.5　成人后天扁平足畸形分期

分期	畸形	体格检查	X 线片
I	无 腱鞘炎	能够执行单腿足跟上提	正常
IIA	扁平足畸形 弹性后足 前足正常	无法执行单腿足跟上提 跗骨窦轻度疼痛	足弓塌陷畸形
IIB	扁平足畸形 弹性后足 前足外展("太多的足趾")(>30%~40%距舟覆盖)		
III	扁平足畸形 僵硬的前足外展 僵硬的后足外翻	无法执行单腿足跟上提 跗骨窦疼痛严重	足弓塌陷畸形 距下关节炎
IV	扁平足畸形 僵硬的前足外展 僵硬的后足外翻 三角肌韧带损伤	无法执行单腿足跟上提 跗骨窦疼痛严重 踝关节疼痛	足弓塌陷畸形 距下关节炎 踝关节距骨倾斜

Ⅵ. 高弓内翻足畸形

1. 定义:高弓足,常与后足内翻相关(高弓内翻足)

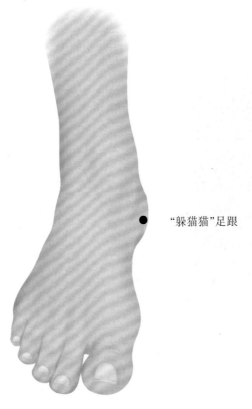

"躲猫猫"足跟

图10.45　高弓内翻足畸形呈现的"躲猫猫"足跟。

2. 病因

⊙ 神经肌肉(NM)

a. 单侧:必须排除脊髓损伤

b. 双侧:最常见的是腓骨肌萎缩症(CMT)

⊙ 特发性:通常双侧、细微

⊙ 外伤性:由于错过间隔综合征或距骨骨折愈合不良

3. 由于第一趾幅跖屈和后足内翻

4. 阳性的"躲猫猫"征:从正面可看到足跟内侧(图10.45)

5. 伴有外侧踝关节不稳、腓骨肌腱损伤、第五跖骨应力性骨折

6. 对轻微的弓形足可采用保守的物理治疗和矫正治疗

7. Coleman木块试验(图10.46)用于评估后足的灵活性

⊙ 当患者站在位于第一跖列外侧的木块上,如果后足被被动地纠正,则后足畸形是前掌驱动的

a. 治疗:第一跖骨DF截骨术

⊙ 如果后足不正,畸形是后足造成的

a. 治疗:跟骨外侧闭合楔形(Dwyer)截骨术,偏侧跟骨截骨(LCO)和第一跖骨DF截骨术(ST关节融合术治疗关节病)

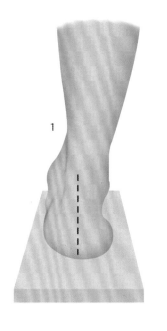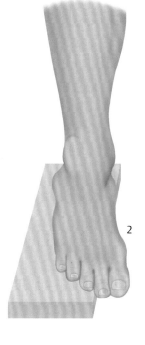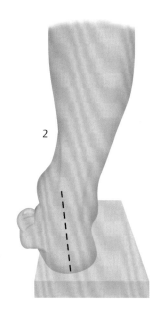

图 10.46 Coleman 试验矫正后足内翻(显示前足运动畸形)。后足轴(虚线)演示了从内翻到生理外翻的矫正。

8. 腓骨肌萎缩症(CMT)

◎ 最常见的表现:Ⅰ型HMSN

◎ 遗传:常染色体显性,17号染色体的复制(外周腱鞘蛋白)

◎ TA和PB的衰弱分别被拮抗剂PL和PT压制

◎ TA是PL的拮抗剂;PT是PB的拮抗剂

◎ 第一跖列PF的发生是由于PL压倒TA

◎ 内部损耗:试图补偿由非本征(EHL,EDL,FHL,FDL)导致的爪形趾畸形

◎ TA的衰弱导致在步态摆动阶段伸肌(EDL和EHL)的紧张,加重爪形趾畸形

◎ 弹性畸形(前足运动后足内翻)的治疗涉及第一跖骨的背伸截骨术,在腓骨远端平面上将PL转移到PB,足底筋膜松解术

a. 青少年出现畸形和物理封闭,推荐手术治疗

◎ 固定畸形(不能用Coleman试验矫正)

a. 可以尝试保守治疗(AFO,圆弧鞋底)

b. 手术治疗:LCO

通常需要三关节融合术进行后足矫正

9. 小儿麻痹症(见第4章和第11章)

◎ 后小儿麻痹症候群有发生的可能;影响约一半患有小儿麻痹症的患者

Ⅶ. 糖尿病足

1. 病理生理学/病因学

◎ 糖尿病性神经病变

a. 感觉神经病变

多感觉神经病性损伤从手足开始分布并向近端进展

如果无法感知Semmes-Weinstein5.07单丝试验,多达90%的患者失去足部保护性感觉

医疗保险医用鞋法案:通过给糖尿病患者穿特制的舒适鞋和用高分子材料做成的鞋垫,能防止糖尿病患者足部溃疡的发生,大大减少截肢率

b. 运动神经病变

最常涉及的是腓总神经:足下垂

足本身也经常涉及:爪形趾

c. 自主神经病→异常出汗机制→足部皮肤干燥易产生皲裂→门静脉感染

◎ 周围性血管疾病

a. 在60%~70%的糖尿病(DM)患者的大血管和小血管>10年

b. 无创血管研究(当无脉搏时很重要)

波形(正常值:三相)

ABI:治疗的最小值为0.5

◆ 血管钙化ABI(>1.3非生理性)

绝对足压：愈合最小值40mmHg；正常值100mmHg

经皮氧分压：>40mmHg

c. 足趾上缺少毛发预示愈合不良

◆ 免疫系统损伤

◆ 代谢缺陷

a. 总蛋白质<6.0g/dL，白蛋白<3.0g/dL，总淋巴细胞计数<1500/mm³，提示愈合能力差

2. 临床问题

○ 溃疡

a. 病因：由于精神病变和足底压力过大

b. 糖尿病足溃疡进展的主要危险因素：用Semmes-Weinstein5.07单丝试验测试时保护性感觉丧失

c. 圆弧鞋底减轻足底压力最好

d. Wagner-Meggitt分类（基于深度和缺血）深度

◆ 0级：皮肤完整，有骨骼畸形，发红

▲ 治疗：更换鞋子（足够深度的鞋子）

◆ 1级：浅表溃疡，无肌腱外露或骨外露

▲ 治疗：临床切开引流（I&D），接触式石膏管型

◆ 2级：深部溃疡伴肌腱/关节囊外露

▲ 治疗：手术I&D，随后换药，一旦创面新鲜，可植皮

▲ 保守治疗失败的第一跖骨头2级溃疡，应采用腓肠肌延长术和PL到PB的转移

◆ 3级：广泛溃疡伴骨外露（骨髓炎）或脓肿

▲ 治疗：和2级一样

▲ 部分跟骨切除术适用于3级足跟溃疡，跟骨骨髓炎，保护性感觉丧失，明显的脉冲，保守治疗失败

▲ 不需要MRI（骨外露：骨髓炎）缺血

◆ A级：血管正常

◆ B级：缺血性坏疽

▲ 无创血管研究；显示血运重建

◆ C级：部分（前足）坏疽

▲ 无创血管研究；显示血运重建

▲ 测量白蛋白和总蛋白质

如果测量异常，术前改善患者营养状况

▲ 手术治疗：部分截肢

◆ D级：全足坏疽

▲ 治疗：膝下截肢（BKA）

e. 合并马蹄足挛缩是很常见的跟腱延长术

◆ 前足/中足溃疡复发

◆ 马蹄足畸形溃疡

◆ 腓肠肌挛缩的患者在Silfverskiöld测试和前足底溃疡中应该有腓肠肌萎缩

f. 目标：无溃疡、功能性、可以适应支架/鞋的跖行足

无感染症状的慢性神经性溃疡的治疗：接触式石膏管型

○ Charcot关节病

a. 表现：慢性的，进行性的、破坏性的过程，改变缺乏保护性感觉的患者的骨骼结构和关节排列

b. 从骨质吸收/碎裂到骨形成/巩固的过程需要6~18个月

c. 肿胀/红斑/发热通常在早晨和短时间内升高，而不是骨髓炎或脓肿

d. Charcot关节病：随着治疗，肿胀/红斑/发热得到改善（见上c条）

e. Eichenholtz 分类（表10.6）位置

◆ 1型：中足（最常见）

◆ 2型：后足

◆ 3型：胫距关节

f. 治疗目标：实现3期（见表10.6）的同时保持对位（防止进一步塌陷）、行走状态和软组织的完整性初始治疗：制动/不负重（NWB）

◆ 接触式石膏管型最初为最佳；当水肿消退

表10.6　Charcot关节病的Eichenholtz分类

分期	体征/症状	X线片
0（分裂前）	急性炎症（与感染混淆）	区域骨质脱钙
1（分裂）		区域骨质脱钙，骨质碎裂，关节脱位
2（愈合）	炎症减轻	骨碎片吸收，早期骨愈合，新骨生成
3（消退）	炎症消退	骨边缘平滑，骨/纤维强直

后,过渡到定制Charcot矫正的助行器(CROW)

　　手术治疗用于复发性溃疡/深部感染或严重排列不齐

　　◆ 稳定畸形:足底骨突截骨术(通常是长方体)

　　◆ 不稳定/松弛的畸形:重新调整关节融合术;几乎总是需要跟腱肌腱延长(TAL)

　　◆ 如果所有其他措施失败,则截肢

　　◎ 糖尿病足的曲折变化

　　a. MRI在诊断骨髓炎的假阳性率较高,特别是同时期的Charcot关节病(表10.6)

　　b. 白细胞标记扫描或双重影像锝/铟扫描骨髓炎比传统的骨扫描更敏感和具体

　　c. 深层手术培养(或骨活检)需要识别有机体

　　d. 治疗

　　术后获得抗生素,然后根据术后结果缩小抗生素的覆盖范围

　　脓肿:手术引流或抗生素

　　骨髓炎:基于骨活检查的特异性IV抗生素;如果抗生素失败则手术切除

　　e. 截肢平面(亦见第11章)

　　经跖骨:不需要肌腱转移;最低能量消耗

　　Lisfranc:必须将腓骨转移到骰骨以防止内翻,并延长跟腱以防止马蹄足

　　Chopart:必须将TA移到距骨处,延长跟腱以防止损伤

Syme截肢:

　　◆ 比Lisfranc/Chopart截肢更低的能量消耗

　　◆ 需要可行的、不受干扰的足底足跟脂肪垫(血液供应:胫后动脉分支)

　　f. 接触式石膏管型将足底负重传递给小腿/腿保持力线;减少水肿和骨突的压力

　　表面溃疡伴健康创面

Ⅷ. 跗外翻

　　1. 成人跗外翻

　　◎ 定义:趾向足的外侧过度倾斜与第一跖骨向足内侧偏移

　　◎ 病因:多因素

　　a. 内在因素:遗传易感性(94%有家族史的会母婴传播),韧带松弛,解剖(凸形跖骨头)

　　b. 外在因素:鞋的磨损(尖头鞋,高跟鞋)

　　◎ 病理解剖学(图10.47和图10.48)

　　a. 内侧包膜衰减

　　b. AbH跗侧迁移导致趾骨的跖屈/内旋

　　跖屈肌的侧向平移导致它们在跖骨P关节上施加外翻力

　　c. EHL和FHL的横向偏差引起:趾的外翻和内旋

　　d. 第一跖骨头向籽骨内侧移动,增加跖骨间角度(IMA)

　　e. 侧囊继发性挛缩,:收肌(AdH),外侧跖骨–籽

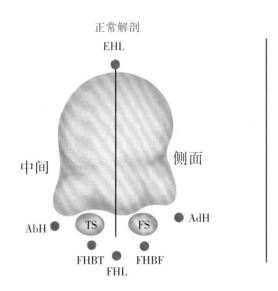
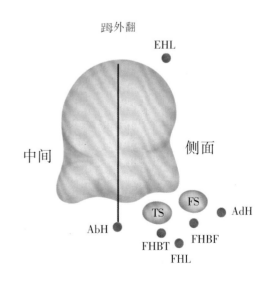

图10.47　跗短屈肌到胫侧籽骨。AbH,跗展肌;AdH,跗收肌;EHL,跗长伸肌;FHBF,跗短屈肌到腓侧籽骨;FHBT,跗短屈肌到胫侧籽骨;FHL,跗长屈肌;FS,腓侧籽骨;TS,胫侧籽骨。

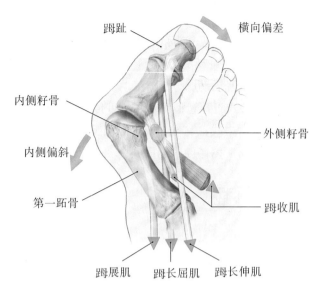

图10.48　踇外翻的发病机制。(来源:Schuenke M,Schulte E. General Anatomy and the Musculoskeletal System;Thieme Atlas of Anatomy.New York;Thieme;2005. Illustration by Karl Wesker.)

骨韧带和跖骨间韧带

⦿ X线片(图10.49和图10.50)

a. 趾外翻角(HVA):由第一跖骨轴和近节趾骨轴线形成的角度

正常:<15°

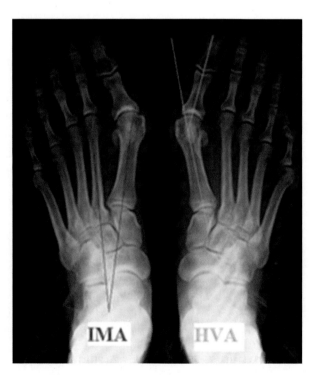

图10.49　跖骨间角(IMA)和外翻角(HVA)。

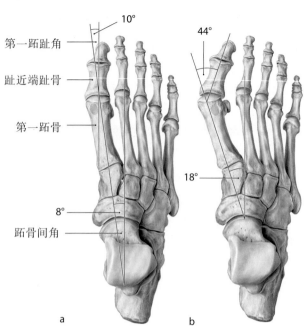

图10.50　踇外翻第一跖骨间角和第一跖趾角变化。右足,顶面观。(a)Skelton的正常右足。(b)踇外翻中跖趾关节半脱位第一趾节的横向偏差。(来源:Schuenke M,Schulte E.General Anatomy and the Musculoskeletal System;Thieme Atlas of Anatomy.New York;Thieme;2005. Illustration by Karl Wesker.)

b. 第1~第2 IMA:沿第一跖骨轴和第二跖骨轴线形成的角

正常:<9°

c. 外翻趾间(HVI)角:由沿近节趾骨的轴线和沿远节趾骨的轴线形成的角度

正常:<10°

与畸形相关联

d. 远端跖骨关节角(DMAA):第一跖骨关节面的线与垂直于第一跖骨轴的直线之间的角度

正常:<10°

与畸形相关联

e. 第一跖趾关节的一致性是通过比较第一跖骨头关节面内侧缘和外侧缘与近节趾骨对应线 (图10.51)

当这些线平行时,关节是对称的

当这些线不平行时,关节是不对称的

f. 慢性或严重的畸形,籽骨经常侧向移位

g. 如果第一跖骨P关节是关节炎/关节强直的,则需要第一跖骨P关节融合术

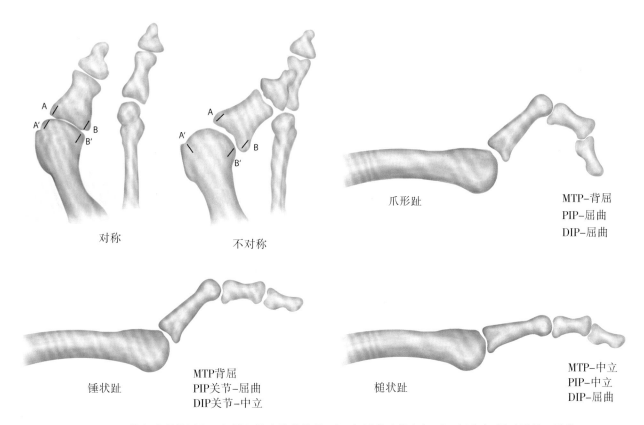

图10.51　跚外翻畸形的测定。如果跖骨头关节软骨A和B与近节趾骨上与A和B相吻合,则畸形是一致的。

○ 外科手术

a. 适当的手术治疗是根据潜在畸形的性质和严重程度而定的

b. 截骨不应孤立地进行,降低复发率。其他方法包括:

　　远端软组织松解术(改自McBride)

　　内侧隆突切除和关节囊重建

c. 治疗

　　IMA<13°和HVA<40°:跖骨远端(如,V形骨)截骨,远端软组织松解术,内侧隆突切除术,关节囊重塑

　　IMA>13°或HVA>40°:跖骨近端(如,斜面)截骨,远端软组织松解术,内侧隆突切除术,关节囊重塑

　　第一跗跖(TMT)关节不稳定或退行性关节病(DJD):Lapidus方法(第一跖骨实体)

　　◆ 需要Lapidus方法与第一跖骨的跖屈解剖是为了防止较小的跖骨过度负荷

　　第一跖趾关节炎或痉挛:第一跖趾关节融合术

　　增加DMAA:跖骨远端重定向截骨和跖骨平移截骨术(双平面)

　　HVI:近节趾骨内侧闭合楔形(Akin)截骨术

○ 手术并发症

a. 缺血性坏死(AVN)

可以同时进行跖骨远端截骨和外侧软组织松解术而不增加AVN的风险

　　避免破坏跖骨头部的血液供应

　　AVN:第一跖趾关节融合治疗(骨块长度修复)

b. 复发与IMA矫正不足、高级IMA和HVA、分离软组织手术或内侧隆起切除术、圆形的第一跖骨头和胫侧籽骨侧向位移相关

c. 背侧畸形

　　产生转移性跖痛

　　与Lapidus和新月体近端截骨术相关

　　治疗:跖屈截骨术

d. 内翻可发生

　　腓侧籽骨切除术(源自McBride)

　　内侧隆起过度切除术

过度的侧释放

过度矫正IMA

e. 骨折不愈合(与Lapidus方法相关的最高风险)

f. 跖痛症转移：如果在较长的第二跖骨上存在异常压力,则应该执行第二跖骨截骨缩短(如,Weil,Maceira)

2. 青少年跚外翻

● 表现：不同于成人跚外翻;第一跖骨内翻伴有较大的IMA是常见的

● 常为阳性家族史

● 治疗

a. 如果IMA≤13°, 双平面V型骨远端截骨术已足够

b. 如果IMA>13°,还应做开放内侧楔形截骨术

c. 近端内侧楔形截骨术患者伴随开放第一跖骨板

如果第一跖趾关节融合术需要松弛,干预将延迟至第一跖骨骺板关闭

● 并发症：复发是最常见的

IX. 其他第一跖趾关节紊乱

1. 跚趾(第一跖趾关节骨性关节炎)

● 表现：压痛,由于背部骨赘较大,DF受限,研磨试验疼痛

a. 分级

0 级：X线片正常,运动范围减小(ROM)

Ⅰ级：轻微骨质增生,关节间隙保留,ROM极端疼痛

Ⅱ级：中度骨质增生,关节间隙变窄(<50%)

Ⅲ级：严重骨质增生,关节间隙变窄(>50%),疼痛显著,但不在中端

Ⅳ级：与Ⅲ级相同,整个ROM疼痛

b. 保守治疗

矫正治疗：Morton扩展板

c. 手术治疗

Ⅰ级和Ⅱ级：背唇切除术与关节清理术;考虑Mobery截骨术以增加背屈

Ⅲ级和Ⅳ级：金标准为第一跖趾关节融合术

Ⅳ级：强直的年轻患者用第一跖趾关节融合术治疗

◆ 一些权威人士认为,Ⅲ级距骨头软骨残留率>50%的患者可进行唇切除术

◆ 最佳位置：中间旋转,10°~15°DF,轻微外翻

▲ 直接融合：跑步困难

▲ 外翻融合：第二足趾压力过度

第一跖趾关节置换术(Keller)仅适用于微创老年Ⅳ级患者

◆ 风险：仰趾跖骨畸形,转移性跖骨,无力承重

由于结果不良(如,外形松动,机械故障),不推荐植入关节成形术

◆ 硅橡胶人工关节置换术：关节影响滑膜炎

▲ 治疗：植入物的去除和滑膜切除术

2. 跚内翻

● 病因：往往医源性;继发于跚外翻过度矫正,外侧过度释放,腓侧趾骨切除术

● 保守治疗：将跚趾绑在前足底外侧以防止内翻偏离

● 手术治疗

a. 屈曲畸形

松解AbH、内侧关节囊和筋膜

将部分EHL和EHB在横向跖骨间韧带下移到跖骨颈部远端(外侧到内侧)

考虑MT截骨术

b. 永久畸形：第一MTP融合术治疗

3. 籽骨问题

● 解剖

a. 趾籽骨位于FHL肌腱的两头内,由嵴分离(籽骨间嵴)

b. 其他籽骨附着物：跖板,跖趾关节(MTP)侧副韧带,跖籽骨韧带,籽骨间韧带,AbH和AdH

c. 籽骨增加了内在(FHB)的力学优势

d. 籽骨消耗第一跖骨下的力量

● 足趾过度伸展

a. 病因：损伤是由于过度DF,从趾骨底部引起跖板撕脱

b. 治疗

1级：关节囊劳损—硬的鞋底,包扎,重新活动

2级：部分关节囊撕裂—硬的鞋底,2周没有

运动,无痛背屈60°时重新活动

　　3级:完全撕裂—手术修复

　c. 籽骨骨折:骨折初期治疗,过渡到籽骨垫(舞蹈垫),逐步恢复活动

　　症状性骨不连可进行骨移植术、部分或完整籽骨切除术

　　◆ 胫侧籽骨切除术并发症:姆外翻

　　◆ 腓侧籽骨切除术并发症:姆内翻

　　◆ 籽骨切除术并发症:仰趾畸形

　d. 内侧籽骨断裂:最好的治疗是手术切除

　e. 籽骨炎:用消炎镇痛药治疗

　f. 胫侧籽骨更可能会涉及创伤, 也有可能是双方或多方

X. 小趾障碍

1. 解剖和功能

◎ 小趾稳定性依赖于

a. MTP和趾间关节(IP)的一致性

b. 跖板:防止MTP与跖骨头凹陷

c. 动态稳定性: 小趾肌腱 [外在因素:EDL,屈肌;内在因素:蚓状肌,骨间肌(背侧4个,足底3个)]

　　EDL是MTP关节原发性伸肌

　　EDB延伸至近端趾间(PIP)关节

　　FDL是主要的跖屈肌远端趾间(DIP)关节

　　FDB是原发性跖屈PIP关节

　　内在屈曲MTP关节并伸展IP关节

　　◆ 内在拉力是足底MTP关节的旋转轴

　　　▲ MT远端截骨术后MT头的足底转变导致

MTP关节旋转轴至背内侧,结果"浮趾"畸形

◎ 小趾畸形更常见于女性 (5:1),因穿着高跟鞋、前足过窄,使MTP关节处于过度伸展状态,导致足底结构变薄、MT头凹陷和远端脂肪垫迁移

2. 锤状趾畸形:MTP伸展,PIP屈曲,DIP伸展(图10.52)

◎ 当更小的内在因素被外在因素所压制时,病情加剧

◎ 常见于第二趾(除姆趾外长度最长),由鞋尖过窄引起

◎ MTP关节出现背屈与负重

a. "简单":矫正足离地的高度

b. "复杂":不矫正(类似爪形趾)

◎ 保守处理:防护垫、宽鞋头、矫正夹板(只限屈曲畸形)

◎ 手术治疗:由畸形的灵活度决定

a. 灵活的:Girdlestone-Taylor FDL屈伸肌腱移位术

b. 固定的:PIP关节成形术或关节固定术

3. 爪形趾畸形:PIP和DIP关节屈曲伴随固定的MTP伸展过度

◎ 病因:足畸形,NM疾病导致肌肉失衡,炎症性关节病引起的软组织衰减、创伤,骨筋膜室综合征的后遗症

◎ 保守治疗:将足底关节半脱位MT头矫正

◎ 手术治疗

a. 灵活的:FDL屈伸肌腱移位术与EDB腱切断术和EDL延长

b. 固定的:PIP关节融合术或关节切除成形术与

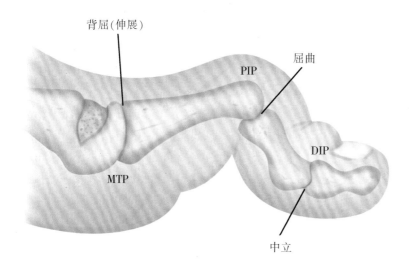

图10.52　锤状趾畸形:跖趾关节(MTP)伸展,近端趾间关节(PIP)屈曲和远端趾间关节(DIP)伸展。

MTP囊及伸肌延长

MTP脱位时缩短(Weil,Maceira)截骨

4. 槌状趾畸形:DIP关节处单独屈曲畸形

◎ 治疗

a. 灵活的:FDL腱切断术

b. 固定的:DIP关节融合术或切除术

5. 交叉趾畸形

◎ 交叉第二趾畸形的结果

a. 跖板断裂

b. 侧副韧带变薄

◎ 治疗:EDB肌腱转移到跖骨间韧带和内侧关节囊释放,屈伸肌腱移位

a. 严重的MTP半脱位/脱位应进行MT远端截骨

b. 第五趾重叠:背囊释放,背部皮肤Z形,EDL延长

c. 下重叠("卷曲")第五趾:FDL腱切断术相当于屈伸肌转移

d. Weil截骨术与MTP关节浮趾(背屈)畸形相关

为了避免这种并发症, 截骨应与足跖面平行,或切除一块骨头,以避免MT头的足底凹陷

Weil截骨术已被证明在各方面(患者满意度、复发率、转移性病变、维持复位和结合率) 都优于Helal截骨术

e. 对于严重的第二跖趾关节半脱位或脱位畸形,软组织松解术不足以治疗

6. 跖趾关节不稳

◎ 表现:半脱位表现为伴疼痛/肿胀,推拉疼痛,抽屉试验(对跖骨近端施加背力同时稳定跖骨)

◎ 保守治疗:足趾包扎和小趾矫形

a. 类固醇注射是禁忌(将引起跖板变薄)

◎ 手术治疗

a. 孤立性滑膜炎 (稳定MTP关节):MTP滑膜切除术,MTP关节囊重建

b. 严重的不稳定或畸形:增加屈伸肌腱转移以增加稳定性(会造成僵硬);或者,可以做EHB新路线深入横向跖骨韧带

7. Freiberg病

◎ 最常见的涉及第二MT头的较小射线软骨病

◎ X线片发现:骨吸收临近关节面,骨头松动,关节松动,关节间隙变窄

◎ 手术治疗

a. 用于疾病早期,通过背侧切口清创所有滑膜炎清、骨赘和游离体

b. 背侧楔形干骺端截骨(关节表面的旋转保护足底)

8. 小趾囊肿畸形(小趾囊炎):突起超出第五MT头

◎ 小趾囊肿及同侧趾外翻:"八字足"

◎ 手术治疗是根据畸形的解剖位置进行的

a. Ⅰ型(扩展第五MT头):外侧髁突切除术

b. Ⅱ型(第五MT骨干外侧弯曲):远端第五MT V形骨截骨术

c. Ⅲ型(增加第4~5 IMA>8°):第五MT斜形截骨术

◎ 近端骨干骺端连接处供血不足,应避免近端截骨术

XI. 退行性关节病(骨关节炎)

1. 总体情况

◎ 经常在后足和踝关节创伤

◎ 原发性骨关节炎常发生在第一MTP和中足

◎ 踝关节外侧不稳定,PTTI和NM畸形促使DJD

2. 中足(TMT)关节炎

◎ 保守治疗:矫正治疗,带有辅助足底和缓冲后跟的硬底鞋或钢柄改良鞋

◎ 手术治疗:对于平足症,调整关节融合术(内侧柱关节融合术:第一TMT和NC关节的融合)可恢复外侧距骨跖(Meary)角

3. 后足关节炎

◎ 包括距下(ST)、距舟(TN)和跟骰(CC)关节

◎ 保守治疗:矫正治疗—AFO或刚性系带皮革(Arizona型)支架

◎ 手术治疗:单关节融合术导致足内翻/外翻有明显限制(TN>ST>CC)

a. 孤立性TN融合有很高的骨不连发生率

b. 当畸形出现时,手术治疗需要三关节融合术

理想位置:0°~5°外翻,中和外展/内收,跖足

三关节融合术需要跟骨截骨术(纠正内翻/外翻)和跗横截骨术(恢复执行姿势)

◎ ST关节炎

a. 表现:不平坦路面行走时的疼痛

b. 体格检查:在跗骨窦压痛,被动后足内翻/外翻疼痛

c. 距下关节融合术在吸烟者和有踝关节融合术病史的患者中不愈合率较高

d. 之前的跟骨骨折伴有身长缩短:前踝撞击/疼痛,腓下撞击

进行距下关节骨块撑开融合术或距趾移位截骨术和距下关节融合术治疗

4. 胫距关节炎

◎ 可能与刚性平足症相关(Ⅳ期),高弓内翻足畸形或踝关节外侧不稳定现象;也可能与踝关节或更近端的内翻或外翻相关(如,胫骨内翻)

◎ 保守治疗:矫形治疗—单辅助足底矫正的AFO或刚性系带皮革(Arizona型)支架

◎ 手术治疗

a. 关节融合术提供良好的疼痛缓解

胫距关节融合术的最佳位置:后足外翻0°~5°,外旋转5°~10°,中和背屈

增加辅助足底矫正器

导致关节炎发生在同侧中足和后足关节(ST最常见)

正常距下关节融合术失败的患者应进行加压钢板固定术和骨移植术修正

b. 与其他的术前诊断相比,全人工踝关节置换术(TAA)在治疗骨性关节炎最容易预测结果

在进行合并的下胫腓关节融合时,熟练踝关节置换的失败率较低

◆ TAA伴随Agility植入可能由于下胫腓骨折不愈合造成持续疼痛>6个月

TAA的绝对禁忌证

◆ 活动性感染

◆ 神经性(Charcot)关节病

◆ 踝关节下方无运动功能

◆ 距骨缺血性坏死(AVN)

其他的禁忌证包括周围性血管疾病,严重的关节松弛与不可恢复的踝关节韧带,严重的骨质疏松或骨质疏松症

在年轻的严重关节炎患者中,分散性关节置换术的作用有限(支持其使用有限数据)

目前没有软组织植入关节成形的作用

Ⅻ. 类风湿关节炎和炎症性疾病

1. 类风湿性关节炎

◎ 前足比中足或后足更常见

a. 足趾半脱位或背侧脱位,横向外翻,锤趾畸形
由于小趾侧向偏离较少,外翻发展并恶化转移性跖痛症

慢性滑膜炎:关节囊和副韧带不全

b. 类风湿性前足重建:第一跖趾关节融合术,较小MT头切除术与较小MTP关节钉

对于严重的类风湿性前足,首先考虑MTP关节固定和小足趾MT头切除

通过三个良好的纵向背侧切口实现

前足关节置换术最常见的并发症:顽固性跖角化病(IPK)

◎ 中足受累最常发生在TN关节

◎ 孤立的对称性TN关节炎:认为是RA

◎ 当扁平足发展时,中足导致的畸形必须与后足导致的畸形区分开来

a. 重组中足关节融合术治疗中足导致的畸形

b. 三关节融合术治疗后足导致的畸形

◎ 胫骨关节受累最好用踝关节融合术治疗(全踝关节置换术后伤口并发症风险高)

◎ 类风湿性关节炎1型患者:外生骨疣切除术

2. 血清阴性脊柱关节病[类风湿因子(RF)-阴性炎症性关节病]

◎ 表现:足底筋膜炎,跟腱炎或PTTI

◎ 保守治疗:非甾体消炎药物(NSAID),水杨酸盐,或细胞毒类药物(由风湿病学家指导)

◎ 用于小型关节磨损(如,银屑病铅笔帽磨损),顽固性跟腱炎,或足底筋膜炎

3. 痛风(见第1章)

◎ 跖趾关节是最常涉及的(50%~75%的初始攻击)

a. 90%的慢性痛风发作患者将有一次或多次发作涉及跖趾关节

Ⅻ. 神经障碍

1. Morton神经瘤:趾间神经压迫性神经病,最常

见的是在第三和第四MT或第二和第三MT之间（跖骨间隙）

◎ 保守治疗：宽趾鞋，跖骨垫扩展空间，可的松注射(第一次注射可减轻14%,多次注射减轻30%)

◎ 手术治疗

a. 背侧切口，跖间横(IM)韧带切开，以及IM韧带近端2~3cm的神经切除

b. 复发性疼痛最常见的原因是切除不足

◎ 复发性神经瘤：最常见的并发症

a. 由于近端切除不足或神经收缩不足导致神经残端球形肿大（神经残端附着于邻近的骨/软组织，导致牵拉性神经炎）

手术治疗：足底切口(允许更多近距离曝光)，将残肢移植到肌肉组织中

◎ 初始切除成功率：80%~85%；65%~75%用于翻修切除

2. 跗管综合征

◎ 定义：跗管内胫神经纤维压迫性神经病

◎ 表现：后内侧踝关节/足跟疼痛，伴有辐射到跖面皮肤的异常感觉

◎ 解剖

a. 跗管边界：屈肌支持带(表面地)，内侧距骨/跟骨/载距突(深处)，AbH(下方)

b. 跗管内容物：PT,FHL,FDL,胫后动脉，并行静脉，胫神经

c. 当通过足底胫距跟关节融合术的方法使用交锁髓内钉时，足底外侧神经可能受损

◎ 病因：滑膜或腱鞘囊肿，色素沉着绒毛结节性滑膜炎(PVNS),神经鞘膜瘤，脂肪瘤，骨折，静脉曲张，辅助肌，腱鞘炎，扁平足，高弓内翻足矫正，或引起炎症水肿的全身性疾病(糖尿病，类风湿性关节炎，强直性脊柱炎)

◎ 物理检查

a. 常见神经之上Tinel征阳性

b. 感官检查往往不可靠

c. 评估后足对齐

d. 慢性表现：AbHor萎缩(MPH)或小趾固有展肌(ADQ;LPN)

◎ 影像学/诊断试验

a. 电学测试用于测定神经受压程度

感觉神经传导研究(NCS)比运动神经支配更

为常见

肌电图(EMG)较少

b. MRI有助于识别占位性病变

◎ 治疗

a. 通常用保守治疗

b. 手术适应证

跗管占位性病变

3~6个月的保守治疗失败

c. 手术治疗：开放式跗管松解术（避免内镜）

趾深、浅筋膜松解术

3. 跗管综合征

◎ 病因：腓深神经卡压综合征是伸肌下支持带在骨–纤维管被鞋子紧紧卡压，前胫距部、距舟，或者TMT骨疣、腱鞘囊肿、肌腱炎，或EHB压迫

◎ 治疗

a. 保守治疗：更换磨脚的鞋或者定制特殊的鞋

b. 外科手术治疗：如果保守治疗无效，将伸肌支持带切开，骨疣切除

4. 上运动神经元疾病的后遗症

◎ 最常见的原因：脑血管意外(CVA),创伤性脑损伤，脊髓损伤

◎ 麻痹，痉挛，肌肉失衡，挛缩和半脱位

◎ 最常见的畸形：马蹄内翻足

a. 马蹄足的发生是由于腓肠肌–比目鱼肌过度活动

用跟腱延术治疗

马蹄足肌腱固定术可松解屈肌因而十分必要

b. 由TA(和FHL、FDL和PT)的过度活动导致

用胫前肌腱切开移位术(SPLATT)外侧楔骨或骰骨或总TA转移到外侧楔骨

◎ 手术治疗应在发病后至少6个月之后，有利于最大限度的恢复

◎ 保守治疗：PT,拉伸，限制关节活动范围，夹板，石膏矫形、肌肉松弛剂、苯酚块(便宜)和肉毒杆菌注射(更贵)

5. 周围神经损伤和肌腱转移

◎ 保守治疗：最初可以使用AFOS,但想要活动更自由则需要手术

◎ 肌腱转移原则

a. 畸形必须是灵活的(永久的畸形需要关节融

合术)

b. 必须有4级或5级强度力量转移(转移时失去1级)

c. 重定向变形力以产生恢复力

◎ 腓总神经麻痹导致活动性DF和内翻、外翻马蹄足

a. 治疗:PTT通过骨间膜转移到中足背侧并且跟腱延长;考虑LCO

◎ 骨筋膜室综合征可导致前后隔室的损伤

a. 畸形:高弓足畸形(PL)和马蹄足(阿基里斯)

b. 治疗:类似于腓神经麻痹

XIV. 痛跟症

1. 足跟痛

◎ 足底筋膜炎

a. 表现:晨起和久坐后第一步疼痛

b. 足底筋膜是站立时前足和后足之间的力传递的主要部位(起锚机制)

c. 体格检查
　足底筋膜起源于跟骨足底内侧结节的压痛
　与腓肠肌挛缩相关
　踝关节背屈减少是足底筋膜炎发展的最重要的单独危险因素

d. 保守治疗(90%以上的患者有效)
　拉伸计划:足底筋膜特异性拉伸(更有效)和跟腱拉伸
　夜间夹板,物理治疗,抗炎药
　皮质类固醇注射因为增加了足底筋膜破裂的风险而不受欢迎

e. 外科治疗(对于难治病例)
　有限(内侧半)足底筋膜释放
　◆ 完全释放可能危及纵向弓的完整性,并使侧柱过载
　其他选择包括腓肠肌退缩术和体外冲击波治疗(ESWT)

◎ 外侧足底(LP)(Baxter)神经的第一个分支的挤压

a. 表现为内侧足跟疼痛,很难与足底筋膜炎疼痛区分
　疼痛源自展肌内侧

b. 神经压迫导致疼痛,并放射至足外侧(Tinel征阳性)

c. 影像学/检查诊断
　MRI可显示ADQ脂肪浸润(晚期发现)
　肌电图/NCS:在ADQ内增加的运动延迟

d. 保守治疗:运动活性、冰、非甾体消炎药物

e. 手术治疗:如果保守治疗无效,就切开松解展肌深筋膜

◎ 跟骨应力性骨折

a. 在最近的活动水平增加之后(如,新兵)

b. 如果活动增多导致足跟挤压疼痛,应考虑应力性骨折

c. MRI(具有更高的特异性)更倾向于骨扫描,因为它也可以评估周围软组织的其他疼痛原因

d. 保守管理:休息,控制体重

◎ 跟垫综合征

a. 表现:足底足跟中心部疼痛和压痛,伴足跟垫萎缩

b. 保守治疗:软鞋垫或填充软垫

c. 外科治疗:应该避免;手术无法恢复脂肪垫的结构;在这个位置的伤口并发症将会是毁灭性的

2. 后足跟痛

◎ 跟骨后滑囊炎/Haglund畸形/止点性跟腱炎

a. 跟腱囊位于跟腱的前表面和后跟骨结节之间

b. Haglund畸形:跟骨结节向后上方增生突出(可见于足侧位片)

c. 跟骨后滑囊炎,单独发生或由于出现了Haglund畸形

d. 跟骨后滑囊炎通常与止点性跟腱炎同时发生

e. 止点性跟腱炎
　后跟骨肌腱止点压痛
　足侧位片:骨疣或肌腱钙化
　MRI可用于评估肌腱退变程度
　保守治疗:调整鞋子,非甾体消炎药物,冰
　◆ 后跟提升,拉伸,PT(偏心训练)

f. 应该避免使用皮质激素注射 (可能导致跟腱断裂)

g. 手术治疗跟骨后滑囊炎
　黏液囊清创术
　Haglund畸形:Haglund的畸形切除术(跟骨外生骨疣切除术)

止点性跟腱炎：切除变性的肌腱,包括钙化的

◆ 如果肌腱断裂(超过50%)需要充分清创,止点重建

◆ 如果切除超过50%的跟腱,那么需要FHL肌腱的移植术

▲ 只有对FHL转移的客观发现才能减少：趾压力

◎ 陈旧性跟腱断裂

a. 保守治疗：踝足矫形器；外科治疗：FHL转移

XV. 肌腱病变

注：成人获得性平足症见前文及PT肌腱问题,跟腱的问题见第8章

1. 腓骨肌腱

◎ PL(在腓骨沟的后外侧)更常见的是半脱位/脱位

◎ PB(在腓骨沟中)撕裂更常见

◎ 腓骨肌病与高弓足畸形有关

a. 腓骨后钢板增加腓总神经病理学风险

◎ 腓骨半脱位/脱位的病理生理学：一种倒脚的快速背屈,腓骨肌腱的迅速收缩导致腓骨肌的破坏

◎ 远端骨折或PL急性损伤后发生

◎ 影像学

a. X线：显示远端的短缩或骨折块

b. 超声：评价半脱位/脱位的一种动态工具

c. MRI：通常显示假阳性的纵撕裂

◎ 保守治疗：休息,非甾体消炎药,支架,物理治疗

◎ 手术治疗

a. 腱鞘切除术；<50%肌腱变性行清创修复术

b. 如果沟槽浅,说明腓骨沟较深

c. 在完全破裂或严重的退化性腱(>50%),(在修复不可能的情况下)切除和固定肌腱

d. 如果后足内翻是部分原因,外侧闭合楔形截骨术矫正跟骨是必须的

e. 无论腓骨半脱位或脱位,必须修复腓骨上支持带(如果需要稳定,±加深腓骨沟)

f. 如果>50%的PL和PB的退化使它们都无法重建,那么可以将FHL转移到第五MT

2. 胫骨前肌腱

◎ 完全的破裂(罕见的,老年人)可以在急性的时候进行修复,但是需要在慢性的时候进行重建移植

a. 急性修复可以改善患者的预后,但减少倒逆和多屈肌力仍然是一个问题

3. FHL狭窄性腱鞘炎

◎ 常见于舞者

◎ FHL狭窄的发生沿着距骨后内侧、后外侧结节

◎ 体格检查：在后内侧踝关节压痛,趾的IP节点触发,痛苦的摩擦音与趾跖屈抵抗

◎ 影像：包围在踝部FHL周围

◎ 保守治疗：限制活动

◎ 手术治疗：FHL腱膜切除术和充分松解

XVI. 跟骨骨折

1. 关节外骨折

◎ 结节撕脱骨折(图10.53)

a. 如果有明显移位,有皮肤坏死的可能；如果皮肤有危险,则需要紧急手术复位

◎ 喙部骨折：骨科急症；需要立即复位固定经皮空心拉力螺钉技术治疗

◎ 前突骨折

a. 机制：由强制的逆转/PF引起的崩裂

b. 保守治疗：最常见

如果>25%位移则行CC关节切开复位内固定

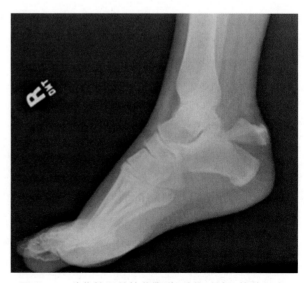

图10.53 移位性跟骨结节撕脱(舌状)骨折：外科急诊。

（ORIF）

◎ 载距突骨折

a. 很少单独出现在没有后侧参与的情况下

b. 移位性骨折应通过通过内侧入路进行治疗

c. 可能会导致FHL狭窄和脚趾弯曲疼痛

2. 关节内骨折

◎ 75%涉及后关节面,大部分都有一定程度的位移

◎ 侧壁"爆裂":腓骨下撞击/腓骨异常

◎ 鞋跟垫压力可引起高强度的轴向载荷损伤

◎ 跟骨变短、变宽、变平,形成足内翻

◎ 17%是开放性损伤:更常见的是在中间发生的伤口

◎ 必须对伴随的脊柱骨折进行评估

◎ 影像

a. 除了标准的放射学观点外,还可以获得以下

内容:Harris(轴向)图像,更广泛成像,CT扫描

b. Bohler的角度(正常为20°~40°)在凹陷骨折中减少

c. Gissane的角度(正常为130°~145°)在凹陷骨折中增加

◎ Sanders分类(基于冠状面斜位扫描后侧面的骨折模式)(图10.54)

a. Ⅰ型(无移位):治疗方法为早期运动,NWB×6周

b. Ⅱ型和Ⅲ型:两部分和三部分骨折

治疗:切开复位后关节面移位>2~3mm,提示Bohler角度变平,内翻畸形

c. Ⅳ型:高度粉碎,4个或更多的碎片

治疗:原发性距下关节融合手术

◎ 预后

a. 较高骨折类型的预后更差

Ⅰ型–无移位
Ⅱ型–二部分后突骨折
Ⅲ型–三部分后突骨折
Ⅳ型–四部分后突骨折

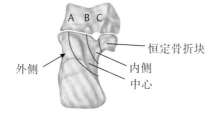

恒定骨折块
外侧
内侧
中心

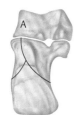

ⅡA型

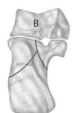

ⅡB型

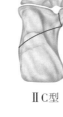

ⅡC型

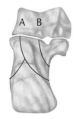

ⅢAB型

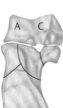

ⅢAC型

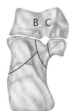

ⅢBC型

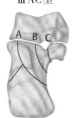

Ⅳ型

图10.54　Sanders分类,基于冠状面计算机断层扫描(CT)的后突图像。

　　b. 对于关节内严重移位、Bohler角变平、年轻患者、女性、未参与工伤赔偿的患者,手术治疗优于保守治疗

　　c. ST骨块撑开植骨块融合的适应证:跟骨高度显著降低损失,距跟角,距骨倾斜损耗,踝前疼痛,减少DF从胫距撞击

　　◎ 并发症

　　a. 创伤性距下关节炎是常见的,需要行关节融合术(超过跗骨窦,疼痛减少内翻/外翻)

　　　置换的跟骨关节内骨折的非手术治疗,16%须行距下关节融合术

　　　涉及重度劳动的男性工人赔偿患者初始Bohler角<0°最有可能进行距下关节融合术

　　b. 采用外侧延长治疗,创面愈合率为25%

　　c. 提供跟骨外侧动脉(来自腓动脉)皮瓣伸展的跟骨骨折

　　d. 开放性损伤、吸烟者和糖尿病患者的伤口并发症增加

　　e. 当螺钉由外侧向内侧放置在载距突水平(片段常数)时,FHL处于危险中

　　f. 手术切口后腓肠神经瘤
　　　神经瘤切除及神经埋藏治疗

　　g. 跟骨骨折畸形愈合导致侧壁的冲击,前踝撞击和穿鞋困难
　　　治疗:撑开截骨侧壁外生骨疣切除术

XVII. 距骨骨折

1. 第二位最常见的跗骨损伤
2. 主要由PT、DP和腓动脉穿支供血
◎ 主要供血:跗骨管动脉
3. 分类
◎ 距骨颈骨折(Hawkins)(图10.55)
a. Ⅰ型:无移位
b. Ⅱ型:移位骨折伴ST脱位
　PT动脉(内侧距骨体提供一半)的三角肌支只剩下血液供血(必须保留三角韧带)
c. Ⅲ型:移位骨折伴ST和胫骨肌腱(TT)脱位
d. Ⅳ型:移位骨折伴ST、TT和TN脱位
◎ 距骨体骨折
a. 侧向过程起着分界线的作用

　　这之后的骨折被认为是体部骨折
　　b. 常需要适当内踝截骨以取得充分暴露
　　4. 诊断
　　◎ 应在内斜位评估距骨颈
　　◎ CT扫描有助于术前计划
　　5. 治疗:伴有任何移位的距骨颈/体骨折均可手术治疗
　　◎ 及时复位是必要的,以避免皮肤损伤或神经血管损伤
　　a. 采取距屈和足跟推拿缓解
　　◎ 颈内侧粉碎是常见的,如果不稳定,会导致内翻畸形
　　◎ 推荐双前内侧和外侧暴露切口
　　6. 并发症
　　◎ 创伤后关节炎(距下>胫距):最常见的并发症
　　◎ 内翻畸形:高弓足畸形限制后足外翻引起足的外侧缘疼痛
　　a. 用内侧开放式楔形截骨术治疗
　　◎ 背侧畸形:踝部的症状影响限制的DF
　　◎ 缺血性坏死(第二位最常见的并发症)
　　a. 随着损伤程度的增加(Ⅳ型的损伤接近100%)
　　b. Hawkins征:距骨穹隆软骨下的线性关系表明了再血管化;不太可能发展为AVN;踝关节视图显示最佳
　　◎ 骨不连的发生率约10%

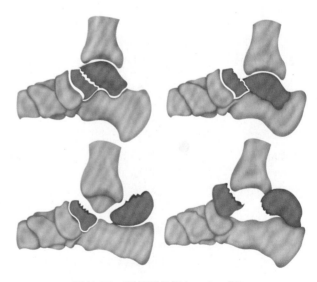

图10.55　距骨颈骨折(Hawkins征)。

7. 距骨外侧突骨折(滑雪板)

◎ 踝关节扭伤后持续疼痛应予以考虑

◎ 影像学

a. 在AP踝关节X线片显示最佳

b. 评估粉碎可行CT(可选的影像研究)

◎ 治疗:移位的骨折应行切开复位内固定(如果固定的螺钉合适)并切除小的或高度粉碎的骨块

a. 对1cm的外侧突骨折切除术,导致外侧距跟骨韧带变形

8. 距骨周围脱位

◎ 内侧脱位(更常见)

a. 减少障碍:EDB,伸肌支持带,腓侧,TN关节囊

◎ 侧方脱位

a. 闭合复位障碍:PT,FDL和FHL肌腱

b. 这种损伤模式下的最常见的跗骨骨折有很大的分歧

◎ 影像学:CT对于发现小关节内碎片的存在十分必要

◎ 治疗

a. (如果稳定)固定6~12周;(如果不稳定)临时固定

b. 关节内碎骨块应通过手术清除

◎ 并发症:最常见的是距下关节炎

XVIII. 舟骨、中足损伤

1. 舟骨骨折

◎ 血液供应:PT动脉(足底内侧支)供应足底表面;两者形成一个神经丛,提供结节

a. 骨的中央部分血管相对较少,它增加了应力性骨折和骨不连的风险

◎ 分类

a. 撕脱骨折:由于背侧TN韧带,保守治疗

b. 结节骨折

治疗:5mm以上移位的骨折需要手术固定

◆ 切除小的骨块或有明显骨不连

c. 机体骨折

分类

◆ Ⅰ型:横断冠状面骨折,背侧碎片小于机体的50%

◆ Ⅱ型:背外侧骨折,中间部分和前足的中间部分

◆ Ⅲ型:中央或外侧部粉碎

治疗:ORIF是最小的移位骨折

◆ 高度粉碎时行关节融合术

d. 应力性骨折

表现:跑步和跳跃运动员的中足疼痛

通常发生在中心1/3的舟骨

影像学

◆ 当X线片阴性时,MRI和骨扫描有帮助

◆ CT扫描是诊断的金标准:定义了完全与不完全的移位和无移位

治疗

◆ 无移位骨折:NWB持续6~8周

▲ 在NWB 6~8周失败后进行经皮螺钉固定

◆ 移位骨折或骨不连:螺钉横向从外侧到足底内侧放置

两个最常见的并发症:关节炎和AVN

◆ AVN治疗:距舟楔骨融合植骨

2. TMT骨折-脱位(Lisfranc损伤)

◆ 解剖

a. 骨的稳定性:第二MT基底适合"拱心石"和冠状面(宽背,底窄)的楔形的梯形;创建一个"罗马弓"模型

b. 第一和第二MT之间不存在直接的韧带附着

c. Lisfranc韧带连接第二MT基底和内侧楔骨

骨间韧带是最坚硬和最强的

足底韧带插入第二和第三MT基底

Lisfranc关节发生横向失稳,骨间韧带和足底韧带都有损伤

d. 诊断

作用机制

◆ 间接:跖屈足轴向负荷

◆ 直接:MVA,挤压伤(骨筋膜室综合征)

e. 表现:明显肿胀,不能承受重量,足底瘀斑

f. 影像学

如果可能的话,应获得损伤和对侧的承重视图

外展应力视图是另一种选择

"Fleck征";第二MT基底撕脱诊断

g. 治疗

解剖复位最能预测良好的临床结果

◆ ORIF有必要(经皮固定不充分)

内侧和中间柱用螺钉固定;外侧柱暂时用Kirschner针(克氏针)固定(在第6周取出,以维持活动性)

外侧柱的融合永远不是正确的方法;在不平整的底面上需要外侧柱活动

ORIF与关节融合术仍存在争议

内侧和中间柱主要的TMT融合表明单纯韧带损伤,严重的关节内粉碎,或慢性损伤,创伤后关节炎

中足的重组融合是慢性损伤或切开复位内固定失败的补救方式

3. 楔状骨折(与Lisfranc损伤一起发生)

◎ 内侧楔骨最常见

◎ 治疗:移位/不稳定时需要ORIF

4. 骰骨骨折(很少单独发生)

◎ "胡桃夹"骨折可以在Lisfranc损伤发生(外展力)

◎ 治疗

a. 当粉碎或移位破坏了侧柱的长度和排列时,ORIF 是必要的

◎ 骰骨综合征:运动员(芭蕾舞演员)疼痛性半脱位

a. 当足从PF/内翻反转到DF/外翻时,可有明显的"咔哒声"

XIX. 前足损伤

1. 概述

◎ 一个孤立的MT干断裂骨折是不常见的

◎ 孤立的骨折是稳定的(在基底和颈部的跖骨间韧带)

◎ 当有多处骨折时,必须排除Lisfranc损伤

◎ 第一MT承受了体重的1/3;移位的骨折需要手术

◎ 对MT骨折的手术固定术适用于

a. >10°矢状面畸形

b. 3个中心轴的移位性骨折(内在不稳定)

◎ MT基底部骨折:快速愈合,高度怀疑为Lisfranc损伤

2. MT的应力性骨折

◎ 高弓足畸形导致第五MT应力性骨折

a. 治疗必须解决足部畸形

◎ 第二MT应力性骨折是最常见的,见于闭经的舞蹈者

◎ 大多数患者以穿靴子或硬鞋作为负重(WBAT)治疗

3. 第五MT骨折

◎ 第1区:第五跖骨(MT)近端粗隆足底筋膜外侧带的翻转机制及牵拉足底筋膜和 (或) 腓骨短肌(图10.56)

a. 治疗:保护鞋或鞋靴承受的重量

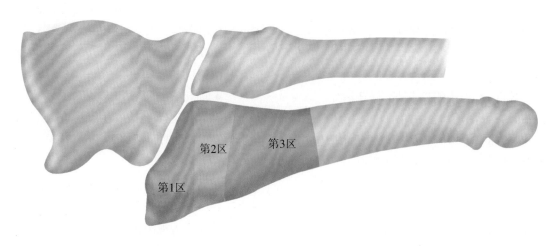

图10.56　第五跖骨近端(MT)粗隆撕脱继发于翻转机制、牵拉足底筋膜或腓骨短肌。

● 第2区(琼斯骨折):涉及第四至第五跖骨关节处的骨端–骨干交叉点

a. 治疗

NWB的固定时间为6~8周

IM螺钉固定:保守治疗失败的专业运动员

在未愈合之前重返运动导致失败率增加

● 第3区:近端透明骨折(应力性骨折)

a. 最大风险是愈合慢和骨不连

b. 非手术治疗再骨折发生率33%

c. 外科手术治疗:手术治疗,选择的是髓内螺钉固定(通常是要求高功能的患者)

4. 跖趾关节损伤

● MTP关节脱位:通常由于背部过伸引起在MT颈止点钢板断裂

● 治疗:应首先尝试经皮穿针闭合复位,如果关节复位后不稳定,必须开放复位

5. 指骨骨折

● 注意到有远端骨折(开放性骨折)的甲床损伤

● 通常是非手术性的,关节内骨折的手术

6. 刺伤

● 最常见的感染生物是葡萄球菌和链球菌

● 最具特征性的是假单胞菌

a. 观察是否穿透鞋/运动鞋

b. 骨髓炎的最常见原因

c. 局部清创及抗生素治疗

● 慢性持续性疼痛需要外科手术（留存的异物）

XX. 足筋膜室综合征

1. 解剖(图10.57)

● 内侧室:外展肌,屈肌

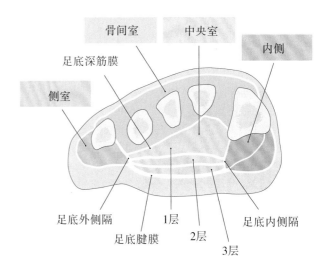

图10.57 足各部分的位置。右足远端视图。不同的肌层由颜色阴影来表示。(来源:Schuenke M,Schulte E.General Anatomy and the Musculoskeletal System:Thieme Atlas of Anatomy. New York:Thieme;2005. Illustration by Karl Wesker.)

● 中央室:FDB,腔室,QP,AdH

● 侧室:屈肌,外展肌和第五趾对向肌

● 骨间室:7块骨间肌

2. 治疗

● 通过3个切口进行筋膜切开:一个在第二MT上,一个在第四MT上,在第一MT的下缘有一个内侧的切口

3. 并发症

● 爪形趾可能发生在未被诊断和未治疗的间隔症候群中,包括足的深部

第11章

截肢和康复

Todd Borenstein, Gregory R. Waryasz, Roman Hayda

Ⅰ.步态和截肢

1. 步态(图11.1)

◎ 行走

a. 定义

周期:脚跟初始触地到下一次初始触地(同侧足)

节奏:每分钟步数

单腿支撑:步态相中体重被单腿支撑

双腿支撑:双腿触地(不出现在跑步中)

步:从一只脚初始触地到对侧脚初始触地

步幅:初始触地到下一次同侧足初始触地的距离

◆ 一步幅=两步(图11.1)

◆ 跑

▲ 自由悬浮相:没有一条腿接触到地面(不出现在行走中)

◆ 步态相

▲ 站立相:步态周期的60%

初始触地,负载响应,中站,终站,摆动

初始触地:足跟触地,髋屈曲,膝伸直,踝背屈

负载响应:足触地,膝轻度屈曲,踝跖屈以吸收背屈肌偏心收缩的能量,股四头肌收缩以稳定膝来接受肢体所承受的体重(对侧腿离开地面)

中站:单腿支撑,髋伸直,股四头肌向心收缩来拉直腿并使身体向前,当重量向前传递到腿时腓肠肌开始收缩,同时踝开始跖屈

终站:脚跟离地(对侧脚跟触地),脚趾背屈,脚趾屈肌活跃

摆动前:第二次双腿触地,体重转到另外一侧(对侧处于负载响应),屈髋肌收缩以使肢体向前,膝屈曲和踝跖屈

刚好在终站期的脚跟离地前,胫骨后肌腱收缩以反转后足,锁定跗横关节

终站期的后足反转锁定跗横关节使足变得强硬并增加跟腱杠杆臂。这个反转优化了脚跟的上升/推离。胫骨后肌腱功能不全阻止了这种情况发生

起锚机制:足跟离地后,跖趾关节伸直,足底筋膜紧张,足纵弓加深以帮助进一步锁定跗横关节,使之变成一个坚硬的平板

▲ 摆动相:步态周期的40%

起摆(脚趾离地),下肢加速到中摆,下肢减速到终摆

起摆:髋屈曲,膝屈曲,踝背伸(单腿支撑)

中摆:膝伸直,髋踝继续屈曲

终摆:脚筋使腿减速,髋踝屈曲到足跟触地

▲ 正常步态的先决条件

站立相稳定

摆动相离地间隙

初始触地前足的位置

能量效率保持步长和步速

◆ 步态动力学

▲ 能量效率步态减轻了重心的偏移

▲ 重心(图11.2)

位于T10前,髋关节前平均33cm

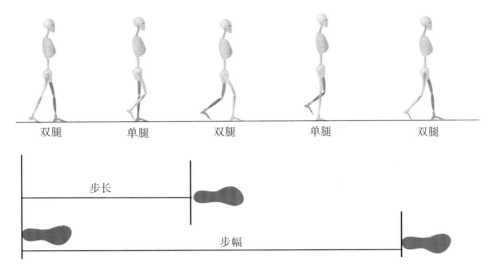

双腿　　　单腿　　　双腿　　　单腿　　　双腿

步长

步幅

图11.1　步态周期。

垂直位移:5cm;遵循正弦曲线

侧方位移,转换体重到肢体:6cm;同样遵循正弦曲线

▲ 重力线(图11.2)

通过S2前

参考力臂到关节的重心来计算关节力量:重力线通过髋关节前和膝关节后,体重使这些关节过伸,髂股韧带和膝关节韧带装置可以抵抗过伸

◆ 步态决定因素:有助于最小化体重。重心偏移的6个因素

▲ 骨盆旋转:围绕垂直轴水平发生

减少质量中心偏差

减少对地面接触的影响

▲ 骨盆倾斜:非承重侧下沉5°以减少过度偏移

▲ 站立时膝屈曲:站立负重时肢体屈曲15°

减弱着地时的冲击

降低重心减少能量消耗

▲ 足和踝的运动:踝跖屈衰减重力冲击

中站期增加稳定性

增加推离效率

▲ 膝关节运动:中站后当踝跖屈时膝伸直以保持肢体长度

对侧足跟触地时减少骨盆下沉

▲ 骨盆侧方移位:重力中心在站立肢体上的位移

增加站立相稳定性

◆ 肌肉活动

▲ 步态循环中共同激动和拮抗

▲ 激动肌活动时拮抗肌离心收缩导致减速,在反向力的主动阻力期延长肌肉

偏心收缩与在肌腱单元上的最高拉伸力相关,并且与主腱的撕裂相关

跟腱、髌腱和股四头肌建撕裂多与肌肉的离心收缩相关,比如发生在跳跃或者阻止跌落的减速中

▲ 向心收缩缩短肌肉通过空间移动关节

▲ 在摆动相肢体通过屈髋肌的向心收缩产生向前的力量,在终摆期通过伸髋肌的偏心收缩减速

▲ 在站立时踝关节产生的肌肉收缩力（图11.3)

在开始触地时背伸肌(胫骨前肌)离心收缩减缓踝跖屈,防止足拍打地面;在开始触地时胫骨前肌的离心收缩活动最强

在站立时跖屈肌收缩减缓踝背伸

脚跟跖屈肌向心收缩,在站立相末期消失

◆ 病理步态(表11.1)

▲ 肌力减弱了通过空间使关节正常移动的能力

▲ 运动减弱分级(表11.2)

基于特定的肌肉无力和个体获得替代

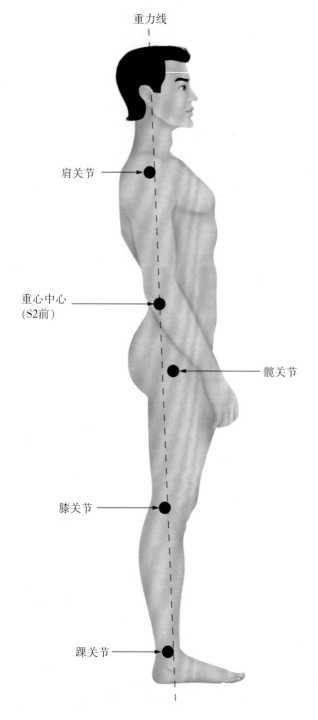

重力线

肩关节

重心中心
（S2前）

髋关节

膝关节

踝关节

图11.2　相对于膝和髋关节的重心。

模式的能力来发展步行模式

　　　　示例为外展倾斜步态（Trendelenburg步态）（外展肌无力）：臀上神经（L4，L5）或肌肉损伤；对侧骨盆下沉，因此躯干病侧倾斜以保持平衡（图11.4）

　　▲ 神经损伤使肌肉无力影响步态，丧失平衡，减少激动和拮抗肌的协作，伴有或者不伴有关节挛缩

　　　　步进步态：足下降。马蹄内翻足和反膝；导致丧失胫骨前肌和腓骨肌（腓神经）

　　　　膝过伸：在站立相踝跖屈肌或伸膝肌痉挛；也可能是由于股四头肌无力所致，以防止承重的膝盖纵屈

　　　　剪刀髋：髋外展肌过度活动

　　　　膝屈曲挛缩：腘绳肌痉挛

　　　　平足步态：胫后神经损伤或者肌肉撕裂导致的腓肠肌无力

　　　　卒中：马蹄内翻，腓肠肌/比目鱼肌痉挛，伴或不伴胫前肌及胫后肌痉挛；胫骨前肌转位和腓肠肌减弱来矫正

　　▲ 防痛步态：在痛侧肢体减少站立相；对侧摆动相加快

　　▲ 偏瘫：站立期延长和双腿支撑

　　　　由过度跖屈、无力和平衡失调导致的步态损害：与马蹄足、膝屈曲受限、髋屈曲增加相关

　　▲ 腿长不等长

　　　　增加较长腿的机械负荷

　　　　增加较长腿的站立时间和步长

　　　　总的行走速度减慢

　　　　增加较长腿的地面反作用力

　　▲ 拐杖和手杖改善不稳定和疼痛

　　　　拐杖增加稳定性：作为着地负重支撑，患者必须使用双腋窝拐杖

　　　　对侧手使用手杖可以将重心转移到受损侧：通过减少重心和股骨头之间的力矩，减少关节的反作用力

　　▲ 关节炎：传递到膝关节的力是体重的4~7倍

　　　　70%通过关节内侧室

　　▲ 水中行走：由于浮力的作用减少关节接触力

　　2. 截肢

　　◉ 治疗外周血管疾病、创伤、肿瘤、感染或者先天异常

　　◉ 截肢步态的代谢成本

　　a. 近端水平的截肢增加行走的代谢成本

　　　　与残端长度和保留关节数目呈反比

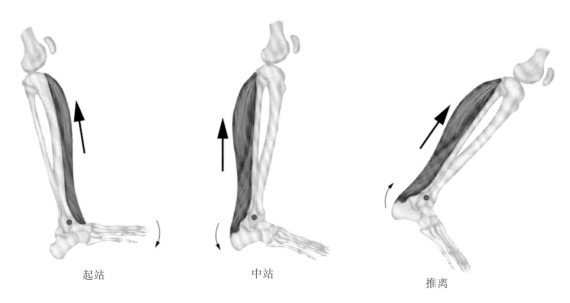

起站　　　　　　　中站　　　　　　　推离

图11.3　步态中腿部肌肉的活动。大箭头表示肌肉收缩的方向。小箭头表示关节活动方向。当两个箭头方向不一致时表示是离心收缩。圆点表示运动轴心。在起站时,胫骨前肌离心收缩以控制足与地面的接触。在中站期,跖屈肌离心收缩使踝背屈,在推离期跖屈肌向心收缩。

b. 与正常肢体对比的能量消耗(表11.3)

经股骨截肢,增加65%

血管性疾病经股骨截肢,增加100%

双侧经胫骨截肢,增加40%

短胫骨,增加25%

长胫骨,增加10%

注意:单侧经股骨截肢的能量消耗高于经胫骨双侧截肢

◉ 负荷转换

a. 软组织套在残端骨和假肢接受腔之间形成界面

理想的界面由包裹骨头的肌肉和可承受压力的完整的皮肤组成

可活动的没有粘连的软组织套减少剪切力

b. 重力转换可直接或间接发生

直接负荷转换:发生于膝或者踝关节离断后

◆ 负荷通过终端重量–承重表面直接转换

◆ 假肢装置的紧密接触只能用来悬吊

间接负荷转换:发生于经长骨截肢比如经股骨或经胫骨

◆ 通过全接触的方式负荷间接转换

◆ 假肢必须与残端完全匹配,紧密接触

◉ 血管不良患者的截肢

a. 糖尿病患者和外周血管病患者

需要特别考虑伤口愈合和软组织

◆ 外周神经病是最重要的危险因素

◆ 全接触假体能够减少伤口的压力和剪切力

◆ 可以实施肌成形术代替肌固定术

▲ 避免进一步损害对肌肉的血供

▲ 肌成形术:直接肌肉缝合覆盖骨残端

▲ 肌固定术:将肌肉或肌腱缝合在骨残端

表11.1　肌力减弱导致的步态改变

异常步态	肌力减弱
外倾(Trendelenburg)	臀中肌
髋过伸/倾斜	臀大肌
膝反曲步态	股四头肌
平足	腓肠肌/比目鱼肌
步进步态/足下垂	胫前肌

表11.2　肌力减弱分级

等级	形状描述
0/5	无收缩
1/5	肌肉颤动,无关节运动
2/5	消除重力的活动
3/5	抵抗重力的活动
4/5	抵抗阻力的活动
5/5	抵抗完全阻力/正常肌力

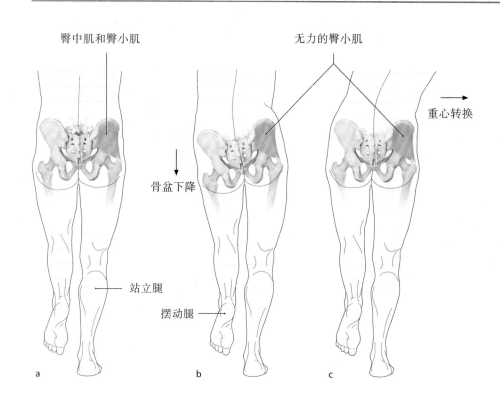

图 11.4　Trendelenburg 步态和站立。(a)臀肌的正常功能(外展)保持髋关节平衡。(b, c)臀肌无力无法控制髂骨翼和大转子的正常关系导致(b)对侧骨盆下降或者(c)通过转换重心到受损髋上方来代偿。(来源:Schuenke M, Schulte E.General Anatomy and the Musculoskeletal System;Thieme Atlas of Anatomy. New York;Thieme;2005. Illustration by Karl Wesker.)

（图中标注）臀中肌和臀小肌　无力的臀小肌　重心转换　骨盆下降　站立腿　摆动腿　a　b　c

▲ 不愈合的伤口和感染常常需要截肢

Ⅱ. 伤口愈合的考虑

1. 血供
◎ 经皮氧分压>40mmHg(金标准)
a. 评估氧化作用和血供
b. 对伤口成功愈合最有效的预测因素
c. >40mmHg可以使伤口愈合良好,<20mmHg伤口愈合不良
d. 理想状态>45mmHg
◎ 血红蛋白>10g/dL
◎ 血压>70mmHg

表11.3　截肢后的能量消耗

截肢平面	相对于基线的能量增加(%)	速度(米/分)
胫骨中下	10	70
胫骨标准截肢	25	60
胫骨上端	40	50
双侧胫骨	41	50
股骨截肢	65	40
轮椅	0~8	70

a. 促进伤口愈合的最低灌注压
◎ 足压>40mmHg
◎ 缺血指数>0.5
a. 测量平面的血压与臂的收缩压的比率
b. 由于血管钙化可以使指数错误地增加到>1
2. 营养和免疫水平
◎ 血清蛋白>3.0g/dL
a. <3.0g/dL提示患者营养不良
◎ 总淋巴细胞>1500/mm³
a. 总淋巴细胞<1500/mm³提示免疫缺陷
◎ 营养不良和免疫缺陷的患者伤口不愈合率高
◎ 应该延迟截肢,通过营养支持改善患者的营养指标
◎ 小儿截肢
a. 常由于先天性肢体缺陷、创伤或者肿瘤引起
b. 先天性截肢常常由形成失败引起
　上肢先天性肢体缺陷很少适应于截肢,即使最基本的附属结构也是有用的
　在下肢,不稳定节段的截肢应该允许直接负荷转换来增加行走功能
◆ 腓骨缺失:Syme截肢
◆ 胫骨缺如:膝关节离断

c. 过度生长是经骨小儿截肢的常见并发症,常见于肱骨

也见于腓骨、胫骨、股骨的生长板截肢

解决这个问题的最好方法是修订手术方案,切除足够多的骨

骨软骨阻滞有不可预知的后果

关节离断是唯一可靠的预防过度生长和后续修复手术的方法

◆ 保留生长板可以保留残肢的最大长度

d. 假肢装配

上肢:4~6个月后(固定),2~3年后装活动假肢

下肢:8~12个月后

◎ 创伤患者的截肢

a. 对严重损伤的肢体有分级评分标准来指导决定一个肢体是否能保留

LEAP(下肢评估项目):决定截肢时,严重的软组织损伤是最重要的因素

MESS(破碎肢体严重程度评分):考虑年龄、休克、肢体缺血和骨性软组织受伤的能量

◆ 作为指南很有帮助,但不是很灵敏

b. 总是需要考虑到患者的因素

生理、心理、社会、经济情况(自我效能);药物滥用历史

在"灰色区域"的情景可能影响决定

c. 紧急截肢的适应证

ⅢB或ⅢC的胫骨损伤伴有无法控制的出血

◆ 典型的由多平面动静脉损伤所致

◆ 生命对比肢体:患者有极端或生命危险

挤压伤伴热缺血时间>6h

不充分的创伤截肢伴有明显损伤的远端节段

d. "灰色区域"适应证因为延长重建时间有发生并发症和功能不佳的高风险

明显的节段性骨或者肌肉的缺失

开放性胫骨损伤伴开放性足损伤

明显的神经损伤

◆ 检查时缺乏足底感觉不是判断明显神经损伤的可靠指标,也可能是神经麻痹

▲ 需要探查胫神经

e. 截肢平面

在最远的、有活力的平面截肢,开放创口

◆ 当患者病情稳定及软组织条件良好时关闭创口

从爆炸伤的区域截肢以防异位骨化的发生

◆ 创伤患者的保肢

▲ 当决定保肢的患者因素不确定时,使用"灰色区域"场景

▲ 在严重的肢体损伤中,保肢与截肢在第2年和第7年SIP量表以及重返工作的影响中无明显差别

保肢其负重表面与相关的功能性肌肉不敏感,并且肢体的损伤不大可能提供持久的负重面

▲ 截肢与保肢相比,生活成本变高

西方国家:花费与假肢有关

▲ 并发症发生率

严重的开放性胫骨骨折保肢治疗并发症发生率高,包括住院治疗、感染、多次手术

◎ 骨骼肌肿瘤

a. 手术目的是切除肿瘤及累及的边界

b. 保肢与截肢

如果保肢手术能够彻底清除肿瘤和累及边界,则仍要评估患肢术后的预期功能

关于保肢与截肢的疗效仍存在争议

保肢患者更习惯于坐位

截肢患者更倾向于活动

◎ 技术因素

a. 皮瓣应为全层皮瓣

b. 骨膜剥离有利于防止新生骨过度形成

c. 缝合伤口不应有张力

d. 肌肉应该在静止的张力下固定在骨骼上(肌肉固定术),而不是固定在拮抗肌上(肌成形术)

尤其是在股内收肌切断术中

e. 残肢的稳定性可防止萎缩并在骨骼上提供一个稳定的软组织膜

f. 横断的神经可形成神经瘤

横断的神经末端应避免受压

g. 术后加压包扎有助于减少肿胀与疼痛

h. 可在第5~21天早期装配假肢

◎ 并发症

a. 疼痛

大多数成年人有幻肢感觉

幻肢触觉疼痛

残肢局部疼痛

◆ 可用α-阻滞剂

b. 水肿

术后水肿不利于伤口恢复

固定包扎和加压可帮助减少水肿

慢性肿胀会引起疣状增生

◆ 应使用完全接触支具处理

c. 关节挛缩

髋关节和膝关节发生屈曲挛缩(如果术中将相应肌肉固定在关节屈伸的位置)

术后恢复过程中体位正确摆放可避免(膝关节和髋关节过伸)

d. 伤口恢复差

多见于糖尿病患者

骨与关节组织切缘的缝合张力不宜过大

◎ 上肢截肢术

a. 保肢优势

上肢感觉对上肢功能的恢复很重要

带有部分感觉及功能的肢体在功能上优于假体

b. 腕关节离断术

优势

◆ 保留末端桡尺关节,因此保留了更好的前臂旋转功能

◆ 末端桡骨有利于安置假肢

劣势

◆ 外观问题

▲ 假肢比对侧肢体长

▲ 肌电相关的电动设备无法掩饰

▲ 经桡骨截肢术和肘关节离断术

适用于手和前臂无功能的患者

经桡骨截肢的最佳位置是中远端1/3点:可以隐藏肌电结构

肘关节离断术的长度和形状有利于手臂活动;上髁可以提高悬架

▲ 经肱骨离断术

不舒适及使用困难限制了假体的使用——肘部(伸展/屈曲)和手部(伸指/握拳)功能依次执行。患者单上肢适应

◎ 下肢截肢术

a. 趾头和趾列截肢术

术后患者会因为慌张步态而发生局部缺血

大跆趾应切除至跆短屈肌

单纯的第二足趾切除至邻近趾骨骺端防止跆外翻

单纯外侧趾列切除后行走功能良好

多个趾列切除会造成前足变窄,导致穿鞋困难

中间趾列切除存在伤口愈合问题

◆ 很少会得到比中足截肢更好的结果

b. 经跖骨和足中端截肢术

跖底皮瓣是较好的肌皮瓣

经跖骨截肢术需经过邻近的干骺端来预防溃疡发生

◆ 可以在跖骨跖面、内侧和外侧边缘水平跟腱需要延长来预防马蹄足

◆ 是从腓肠肌和胫后部以及前足短臂过度牵拉的结果

如将胫骨前肌移接至距骨颈,马蹄内翻足可被纠正

◆ 腓骨短肌止点和第五跖骨基底部应予以保留

◆ 充当胫骨后肌腱的拮抗剂以防止足的旋后/内翻

在糖尿病和血管疾病患者应避免后足截肢术

c. 踝关节离断术(Syme)

允许直接负重,很少发生溃疡及破裂

步态稳定

尽管切段更近,但比足中段离断术效果更好

不如经跖骨离断术效果好

胫后动脉供应足后跟,并且必须是伸展的

◆ 胫后动脉踝肱指数<0.5的患者愈合率降低

清除踝部及干骺端的异常信号影

需要用跟腱将足后跟保留于胫前或胫后

◆ 避免超高跟鞋垫,以确保良好的效果

d. 经胫骨截肢术(膝关节以下)

保留后侧肌皮瓣覆盖软组织

◆ 由于存在对隐静脉和腓肠动脉造成损伤的风险,因此在长的后侧皮瓣边缘处的"狗耳"应保持完好

最好保留距膝关节线至少12cm的骨骼;使用软组织覆盖并为假体留一定的空间

将后侧肌肉固定至胫骨斜前侧

保持圆柱体外形

术后早期硬质加压包扎伤口

根据伤口及残肢情况可在第5~21天早期使用假体

Ertl修正,是在腓骨和胫骨之间创建骨架,是通过扩大稳定的表面面积创造一个更加稳定的载荷传递平台

e. 膝关节离断术

使用后侧腓肠肌作为皮瓣衬垫

髌骨缝合至十字韧带上,使其位于股骨前侧

LEAP研究表明此方法能够维持行走速度与生活质量的最低水平

◆ 可能是由于在LEAP研究中截肢和后续行动所致(24个月)

与经胫骨截肢和经股骨截肢相比疼痛感更轻

通常适用于无法行走的患者

需要保证截肢后肌肉的平衡来维持负重的稳定性;允许直接负重

可使用假体膝关节;确保膝关节中心在解剖位关节线上

f. 经股骨截肢术(膝关节以上)

增加了行走的能量消耗

经股骨截肢并伴有周围血管疾病的患者通常行走困难

经股骨截肢患者可能无论如何努力都无法恢复行走能力,尤其对于老年患者及伴有血管疾病的患者

距离膝关节以上12cm截肢能够维持关节对称并很好地适应截肢

◆ 更近端的截肢有较少的内收肌控制和较小的假体安装面积

◆ 纳入一个旋转器,允许患者控制假体的旋转来帮助改变位置,截肢应该近3cm

适宜的股骨长度能够更好地作为力臂提升患肢功能,提高坐姿稳定性,提高内收功能,更适合与假体连接

内收肌的固定对于维持股骨内收至关重要:比保全患肢功能更为重要

◆ 恢复内收肌张力:固定在股骨外侧,股骨内收

◆ 截肢后接近正常的机械轴:肢体应轻度内收

主要的致畸问题是屈曲和外展

◆ 内收肌的固定可预防

◆ 远端1/3处截肢导致70%的内收力矩损失

g. 髋关节离断术

行走费力;极少患者行走

患者可借助假肢保持坐位,并使用躯干保持假肢向前

3. 假肢

◉ 上肢

a. 上肢生物力学

肩部是旋转的中心

肘部起卡尺样作用,将手支撑在空间

通常情况下,多个关节同时活动。然而有假体存在时,它们将按顺序活动

b. 假肢装配时间

需要尽早装配,甚至可以在伤口完全愈合之前就装配

单侧截肢患者可以学习低假肢使用的自适应策略

<30%的使用,当在肘下截肢30天后再装配时

c. 两种假肢

肌电式假肢

◆ 利用外置电池和表面电极控制运动

◆ 适应证:肘下截肢,静态作业,过头部的活动

◆ 优点:较美观,不需要束带

◆ 弊端:重,昂贵,感觉反馈较少,需要频繁维护

自身力源假肢

◆ 利用绳索和束带通过肩部和手臂来机械操控假肢

▲ 8字形支撑环应位于颈7棘突

◆ 适应证:繁重体力劳动者

◆ 好处:耐用,花费较适度,感觉反馈较好

◆ 弊端:较不美观,需要通过上半身的活动来使假肢活动

d. 前臂截肢

自身力源假肢

◆ 单绳索系统

◆ 由肩部弯曲和外展激活的终端设备

◆ 适用于繁重体力劳动者

肌电式假肢适用于静态工作

e. 上臂截肢

自身力源假肢

◆ 双绳索系统,控制肘部弯曲和终端设备

◆ 两运动使假肢更重、功能更差

◆ 肘部弯曲和伸展由肩部伸展和肩部下压控制

混合假肢系统包括了肌电和自身躯体驱动的部件;可以提供最好的功能

f. 近端经肱骨和肩关节离断截肢

运用对侧手定位的人工肩关节及假肢组件可以获得有限的功能

● 下肢

a. 在开成人下肢假肢组件的处方时所需要考虑的最重要因素是他们目前和潜在能达到的功能水平

K1:家庭性步行

K2:有限的社区步行

K3:不受限的社区步行

K4:小孩,活跃成人,运动员

b. 义足

单轴义足:足踝铰链提供跖屈和背伸

硬踝垫跟,足跟(SACH)足:间断使用

◆ 是标准:运用于低活动度患者

◆ 会导致对侧足超负荷:间断使用

动态响应义足

◆ 可伸缩性龙骨在压力和吸收能量情况下发生变形

▲ 柔软龙骨可致膝关节伸展

▲ 僵硬龙骨可致膝关节弯曲

◆ 允许许多正常的活动, 包括在不平坦地面上跑步

◆ 人工的与非人工的

▲ 人工的动态响应义足

内转/外转,足部旋转

适用于不平坦地面上的活动:年轻活跃的患者

▲ 非人工的动态响应义足

长或短龙骨

短龙骨反应性并非很好,适用于适度活动和步行

长龙骨反应性更好,适用于对活动能力要求高的患者

c. 假膝

适用于膝上截肢患者和膝关节离断患者

校准稳定性:假膝与患者承重线的位置关系(图11.2)

◆ 假肢旋转中心位于患者承重线之后将能够较好控制支撑相但弯曲困难

◆ 假肢旋转中心位于患者承重线之前将使弯曲容易但是控制性较弱

6种假膝基本类型

◆ 多轴心膝:步行周期中旋转中心的移动提供了不同的稳定性特点

▲ 在支撑相,旋转中心始终位于重力线后方以帮助膝关节伸展

▲ 建议使用于膝上截肢患者、膝关节离断患者、双侧截肢患者

◆ 常摩擦式膝关节:由一条铰链通过摩擦来抑制膝关节的摆动

▲ 儿童最常用的假膝

▲ 只能单速行走,不利于老年患者

▲ 支撑相稳定性仅依赖于校准对齐

◆ 支撑相控制膝:在摆动相,类似于常摩擦式膝关节而发挥作用, 但是当体重落到肢体上时将通过高摩擦制动器而产生制动

▲ 适用于老年患者(较安全)

▲ 不适用于双侧使用

◆ 流体控制膝关节:允许变换节奏,能够变换步行速度

▲ 减少膝关节弯曲度,使摆更容易

▲ 最适用于年轻、活跃患者

◆ 可变摩擦膝关节:将使能够以不同的速度步行,但是不耐用

◆ 手动交锁膝关节:由在伸展过程中包含一

个交锁的常摩擦式膝关节组成,可以解锁

　　▲ 运用于虚弱、不稳定患者

新型假膝

　　◆ 计算机电源假膝

　　　▲ 重,可以正常步行和攀爬楼梯

　　　▲ 是活跃、年轻患者的好选择

　　◆ 锐欧假膝

　　　▲ 磁流体

　　　磁场强度改变流体黏性

　　　负荷的施加影响阻力

d. 悬吊装置

　　下肢假体的悬吊装置通过接受腔设计和悬吊套来实现

接受腔

　　◆ 帮助舒适地控制和使压力均匀分布

　　◆ 抽吸型接受腔提供不透气的密封,是最主要的接受腔模式

　　◆ 膝上接受腔

　　　▲ 四边形接受腔有一个后檐可以为坐骨结节提供一个架子(图11.5)

　　　狭小的(AP)前后径

　　　使大腿难以保持内收

　　▲ 狭小的中间外侧型的膝上接受腔可以使力量分布更均匀

　　　更符合解剖结构,包含了坐骨结节

　　　增强旋转的控制

　　◆ 膝下接受腔:原先由髌腱承受的重量将被分布到残肢的各个区域

　　　▲ 髁上髌腱接受腔

　　　近端能够扩展超过股骨髁远端和髌骨

　　　当残肢太短而需要增加接触面来分摊压力时,建议使用

　　　▲ 来源于假体边缘的的压力可以导致腓侧神经麻痹

假肢悬吊套

　　◆ 摩擦与负压运用于悬吊装置

　　◆ 膝下悬吊装置

　　　▲ 具有锁定销的凝胶承垫是较好的方法

　　　▲ 悬吊套包绕残肢,锁定销锁入接受腔

　　　▲ 允许不受限制的膝关节弯曲,最小的活塞作用

　　　▲ 最适用于残肢大小不会再发生变化的年轻患者

　　◆ 膝上悬吊装置

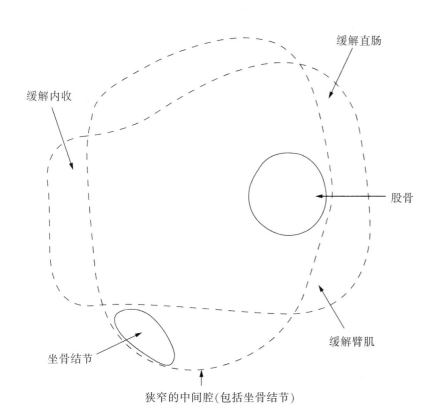

缓解直肠

缓解内收

股骨

坐骨结节

缓解臀肌

狭窄的中间腔(包括坐骨结节)

图11.5　膝上截肢接受腔:四边形接受腔与中间腔对比。虚线代表四边形腔。

▲ 通常使用真空负压悬吊

▲ 要完全适应,稳定的体重是必要的

e. 假肢的常见问题

皮肤问题

◆ 接触性皮炎,囊肿,瘢痕

◆ 异位骨化、骨头突出、假肢不合体、神经瘤等导致的残肢疼痛

◆ 对残肢溃疡,首先进行局部伤口护理和调整残肢与义肢的接触面

义足问题

◆ 跖屈义足及过于柔软的足后跟会导致膝过伸

◆ 背屈义足及过于坚硬的足后跟会导致膝过屈

膝下假肢问题

◆ 摆动相活塞作用:无效悬吊

◆ 支撑相活塞作用:与接受腔适应性差

◆ 校准对齐问题

▲ 内翻假肢

导致膝内翻变形

压迫点的远端/外侧和近端/内侧

▲ 外翻假肢

导致膝外翻形变

压迫点的远端/内侧,近端/外侧

▲ 前型假肢将致膝过伸

▲ 后型假肢将致膝过弯

◆ 与足相关的问题

▲ 与上述的义足问题相类似

膝上假肢的问题

◆ 躯干侧弯:假体过短,髋外展肌力较弱

◆ 外展步态:接受腔内侧不匹配

◆ 环式步态:假肢过长,膝关节摩擦过大

◆ 腰椎前凸加重:髋屈挛缩弯曲,髋伸肌较弱和接受腔前侧支撑不充足

◆ 肢端卡顿:膝弯曲不充分

◆ 内侧起泡:膝内翻导致,膝外旋转过甚,或肌力减退

◆ 外侧起泡:膝外翻导致,膝内旋转,或肌力减退

攀爬楼梯

◆ 被截肢者以正常侧肢体带动上楼梯

◆ 下楼梯时,以假肢侧带动

4. 矫形器

◎ 描述

a. 矫形器是一种控制身体局部移动的装置,可以用于治疗关节疼痛、肌无力和关节的不稳定或骨折

b. 可以是静态的、动态的或二者联合

静态的矫形器是一种刚硬的装置,可以支持身体局部使其保持特定的体位

动态的矫形器可以控制身体的移动而获得最佳的功能

c. 通常不能矫正那些不容易手动控制的固定性或痉挛性畸形

◎ 鞋

a. 加衬垫(SACH)或无跟的带有刚性踝关节的鞋可以减少膝关节的弯曲移动

b. 加深和带有高内包头的鞋可以减缓压力对骨性隆起的冲击,尤其适于糖尿病患者

c. 压力缓冲材料可以保护丧失感觉足的跖面

d. 钢芯可以用来抬高脚的水平面,防止第一次局部肢芽切除术后的断趾患者出现畸形

也可用于治疗跖骨痛和踇趾僵硬

e. 行走时,圆弧底鞋子可以将身体的重量前移,减少作用于关节、僵硬足中段和踝关节的弯曲力

用于非手术缓解Lisfranc骨折不愈合造成的蹬力痛:跗跖关节减压

钢芯可用于治疗跖骨痛和踇趾僵硬

◎ 足矫形器

a. 三种类型:刚性、半刚性、柔性

刚性足矫形器:限制关节移动,稳定弯曲畸形

半刚性足矫形器:可背曲和(或)跖曲

柔性足矫形器:最佳缓冲性能;可用于足固定畸形,尤其适用于伴随神经病变的情况

b. 足跟杯是一种刚性可塑的嵌件

覆盖在鞋跟的跖面,可以向前后和中间延伸

可以防止姿势性扁平足的(UCBL)跟外侧翻转

c. 加州大学生物力学实验室矫形器

用刚性的材料前中后包绕足跟和足中段

推荐用于初次非手术治疗的成人获得性扁

平足畸形

　　◆ 有久坐生活方式的老年患者是其最佳适应证

　　d. 亚利桑那足踝矫形器

　　在UCBL矫形器上加装了系带足踝支撑架

　　提供更多的后足刚性支撑

◉ 足踝矫形器(AFO)

　　a. 由带有箍筋的足底、支架和牛皮带组成

　　b. 用于踝关节制动

　　c. 刚性的可防止踝关节的移动,或允许自由或弹簧式的移动

　　d. 踝关节的姿势间接影响膝关节的稳定;踝关节跖曲给膝关节提供了外展力,而踝关节背曲则给膝关节提供了屈曲力

　　e. 后足融合术后,首要目标就是缓冲底面反作用力,保护融合部位和足中段

　　f. 是成人获得性扁平足畸形的一种有效的非手术治疗方法

　　g. 非连接性AFO

　　用于治疗马蹄足畸形

　　在承重时将屈曲力转移到膝关节上

　　可用支架的硬度描述

　　h. 连接性足踝矫形器

　　允许更自然的步态模式

　　可用于治疗足下垂

　　可用于距下关节活动存在时

　　在可调节踝关节上可以设置踝关节背曲和跖曲的期望范围

◉ 膝踝足矫形器(KAFO)

　　a. 从大腿上段延伸到足

　　b. 用于制动不稳定或麻痹的膝关节

　　四头肌无力或麻痹

　　维持关节中间和侧面的稳定性

　　c. 包含膝关节矫形器

　　弹性膝关节矫形器治疗髌骨疾病

　　金属和塑料材质可用于不稳定的前交叉韧带

　　d. 膝关节矫形器

　　多种类型的膝关节矫形器,包括单轴、臀部支撑、多中心和动态类型(伴有弹簧式或盘绕式灵活的外展)

◉ 髋–膝–踝矫形器

　　a. AFO加上机械膝关节、髋关节、大腿支架和束腰带

　　b. 提供髋部和骨盆稳定性

　　c. 因其外形笨重及使用耗能巨大,很少用于截瘫成人

　　d. 腰椎脊髓脊膜膨出的儿童使用往复式步态矫形器

　　改良版髋–膝–踝矫形器(HKAFO)有助于站立及仿真步行

◉ 肘部矫形器

　　a. 铰链式肘部支架为不稳定肘部提供了有限的稳定性

　　b. 动态弹簧矫形器用于治疗肘部伸屈挛缩

◉ 腕–手矫形器

　　a. 最常用于外伤或重建术后的术后护理

　　b. 对向肌夹板预定位拇指,修复触觉功能

　　c. 手腕驱动手矫形器被用于下颈椎瘫痪

　　能通过肌腱躯体驱动或运动驱动

　　第5颈椎损伤的患者可使用棘轮矫正

　　第5颈椎损伤的患者可使用手腕驱动、伸肌激活的矫形器来进行拿捏

◉ 骨折支架

　　a. 单一肱骨、胫骨和腓骨的有效治疗

　　b. 可用于简单的足踝骨折、踝扭伤、简单的手外伤

◉ 小儿矫形

　　a. 常使用动态矫形对小儿进行制动但限制固定

　　b. 帕氏吊带用于髋发育不良

◉ 脊柱矫正

　　a. 颈椎

　　多种颈环、哈罗氏固定器

　　b. 胸腰椎

　　机械性稳定背部,减少疼痛

　　三点矫形器通过杠杆臂的长度和限制活动来实现控制

5. 卒中及闭合性脑损伤康复

◉ 描述

　　a. 继发于卒中或闭合性脑损伤后的成人获得性痉挛状态

平衡能力是功能的最佳判断指标

保守治疗

◆ 器械矫正、石膏矫正、点状运动神经阻滞

◆ 夹板固定中轴关节不能防止挛缩

◆ 功能性移动不足时,有必要进行干预

◆ 矫正前局部麻醉可缓解疼痛并最大程度矫正

◆ 开放性神经阻滞可能会保护注射神经的大量感觉功能

手术治疗

◆ 在患者的自发性运动最大程度恢复后开始外科治疗:卒中后6个月,脑外伤(TBI)后12~18个月

◆ 患者应进行认知损伤、动机和体像意识筛检

◆ 患者必须有足以学习的短期记忆

◆ 对脑外伤患者,其异位骨化风险增高

◎ 下肢

a. 平衡能力是脑外伤患者行走能力的最佳判断指标

b. 动态脚踝马蹄足的治疗目标

开始接触地面时脚踝保持中立位的稳定性

摆动相的踝关节间隙

c. 保守治疗

在恢复期,根据中立位的踝背曲和跖曲调整踝足矫形器

d. 手术治疗

运动平衡手术:矫形器不能固定动态马蹄足,支架移位时实施

胫骨前肌的分解或完全横向迁移:适用于步态周期中异相位胫骨前肌活动,产生一个动态内翻畸形

◎ 上肢

a. 非功能目标

对引起皮肤浸渍和破损的静态挛缩,因护理和保健因素行手术缓解

b. 功能目标

改善步行时的上肢摆动能力

提高手的抓握能力

通过增强手功能,可能会使用单手的患者开始用双手

◆ 行动功能改善时,患者需要进行认知能力、动机和体像意识筛检

◆ 肌单元在受体激动剂作用下延长,使肌肉变形,同时运动平衡肌腱传递受体拮抗剂,二者共同作用,使得肌肉平衡

6. 脊髓损伤康复

◎ 运动能力

a. 脊髓受损的部位水平决定患者运动能力

b. C4及以上水平损伤:需要颈背部和头部支持

c. C5水平损伤:需要语音驱动轮椅/智能轮椅

d. C6水平损伤:需要手动轮椅和屈肌铰链腕部矫正器

e. C4水平损伤患者的转移完全依赖他人完成,C5水平损伤患者的转移需要他人协助,C6水平损伤患者的转移可由本人独立完成

◎ 日常活动

a. C6水平损伤患者可自行穿衣洗漱

b. C7水平损伤患者可完成简单上肢活动(如切肉)以及通过直肠刺激和间断导尿实现大小便控制

◎ 自主神经反射异常

a. T6水平以上损伤的患者存在高危性高血压事件的潜在风险

b. 急性交感神经亢进

c. 导尿管阻塞和大便嵌塞是常见诱发原因

d. 治疗方案:导尿,调节血压

◎ 外科手术

a. 脊柱融合术用于延缓疼痛和畸形的后期发展

损伤后的早期应尽快完成前路、后路或二者联合的脊柱融合加内固定术

b. 强直和挛缩可导致个人卫生问题以及压疮

尿脓毒病为最常见致死原因

合适的床以及经常翻身可预防压疮

经皮运动神经阻滞可用于预防肢体畸形

当挛缩性畸形发生时,肌肉放松可改善坐及转移能力

7. 脊髓灰质炎

◎ 该病为感染脊髓前角细胞的病毒感染性疾病

a. 患者感觉功能正常,运动明显减弱

b. 脊髓灰质炎患者随年龄增长,病毒不会再次活化,但病毒感染的前角细胞逐渐衰亡

c. 常发病于中年后

◎ 该病患者日常生活活动受严重影响

◎ 治疗

a. 限制性锻炼联合周期性休息:该方法最为适于肌肉恢复

b. 严重的不可逆转的畸形可使用挛缩松解术、关节固定术、肌腱移位术

c. 轻量矫形器可帮助患者独立行使日常活动功能

8. 理疗和康复

◎ 对于慢性疾病,导致康复效果不理想的最重要原因是康复启动前患者严重的疼痛

◎ 锻炼类型

a. 等张:肌肉长度改变时张力不变

b. 等惯性:改善肌肉挛缩的方法,在运动范围内(ROM)的运动需克服恒量的负荷,测量系统将保持速度或加速度维持不变

c. 等轴:肌肉收缩运动但保持关节固定

d. 等速:在运动范围(ROM)内,改变负荷量,维持肌肉收缩运动的速度恒定

在变化阻力的情况下匀速骑行

◎ 肌肉收缩

a. 向心:收缩时肌肉缩短

b. 离心:收缩时肌肉拉长

该方法用于治疗后期肌腱病

证据显示该方法对于髌腱末端病与外科手术效能相似(跳跃膝)

该方法也常用于治疗跟腱病

c. 锻炼骨骼肌的最有效方法

◎ 锻炼定义

a. 周期性锻炼:制订流程将锻炼的种类,强度和总量按要求制订划分为各个周期,以帮助患者肌力和耐力的恢复

b. 增强式锻炼:应用伸展缩短周期(离心-恢复/暂停-向心)来锻炼肌肉、结缔组织和神经系统,以离心模式运动开始,之后是短暂的恢复和暂停,接着肌肉快速收缩产生强有力的运动

◎ 运动范围

a. 应用于康复的锻炼过程应保证无痛性运动范围

b. 主动:患者可不在帮助的前提下自主完成关节的运动

c. 协助性主动:患者在治疗师协助下可自主完成关节的运动

d. 被动:患者的关节运动需要通过治疗师来完成

◎ 拉伸类型

a. 静态:缓慢而固定的拉伸

b. 暴增:主动地收缩完成肌肉弹跳运动

c. 动态:通过运动类型的活动增加延展性,通常用于热身

d. 本体感觉神经肌肉促进法(PNF):主要应用被动和等轴拉伸。肌肉被动地拉伸,然后在拉伸位等轴收缩对抗阻力。然后肌肉在等轴运动后放松状态下再次被动拉伸,增大运动范围(ROM)

e. 动态独立式拉伸(AIS):主动收缩其他肌肉以独立拉伸目标肌肉,然后保持拉伸位1~2秒,然后拉伸恢复,该过程往复6~10次

◎ 开放式和闭式运动链锻炼

a. 开放式运动链锻炼

手或足对抗阻力的锻炼不与表面接触

开放式运动链锻炼应避免用于早期前十字韧带(ACL)康复,以免对植入物产生巨大压力

举例:膝关节锻炼、双臂屈伸

b. 闭式运动链锻炼

手或足做对抗阻力的锻炼,与地板、墙或固定平面接触,使肢体承受重量

举例:下蹲,上推,压腿

常用于早期康复

根据使用负荷物的性质,该锻炼可更加安全和具备保护性

◆ 运动过程中关节应减少剪切力、转向、分散力

9. 理疗形式和技术

◎ 功能性能力评估:系统性地测量患者完成有意义活动的能力

a. 帮助评估患者康复水平、决定目标、协助其重返工作岗位

◎ 工作强化/刺激训练:在手控制的环境中复制工作活动以帮助工作能力受损的人恢复原有能力

◎ 超声:向深部组织加以0.8~3MHz深部热能

◎ 脉冲超声:用于减少损伤患者局部深层组织

的大量水肿

◎ 超声透入疗法:应用超声将药物经过皮肤或黏膜透入局部机体

◎ 神经肌肉电刺激(NMES):使用包括急变调制交变电流在内的电刺激形式物理疗法,主要用于保持长期制动患者的肌体积和肌力

◎ 经皮电神经刺激(TENS):采用脉冲电流治疗急慢性疼痛

◎ 高电压刺激(HVS):在患者急性损伤后的短时期内,使用单相脉冲电流作用于带负电的胞浆蛋白,通过产生电势实现抑制损伤局部水肿的目的

◎ 冷疗:将机体组织冷却降温至0℃~23℃,实现减弱组织代谢,促进血管收缩,抑制水肿或出血,减弱肌组织功效,以及通过阻滞神经肌肉传输促使疼痛缓解

◎ 热疗:将机体组织升温至37℃~43℃,主要用于缓解痉挛,腹部平滑肌绞痛,痛经和改善浅表血栓性静脉炎

◎ 电离子透入疗法:将带有电荷的药物通过电流经皮透入体内,目前应用该疗法的药物包括地塞米松、利多卡因和醋酸盐类药物

第12章

生物力学和生物学统计

Gregory R.Waryasz, Michael J.Rainbow

Ⅰ.牛顿力学

1. 矢量和标量
- 矢量(图12.1)

a. 大小和方向(朝向)

b. 方向的定义

角度

常用数值:sin30°=cos60°=0.5, sin45°=cos45°≈0.7,sin60°=cos30°=0.9

可以分解在x、y和z轴上

c. 距离:速度(velocity),加速度,力量,力矩
- 标量

a. 只有大小

b. 举例:大小,时间,温度,速率(speed)

2. 质量参数
- 质量:决定物体耐受加速、对其他物体的万有引力的参数

a. 单位:千克(kg)
- 密度:每单位面积或体积的某植物体的重量

a. 单位：kg/m²或kg/m³

b. 符号:希腊字母ρ
- 重心(COM):单一的可以把物体所有质量都集中之上的理想点

a. 人体的重心在站立和步态中位于骨盆内,S2骶椎前方(图12.2a,b)

b. 重心的位置取决于质量的分布(即身体各部位的姿势)(图12.2c)

c. 由于重心两侧的质量对等,所以重心(COM)就是平衡中心

- 质量的惯性矩：物体在某轴向上的质量分布

a. 质量乘以长度的平方 ($I_0=r^2×m$),I_0是质量惯性矩,r^2是质量到轴线的距离,m是质量

b. 对抗沿轴线旋转的阻力

c. 惯性矩是质量在旋转运动上的模拟
- 惯性极距:测量物体某切面沿着其垂直轴线旋转的阻力($J=r^4$)

a. 惯性极距越大,对抗扭转的能力越强
- 面积惯性矩:某切面在应力下的偏移($I_A=r^4$)

a. 面积惯性矩越大,需要产生偏移的应力也越大

3. 速度和速率
- 速度是矢量,等于在某方向上的距离/时间
- 速率是标量,等于距离/时间

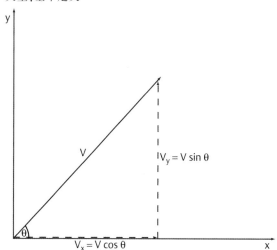

矢量:基本定义

图12.1 矢量:基本定义。向量V具有幅值V和方向θ,V沿着x轴和y轴可分为两个方向的向量,分别为Vx=Vcos(θ)和Vy=Vsin(θ)。

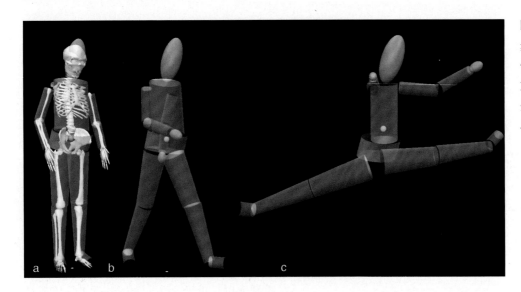

图12.2　**(a,b)**在站立和步态中，人体的重心位于骨盆/下腹部(S2前)。**(c)**重心位置取决于质量的分布情况(例如，身体节段的相对位置)。

- 单位:m/s(米/秒)

4. 加速度
- 加速度是矢量
- 大小是速度/时间^2
- 单位:m/s^2(米/秒^2)
- 示例:重力加速度g是9.81m/s^2

5. 角速度(ω)
- 角速度$\omega=v/r$，v是物体的切向速度，r是物体到旋转轴的距离
- 单位:弧度/秒
- 某些关节可以在非常高的速率下运动，比如肩关节在棒球手投掷过程中的内旋速度可达9000弧度/秒(1500转/分)

6. 角加速度(α)
- $\alpha=\omega$/时间
- 单位:弧度/s^2

7. 力=质量×加速度（牛顿第二定律）
- Layman的描述:推或者拉
- 力是向量
- 单位:牛顿(N)=kg×m/s^2(千克×米/秒^2)

8. 力矩:力×垂直距离(图12.3)
- Layman的描述:旋转力
- 离转轴的距离称之为力臂
- 单位:牛–米
- 力矩是向量
- 生物力学中，力矩通常被模拟成围绕关节中心旋转

9. 功(W):力与其导致的位移的乘积
- 能量:做功的能力
- 单位:焦耳

10. 功率(P):每单位时间的能量
- P=力×速度
- P=力矩×角速度
- 单位:焦耳/秒，瓦特
- 跳起过程中踝关节的功率约800瓦特，作为对比，智能手机接电话时功率约为3瓦特

11. 牛顿定律
- 第一定律(惯性):如果总外力为零，物体保持静止或是按照固定速度运动
- 第二定律:力等于质量乘以加速度
- 对于旋转方向来说，类似的牛顿第二定律为M=I×α。M是力矩，I是质量惯性矩，α是角加速度
  a. 举例:重量=质量×重力加速度(w=m×g)
- 第三定律:对于每一个作用力来说，都有一对相同大小且相反的反作用力
  a. 举例:地面反作用力和人体重量(图12.4)

II. 牛顿力学的应用

1. 静力状态:静力状态下，外力和力矩在刚性物体上维持在平衡的状态(图12.4)
- 总外力=0
- 总力矩=0

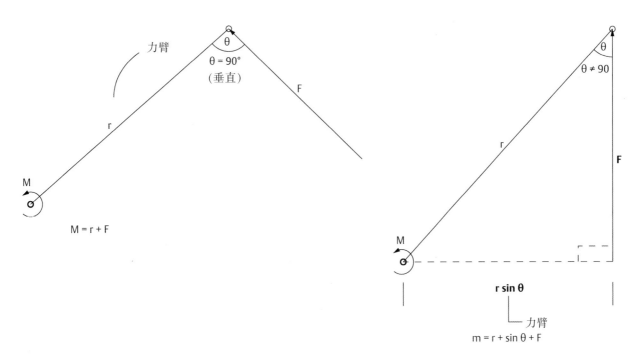

图12.3　力矩或扭矩等于力矩臂(杠杆臂)×力。力矩臂是从力的作用点到作用力矩的垂直距离。(a)情形1:力与r垂直。(b)情形2:力与r不垂直。力矩臂是垂直距离r×sinθ。m,力矩臂;g,力。

2. 动态下:身体加速和相关的外力和力矩
◎ 总外力=质量×加速度

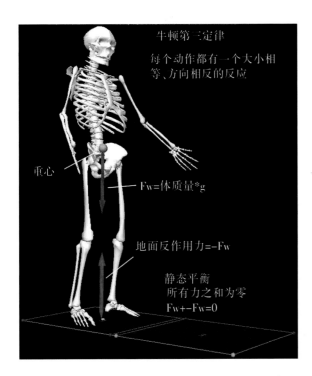

图12.4　静力状态:静态平衡系统中力和力矩对固定物体的作用。例如,在安静的站立时,地面反作用力等于人体重量。Fw,地面反作用力;g,重力加速度。

◎ 总力矩=惯性矩×角加速度
3. 分析
◎ 力的定义(图12.5)
a. 正向应力垂直于其作用面
b. 切向应力平行于其作用面
c. 牵张应力将物体在其作用力方向上延长
◎ 自由体受力图:用于解决静力和动态下的问题
a. 只画一个物体,从而解决其内部结构不可知性
b. 画出所有已知外力和力矩及其作用点
c. 画出所有未知外力和力矩,包括物体发生接触的
d. 不要画出物体起于并作用于物体内部的作用力
◎ 静态物体示例:肘关节托球时候肱二头肌的肌肉-肌腱应力决定因素(图12.6)

Ⅲ. 生物力学

1. 定义
◎ 生物力学:应用力学研究机体的结构和功能
◎ 运动学:不考虑运动动因情况下对运动的研

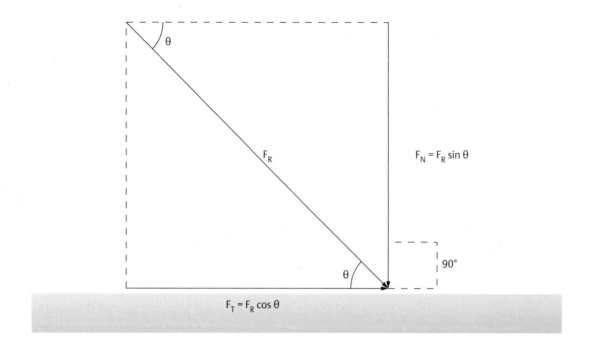

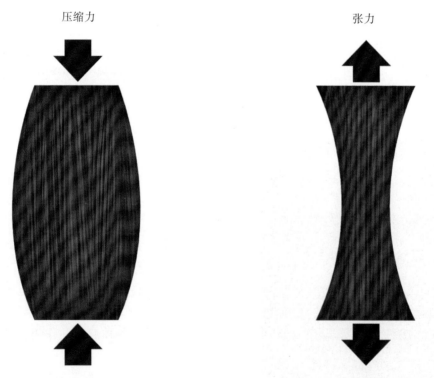

图12.5 力的定义。(a)是作用于物体表面的力F_R,可分为垂直于地面的垂直力F_N和与地面平行的切线力FT。(b)示例:是压缩力和张力作用下的力。

1.

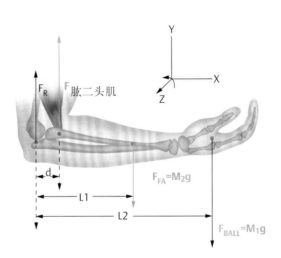

2.

3.

  (A)   (B)

$\sum F = 0. \sum M = 0$ (计算转动中心的力矩)

(A) $F_R + F_{BICEP} - F_{FA} - F_{BALL} = 0 = \sum F$

(B) $(F_R * 0^0) + (F_{BICEP} * d) - (F_{FA} * L_1) - (F_{BALL} * L_2) = 0 \sum M$

$$F_{BICEP} = \frac{F_{FA} L_1 + F_{BALL} L_2}{d}$$

可以插入到(A)并解决关节作用力

图12.6　静力学问题实例:决定肱二头肌拿球时的肌腱用力。F_1是关节作用力,F_2是由肌肉产生的力。F_3是前臂的重量。F_4是球的重量。1,物理场景;2,转换为力矢量;3,静态方程。

究

● 动力学:研究运动及其动因(力量、力矩)

● 运动机能学:研究人类的运动/活动

2. 关节及其特点概述

● 自由度

a. 关节在x、y、z轴上的平移和旋转自由度,最大为6个

示例:髋关节在旋转方向上有3个自由度,腕关节有两个旋转自由度(屈伸、桡偏-尺偏),髌骨有6个自由度

b. 滚动和滑动:关节靠滚动和滑动来维持关节形合(如,膝关节)

c. 关节的机械对合:关节面之间相互对合,从而获得不同的自由度(图12.7)

● 摩擦:与运动方向相反的力

a. 摩擦系数是反向应力和摩擦力的比值。示例,人类关节为0.002~0.04,金属对超高分子聚乙烯为0.05~0.15

Ⅳ. 各个关节的生物力学

1. 肩关节

● 盂肱关节和胸肩胛关节的联合运动

a. 外展:盂肱关节120°活动度和胸肩胛关节60°活动度,比例为2:1,总外展角165°

● 肩关节融合位置:15°~20°外展,20°~25°前屈,40°~50°内旋

2. 肘关节

● 活动度(ROM):150°屈曲,0°伸直,90°旋前,90°旋后

a. 功能活动度(ROM)要求:30°~130°(伸直-屈曲),50°(旋前/旋后)

● 融合位置

a. 单侧:屈曲90°

b. 双侧:110°屈曲解决送食入口,65°解决个人卫生问题

3. 手/腕

● 腕关节ROM:65°掌屈,70°~90°背伸,20°桡偏,35°尺偏

a. 功能ROM要求:10°掌屈,35°背伸,0°桡偏,15°尺偏

● 腕关节融合:10°~20°背伸,如双侧则将对侧融合在0°~10°掌屈或者行腕关节置换

● 手ROM:掌指(MCP)关节100°屈曲,60°内收外展,近节指间(PIP)关节110°屈曲,远节指间(DIP)关节80°屈曲

● 手关节融合术:手指MCP 20°~40°屈曲,PIP 40°~50°屈曲,DIF 0°~5°屈曲;拇指MCP 25°屈曲,指间(IP)20°屈曲

4. 髋关节

● 球窝关节

● ROM:115°屈曲,30°后伸,50°外展,30°内收,45°内旋,45°外旋

● 关节应力可达体重的3~6倍

● Trendelenburg步态实际是将体重转移到受累关节上,降低臀肌力矩,减小关节应力,从而代偿臀肌无力

a. 对侧手拄拐可以提供额外的力矩,从而降低髋关节外展肌力矩

● 关节融合位置:25°~30°屈曲,0°展收/旋转

5. 膝关节

● 屈曲和伸直中既有滑动也有滚动,后滚机制提供最大程度的屈曲

● "旋拧机制":胫骨在膝关节伸直的最后15°时候外旋

● 活动度:0°伸直,130°屈曲

a. 完全伸直时候仅很小的旋转活动度,90°屈曲时可外旋45°,内旋30°

b. 全膝关节置换术(TKA)后从座位站起需要110°屈曲度

● 髌骨在完全屈曲时滑动7cm

● 稳定结构:前交叉韧带/后交叉韧带控制前后向稳定性

● 融合位置:0°~7°外翻,10°~15°屈曲

● 机械轴(图12.8)

a. 股骨解剖轴为骨干方向

b. 股骨机械轴从股骨头到膝关节中心

c. 胫骨解剖轴沿着骨干方向

d. 胫骨机械轴为胫骨中心到踝关节中心

● 髌骨:增加伸膝时力臂,髌骨切除后伸直力量降低30%

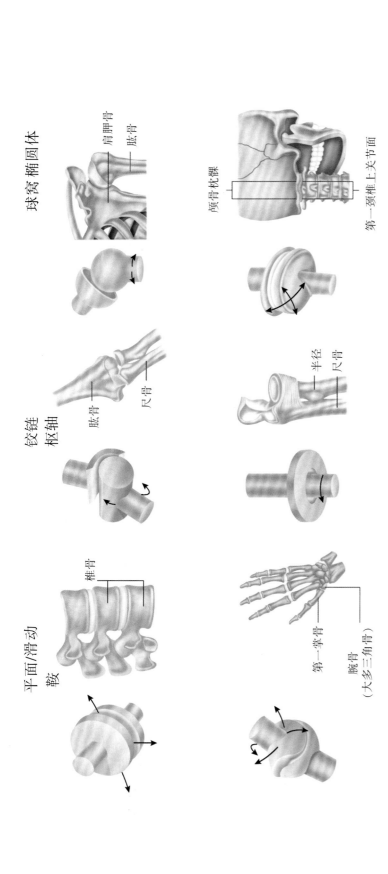

球窝椭圆体

肩胛骨
肱骨

颅骨枕髁

第一颈椎上关节面

铰链
枢轴

肱骨
尺骨

半径
尺骨

平面滑动
鞍

椎骨

第一掌骨
腕骨
(大多三角骨)

图12.7　柱状骨的分类。箭头指明了骨骼可以在关节轴上移动或多个关节轴上移动的方向。微动关节(此处没有显示)的活动性是"硬的",因为它们的关节面形状和紧绷的韧带(如,近端胫腓关节和骶髂关节)大大限制了它们的活动性。(a)平面/滑动关节。唯一允许的运动是一个部件在另一个部件上的平移滑动(如,椎间关节)。(b)铰链关节:这个关节有一个运动轴,从而产生两个主要的运动(如,肘关节的各个部分)。(c)球窝关节:这种关节有三个相互垂直的运动轴,从而产生六个主要的运动动作,从而产生这一个有四个主要运动的双轴关节(如,拇指的腕掌关节)。(e)枢轴关节:这是一个单轴关节,有两个主要的运动(如,近侧桡尺关节)。(f)椭圆体关节。唯一允许的运动是一个部件在另一个部件上的横移/滑动(如,椎间关节)。

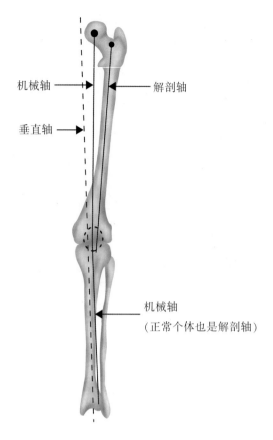

图12.8 机械轴和下肢轴。

机械轴

解剖轴

垂直轴

机械轴
(正常个体也是解剖轴)

6.足踝

● 踝关节(胫距关节,也叫距小腿关节)

a.活动度:25°背伸,35°跖屈,5°旋转

b.融合位置:背伸中立位,5°~10°外旋,0°~5°后足外翻

● 距下关节(距骨-跟骨)

a.活动度:5°旋前,20°旋后,功能活动度为6°

● 跗横关节(距舟,跟骰关节)

a.内翻/外翻

● 足

a.三个足弓

内侧纵弓

外侧纵弓

横弓

7.脊柱

● ROM

a.枕骨~C1:13°屈伸,8°侧屈,0°旋转

b.C1~C2:10°屈伸,0°侧屈,45°旋转

c.C2~C7:10°~15°屈伸,8°~10°侧屈,10°旋转

d.胸椎:5°屈伸,6°侧屈,8°旋转

e.腰椎:15°~20°屈伸,2°~5°侧屈,3°~6°旋转

● 力线

a.腰椎正常为55°~60°;最大的腰前凸在L4~S1

V.生物材料

1.基本知识

● 结构属性:取决于形状

a.抗弯刚度、抗扭刚度、轴向刚度

● 材料属性:与形状无关

a.弹性,屈服点,脆性-延展性,韧性

2.定义

● 载荷:物体上施加的力(如,压力、张力、剪切力、扭力)

● 载荷松弛:保持固定的延展情况下需要的最大应力随时间会发生降低

● 形变:弹性是暂时的形变,塑性则是永恒的形变

● 弹性:物体在去除外力后恢复原来形状的能力

● 应力:载荷除以面积(N/m²)(图12.9)

a.反向应力垂直于作用面

b.剪切应力平行于作用面

c.应力松弛:维持固定应变所需的应力的下降

d.重建中的ACL移植物会发生应力松弛

● 应变:用于测量载荷导致的形变(图12.10)

a.在一个方向上:长度的变化/原始长度

b.可以由于反向应力或剪切应力导致

c.应变速率是应变除以时间

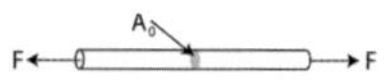

$$应力, \sigma = \frac{力}{截面面积} = \frac{F}{A_0}$$

图12.9 应力:力除以截面面积(N/m²)。

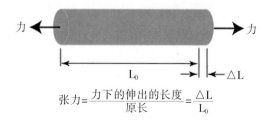

$$张力 = \frac{力下的伸出的长度}{原长} = \frac{\triangle L}{L_0}$$

图12.10 弹性变力:载荷引起的变形尺度。

◎ 胡克定律:应力和应变在一定范围内成正比(弹性区域内)

◎ 杨氏弹性模量(E)(图12.11)

a. E=应力/应变,E是应力应变曲线在弹性区内的斜率

b. 材料的杨氏弹性模量越高,越能够耐受外力

c. 定义为材料发生破坏时的应力除以应变

3. 应力应变曲线(图12.12)

◎ 骨科材料的弹性模量比较

a. 陶瓷

b. 钴铬钼合金

c. 不锈钢

d. 钛

e. 皮质骨

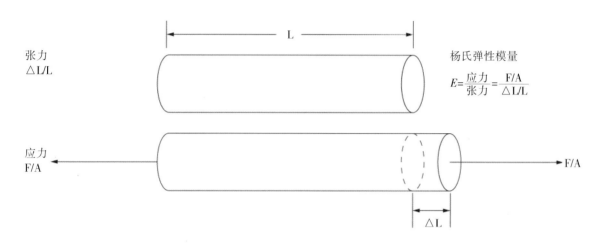

杨氏弹性模量

$$E=\frac{应力}{张力}=\frac{F/A}{\triangle L/L}$$

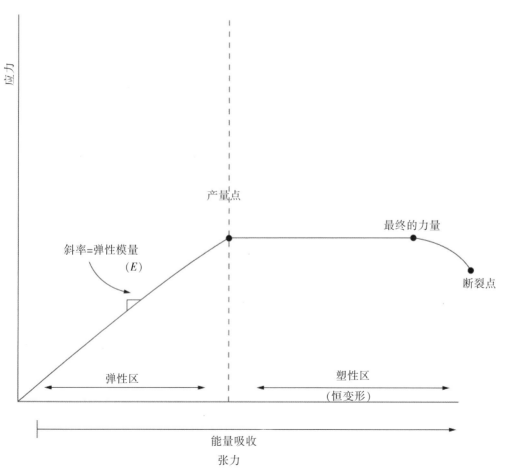

图12.11　应力/应变曲线特征。A,截面面积;F,力;L,长度。

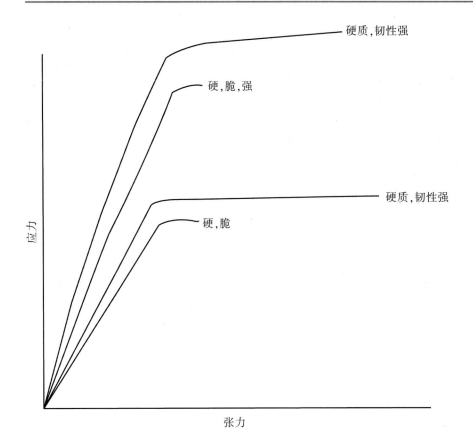

图12.12　脆性和韧性材料的应力/张力曲线。

硬质,韧性强

硬,脆,强

硬质,韧性强

硬,脆

应力

张力

f. 骨水泥(PMMA)

g. 聚乙烯

h. 松质骨

i. 肌腱/韧带

j. 软骨

◉ 弹性形变:应力/应变曲线为线性时,外力对材料的应变也是线性关系;当外力移除后材料会恢复原状;刚性越高的材料斜率越陡

◉ 斜率越陡,材料刚性越高。脆性材料的斜率陡而且发生破坏前没有塑性形变区

◉ 屈服点(弹性极限):应力/应变曲线中由线性部分向非线性部分转变的转折点,此点之后材料发生的是塑性形变

◉ 塑性形变:应力/应变曲线的非线性区域,此时如将外力撤去,则材料无法恢复到其原来的形态(永久变形)

◉ 能量(单位为焦耳):材料吸收的能量等于曲线下的面积(弹性和塑性)

◉ 最大强度和破坏点:当材料断裂时的最大强度

a. 塑性形变少的材料脆性高(如,陶瓷)

b. 塑性形变大的材料延展性高(如,铜)

◉ 韧性(应变能量,焦耳/m²):材料断裂前能够吸收较大能量,尤其是塑性变形区的曲线下面积较大

◉ 强度和延展性都高的材料韧性高,因为它们能够吸收很大能量才断裂,其应力/应变曲线下面积很大

◉ 强度:导致材料到达断裂点时候需要的外力

4. 材料(表12.1)

◉ 脆性:在断裂点和弹性限度之间的过渡区很短,所以这些材料的塑性形变区很小

a. 举例:骨水泥,水泥,玻璃,生铁

脆=硬,塑性形变小

◉ 延性:在断裂点和弹性限度之间的过渡区很长,所以这些材料的塑性形变区很大

a. 举例:钢,铝,尼龙,聚乙氟乙烯

延=韧,塑性形变大

◉ 黏弹性:应力/应变曲线的时间–速度相关性;外力的大小和速度会对其产生影响,表现为迟滞现象(应力/应变曲线不仅与当下环境而且与过去的环境也有关),抗张强度受外力的施加速度影响

表12.1　杨氏模量阶数

钽	刚度
氧化铝陶瓷	最高
氧化锆增韧	
氧化铝陶瓷	
氧化锆陶瓷	
钴铬合金	
不锈钢	
钛合金	
皮质骨	
水泥(PMMA)	
聚乙烯(UHMWPE)	
松质骨	
腱/韧带	
软骨	最低

a. 举例:骨与韧带

○ 各向同性:材料的机械性能在应力施加的各个方向上一致

a. 举例:高尔夫球

○ 各向异性:材料的机械性能取决于应力施加的方向

骨是各向异性材料,所以骨折会发生于各种外力的情况下

a. 举例:相比于径向载荷,骨能够对抗更大的轴向应力

○ 均一性:结构和成分一致

5. 金属

○ 定义

a. 疲劳断裂:在最大抗张强度之下的应力反复作用于金属后的断裂;过程包括裂隙的起始,裂隙延伸,灾难性断裂;是骨科相关的最常见失败原因

疲劳极限:不论多少作用次数都不会发生断裂的最大应力

b. 蠕变(冷变形):由于持续外力在长时间内作用下的持续形变

c. 韧性:材料能够吸收能量发生塑性形变而不发生断裂的能力

○ 腐蚀:金属的化学溶解

a. 电化学腐蚀:不同金属间形成原电池反应;举例:钴铬合金和不锈钢,使用了不同材料的钢板螺钉之间

当不同金属浸泡于导电液体中,就会产生金属间的电化学电势差

316L不锈钢和钴铬合金间最容易发生电化学腐蚀

钛会发生自我钝化,从而形成一层保护膜,避免了电化学反应的发生

b. 缝隙腐蚀:低氧张力下的疲劳裂纹;举例:接骨板或非水泥髋臼假体的钉孔

316L不锈钢是最有可能发生缝隙腐蚀的金属

c. 应力腐蚀:高应力梯度处

d. 微动腐蚀：由于应力下发生微动后的磨损;示例:组配型关节的柄锥结合部

e. 凹陷腐蚀:一种整体的腐蚀导致局部而广泛的金属表面发生"凹陷型"腐蚀

f. 氧化腐蚀：聚乙烯或者金属的氧化膜的化学反应

g. 降解腐蚀:恶劣环境下的降解

○ 骨科常用金属

a. 不锈钢(316L)

铁-碳,铬,镍,钼,镁

弹性模量远大于钛

b. 钛

耐磨损性能差,可以导致组织学反应

和骨组织的轴向和扭力刚度最相似,即杨氏模量相近

暴露于氧气中表面形成二氧化钛,是一种自我钝化的保护机制,这层惰性的陶瓷样表面保证了钛材料的生物相容性

c. 钴(钴铬合金)

钴、铬、钼形成合金

全髋关节中比钛金属形成的磨屑更少

d. 钽

非常耐受腐蚀

常用于需要实现骨长入的部位

○ 非金属材料

a. 聚乙烯:超高分子聚乙烯

黏弹性和摩擦易损性

最常见的超高分子聚乙烯的磨损源于三体磨损

热塑性:温度和大剂量放射线改性

◆ γ-射线:增加聚乙烯内交联,从而增加磨损性能(但是降低疲劳和断裂强度)

◆ 退火:降低自由基

0.1~1μm大小的碎屑最易引起机体反应

关节置换中的灾难性磨损源于膝关节力线内翻、内衬<6mm厚度、摩擦界面平/非适形、内衬经过热处理

全膝置换术后的聚乙烯微动磨损发生于背侧,导致骨溶解

  b. PMMA(骨水泥):作为泥浆来机械锚定于骨上

24h可以达到最大强度

减少孔隙可以增加强度,降低裂缝(真空搅拌、离心处理)

水泥黏合的过程中可能导致血压继续下降

磨损会导致巨噬细胞反应(假体松动)

  c. 硅胶:用于非负重的关节,强度和磨损性能差,会导致滑膜炎之类并发症

  d. 陶瓷:金属和非金属元素(氧化铝或氧化锆)

特性:脆,刚度高,高耐压性,低耐张性,低屈服应变,低抗破裂性

摩擦和磨损更小

表面可以覆盖上羟基磷灰石从而增加附着和促进骨愈合

断裂前仅发生弹性形变,塑性形变能力很小

  e. 聚乳酸:可以有碳纤维加强的新材料

◉ 内固定物

  a. 螺钉

螺距:相邻螺纹间的距离

导程:每拧一转螺钉前进的距离

根/轴径:最小/内径

外径:用于改善拔出力

工作长度:骨质被螺钉穿过的距离

外径越粗,轴径越细,最大拔出力越大

◆ 对于骨质疏松的骨质增加螺钉拔出力的办法包括:平行于骨小梁方向置钉、吃住皮质骨、使用锁定螺钉或角固定结构、使用骨水泥加强

  b. 接骨板

锁定:吸收螺钉的轴向应力

◆ 不能对骨端加压

◆ 比传统接骨板能够减少骨块间应力

非锁定:助于复位;尽量置于张力侧来降低

接骨板的折弯应力

◆ 加压接骨板的凹侧预弯(接骨板远端更靠近骨块)助于对折端加压,助于横行骨折

◆ 有限接触动力加压接骨板(LCDC)的接骨板-骨面接触导致的骨质减少比标准接骨板更轻

◆ 动态加压接骨板通过在接骨板孔上偏心性置入皮质螺钉来实现加压

混合:非锁定螺钉助于复位;锁定螺钉用于固定

接骨板/螺钉的工作距离:距离骨折线最近的两螺钉间距;距离越近刚度越高

◆ 抗弯刚度 r^3,t是接骨板厚度

  c. 髓内钉

极惯性矩高可以增加扭转应力刚性和强度

极惯性矩和抗弯惯性矩

更大的髓内钉导致更高的刚度和强度

抗弯刚度是 r^4,r为直径

钛髓内钉比不锈钢材质更易弯,所以需要更小的力量置入髓腔,降低了医源性骨折粉碎的可能

锁钉的断裂最容易发生在髓内钉内的部分,由于这里是锁钉的四点折弯受力处

  d. 外固定

可以实现骨折断端的对接

传统固定架

◆ 增加构型稳定性的技术

◆ 增加针数

▲ 用大直径半针

▲ 减小固定杆-骨面距离

▲ 针/杆在不同平面

▲ 增加针间距

▲ 中央的针靠近骨折端

▲ 周围的针远离骨折端

▲ 增加固定杆或者连接针的固定杆数量翻倍

▲ 骨折断端对合

环形架(Ilizarov)

◆ 增加构型稳定性的技术

▲ 增加细针数量/增加细针直径

▲ 减小环的直径

▲ 使用橄榄针

▲ 不同细针呈90°构型

▲ 增加细针张力(130kg)

▲ 中央环靠近骨折端

▲ 减小环之间空间

▲ 增加环的数量

　e. 生物适合/骨–内固定单元

　过盈配合:机械性或者压配取决于纤维组织界面

　交锁配合:骨水泥对松质骨有微小锁定机制

　生物配合:组织张入

　如果内植入杨氏模量太高则发生骨吸收

　如果内植入杨氏模量太低则发生内植物失效

　骨长入的合适孔径为50~150μm

　6. 骨

　◎ 机械特性:胶原的弹性模量小,抗张性能高,抗压性能差。羟磷灰石质硬、脆,有很好的抗压性能

　◎ 骨是黏弹性组织

　a. 外力–应变特点取决于外力的施加速度

　◎ 骨是各向异性

　a. 其弹力曲线取决于外力方向

　b. 对剪切力抵抗最弱,其次是牵拉力,对压力抵抗最强

　◎ 矿物部分减小了骨组织的弹性模量

　◎ 皮质骨对扭转应力耐受更好

　◎ 松质骨耐受压力和剪切力最佳

　a. 松质骨比皮质骨在密度上高25%,刚度高10%,延展性高500%

　◎ 衰老的骨骼通过增加内径和外径来适应受力的改变

　◎ 骨肿瘤和关节外科术中使用的异体骨板有15%~30%的骨折率,源于整合不全或未整合

　◎ 骨痂能够降低局部应力,源于增加了局部骨质直径

　◎ 惯性矩和r⁴成正比,骨折骨痂增加了骨折部位的直径,因此增加了局部的惯性和刚度

　◎ 应力遮挡：由于有刚度更高的应力分担装置,降低了骨组织的生理应力刺激

　a. 当由于内固定导致时,会带来骨质负担的应力减小,从而发生周围骨质的骨质疏松

　b. 软骨由于含水量高,会发生固态基质部分的应力遮挡

　◎ 骨折暴力

　a. 张力:肌肉拉力导致横行骨折

　b. 压力：轴向压力在松质骨内导致压缩骨折。骨在抗压方面是最强的

　c. 剪切力:骨折线平行于外力。骨在抗剪切力方面最弱

　d. 折弯力:可能导致横行、斜行或者蝶形块。节段性骨折是由于四点折弯应力导致。最大的张力应力在骨膜的表面

　e. 扭力:导致螺旋骨折

　f. 粉碎:由于骨折暴力继续传递到骨上

　7. 韧带

　◎ 纤维平行排序,从而可以对抗关节应力;可以分布在任意方向上

　◎ 长时间制动会降低屈服点和抗张强度

　8. 肌腱

　◎ 纤维分布平行

　◎ 仅抗张强度高,可能发生蠕变和应力松弛

　9. 关节软骨

　◎ 双向:固态相取决于基质结构;液态相源于变形和水在固态相内外的流动

　◎ 固态部分会发生应力遮挡

Ⅵ. 生物统计学

　1. 研究原则

　◎ 研究类型

　a. 前瞻性:评估将来的结果

　b. 回顾性:评估过去的结果

　c. 纵向性:评估不同时间点的结果

　d. 观察性

　　个案报道:单个患者

　　病例系列:发生特定损伤的一组患者

　　病例对照:患有特定疾病的一组患者与对照组的对比

　　队列研究:在一段时间内具有类似特点或暴露的一组患者,无论前瞻性或回顾性

　　横断面研究设计:在一个特定时间点对人群进行研究,所有测量都没有随访。这类研究帮助描述某个疾病在某个特定时间点的发生率

○ 研究的证据等级

a. 等级1：随机对照研究；证据等级1的随机对照研究的系统回顾；测试金标准的诊断条件

b. 等级2：前瞻性队列研究；质量较差的随机对照研究；证据等级2的研究的系统回顾；开发一种诊断标准

c. 等级3：病例对照研究；回顾性队列研究；证据等级3的研究的系统回顾

d. 等级4：病例系列；参考标准比较差的病例对照研究

e. 等级5：专家意见

○ 研究中遇到的问题

a. 混淆变量：在研究范围之外的因素可能干扰到结果

b. 内部效度：考察研究设计的质量，对照设立的好坏以及可重复性

c. 外部效度：将实验结果外推到整个目标人群的能力

d. 偏倚：可能威胁到实验内部效度的无意的系统误差；例如实验对象的选择，失随访，观察者偏倚或者回忆偏倚

电脑随机数生成帮助防止选择偏倚

洗脱期偏倚：不同治疗之间的时间间隔以保证第一种治疗的效果得以消失

2. 流行病学

○ 定义

a. 患病率：人群中所有诊断为某种疾病的人

b. 发病率：在特定时间段内新诊断为某种疾病的人

c. 相对危险度：队列研究中两种人群发病率的比值。治疗组/暴露组的做为分子，未治疗组/未暴露组的做为分母。估计可能性

如果大于1，治疗组/暴露组的结果发生率更大

如果等于1，两组的发生率一样

如果小于1，未治疗组/未暴露组的结果发生率更大

d. 比值比：在病例对照研究中两组队列的结果发生的可能性

○ 列联表（表12.2和表12.3）

a. 敏感性：真实患者检查出阳性结果的概率（真阳性结果/所有患病患者）

b. 特异性：真实未患病者检查出阴性结果的概率（真阴性结果/所有未患病者）

c. 阳性预测值：阳性检查结果和真实患病状态关联度如何（真阳性结果/所有检查阳性者）

d. 阴性预测值：阴性检查结果和真实未患病者之间的关联度如何（真阴性结果/所有检查阴性者）

e. 似然比：检查结果的患病概率

如果等于1：患病概率没有增加或减少

如果阳性似然比大于1，说明只要试验结果是阳性患病概率较高

如果阴性似然比小于1，说明只要试验结果是阴性未患病概率较高

敏感性较高的试验比较适合作为筛查试验

○ 假设检验

a. 定义

描述统计学

◆ 平均值：所有数值总和除以样本的总数

◆ 中位数：样本的数值的中间值

◆ 众数：样本中最常见的数值

◆ 标准差：描述收集到的数据的变异性的所计算出数值；68.27%的数值在平均值的一个标准差以内

◆ 方差：标准差的平方

◆ 置信区间：用来定量描述平均值、比值比或相对危险度的精确性的计算出的数值

▲ 95%置信区间表示数值有95%可能性落在数据点内

效应量：两组间平均数差异大小的估计值

○ 统计检验类型（短定义）

a. 样本 t-检验：比较两组

非独立(配对)样本t-检验：比较两个不同时间点从实验对象取出的连续正态分布数据

独立样本t-检验：比较两个不同实验对象取出的连续正态分布数据

b. ANOVA(方差分析)：适用于三个或以上组别的连续正态分布数据

c. MANOVA（多变量方差分析）：ANOVA的变异，用作三个或以上组别多个独立变量的数据

d. ANCOVA(协方差分析)：用在有混淆因素的统计检验

表12.2　列联表

	患病者	未患病者
诊断试验阳性	真阳性（A）	假阳性（B）
诊断试验阴性	假阴性（C）	真阴性（D）

　　e. 事后分析：在ANOVA之后完善，用来决定三个或以上组别之间各自配对的所有组合之间的差异

　　f. 相关与回归

　　　相关系数：描述两种参数之间相关性好坏

　　g. 分类变量的测试

　　　卡方检验：用在两组或以上分类变量数据

　　　费舍尔精确检验：类似卡方检验，适用于更小的组或某种特定结果的数量非常少的情况下

　　◎ 误差

　　a. 一类误差（α误差）：假阳性误差；当假设检验被拒绝时（通常$P=0.05$）实验结果是错误的可能性

表12.3　列联表等式

敏感性	=A/A+C
特异性	=D/B+D
阳性预测值	=A/A+B
阴性预测值	=D/D+C
阳性似然比	=敏感性 /（1−特异性）
阴性似然比	=（1−敏感性）/ 特异性

　　b. 二类误差（β误差）：假阴性误差；当假设检验没有被拒绝时实验结果是错误的可能性（在假设检验实际不真实的情况下接受假设检验；接受20%）

　　实验的统计功效是1减去二类误差。功效是在存在真实关联的情况下发现显著关联的可能性

　　c. 正确率：实验发现真阳性和真阴性的能力

　　功效是疾病发生频率和测试者数量之间的函数

索 引

后 记

　　虽然骨科手术的范围每天都在不断扩大,但通过骨科培训、护理和维护认证(MOC)考试所需的基础信息基本保持不变,仍至关重要。骨科训练考试(OITE)和美国骨科学会(ABOS)第一部分的准备工作是非常具有挑战性的。认识到住院医师和执业骨科医生面临的巨大挑战,作者编写了一个必不可少的指南,为骨科手术的基础提供了宝贵的知识和临床精要。每一章都是合著的,为读者提供了来自高级教师和最近入学的骨科住院医师/研究员的全面视角。

　　章节由亚专科组成,框架突出考试内容,包括从多年的经验中收集的临床见解,以及专门帮助读者理解和保留困难概念的数据。在每个亚专业章节中精确地说明和描述了相关解剖学,从而能够理解正常和病理肌肉骨骼系统的结构和功能。

主要特点

　　◉ 强调经常在考试中测试的科目
　　◉ 近 500 张精心制作的插图
　　◉ 结构化治疗程序包括最佳诊断方式、预期结果和最常见的并发症
　　◉ 学习技巧、记忆方法和分类方案
　　◉ 易于阅读的项目符号格式方便读者组织、合成,并轻松地记住信息

　　这本不可缺少的书将大大有助于需要履行 MOC 要求的骨科医生、准备进行学会考试和学会认证的骨科医生。